眼耳鼻喉口腔疾病诊疗新方略

李伟 等 主编

U0351561

天津出版传媒集团
天津科学技术出版社

图书在版编目 (CIP) 数据

眼耳鼻喉口腔疾病诊疗新方略 / 李伟等主编 . -- 天津 : 天津科学技术出版社 , 2022.3

ISBN 978-7-5576-9854-6

Ⅰ . ①眼… Ⅱ . ①李… Ⅲ . ①眼病 – 诊疗②耳鼻咽喉病 – 诊疗③口腔颌面部疾病 – 诊疗 Ⅳ . ① R77 ② R76 ③ R78

中国版本图书馆 CIP 数据核字 (2022) 第 021050 号

眼耳鼻喉口腔疾病诊疗新方略

YANERBIHOU KOUQIANG JIBING ZHENLIAO XIN FANGLUE

责任编辑：李彬

责任印制：兰毅

出　　版：天津出版传媒集团
　　　　　天津科学技术出版社

地　　址：天津市和平区西康路 35 号

邮　　编：300051

电　　话：（022）23332377（编辑部）

网　　址：www.tjkjcbs.com.cn

发　　行：新华书店经销

印　　刷：天津印艺通制版印刷股份有限公司

开本 889 × 1194　1/16　印张 17.5　字数 500 000

2022 年 3 月第 1 版第 1 次印刷

定价：128.00 元

编委会

主　编

李　伟　济宁市第一人民医院
周忠信　聊城市人民医院
芦志泉　德州联合医院
乔仁玲　烟台市莱阳中心医院

副主编

王晓亭　北部战区总医院
齐雪莹　北部战区总医院
杨　惠　北部战区总医院
陈晓东　南通市通州区人民医院
李　琳　山海关人民医院

编　委

冯小霞　中国人民解放军联勤保障部队第九六〇医院
刘　丹　北部战区总医院

前言

随着现代医学的迅猛发展，眼、耳鼻咽喉、口腔科疾病的诊断与治疗水平进展日新月异，许多新理论、新机制、新观点、新技术和新疗法不断问世，这就促使我们要坚持不懈地努力学习、刻苦钻研，更快更好地掌握、更新有关领域的知识，以提高医疗水平。为此，编者在承担繁重的医疗工作的前提下，付出了巨大的努力，广泛收集国内外近期文献，认真总结自身经验，编写本书奉献给读者。但由于编写经验不足、时间有限，而且学科在不断发展中，本书难免存在不足之处，恳请广大读者批评指正。

目录

第一章 角膜和眼表病

第一节 结膜炎症

一、概述

结膜与外界直接接触，易受刺激、感染及外伤，因结膜富含神经血管，对刺激较敏感，故较易发生炎症反应。

（一）病因

1. 外源性 来自外界的多种病原微生物如细菌、衣原体、病毒、真菌及寄生虫等，通过传播媒介导致结膜炎症，各种机械损伤、化学外伤均可成为致病因素。

2. 内源性 由菌血症、全身过敏状态或全身代谢障碍等引起。

3. 局部蔓延 由邻近组织如角膜、巩膜、眼睑、眼眶、鼻腔、鼻旁窦、泪器等的炎症蔓延而来。

（二）临床表现

1. 症状 患眼异物感，烧灼感，发痒等，如病变累及角膜，则会出现畏光、流泪、视力下降。

2. 体征 结膜充血，眼分泌物增多，结膜下出血，结膜水肿，睑结膜乳头增生、滤泡形成、出现假膜，耳前淋巴结肿大，假性上睑下垂，结膜肉芽肿等。

（三）诊断要点

1. 临床检查 依据患者眼部症状及检查体征。

2. 细菌学检查 行结膜囊分泌物细菌及真菌培养，如无菌生长，需考虑为衣原体或病毒感染可能，可作实验室分离鉴定。

3. 细胞学检查 不同病原体所引起的结膜炎，其细胞反应也不相同。如：多形核白细胞增多，提示为细菌或衣原体感染嗜酸性；细胞增多为过敏反应；单核细胞增多常为病毒感染；如见有巨噬细胞，需考虑沙眼可能；如胞质内有包涵体，可诊断为沙眼或包涵体性结膜炎，上皮细胞角化为结膜干燥的特征。

（四）治疗

1. 局部治疗

（1）不要遮盖患眼，以防细菌繁殖加速。

（2）冲洗结膜囊，所用冲洗剂应无刺激性，常用生理盐水、2%~3% 硼酸溶液或 1 ∶ 10 000~1 ∶ 5000 升汞或同样浓度的高锰酸钾溶液，用洗眼壶冲洗。冲洗时，翻转眼睑，冲洗结膜面，同时用手指推动上下睑，使穹隆的分泌物也被冲出。冲洗者需防止分泌物溅入自己眼内。

（3）局部用药，药物的选择应以致病菌对其是否敏感而定，重症病人在未做药物敏感试验前可用几种抗生素混合的眼药水滴眼，睡前可用眼药膏。硝酸银、硫酸铜等药物可腐蚀结膜表层组织，使用时不可触及角膜，用后立即用生理盐水冲洗。

2. 全身治疗 严重的结膜炎患者，需全身应用抗生素、磺胺药或抗病毒药物。

3. 预防 本病多为接触传染，应提倡勤洗手、洗脸，不用手和衣袖擦眼。所用的脸盆、毛巾、手帕等必须与他人分开，并经常煮沸消毒。传染性结膜炎对患者应进行隔离，不允许到公共游泳区游泳，医务人员在接触患者之后也必须洗手消毒，以防交叉感染。如一眼患结膜炎，必须告知患者健眼不要受传染，遇严重传染性结膜炎时，可用透明眼罩遮盖健眼。如工作环境多刺激因素，应改善环境或佩戴保护眼镜以防引起结膜炎。对公共场所要进行卫生宣传，定期检查和加强管理。

二、细菌性结膜炎

（一）急性卡他性结膜炎

俗称“红眼”，是由细菌感染引起的一种常见的急性流行性眼病，主要特征为结膜明显充血，可见大量脓性或黏液性分泌物，有自愈倾向。

1. 病因 本病常见的致病菌为肺炎双球菌、流感嗜血杆菌、金黄色葡萄球菌等，在结膜病变或免疫力低下时容易发作，细菌可通过多种媒介直接接触结膜，尤其是公共场所，导致流行。

2. 临床表现

（1）症状：患眼异物感，烧灼感，发痒等，严重时有眼睑沉重，畏光流泪及灼热感。由于炎症刺激产生大量脓性分泌物，患者晨起会发现上下睑被分泌物粘连在一起，当病变侵及角膜，则会出现视力下降。

（2）体征：眼睑肿胀，结膜充血，眼分泌物增多，有时上下睑被分泌物粘连在一起，严重者结膜表面可覆盖一层易于揉掉的假膜。一般发病 3~4 天病情达高峰，随即逐渐减轻，本病常双眼同时发病或相隔 1~2 天发病。

3. 诊断要点 依据患者眼部症状及检查体征。

4. 治疗

（1）不要遮盖患眼，以防细菌繁殖加速。

（2）在发病早期和高峰期做分泌物细菌培养以确定致病菌。

（3）如分泌物较多，可冲洗结膜囊，早期可冷敷。

（4）局部用药，根据不同病原菌选用广谱抗生素滴眼液滴眼，如氧氟沙星滴眼液、利福平滴眼液等，睡前涂抗生素眼膏，如并发角膜炎，则按角膜炎处理。

5. 预防 本病通过接触传染，在家庭或集体生活中一旦发现本病，应严加注意消毒及隔离，患者的洗脸用具及手帕等物需煮沸消毒，医务人员在接触患者之后也必须洗手消毒，以防交叉感染。

（二）慢性卡他性结膜炎

为多种原因引起的结膜慢性炎症，多双侧发病。

1. 病因

（1）感染因素：可为急性卡他性结膜炎未彻底治愈而转为慢性，也可因一开始感染的致病菌数量不大，毒力不强而同时机体抵抗力较好，致使病变呈现慢性迁延状态。

（2）非感染因素：不良的环境刺激、眼部刺激、不良生活习惯及长期应用某些眼药、慢性过敏状态均可形成慢性结膜炎。

2. 临床表现

（1）症状：患眼痒，异物感，干涩感，视力疲劳等，尤以晚间或阅读时明显加重。

（2）体征：病变较轻者睑结膜轻度充血，有少许分泌物，长期慢性炎症刺激者出现睑结膜充血、肥厚、有乳头增生，分泌物多为黏液性，黄色或白色泡沫样，量较少常聚集在眦部。

3. 诊断要点 临床检查依据患者眼部症状及检查体征。

4. 治疗 首先去除致病原因，改善工作及生活环境，消除不良习惯，积极治疗睑内翻、睑缘炎、慢性泪囊炎、泪道阻塞等，对睑板功能不良患者需挤压按摩睑板，使睑板腺分泌物及时排出。针对不同致病菌，可选用不同类型抗生素滴眼液滴眼。

（三）淋菌性结膜炎

也称淋病眼或淋菌性脓漏眼，是一种极为剧烈的急性化脓性结膜炎。本病的特点为高度眼睑、结膜充血水肿及大量脓性分泌物，如治疗不及时，将短时间内发生角膜溃疡及穿孔，导致失明。

1. 病因 新生儿淋菌性结膜炎多因出生时母体阴道炎性分泌物或其他被淋菌污染的用品所感染；成人淋菌性结膜炎多因自身或他人的尿道分泌物所感染。

2. 临床表现

（1）新生儿淋菌性结膜炎：潜伏期2~5日内发病者多为母亲产道感染，出生7日后发病者为产后感染，临床表现为双眼超急性结膜炎，发病初期眼睑和球结膜充血、水肿，分泌物为水样、血性，进展迅速，发病数小时后有大量脓性分泌物，重度睑结膜、球结膜水肿及炎症，角膜出现溃疡，甚至溃疡穿孔。

（2）成人淋菌性结膜炎：潜伏期为10小时至2~3日不等，双眼或单眼发病，眼睑高度红肿和疼痛，睑结膜高度充血，伴小出血点及假膜形成，球结膜水肿，重者突出于睑裂外，有耳前淋巴结肿痛。发病初期分泌物为浆液性或血性，3~5日后，眼睑肿胀减轻，可见大量脓性分泌物，此时分泌物中有大量淋球菌；2~3周后，脓性分泌物逐渐减少，但仍含淋球菌，有感染性。结膜水肿消退后，睑结膜高度肥厚，表面粗糙，可持续数月，炎症消失后，睑结膜上可遗留深瘢痕。患者角膜常有浸润，轻者角膜上皮粗糙，严重者可形成角膜溃疡，甚至角膜穿孔。

3. 诊断要点　根据淋病病史、典型的眼部病程发展及分泌物涂片或结膜细菌学检查可确诊。

4. 治疗　发病后及时取结膜囊分泌物行细菌培养及药敏试验，依据药敏结果调整用药。

（1）全身治疗：新生儿可用水剂青霉素G，按每日5万U/kg体重计算，分2次静脉注射，连续7日；耐药者每日予以头孢曲松25~50mg/kg体重，肌内或静脉给药，共7日。也可采用三代头孢或大观霉素等。有角膜病变者，宜用头孢曲松。成人用水剂普鲁卡因青霉素G肌内注射，注射前1小时服丙磺舒，注射后继续减量口服，或用水剂青霉素G静脉注射，连续5日，或长效青霉素肌内注射。对于青霉素过敏者，可用大观霉素或头孢曲松。

（2）局部治疗：生理盐水彻底冲洗结膜囊，可滴用0.25%氯霉素、0.1%利福平或杆菌肽等滴眼液。角膜病变时，用复方托吡卡胺散瞳，角膜穿孔时，需行角膜移植术。

5. 预防　本病通过接触传染。

（1）新生儿淋菌性结膜炎：做好产前检查，有淋病的孕妇，应彻底治疗。治疗方案：阿莫西林或氨苄西林0.5g，3~4次/日，同时口服丙磺舒0.5g，3~4次/日，对于青霉素过敏者，可用大观霉素2g肌内注射，婴儿出生后，必须严格按Crede滴眼预防法，即在清洁眼睑上的污物后，立即滴1%硝酸银溶液于结膜囊内，或用1%四环素眼膏或0.5%红霉素眼膏涂眼。

（2）成人淋菌性结膜炎：淋病患者应注意清洁，大小便后洗手，并用1∶10 000升汞溶液、1%来苏儿溶液或75%乙醇消毒，应隔离治疗，严禁到公共场合活动，生活用品煮沸消毒。医务人员注意手卫生，检查、治疗患者后彻底消毒。

（四）膜性及假膜性结膜炎

1. 白喉性结膜炎　为白喉杆菌引起的急性化脓性结膜炎，潜伏期1~2日，多发生于儿童，在结膜表面形成不易剥脱的灰白色膜样渗出物，多同时伴有鼻咽部白喉、发热及其他全身中毒症状。

（1）病因：白喉杆菌能产生强烈的外毒素，是致病的主要因素，外毒素在局部吸收后，可引起全身中毒症状及神经、肌肉中毒性病变。

（2）临床表现：病变侵及浅层结膜时，只形成单纯性灰白色膜，除去此膜，其下方结膜面无明显组织损伤及出血，但有充血水肿，一般不侵及角膜；病变侵及深层结膜时，可产生厚的坏死性膜样渗出物，强行剥离可出现溃疡面，最终溃疡面愈合形成瘢痕，可导致睑球粘连眼睑闭合不全，甚至侵及角膜。

（3）诊断要点：根据白喉病史、典型的眼部病程发展可确诊。

（4）治疗：采取严格消毒隔离措施，全身予以白喉抗毒素，以中和局部病灶和血液中的游离毒素，剂量为300~500U/kg体重。局部治疗应清洁结膜囊，局部使用抗生素滴眼液及抗生素眼膏，如出现角膜病变按角膜炎处理。

2. 假膜性结膜炎　是因各种剧烈的急性结膜炎产生可凝结的纤维性分泌物并在结膜表面形成一层易剥离的膜样组织而得名，不代表某种特殊的结膜炎。

（1）病因：主要包括各种细菌、病毒感染及化学烧伤、药物刺激等。

（2）临床表现：病变开始时如卡他性结膜炎，通常有充血水肿，3 日后，随着分泌物增多，出现薄的、易于剥离的灰白色假膜，去除后可出现出血，再行成新的假膜，经 10~20 日后假膜可逐渐消失。由创伤、手术等引起的假膜性结膜炎，假膜局限性覆盖于上皮缺失部位，创伤修复过程在假膜下进行。

（3）诊断要点：根据结膜感染、烧伤等病史、典型的眼部表现可确诊。

（4）治疗：同急性卡他性结膜炎，必要时可全身使用抗生素。

（五）结膜结核病

1. 病因　是由结核杆菌感染所致结膜炎症。好发于上睑板下沟，并多伴有耳前及颌下淋巴结干酪样坏死。

2. 临床表现　本病多为单眼发病，多见于青年人，病情发展迟缓，无疼痛感觉，常因眼睑肿胀、脓性分泌物或视力减退就诊，因此就医时间往往较晚。病灶常表现为结膜溃疡，多发生于睑结膜上，结膜刮片可发现结核杆菌，溃疡不易愈合，在结膜下可出现多处灰黄色小结节，呈颗粒样隆起，表面无破溃，穹隆部及睑结膜上可形成增生的肉芽组织，表面伴有浅溃疡。球结膜下有单个红黄色质硬、大小似黄豆的无痛性结节称结核瘤，其基质常与巩膜黏着不能移动，表面上皮完整。此外，还可有息肉样或粟粒性结核疹样结膜病变。

3. 诊断要点　根据结核病史、结膜刮片检查可确诊。

4. 治疗　全身抗结核治疗，包括加强营养，增强体质，药物可选用异烟肼、链霉素、利福平、对氨基水杨酸等，局部可结膜下注射 50~100mg 链霉素，滴用 0.1% 利福平滴眼液、1% 链霉素滴眼液。

三、衣原体性结膜炎

（一）包涵体性结膜炎

1. 病因　主要是由沙眼衣原体中眼－生殖泌尿型衣原体感染所致的结膜炎。潜伏期 1~3 周，感染眼部的途径为尿道、生殖道分泌物感染，新生儿产道感染，或游泳池间接感染。本病的特点为急性或非急性滤泡性结膜炎，滤泡形成主要位于下睑及下穹隆结膜，无角膜血管翳，病变吸收后不留瘢痕，常侵犯双眼，临床上分为新生儿及成人包涵体性结膜炎两类。

2. 临床表现

（1）新生儿包涵体性结膜炎：潜伏期 5~14 天，眼睑轻度肿胀、畏光，有黏液样分泌物，睁眼困难，查体可见睑结膜、球结膜充血水肿，乳头增生，以下穹隆结膜病变为著，有时可出现假膜，重症者与淋菌性结膜炎相似。该病一般不出现角膜溃疡，可伴有呼吸道感染，结膜刮片可见包涵体。

（2）成人包涵体性结膜炎：潜伏期 3~4 天，发病初期眼睑水肿，结膜弥漫性充血、水肿，有黏液样分泌物，患侧耳前淋巴结肿大、有压痛，约 7~9 日结膜出现滤泡，主要以下睑结膜、下穹隆结膜为多，滤泡较大，结膜刮片可见包涵体。

3. 诊断要点　根据眼部表现及结膜刮片可确诊。

4. 治疗

（1）全身治疗：新生儿服用琥珀酸乙酯红霉素 40mg/（kg · d），分 4 次用药，共 2 周，成人可口服红霉素 3 周，或服磺胺制剂。

（2）局部治疗：0.1% 利福平、10%~15% 磺胺醋酰钠眼药水滴眼，红霉素眼膏涂眼 3~4 周。

（二）性病淋巴肉芽肿性结膜炎

1. 病因　又称鼠蹊淋巴肉芽肿，本病所致眼部是性病淋巴肉芽肿性结膜炎，常由意外感染所致，急性期经手感染。

2. 临床表现　全身发热，眼部典型表现为急性滤泡性结膜炎，睑结膜、球结膜充血、水肿，滤泡形成，偶见角膜点状浸润，部分实质性角膜炎，开始侵犯角膜上 1/3，最后累及全角膜，导致致密血管翳。重症者伴有巩膜炎、葡萄膜炎、视神经炎。

3. 诊断要点 实验室诊断可用 Frei 试验，皮内注射抗原 0.1ml，48 小时局部出现丘疹、浸润、水疱，甚至脓疱坏死，同时可行结膜刮片检查。

4. 治疗

（1）全身治疗：口服红霉素、多西环素连续 3 周。

（2）局部治疗：滴用利福平、红霉素、四环素眼膏等。

四、病毒性结膜炎

（一）流行性出血热性结膜炎

流行性出血热性结膜炎是一种传染性极强的急性结膜炎，多发于夏秋季节。其特点为起病急剧，刺激症状重，可伴有结膜下出血，角膜上皮损害及耳前淋巴结肿大。

1. 病因 本病为接触传染，主要传染途径为患眼 – 水 – 健眼。多见于成年人，多数人对本病有普遍的易感性，感染后形成的免疫力时间较短，易导致重复感染。

2. 临床表现 本病起病急剧，潜伏期最短为 2~3 小时，一般为 12~24 小时，患眼有异物感、疼痛，伴畏光、流泪及水样分泌物，常双眼同时或先后发病。患眼眼睑红肿，睑结膜、球结膜高度充血水肿，常伴有点片状出血，严重者可累及全部球结膜，睑结膜有滤泡增生或假膜形成。常见的角膜并发症为角膜上皮多发性点状剥脱，本病的自然病程为 7 日，重者可达 2 周或更长时间，严重者可出现角膜上皮顽固性剥脱，如继发感染，则出现细菌性角膜炎。除此之外，患者可出现发热、乏力、咽痛及耳前淋巴结肿大等症状。

3. 诊断要点 根据患者眼部症状及临床表现可诊断。

4. 治疗 常用的局部抗病毒滴眼剂为 5% 吗啉胍、0.1% 碘苷（疱疹净）及 0.2% 阿糖胞苷、0.5% 利巴韦林滴眼液，每 1~2 小时 1 次，同时配合抗生素滴眼液以预防继发细菌感染。

5. 预防 控制传染源，切断传播途径，防止交叉感染。

（二）流行性角结膜炎

流行性角结膜炎是一种传染性强的眼病，本病特点为结膜大量滤泡，有时伴假膜形成，角膜可见点状浸润。

1. 病因 本病为腺病毒感染，为接触传染。

2. 临床表现 潜伏期 5~12 日，常为双侧，可先后发病，患眼刺激症状显著，有异物感、痒、烧灼感及水样分泌物，病变累及角膜时，可伴有畏光、流泪及视力下降。患眼眼睑红肿，睑结膜、球结膜高度充血水肿，睑结膜有大量滤泡形成，以上下穹隆及下睑结膜为多，有时伴假膜形成。7~10 日后，随着结膜炎症逐渐消退，角膜损害开始出现，起初表现为浅层点状角膜炎，后逐渐形成上皮细胞下圆形浸润斑点，散在分布，伴角膜知觉减退。约 2~3 周后，炎症消失，病情严重者可残留角膜斑翳，一般对视力影响不大。

3. 诊断要点 根据患者眼部症状及临床表现可诊断。

4. 治疗 同流行性出血性结膜炎。

（三）咽结膜热

为腺病毒感染的急性传染性结膜炎，本病特点为发热、咽炎、急性滤泡性结膜炎及淋巴结肿大。

1. 病因 本病为腺病毒 3 型感染引起，为接触传染或游泳池水源性传染，感染后有一定的免疫力。

2. 临床表现 潜伏期 5~6 日，眼部表现为患眼烧灼感，流泪，异物感及浆液性分泌物，结膜充血、水肿，以下睑结膜及下穹隆结膜为主，有大量滤泡形成，偶见浅层点状角膜炎，一般预后良好。

3. 诊断要点 根据患者眼部症状及临床表现可诊断。

4. 治疗 同流行性出血性结膜炎。

（四）牛痘疫苗性结膜炎

主要表现为部分患者眼睑、睑缘牛痘疱疹，睑球结膜表面多个溃疡且坏死性假膜覆盖在溃疡面上，边缘有肉芽组织增生。

1. 病因　本病为减毒牛痘疫苗引起，在接种牛痘过程中，不慎使痘苗直接接触眼部或经污染痘苗的手带入眼部造成发病。

2. 临床表现　潜伏期 3 日，患眼红肿并急剧加重，以致睁眼困难，眼睑、睑缘部可伴有牛痘疱疹，睑结膜表面布满溃疡，可蔓延至球结膜，溃疡表面有灰白色稠厚的假膜形成，边缘有增生性肉芽组织包围。一般预后良好，极少数出现睑球粘连，并发性角膜损害轻重程度不同，可形成点状角膜炎、角膜溃疡甚至角膜穿孔。

3. 治疗　一旦痘苗进入眼内，需立即生理盐水冲洗患眼，局部滴用抗病毒药物及牛痘免疫血清。医务人员在接种牛痘操作时应严防牛痘疫苗溅入或带入被接种者及接种者自己眼中，事后仔细洗手。

（五）几种病毒性热性传染病引起的结膜炎

1. 麻疹

（1）病因：本病为麻疹病毒引起。

（2）临床表现：潜伏期 10~11 日，本病累及结膜较早，表现为眼痒、畏光、流泪、大量黏液样分泌物，泪阜或结膜偶见麻疹斑。结膜炎多并发细菌感染，严重时可形成假膜，角膜损害轻者为角膜上皮剥脱，如继发细菌感染则形成角膜溃疡，严重者形成角膜穿孔。

（3）治疗：局部及全身使用抗病毒药物，同时使用抗生素或磺胺制剂预防继发细菌感染。

2. 单纯疱疹

（1）病因：本病多由单纯疱疹病毒所致。

（2）临床表现：潜伏期 3~12 日，眼睑、睑缘出现水疱疹，眼部发生急性滤泡性结膜炎，严重者有假膜形成。一般病程约 2~3 周，有角膜并发症者可表现为角膜上皮点状浸润、树枝状角膜炎或盘状角膜炎。

（3）治疗：局部治疗一般采用 0.1% 碘苷、阿昔洛韦、阿糖胞苷滴眼液等。

3. 流行性腮腺炎

（1）病因：本病多由腮腺炎病毒引起。

（2）临床表现：潜伏期 12~21 日，眼部表现为球结膜水肿及结膜下出血，分泌物不多，浅层巩膜血管扩张，严重者引起弥漫性浅层巩膜炎。角膜并发症是由免疫反应造成，常表现为角膜弥漫性混浊，通常上皮完整。

（3）治疗：局部治疗一般采用干扰素及皮质类固醇激素，全身治疗流行性腮腺炎。

4. 流行性感冒

（1）病因：本病多由流感病毒引起。

（2）临床表现：眼部表现为球结膜充血、水肿及水样分泌物，有时出现浅层点状角膜炎及浅层巩膜炎，也可与细菌、疱疹病毒混合感染。

（3）治疗：同急性卡他性结膜炎。

五、变态反应性结膜炎

（一）速发型变态反应性结膜炎

1. 春季卡他性结膜炎　属于变态反应性疾病，季节性强，春季多发，常侵犯双眼，每年复发，轻症约 3 年痊愈，重症可连续复发 10 余年。本病特点为双眼奇痒，睑结膜出现大而扁平的乳头及角膜缘附近结膜胶样增生。

（1）病因：致病原因可能是对空气中游离的花粉或其他物质发生变态反应所致，无传染性。

（2）临床表现：双眼难以忍受的奇痒，同时有灼热感，天热时或揉眼后更甚，伴轻度畏光、流泪，分泌物可拉丝。

1）睑结膜型：病变在睑结膜，不侵及穹隆部，睑结膜上可见大量铺路石样乳头，分泌物呈拉丝样，涂片检查可见大量嗜酸样细胞。

2）角膜缘型：相当于睑裂部的角膜缘处，或在上方角膜缘处，可见一个或多个黄灰色胶样隆起结节，这些胶样物可互相衔接，甚至围绕角膜缘呈堤状，球结膜常呈污棕色。

3）混合型：如上述二型同时存在，则为混合型。

（3）治疗：发病季节尽量避免接触花粉、强烈的阳光和烟尘，局部滴用 0.15% 的可的松滴眼液，长期滴用需注意副作用，同时滴用 2%~4% 色甘酸钠滴眼液，1 ∶ 5000 肾上腺素，1% 麻黄碱或 0.25% 稀醋酸可减轻症状。

2. 枯草热性结膜炎 过敏源一般为正在开放的草花或五谷花粉，经空气传播。

（1）临床表现：双眼突然发病，眼睑在短时间内迅速水肿，结膜充血，高度水肿，大量浆液性分泌物，自觉双眼烧灼、瘙痒感难以忍受，流泪并可同时伴有哮喘、过敏性鼻炎等，脱离过敏源后症状消失，再次接触立即出现。

（2）治疗：避免接触过敏源，急性期滴用 1 ∶ 1000 肾上腺素及皮质类固醇激素，冷敷可减轻瘙痒感，口服抗组胺药物及抗过敏药物。

3. 巨大乳头性结膜炎 主要见于戴角膜接触镜或塑料义眼的患者。

（1）病因：为免疫和外伤所致。

（2）临床表现：患眼瘙痒及灼热感，睑结膜充血和巨大乳头，有黏液性分泌物或血性泪液，少数患者由于继发性上睑损害而致睑下垂。戴接触镜后常见近穹隆部出现扁平乳头。

（3）治疗：终止戴接触镜，局部滴用色甘酸钠或皮质类固醇激素。如出现因戴接触镜引起的其他角膜并发症，可对症治疗。

（二）迟发型变态反应性结膜炎

1. 泡性结膜炎 是由微生物蛋白质引起的迟发型变态反应性结膜炎。主要发生于春夏季节，特点为结膜、角膜缘上皮下反复出现结节样细胞浸润，病变中央坏死脱落后形成溃疡，结节周围局限性充血。本病可自愈，但极易复发。

（1）病因：泡性结膜炎是一种感染免疫机制，多发生于儿童及青少年，特别是营养不良和过敏体质者，患者常伴发眼睑、颊部、耳鼻及身体其他部位湿疹、淋巴结核、骨结核等。

（2）临床表现。

1）泡性结膜炎：发生在球结膜的结节呈灰红色，结节周围局限性结膜充血，结节易破溃，顶端形成溃疡，愈合后不留瘢痕。

2）泡性角结膜炎：结节位于角膜缘，表现为灰白色圆形浸润，边界清楚，易形成溃疡，愈合后角膜遗留不透明瘢痕。有时在角膜缘及其附近球结膜上出现多数粟粒样细小结节，沿角膜缘排列，这些结节可不经破溃即消失，也可互相融合形成溃疡。

3）泡性角膜炎及束状角膜炎。

（3）治疗：局部滴用 0.5% 可的松滴眼液、0.1% 利福平滴眼液及氧化氨基汞（白降汞）和黄降汞膏等。为防止继发感染，可同时使用广谱抗生素滴眼液。若角膜受累，按角膜炎治疗，同时需加强营养，增强体质。

2. 药物变态反应性结膜炎 是由于长期应用某种药物引起的迟发型结膜变态反应。

（1）病因：常见的致敏药物为阿托品、毒扁豆碱（依色林）、毛果芸香碱、青霉素及汞剂等。

（2）临床表现：患眼瘙痒，眼睑潮红、肿胀，周围皮肤红肿并常有湿疹和渗液，睑结膜和穹隆结膜乳头滤泡增生，以下睑为重，球结膜水肿，有少量浆液或黏液分泌物。角膜并发症不多见，停用药物后短时间内症状体征均可消失，不留痕迹，再次用药可重复发病。

（3）治疗：停止使用致敏药物，局部使用可的松滴眼液、麻黄素或肾上腺素溶液，口服抗过敏药物，为防止并发感染，可局部或全身使用抗生素。

六、其他类型结膜炎

（一）立克次体性结膜炎

1.Q 热 常引起严重的结膜充血，随后出现严重的结膜炎症，结膜刮片既无细菌也无包涵体，主要为多形核白细胞反应，治疗以全身应用氯霉素为主。

2. 恙虫病 通常表现为较轻的结膜充血伴有畏光，也可为轻度卡他性结膜炎。

3. 流行性斑疹伤寒 眼部表现为结膜充血伴结膜下出血及轻度结膜炎症，结膜出现小的、紫色、卵圆形斑疹，同时有皮肤斑疹损害。

（二）真菌性结膜炎

1. 念珠菌性结膜炎 结膜上偶见白色斑，易与假膜相混淆，结膜刮片可见多形核白细胞炎症反应，治疗可用两性霉素 B 或制霉菌素等抗真菌药物。

2. 其他真菌感染 孢子丝菌病、鼻孢子病及球孢子病均可导致结膜炎症。

（三）支原体性结膜炎

主要见于新生儿，表现为急性卡他性结膜炎，眼睑结膜和穹隆结膜充血，球结膜高度水肿，有黏液脓性分泌物，一般为双眼发病。确诊本病可通过检测患儿血清中抗支原体抗体及做支原体培养。需局部采用红霉素类抗生素滴眼。

（四）酒糟鼻性结膜炎

表现为慢性或亚急性炎症，弥漫性睑结膜及球结膜充血，水样分泌物，有继发感染者分泌物呈黏液脓性。以局部及全身应用抗生素为主，眼部可滴用可的松滴眼液，伴有角膜损害者需对症治疗，必要时可行角膜移植术。

第二节 结膜变性与色素沉着

一、结膜变性疾病

（一）睑裂斑

位于睑部之角膜两侧结膜上，是一黄白色三角形微隆起的斑块，三角形的基底向角膜缘，四周有小血管分支包围，结膜上皮与病变组织相粘连，不能移动。本病多见于中年以上人，其发生与长期受到烟尘、日光刺激有关，或由于老年的结膜基质变性和弹力纤维增生所致，尤其是长期室外劳动者更为多见。无须治疗。

（二）翼状胬肉

1. 病因 泪膜异常、泪液分泌不足、结膜局部干燥、外界刺激等均可导致翼状胬肉生长。

2. 临床表现 多无自觉症状，在胬肉生长至角膜时，可引起散光，如胬肉生长越过瞳孔区，则会影响视力。病灶多发生在睑裂间的内、外侧结膜，初期时球结膜充血、肥厚，以后发展为三角形的血管性组织，分为头、颈、体三部分，尖端为头部，角膜缘处为颈部，球结膜部为体部。

3. 鉴别诊断 假性翼状胬肉：由角膜边缘溃疡、烧伤、化学伤所致，可发生在角膜缘任何位置，无炎症表现。

4. 治疗 尽量避免外界刺激，积极治疗眼部炎症。

（1）使用广谱抗生素滴眼以控制结膜炎症，在充血较重时可加用皮质类固醇激素滴眼液，为减少外界刺激可佩戴变色镜。

（2）小而静止的胬肉无须治疗。

（3）手术治疗：依据胬肉大小及是否复发可分别行单纯切除、单纯切除联合球结膜移植、单纯切除联合角膜缘干细胞移植、板层角膜移植术等。

（三）结膜结石

睑结膜面上呈黄白色小点，质硬，可单发或密集成群，一般无自觉症状，在硬结突出于结膜表面时有异物感，甚至引起角膜擦伤，可在表面麻醉下用注射器针头剔除。

（四）结膜淀粉样变性和玻璃样变性

多见于青年，双眼发病。本病多开始于穹隆部，逐渐扩展到睑、球结膜，组织脆弱，其上无血管，如上睑板受累则眼睑变厚、硬，患者难以睁眼，如强行翻转，病变组织可破裂、出血。

（五）结膜干燥症

1. 上皮性结膜干燥症

（1）病因：营养摄入量不足、吸收不良、消耗量过多、成人维生素 A 缺乏。

（2）临床表现：球结膜干燥失去光泽和弹性，当患者睁眼数秒后干燥更为明显，在睑裂部角膜缘的两侧球结膜出现银白色泡沫状的三角形斑，基底向角膜缘，表面干燥不为泪液湿润。

（3）治疗：局部应用鱼肝油滴眼，同时使用抗生素滴眼液预防感染，改善患者营养状况，防止继发感染。

2. 实质性结膜干燥症

（1）病因：当结膜上皮层和结膜下组织因病变而被破坏时，由于广泛瘢痕形成，副泪腺和结膜杯状细胞被破坏，以致泪液和黏液不能湿润眼球。此外，各种原因造成眼睑闭合不全，使结膜和角膜长期暴露也可引起干燥。

（2）临床表现：早期结膜表面暗淡无光，组织变厚并逐渐趋向角化。在结膜变化的同时，角膜也受累，开始上皮层干燥、混浊，导致视力下降。

（3）治疗：对症治疗，无有效治疗，可选用补充泪液、减少蒸发、佩戴软性角膜接触镜，亦有行腮腺管移植术以改善症状。如眼睑闭合不全，可行眼睑成形术。

二、异常色素沉着

（一）异物性色素沉着

1. 银沉着症　球结膜被染成暗灰蓝色，以穹隆部为多，角膜基质深层、后弹力层可见棕黄色点状银质沉着。

2. 铁沉着症　铁屑长期存留结膜，导致铁质沉着。

（二）色素性色素沉着

1. 血源性色素沉着　结膜上皮下出现成团的黄棕色结晶的含铁血黄素。

2. 胆汁性色素沉着　阻塞性黄疸及新生儿黄疸时结膜黄染。

3. 黑色素沉着　结膜有黑色素沉着。

4.Addison 病　全身色素紊乱，在结膜上皮及上皮下有小粒状色素沉着。

（三）代谢性色素沉着

褐黄病：在结膜、巩膜、关节囊处及筋膜组织上看到褐色或黑色色素。某些药物使用时间较长也可出现球结膜色素沉着。

第三节　角膜炎

一、总论

角膜炎是指角膜防御能力减弱，外界或内源性致病因素侵袭角膜组织引起的炎症，其患病率在角膜病中占首位。

（一）病因

1. 外因 外伤是导致角膜炎发生的首要致病因素。外伤可导致角膜上皮损伤，减弱了角膜上皮的保护作用，继而使结膜囊内及周围环境中存在的细菌、真菌等侵入角膜形成感染。

2. 内因 眼为全身器官之一，故全身性疾病常可影响眼部。一些自身免疫性疾病如类风湿关节炎，可导致边缘性角膜溃疡、泡性角膜炎、蚕食性角膜溃疡等；维生素 A 缺乏可引起角膜软化。

3. 局部蔓延 邻近组织炎症可波及角膜，如结膜炎可合并浅层角膜炎，巩膜炎可引起硬化性角膜炎，虹膜睫状体炎可致角膜深层炎症。

（二）临床表现

角膜炎常见的症状是疼痛、流泪、畏光、眼睑痉挛，是由于炎症因子刺激三叉神经末梢，引起反射性眼轮匝肌收缩及泪液分泌增加。但麻痹性角膜炎因三叉神经受损而无上述炎症刺激症状。角膜水肿、浸润或瘢痕形成可导致不同程度的视力障碍。

角膜炎的典型体征表现为睫状充血、角膜浸润及角膜溃疡。睫状充血是由于角膜炎症导致角膜缘周围血管网扩张所致，有时亦可表现为结膜充血或混合充血。角膜浸润可呈灰白色，炎性渗出引起角膜水肿，则可导致角膜混浊。炎性刺激引起血管壁通透性增加可导致眼睑及球结膜水肿。另外，炎症刺激可导致角膜缘血管向炎症方向生长，成为角膜新生血管。若炎症累及虹膜睫状体，可出现房水混浊、角膜后沉着物（KP）、前房积脓、瞳孔缩小及虹膜后粘连等现象。

本病根据临床病理过程可以分为三期。

1. 炎症浸润期 当致病因素作用于角膜，可引起角膜缘血管充血、怒张，出现睫状充血或混合性充血。随之炎症细胞及炎性渗出侵入，导致角膜局限性灰白色混浊、水肿，视力亦可不同程度下降。由于角膜三叉神经末梢受到炎症及毒素刺激，患者可出现眼痛、畏光、流泪、眼睑痉挛等眼部刺激症状。经治疗后浸润吸收，角膜可恢复透明。

2. 溃疡形成期 病情未得到控制，浸润加重，浸润区角膜组织因炎症损害或营养障碍，出现坏死、脱落，形成角膜溃疡。此时溃疡底部成暗灰色，表面污秽、不平，边缘不清，周围组织水肿。溃疡可向周围或深部进展，随着溃疡加深，角膜基质逐渐变薄，当变薄区接近后弹力层时，在眼压作用下出现后弹力层膨出。若病变破坏了后弹力层，则出现角膜穿孔，此时房水涌出，虹膜被冲至穿孔区，部分脱出后嵌顿于穿孔区。若穿孔区位于角膜中央或范围较大，虹膜不能完全阻塞穿孔口，房水不断流出，导致穿孔区不能愈合，则形成角膜瘘。角膜穿孔及角膜瘘易继发眼内感染，导致眼球萎缩。

3. 恢复期 经治疗后炎症得到控制，浸润逐渐吸收，基质坏死、脱落，溃疡基底及其边缘趋于平滑、清洁，周围上皮逐渐将溃疡覆盖，角膜基质层瘢痕修复组织缺损区，形成不同程度的角膜混浊。浅层瘢痕薄如云雾者称角膜薄翳；混浊较厚略呈白色，但仍可透见虹膜纹理者称角膜斑翳；混浊致密呈瓷白色，不能透见虹膜者称角膜白斑。若曾有角膜穿孔，虹膜嵌顿于角膜组织中，可引起粘连性角膜白斑，若粘连范围广泛，则可能阻塞房角，使房水循环受阻导致眼压升高，引起继发性青光眼。在高眼压作用下，嵌有虹膜组织的角膜瘢痕膨出形成黑色隆起，称角膜葡萄肿。

（三）诊断

1. 临床诊断 根据典型临床表现，如疼痛、畏光、流泪、眼睑痉挛等眼部刺激症状，结合睫状充血、角膜浸润及角膜溃疡的典型体征，角膜炎的诊断一般不困难，但应明确病因才有利于治疗。首先应明确角膜炎是感染性或非感染性。详细询问病史尤其重要，角膜异物、角膜擦伤、角膜接触镜佩戴史、眼部接触病原体污染的药物或水源等为感染性角膜炎常见病因。全身性疾病如自身免疫性疾病、糖尿病、营养不良、脑血管疾病后遗症等亦可引起角膜炎。

2. 实验室诊断 溃疡组织刮片检查行 Gram 染色和 Giemsa 染色可初步判断致病微生物，结合细菌、真菌、棘阿米巴培养及药敏试验可进一步明确病原体并为选择敏感抗生素提供依据。近年来应用的角膜共聚焦显微镜对真菌性角膜炎及棘阿米巴角膜炎的诊断具有很大价值，且该检查为无创性，可反复进行，提高了诊断率。若反复检查仍为阴性，可行病变区角膜组织活检以明确病因。怀疑免疫因素引起的角膜炎，可行相应的免疫学检查。

（四）治疗

角膜炎治疗原则应首先控制感染，促进角膜溃疡愈合，减少角膜炎后遗症。

1. 病因治疗 对感染性角膜炎首先应根据不同的致病微生物选择治疗方案。细菌性角膜炎应根据临床经验及患者病情需选择广谱抗生素治疗，待实验室检查明确病原菌及敏感药物后，再调整为敏感抗生素治疗。真菌性角膜炎需应用抗真菌药物治疗，同时可预防应用少量抗细菌药物避免合并感染。病毒性角膜炎需选用抗疱疹病毒药物治疗，但病毒性角膜炎易反复发作，预防病毒复发亦是治疗关键。棘阿米巴角膜炎目前无针对性药物，联合使用抗细菌药物及抗真菌药物治疗有一定疗效。同时合并有眼睑、结膜病和全身营养不良者，需给予积极而恰当的处理。

2. 抗炎治疗 对于合并虹膜睫状体炎患者，轻者可用短效散瞳剂如托吡卡胺滴眼液，严重者可用 1% 阿托品滴眼液或眼膏散瞳，可解除眼内肌痉挛，缓解疼痛，避免虹膜后粘连；对于免疫性或深层非溃疡性角膜炎，可局部或全身应用激素以抑制炎症反应，但对溃疡性角膜炎，则应慎重使用，避免加重病情；非甾体类抗炎药有镇痛、抗炎的作用。

3. 手术治疗 对于感染不易控制、角膜穿孔等情况，可考虑手术治疗，如角膜病灶切除联合球结膜覆盖术、角膜移植术等。若角膜病灶对视力影响较大，可在控制感染前提下，根据角膜瘢痕累及深度选择板层角膜移植术或部分穿透性角膜移植术以提高视力。

二、感染性角膜炎

（一）细菌性角膜炎

细菌性角膜炎是由细菌侵入角膜引起感染导致的一种化脓性角膜炎症，因其起病急，进展较快，若感染不能控制，可出现角膜基质坏死、穿孔，甚至眼内炎。

1. 病因和发病机制 正常情况下，借助眼睑和睫毛的保护作用、泪液的冲刷和稀释作用以及完整角膜上皮的屏障作用，角膜不易感染细菌。当角膜防御屏障被破坏或抵抗力降低时，细菌可突破角膜上皮侵入角膜基质引起感染。引起角膜细菌感染的主要病因有以下几方面。

（1）角膜外伤：角膜上皮擦伤、角膜异物伤、佩戴角膜接触镜等。

（2）眼表疾患：睑内外翻、倒睫、眼睑闭合不全、睑缘炎、干眼等。

（3）继发因素：继发于病毒性角膜炎、神经麻痹性角膜炎、暴露性角膜炎、大泡性角膜病变等。

（4）局部用药：长期应用抗生素、糖皮质激素、抗病毒药物、防腐剂等滴眼液，可破坏结膜囊正常菌群结构、降低角膜抵抗力、损伤角膜上皮等。

（5）全身疾病：糖尿病、类风湿关节炎、获得性免疫缺陷性疾病、史 – 约综合征、维生素 A 缺乏、全身长期使用免疫抑制剂等。

2. 临床表现 该病起病急，常有角膜外伤或戴角膜接触镜史，淋球菌感染多为经产道分娩的新生儿。表现为畏光、流泪、疼痛、视力障碍、眼睑痉挛等症状。眼部检查可见眼睑结膜水肿、球结膜充血（睫状充血或混合性充血）、大量脓性分泌物。病变早期可见角膜上皮缺损，对应角膜基质灰白色浸润，边界不清，周围组织水肿。随着病情进展，角膜浸润区基质层坏死脱落，形成溃疡灶，并向周围及深层进展，病情严重者可合并虹膜睫状体炎导致前房炎症反应，甚至形成积脓。病程较长者可出现角膜新生血管。

不同细菌感染角膜可有不同的角膜病变特征。革兰阳性球菌如葡萄球菌所致的角膜溃疡常表现为圆形或椭圆形，边界清，周围有灰白色浸润及基质水肿。肺炎链球菌、溶血性链球菌感染常出现匐行性角膜溃疡，溃疡常位于角膜中央，边缘向周边潜行进展，伴后弹力层放射状皱褶，严重者伴角膜后纤维素沉着及前房积脓，可发生角膜穿孔。

3. 诊断要点

（1）病史：角膜外伤史、角膜接触镜佩戴史、慢性角膜上皮病变或全身消耗性疾病史。

（2）症状：眼痛、畏光、流泪、眼睑痉挛。

（3）体征：眼睑肿胀，球结膜睫状或混合性充血、水肿，大量脓性分泌物，角膜基质浸润，溃疡形成，前房可有积脓。

（4）细菌涂片或细菌培养：可见细菌。

4. 鉴别诊断

（1）铜绿假单胞菌性角膜溃疡：起病急骤、进展迅速，角膜组织溶解、坏死，病变区附有大量略呈黄绿色脓性分泌物，细菌培养可见铜绿假单胞菌。

（2）真菌性角膜炎：起病较慢，病灶呈表面干燥、隆起、致密的灰白色混浊，边界不清，病灶周围可有伪足或卫星灶形成，伪足大小不一，角膜刮片可见真菌菌丝或孢子。

（3）单纯疱疹病毒性角膜炎：多有反复发作史，结膜反应较轻，溃疡灶呈地图或圆盘状，无角膜外伤史，抗病毒治疗有效。

5. 治疗

（1）病因治疗：对于病因明确者，如角膜异物、慢性泪囊炎、睑内外翻、倒睫、全身疾病等需给予积极治疗，去除诱发因素。

（2）药物治疗：在细菌培养和药敏试验回报前根据患者病史、角膜病灶特点及临床经验选用广谱、高效抗生素。怀疑革兰阳性球菌者，头孢菌素为首选药物，通常用50mg/ml头孢唑啉溶液滴眼；而怀疑革兰阴性杆菌者，氨基糖苷类为首选抗生素，妥布霉素滴眼液为常用药物。若病原菌不明，可联合应用上述两种药物。喹诺酮类抗生素因其杀菌力强、抗菌谱广，耐药率较低，与头孢菌素联合使用可加强抗菌效果，代表药物有左氧氟沙星、环丙沙星等。怀疑链球菌、淋球菌感染者首选青霉素G。对于耐药的表皮葡萄球菌、金黄色葡萄球菌等革兰阳性球菌，万古霉素、夫西地酸可作为细菌性角膜炎的二线用药。通常细菌性角膜炎局部用药是最有效的治疗途径，一般不需全身应用抗生素，但若合并有角膜溃疡穿孔、眼内炎、巩膜化脓等需在局部用药同时全身给予抗生素。治疗过程中需根据病情和细菌药物敏感试验结果及时调整用药。合并有虹膜睫状体炎者可应用睫状肌麻痹剂如1%阿托品或托吡卡胺滴眼液滴眼散瞳、减轻虹膜睫状体炎症反应，应注意避免使用糖皮质激素。口服维生素C、维生素B有助于溃疡愈合。

（3）手术治疗：如果感染不能控制，且病灶仅累及角膜中浅层者，可行角膜病灶切除联合球结膜遮盖术治疗；若病灶累及角膜深层或角膜有穿孔危险，可进行治疗性角膜移植术；若诱发因素为神经麻痹或角膜暴露者，需联合球结膜遮盖术以避免术后感染复发，术后继续抗感染治疗；感染控制后，若角膜病灶位于角膜中央严重影响视力，可行板层角膜移植术或部分穿透性角膜移植术提高视力，术后可适当应用小剂量糖皮质激素抑制炎症反应。

6. 预后　细菌性角膜炎是眼科常见感染性眼病，若不及时治疗，可导致角膜溃疡范围增大、溃疡加深，甚至角膜穿孔、眼内炎，严重者需摘除眼球。即使感染控制，该病亦常遗留角膜瘢痕、角膜新生血管，对视力影响较大者可行角膜移植术提高视力。

（二）铜绿假单胞菌性角膜溃疡

铜绿假单胞菌性角膜溃疡是由铜绿假单胞菌感染引起的急性化脓性角膜感染，因其起病急、进展迅速、病情严重，可在24~48小时内毁坏全角膜甚至全眼球，预后较差，被列为眼科十大急症之一。遇此类病例应马上进行抢救，并严格做好隔离和消毒工作，以防细菌扩散。

1. 病因和发病机制　铜绿假单胞菌可存在于正常人的皮肤、上呼吸道及健康结膜囊内，其毒性强而侵入力弱，只有在角膜外伤或营养不良抵抗力减低时，方可致病。该菌亦常存在于污染的眼药水、荧光素溶液内或附着于异物、污染的手术器械上，可通过外伤、异物取出、眼部手术等直接侵入角膜导致感染。此外，戴角膜接触镜亦是该病的常见致病因素，与戴镜时间过长或使用了污染的“清洁液”或“消毒液”有关。铜绿假单胞菌能产生弹性蛋白酶及碱性蛋白酶，其本身毒性可直接损伤角膜，还可分解角膜蛋白使角膜溶解。

2. 临床表现　该病潜伏期短，常于感染后数小时至 1 天突然发病。表现为剧烈眼痛、畏光、流泪、视力下降、眼睑痉挛红肿、球结膜高度充血水肿、大量脓性分泌物，偶可出现全身症状如头痛、畏寒、发热等。眼部检查可见损伤角膜灰白色点状浸润，周围可见免疫环。浸润灶迅速扩展，基质出现液化坏死，溃疡表面有大量黏稠脓性分泌物，略呈黄绿色，周围角膜组织明显水肿，呈毛玻璃状，前房常伴有大量积脓。感染严重者可导致角膜穿孔、眼内容物脱出甚至全眼球炎。

3. 诊断要点

（1）角膜外伤、异物取出、眼部手术或佩戴角膜接触镜病史。起病急，进展迅速。

（2）剧烈眼痛、畏光、流泪、大量脓性分泌物。

（3）眼睑肿胀，球结膜混合性充血水肿，角膜基质浸润、溶解坏死，溃疡形成，溃疡表面有大量略呈黄绿色坏死组织，前房可有积脓。

（4）细菌培养明确为铜绿假单胞菌。

4. 鉴别诊断

（1）葡萄球菌感染的细菌性角膜炎：一般起病较铜绿假单胞菌感染缓慢，溃疡常呈圆形或椭圆形，边界较清，微生物学检查有利于鉴别。

（2）真菌性角膜炎：起病较慢，病灶呈表面干燥、隆起、致密的灰白色混浊，边界不清，病灶周围可有伪足或卫星灶形成，伪足大小不一，角膜刮片可见真菌菌丝或孢子。

（3）单纯疱疹病毒性角膜炎：多有反复发作史，结膜反应较轻，溃疡灶呈地图状或圆盘状，无角膜外伤史，抗病毒治疗有效。

5. 治疗　在角膜组织尚未破坏之前采取紧急治疗措施。对可疑病例，不必等待细菌培养结果，可先按本病处理。

（1）抗生素：采用广谱高效抗生素如氨基糖苷类、喹诺酮类滴眼液或多黏菌素频繁滴眼治疗，合并前房积脓者可联合全身使用三代头孢菌素或喹诺酮类抗生素如头孢他啶、左氧氟沙星等治疗。根据病情和细菌药物敏感试验结果及时调整用药。

（2）抗炎治疗：应用睫状肌麻痹剂如 1% 阿托品或托吡卡胺滴眼液滴眼散瞳，减轻虹膜睫状体炎症反应，避免虹膜后粘连。

（3）对症治疗：眼痛明显者可给予局部或全身应用非甾体类抗炎药镇痛治疗；继发青光眼或角膜变薄有穿孔危险者，可给予马来酸噻吗洛尔滴眼液、醋甲唑胺、甘露醇等药物降眼压。

（4）手术治疗：如果感染不能控制，角膜有穿孔危险，进行治疗性角膜移植术，术后继续抗感染治疗；感染控制后，若角膜病灶位于角膜中央严重影响视力，可行板层角膜移植术或部分穿透性角膜移植术提高视力，术后继续应用敏感抗生素预防感染复发，并可适当应用小剂量糖皮质激素抑制炎症反应。

（5）住院患者必须严格隔离、消毒，避免交叉感染。

6. 预后　铜绿假单胞菌性角膜炎是眼科急症之一，若不及时治疗，可导致角膜溶解、眼内容物脱出甚至全眼球炎，严重者需摘除眼球。故病变早期及时、正确的诊断及治疗尤为重要。因病变进展迅速，即使感染控制，该病亦常遗留角膜瘢痕，对视力影响较大者可行角膜移植术提高视力。

（三）真菌性角膜炎

真菌性角膜炎是由致病真菌感染角膜引起的一种严重的角膜炎，其起病缓慢、病程长、致盲率高，多见于温热潮湿气候，在亚热带及热带地区，尤其是以农业为主的地区在夏秋农忙季节发病率高。

1. 病因和发病机制　本病常有植物性外伤史或剔除泥土、砂石等异物史，因真菌存在于泥土和空气中，并寄生于植物和大多数动物上面，可随致伤物侵入角膜导致感染。真菌可与细菌共生，近年来，抗生素及激素的广泛应用可使菌群失调，破坏其共生环境，导致真菌感染发生率逐年升高。常见真菌有镰刀菌属、曲霉菌属，此两类真菌均属于丝状真菌。另外一类常见真菌为念珠菌属，白色念珠菌为常见代表，此类真菌感染多继发于已有眼表疾病如干眼、眼睑闭合不全、病毒性角膜炎等，或是患有糖尿病、免疫性疾病等患者易出现此类感染。

真菌感染的发生取决于真菌毒力和宿主防御因素之间的相互作用。真菌毒力因素包括黏附力、侵袭力、形态改变、毒素和水解酶等；宿主防御因素包括解剖屏障和免疫防御机制。角膜上皮损伤后，真菌孢子通过黏附进入角膜基质，在毒素和水解酶作用下向角膜基质内侵袭。不同菌种的菌丝在角膜内生长方式不同：镰刀菌属的菌丝在角膜内主要呈水平生长，曲霉菌属和念珠菌属的菌丝在角膜内主要呈垂直生长，菌丝可穿透后弹力层进入眼内，并发真菌性眼内炎。

2.临床表现 多有植物性外伤史或长期使用抗生素和激素病史。起步缓慢，亚急性进展，有眼痛、畏光、流泪等眼部刺激症状，但症状较轻，伴视力障碍。检查可见球结膜充血，角膜浸润灶呈白色或灰白色，致密，表面干燥、粗糙不平，稍隆起，形状不规则。溃疡周围有基质溶解形成的浅沟或抗原抗体反应形成的免疫环。部分病灶周边可见毛刺状“伪足”或点状卫星灶，角膜后可有斑块状沉着物。感染向基质深层进展可穿透后弹力层导致虹膜睫状体炎，甚至出现前房积脓，呈灰白色、黏稠糊状，最终可导致角膜穿孔、真菌性眼内炎等严重后果。

3. 诊断要点

（1）角膜植物性外伤或泥土等异物史，长期局部或全身应用抗生素及糖皮质激素。起病缓慢，亚急性进展。

（2）眼痛、畏光、流泪等眼部刺激症状较轻。

（3）角膜浸润灶致密，病灶表面干燥、粗糙不平，稍隆起，可有伪足、卫星灶或免疫环，角膜内皮斑及前房积脓一般黏稠。

（4）角膜刮片行染色镜检可见真菌菌丝或真菌培养有真菌生长或角膜共聚焦显微镜检查可见真菌菌丝可确诊。

4. 鉴别诊断

（1）细菌性角膜炎：发病急，病灶表面湿润，周围角膜组织反应较重，边界不清，角膜后沉着物及前房积脓一般较稀薄，抗生素治疗有效。

（2）单纯疱疹病毒性角膜炎：多有反复发作史，结膜反应较轻，溃疡灶呈地图状或圆盘状，无角膜外伤史，抗病毒治疗有效。

5. 治疗

（1）药物治疗：在真菌菌种及药敏试验回报前可首选给予 5% 那他霉素滴眼液或两性霉素 B 滴眼液频繁滴眼，可联合 0.5% 氟康唑滴眼液，好转后降低滴眼频率。合并有内皮斑、前房积脓或可疑眼内炎等严重感染者可联合全身抗真菌药物，如口服伊曲康唑胶囊 200mg/d，持续用药不超过 3 周，注意复查肝肾功能；静脉滴注氟康唑氯化钠液 200mg/d，首次加倍；静脉滴注伏立康唑，第一个 24 小时每次 6mg/kg，每天 2 次，维持剂量，每次 4mg/kg，每天 2 次，或改为口服伏立康唑 200mg，每天 2 次。前房反应重者可给予 1% 硫酸阿托品眼膏或复方托吡卡胺滴眼液散瞳，联合应用非甾体类滴眼液抗炎，急性期禁用糖皮质激素。

（2）清创治疗：对于病灶范围较小，累及深度较浅者，可每日或隔日一次刮取溃疡区菌丝苔被并用 4% 碘酊烧灼溃疡区，可缩短病程。

（3）手术治疗：对于角膜感染累及深度小于 1/2 角膜厚度，病灶位于角膜中央或偏中央区，范围较局限且稳定者，可行角膜病灶切除联合球结膜遮盖术治疗以尽快控制感染、缩短病程。对于感染累及深度大于 1/2 且病程迁延或感染逐渐加重者，部分穿透性角膜移植术为首选术式。考虑真菌菌丝垂直生长特点，仅在感染控制良好且未累及深基质层时行板层角膜移植术，否则易出现术后复发情况。对于感染重、病灶累及全角膜及前房、晶状体者则需行眼前节重建术治疗。

6. 预后 真菌感染因其起病缓慢，早期误诊率较高，导致误用糖皮质激素治疗后使病情加重、病程迁延，预后差。感染较轻者治愈后遗留角膜混浊可影响视力；感染重者可因前房炎症重，导致虹膜后粘连，出现继发性青光眼、并发性白内障等。

（四）病毒性角膜炎

病毒性角膜炎是由病毒侵犯角膜引起的角膜炎，因其易反复发作、最终遗留致密角膜混浊而导致致盲率较高。

1. 单纯疱疹病毒性角膜炎　单纯疱疹病毒性角膜炎（HSK）是由单纯疱疹病毒（HSV）引起的一种感染性角膜疾病，多单眼发病，潜伏感染和复发是该病特点。

（1）病因和发病机制：单纯疱疹病毒分为HSV-Ⅰ型和HSV-Ⅱ型两个血清型，大多数眼部感染由前者引起，少数为后者感染。人类是HSV的唯一天然宿主，绝大多数人均感染过HSV，但大部分不出现临床症状，感染后HSV即潜伏在三叉神经节或角膜中，当机体抵抗力下降，如感冒、劳累、全身或局部应用糖皮质激素或免疫抑制剂等，潜伏的病毒被激活，活化的病毒在三叉神经内逆轴浆流移行到达角膜上皮细胞，或从角膜基质细胞直接活化，引起HSK复发。

（2）临床表现：HSK分为原发感染和复发感染两种。

1）原发感染：常见于6个月至5岁的婴幼儿，临床表现不典型，主要表现为急性滤泡性结膜炎或假膜性结膜炎，眼睑皮肤疱疹，点状或树枝状角膜炎，可合并口唇部或皮肤疱疹、全身发热、耳前淋巴结肿大等全身表现。

2）复发感染：发生于曾有病毒感染者，可因感冒、发热、情绪激动、精神压力、劳累及应用免疫抑制剂等诱发潜伏于三叉神经节或角膜基质细胞内的病毒再活化引起感染。根据其不同的临床表现可分为以下几种类型。

①上皮型角膜炎：发病初期角膜上皮可见灰白色、针尖样小疱，很快破溃，称点状角膜炎。点状病灶融合扩大，中央上皮脱落，形成树枝状溃疡，该溃疡特点是树枝末端分叉并呈结节状膨大，周围可见水肿；溃疡周围上皮细胞内含大量活化病毒，若病情继续进展，则发展为地图状角膜溃疡。该型病变常伴有角膜溃疡区知觉减退及周围敏感性相对增强，故可表现为显著疼痛、畏光、流泪等刺激症状。浅层溃疡若经及时正确治疗，一般可在1~2周内愈合，不留瘢痕或仅形成角膜薄翳；若感染向深层发展，病程迁延，则可遗留较明显角膜混浊，影响视力。

②营养性角膜病变：基底膜损伤、泪膜不稳定及神经营养障碍等可引起该病变，加之抗病毒药物的毒性作用可使病情加重。表现为角膜上皮及浅基质层圆形或椭圆形溃疡，病程缓慢，经久不愈。

③基质型角膜炎：根据临床表现可分为免疫性和坏死性两种。

A. 免疫性基质型角膜炎：最常见类型是盘状角膜炎，是由病毒感染角膜基质后病毒抗原导致免疫反应引起。表现为角膜中央基质灰白色盘状水肿、边界清，或全角膜弥漫性水肿混浊，上皮一般无缺损，病变对应区可有灰白色点状KP。初次发病，经治疗后常可不留瘢痕或遗留淡淡混浊；反复发作后可有新生血管长入并遗留致密混浊。

B. 坏死性角膜基质炎：较少见，是病毒直接感染与病毒抗原引起的细胞免疫反应共同作用结果。病变主要位于角膜深层基质，呈黄白色浸润，基质中、深层可见一条或一束粗大新生血管长入病灶，末端可见基质坏死灶，部分患者可出现角膜变薄甚至穿孔，可伴有前房积脓。

④角膜内皮炎：该类型典型病变表现为在炎症反应期角膜基质无细胞浸润，基质水肿是继发于内皮细胞的炎症反应，房水中炎性细胞聚集在角膜内皮细胞面形成KP。临床表现常可见结膜睫状充血、角膜基质弥漫性水肿增厚、后弹力层皱褶及大量KP。若房水中HSV损伤小梁网可导致眼压升高，部分患者同时伴有前房炎症反应及渗出，易被误诊为急性闭角型青光眼，故对角膜弥漫水肿伴大量KP的青光眼患者需排除角膜内皮炎的可能。角膜内皮细胞功能严重受损时可出现大泡性角膜病变。

（3）诊断要点。

1）反复发作病史，可有引起机体抵抗力降低的诱因存在。

2）眼部刺激症状较轻。

3）典型角膜病灶特点：点状、树枝状或地图状上皮缺损或浅基质层浸润；上皮完整、边界清楚的基质层盘状水肿；中、深层基质内粗大新生血管长入病灶，末端可见基质坏死灶；基质水肿不明显或轻度水肿，内皮细胞面大量KP等。

4）实验室检查有助于诊断。

（4）鉴别诊断。

1）细菌性角膜炎：发病急，眼部刺激症状明显，角膜浸润水肿明显，常伴脓性分泌物附着，微生物学检查有助于鉴别。

2）真菌性角膜炎：多有植物性外伤史，起病缓慢，病灶呈表面干燥、隆起、致密的灰白色混浊，边界不清，病灶周围可有伪足或卫星灶形成，角膜刮片可见真菌菌丝或孢子。

3）带状疱疹病毒性角膜炎：由水痘－带状疱疹病毒感染所致的一种病毒性角膜炎，根据典型皮肤损害和实验室检查结果可鉴别。

（5）治疗。

1）药物治疗。

①对于上皮型HSK，主要给予局部滴用抗病毒药物，如0.1%阿昔洛韦滴眼液、3%阿昔洛韦眼膏、0.15%更昔洛韦眼用凝胶、0.1%利巴韦林滴眼液等为常用药物，每日滴眼4~6次，可有效抑制病毒合成。另外，如碘苷、阿糖胞苷、安西他滨等滴剂，临床亦有应用。干扰素具有广谱抗病毒及免疫调节作用，与抗病毒药物联合应用可缩短病程、减少病毒复发。

②对于基质型及内皮型HSK，需在足量、有效抗病毒基础上联合应用糖皮质激素滴眼液以抑制病毒抗原诱发的免疫反应、减少角膜内皮损害。内皮型HSK在炎症反应控制后一段时间内应继续使用维持剂量糖皮质激素，注意监测眼压情况。

③对于营养性角膜病变，可适当减少抗病毒药物用量，给予不含防腐剂的人工泪液润滑角膜、抗生素滴眼液预防感染并佩戴角膜接触镜减少角膜上皮摩擦以利于病变愈合。

④对于病毒感染较重者，全身应用抗病毒药物是必要的，可静脉滴注阿昔洛韦5mg/kg，每8h一次，5~7天，然后改为阿昔洛韦口服，持续1~3个月；阿昔洛韦200mg，4/日或400mg，2/日，口服，3~6个月可用于预防复发治疗。

2）手术治疗。

①羊膜覆盖术：适用于营养性角膜病变经药物、戴角膜接触镜等治疗后角膜上皮仍不愈合者。

②结膜遮盖术：对于溃疡靠近边缘、经久不愈有穿孔危险者可应用该术式。

③角膜移植术：通过实践发现，对于绝大部分因反复发作导致角膜混浊及大量新生血管生长者均可通过深板层角膜移植术治疗以达到切除混浊角膜、提高视力的目的；对于坏死性角膜基质炎，因其溃疡区角膜组织坏死可导致穿孔，故可在病情控制前提下行深板层角膜移植术治疗；对于角膜穿孔或病变累及后弹力层及内皮层者，可行部分穿透性角膜移植术治疗，术后能明显减少复发次数。

2. 带状疱疹病毒性角膜炎

（1）病因：是由水痘－带状疱疹病毒侵犯三叉神经眼支引起的一种感染性角膜疾病。

（2）临床表现：起病急，单侧发病，在三叉神经眼支分布区皮肤可见疱疹，疱疹一般不越过中线。发病初期，全身可出现头痛、发热、眶周皮肤刺痛等症状，继之皮肤出现小疱疹，累及角膜者可出现眼睑明显肿胀，球结膜充血、水肿，角膜病灶形态不一，可呈散在点片状上皮下混浊或呈树枝状、地图状浸润，严重者可出现角膜基质弥漫水肿混浊、新生血管生长等，可合并虹膜睫状体炎、青光眼、动眼神经麻痹等。

（3）治疗：发病早期全身给予抗病毒药物，如阿昔洛韦、更昔洛韦或伐昔洛韦等，同时局部给予抗病毒滴眼液滴眼，辅以糖皮质激素类药物局部或全身应用减轻免疫反应及止痛、营养神经等药物对症治疗。

3. 其他常见病毒性角膜炎

（1）流行性角膜结膜炎。

1）病因：病原体主要为腺病毒 8 型，其次为腺病毒 19 型、37 型等，可通过接触传染，世界各地均有流行。

2）临床表现：潜伏期约 2~14 天，双眼可同时或一周内先后发病，主要症状有畏光、流泪、异物感、分泌物增多、视力障碍等。临床体征主要有结膜充血、水肿，睑结膜可见大量滤泡，严重者可见假膜，角膜损害多位于中央，初期呈弥漫散在上皮粗糙，继之呈上皮下细小灰白色点状浸润，数日后眼部刺激症状减轻，角膜上皮修复，但点状混浊则可持续数周至数月。

3）治疗：本病有自限性，治疗主要为减轻临床症状。给予抗病毒滴眼液，如阿昔洛韦滴眼液、利巴韦林滴眼液、更昔洛韦眼用凝胶等滴眼 4~6 次 / 日，同时辅以糖皮质激素滴眼液减轻免疫反应，注意逐渐减量，避免眼压升高等并发症出现，出现上皮损害者可预防性应用抗生素滴眼液避免继发细菌感染。患者需隔离治疗，避免与家人共用脸盆、毛巾等，及时正确洗手可减少该病传染机会。

（2）急性出血性角结膜炎：我国俗称“红眼病”，是一种急剧进展的病毒性角结膜炎，传染性极强，在世界多地区暴发流行。

1）病因：病原体主要为肠道病毒 70 型及柯萨奇病毒 A24 变异型。

2）临床表现：潜伏期短，24 小时内发病，起病急。眼部刺激症状明显：畏光、流泪、异物感、大量黏液性分泌物，常双眼同时发病。临床体征：眼睑红肿，结膜高度充血、水肿，睑结膜可见滤泡，球结膜下可见点片状出血，角膜上皮弥漫点状缺损，严重者可出现上皮下及基质浅层点状混浊，少数严重病例可出现前葡萄膜炎表现。患者同时可有上呼吸道病毒感染的全身表现，常伴有耳前淋巴结肿大。根据病情轻重，病程可持续数天到数周。

3）治疗：同流行性角膜结膜炎，但抗病毒滴眼液滴眼次数可增加至每 30 分钟至 1 小时一次，全身可给予利巴韦林或阿昔洛韦静脉滴注或口服。预防该病传染亦是治疗中重要环节。对患者需采取隔离治疗，尽量避免去公共场所，禁止到公共浴池、游泳场所等，经常洗手，不与他人共用毛巾、脸盆等，不用手揉眼，不与其他患者共用滴眼液等。

（3）麻疹性角膜炎：小儿出麻疹时出现畏光、流泪、分泌物增多等症状，检查可见角膜上皮弥漫点状损害，可自愈，预后良好。但若患儿抵抗力差，角膜病灶可继发感染形成溃疡甚至穿孔，需给予抗病毒药物局部及全身应用，如阿昔洛韦滴眼液每日 6 次滴眼，阿昔洛韦 10mg/kg 静脉滴注每日 2 次，同时全身给予大剂量维生素 A（10 000IU~20 000IU/ 日，共 2 日）有助于缩短病程，提高治愈率。

（五）棘阿米巴角膜炎

棘阿米巴角膜炎是由棘阿米巴原虫感染角膜引起的一种严重威胁视力的角膜炎，因其临床表现多样，易与其他感染性角膜炎混淆，误诊率高，治疗效果差。

1. 病因和发病机制 棘阿米巴原虫广泛存在于土壤、空气、水、谷物、家畜中，有包囊及滋养体两种存在形式。滋养体为棘阿米巴的活动形式，并以此形式侵入及感染角膜。包囊为滋养体吸收不到营养时的一种“冬眠”形式，对高温、寒冷、干燥、pH 改变及药物均有很强的抵抗力，对宿主免疫系统的攻击亦有较高的抵御能力。在有利于滋养体生长的环境下包囊又可转变为滋养体。

棘阿米巴角膜炎的主要发病原因与佩戴污染的角膜接触镜有关，其次还有角膜外伤，尤其是植物及昆虫外伤，接触被棘阿米巴污染的水源或宠物、家禽等。包囊及滋养体均可通过接触镜等黏附于角膜上皮表层，待角膜上皮损伤后侵入角膜导致感染。棘阿米巴可从细菌及真菌汲取营养，故合并细菌或真菌感染可使感染加重、加速病情发展。

2. 临床表现 起病症状较隐匿、病情发展缓慢、病程迁延。常有眼痛、畏光、流泪、异物感及视力下降等眼部刺激症状，但患者往往眼痛剧烈，与临床体征不符，考虑为棘阿米巴侵犯角膜神经导致的神经痛。

病变早期可表现为类似HSK的点片状或树枝状上皮浸润，呈灰白色，荧光素钠染色可不着色。基质中层可出现沿神经分布的线状浸润，为棘阿米巴嗜神经生长所致角膜神经炎。随病程进展基质内点状浸润可逐渐融合于角膜中央，然后可发展成为环状浸润、混浊，病情严重者可出现基质坏死、溶解甚至穿孔。约1/2患者在感染后期可出现前房积脓。该病后期部分患者可并发巩膜炎。

3. 鉴别诊断

（1）真菌性角膜炎：发病缓慢，病灶呈表面干燥、隆起、致密的灰白色混浊，边界不清，病灶周围可有伪足或卫星灶形成，角膜刮片可见真菌菌丝或孢子。

（2）单纯疱疹病毒性角膜炎：多有反复发作史，结膜反应较轻，溃疡灶呈地图或圆盘状，无角膜外伤史，抗病毒治疗有效。

4. 治疗

（1）药物治疗：目前缺乏对于棘阿米巴角膜炎针对性治疗的药物。常用药物有抗生素类，如甲硝唑、新霉素、氨基糖苷类、多黏菌素B等，其可通过杀灭细菌治疗合并的细菌感染，并可抑制棘阿米巴食物链上的某些细菌；部分药物如新霉素、多黏菌素B对棘阿米巴原虫还有直接抑制作用；抗真菌药物如那他霉素、酮康唑、伊曲康唑、伏立康唑、氟康唑等亦对治疗棘阿米巴角膜炎有效；消毒杀菌剂类，如0.02%~0.04%氯己定和0.02%聚六亚甲基双胍，对棘阿米巴滋养体和包囊均有杀灭作用；另外0.1%羟乙磺酸丙氧苯脒及0.15%羟乙磺酸双溴丙脒均具有良好的抗阿米巴效果。虽然糖皮质激素有缓解疼痛及减轻炎症反应的作用，但其同时可诱导静止期包囊脱包囊并刺激滋养体繁殖活化，可促进感染复发及加重，故需慎用糖皮质激素。

（2）清创治疗：早期清创可除去角膜组织内棘阿米巴原虫，并可除去棘阿米巴原虫的食物供给，有利于药物抗阿米巴药物的吸收及发挥作用。

（3）手术治疗。

1）对于角膜感染累及深度小于1/2角膜厚度，病灶位于角膜中央或偏中央区，范围较局限且稳定者，可行角膜病灶切除联合球结膜遮盖术治疗以尽快控制感染、缩短病程。

2）对于感染累及深度大于1/2且病程迁延或感染逐渐加重甚至穿孔者，可行部分穿透性角膜移植术彻底切除病灶；对于感染已控制，处于恢复期，但角膜混浊对视力影响较大者或已行球结膜遮盖术后要求提高视力者可行增视性板层或深板层角膜移植术。

3）感染严重不能控制者需行眼内容剜出或眼球摘除术。

4）近年来有应用准分子激光角膜切削术治疗棘阿米巴角膜炎的报道，但这一方法受限于角膜浸润深度和范围。

（六）沙眼

沙眼是由沙眼衣原体感染引起的一种慢性传染性角结膜炎，是导致盲的主要眼病之一。

1. 病因和发病机制 沙眼衣原体有多个免疫型，导致沙眼的多由A、B、C或Ba抗原型引起。沙眼衣原体可通过多种途径传染，如通过直接接触传播或被病眼分泌物污染的水、分泌物、手等间接传播。易感危险因素包括环境卫生不良、居住拥挤、通风差、营养不良、沙尘及炎热气候等。

沙眼衣原体分为原体及始体两个生物相。原体可吸附于结膜上皮细胞表面，然后被细胞吞噬进入细胞内，在胞质内发育，并在酶的作用下合成DNA和蛋白质，成为始体。始体以二分裂方式繁殖，当细胞内充满较多中间体后停止分裂，浓缩为原体。原体从细胞内释放后再感染新的细胞。衣原体感染结膜上皮细胞后毒素向深部组织进展，导致上皮下组织、睑板产生弥漫性细胞浸润，形成滤泡、角膜血管翳，甚至睑内翻、倒睫、角膜溃疡等严重并发症。

2. 临床表现 起病缓慢，急性感染主要发生于儿童，但一般症状隐匿，可自行缓解。成人急性感染可表现为异物感、畏光、流泪等轻度眼部刺激症状，伴有黏脓性分泌物，眼睑红肿，结膜充血明显，睑结膜乳头增生、穹隆部结膜见大量滤泡，角膜上皮粗糙甚至浅基质层浸润。

临床所见多为慢性病变，表现为睑及穹隆结膜弥漫充血，以上睑为主，上睑结膜血管模糊，伴有乳头增生及滤泡形成，该表现表示沙眼处于活动期，有传染性。由于沙眼有自限性，在病变过程中，逐渐形成白色结膜瘢痕，呈网状。沙眼衣原体侵犯角膜可引起角膜血管翳，新生血管形成始于角膜上缘，呈垂帘状，位于角膜浅基质层，末端常呈“U”形，停留于同一水平线。血管间有细胞浸润，并可形成小的滤泡，由于摩擦滤泡破溃并发生瘢痕化修复后形成 Herbert 小凹。沙眼反复感染后可因角膜上皮糜烂合并细菌感染，形成角膜溃疡，浸润一般累及角膜基质中浅层，呈灰白色，边界不清，周围基质水肿混浊。血管翳和结膜瘢痕是沙眼的特征性改变。

3. 鉴别诊断

（1）病毒性角膜炎：两者均可有反复发作病史，角膜病灶可呈地图状，但后者常用感冒等导致免疫力下降的病史，抗病毒治疗有效。

（2）细菌性角膜炎：后者发病急，眼部刺激症状明显，角膜浸润水肿明显，新生血管生长有利于感染控制。

（3）慢性滤泡性结膜炎：原因不明。常见于儿童及青少年，双眼发病。滤泡位于下穹隆及下睑结膜，大小均匀，排列整齐，无融合倾向，透明。结膜充血并有分泌物，但不肥厚，数年后不留痕迹而自愈，无角膜血管翳。无分泌物及结膜充血等炎症者称结膜滤泡症。一般无须治疗，有自觉症状时可按慢性结膜炎治疗。

（4）春节结膜炎：多见于春秋季，睑结膜增生的乳头大而扁平，上穹隆部无病变，无角膜血管翳，结膜分泌物涂片可见大量嗜酸性粒细胞。

（5）巨乳头性结膜炎：本病常有角膜接触镜佩戴史。

4. 治疗

（1）药物治疗：某些药物对沙眼有效，但目前缺乏根治性药物。用药以局部用药为主，需坚持长期用药，常用药物有 0.1% 利福平滴眼液、10%~15% 磺胺醋酰钠滴眼液、0.25% 氯霉素滴眼液、0.1% 酞丁胺滴眼液或 0.5% 新霉素滴眼液等，每日 4~6 次滴眼，红霉素眼膏睡前涂眼，疗程至少 2~3 个月并可根据病情延长用药时间。急性期或严重沙眼可给予全身应用抗生素治疗，如阿奇霉素 1000mg 顿服或首次口服 500mg，以后 250mg/d，共 4 日，或红霉素 1g/d 分 4 次口服，或多西环素 100mg 每日 2 次口服。但需注意儿童及孕妇禁用四环素类药物。

（2）手术治疗。

1）睑及穹隆结膜滤泡大而密集者可行滤泡挤压术清除滤泡，以促进修复，注意术后需继续药物治疗。

2）并发症治疗：拔除倒睫，矫正睑内翻，是避免角膜被进一步损害的关键。对于角膜溃疡或愈后遗留角膜混浊者，可在沙眼衣原体感染控制的基础上行角膜移植术以提高视力。

（3）改善环境卫生，注意个人卫生，勤洗手洗脸，增强营养等。

5. 预后　沙眼可反复发作导致睑内翻、倒睫、睑球粘连、角膜溃疡及混浊等并发症，严重者可致盲，并可因沙眼衣原体破坏结膜杯状细胞影响泪液质量导致干眼。

三、非感染性角膜炎

（一）暴露性角膜炎

暴露性角膜炎是由于眼睑闭合不全、使角膜暴露于空气中引起的角膜病变。

1. 病因和发病机制　任何原因引起的眼睑不能正常闭合，使角膜暴露于空气中，缺乏泪液湿润，可出现干燥、上皮脱落继而发生感染。主要包括以下几种情况。

（1）眼睑缺损、眼睑畸形、睑外翻、面神经麻痹或脑血管疾病后遗症、上睑下垂术后等情况造成的眼睑闭合不全。

（2）眶内肿瘤、甲状腺相关眼病、眶蜂窝织炎等可导致眼球突出，眼睑不能完全遮盖角膜。

（3）全身麻醉、深度昏迷等情况导致眼球不能转动、引起角膜干燥。

2. 临床表现　病变初期，可表现为眼痛、眼干、异物感，检查可见暴露区球结膜充血水肿、表面干燥，角膜病变多位于下1/3处，表面粗糙，角膜上皮点状糜烂，继而融合成片、上皮脱落，浅基质层呈灰白色混浊，由于长期炎症刺激且病变靠近角膜缘，常可见浅层新生血管自角膜下缘向病灶生长。长期角膜上皮缺损易继发感染，则表现为感染性角膜炎改变。

3. 治疗

（1）病因治疗：去除致病因素，如眼睑整形修复、矫正睑内翻，治疗眶内肿瘤或全身疾病，对于昏迷或全麻患者结膜囊内涂大量抗生素眼膏。

（2）药物治疗：症状较轻者可白天滴用人工泪液，睡前涂抗生素眼膏保持角膜湿润，重症患者可佩戴湿房镜。继发感染者按感染性角膜炎治疗。

（3）手术治疗：可行睑缘部分或全部融合术，待致病因素改善或去除后可分离融合的睑缘，对于致病因素持续存在，又对外观要求不高者可不分离。不能接受上述术式者可行球结膜遮盖术减少感染机会。对于已继发严重感染者，可行角膜移植联合球结膜遮盖术治疗。

（二）神经麻痹性角膜炎

神经麻痹性角膜炎是由支配角膜的三叉神经眼支受到损害，导致角膜知觉消失、神经营养障碍而引起的一种角膜炎症。

1. 病因和发病机制　由于手术、外伤、肿瘤、炎症等原因损伤三叉神经眼支，从而导致角膜失去知觉和反射性瞬目功能，对外界有害刺激的防御能力减弱，同时伴有角膜营养代谢障碍，进而引起角膜病变。

2. 临床表现　由于角膜知觉消失，眼部刺激症状不明显，患者常于继发感染后因眼红、视力下降、分泌物增多就诊。发病早期，可于睑裂区出现角膜上皮点状脱落，随病情发展，上皮脱落区扩大呈片状，继之形成溃疡，一旦继发感染，则形成化脓性角膜溃疡，且易出现角膜穿孔。

3. 治疗

（1）病因治疗：积极治疗导致三叉神经损伤的原发疾病。

（2）药物治疗：发病早期使用人工泪液、润滑剂等保护角膜上皮，适量给予抗生素滴眼液及眼膏预防感染，口服维生素B 1、维生素B 12、肌苷片等药物促进神经恢复。继发感染者按化脓性角膜溃疡处理。

（3）可佩戴软性亲水性角膜接触镜保护角膜。

（4）手术治疗：同暴露性角膜炎。

（三）药物性角膜炎

药物性角膜炎是指由于长期或频繁应用滴眼剂导致角膜组织的病理性改变。

1. 病因和发病机制　以往该病不常见，但近年来由于滴眼剂的滥用，尤其是长期应用，导致药物本身或防腐剂对角膜的毒性损害越来越普遍。所以针对性用药、适时停药或减量应用是预防本病的关键。临床上引起药物性角膜炎的药物主要包括以下几种：

（1）抗生素滴眼剂，如氨基糖苷类、喹诺酮类等。

（2）抗病毒类滴眼液，如利巴韦林、阿昔洛韦、更昔洛韦等。

（3）抗青光眼类药物，如β受体阻滞剂、碳酸酐酶抑制剂、前列腺素类似物等，可降低患者泪膜稳定性、加重角膜刺激症状。

（4）非甾体类抗炎药，如普拉洛芬、双氯芬酸钠。

（5）局部麻醉剂，如奥布卡因、丁卡因、丙美卡因等。

（6）防腐剂，如：羟苯乙酯、苯甲醇、山梨酸、苯酚、苯扎溴铵等。临床应用的大部分滴眼液均含有防腐剂以保证药剂质量、防止药剂的微生物污染，但同时防腐剂可破坏角膜上皮微绒毛，降低泪膜与角膜的黏附性，高浓度时可损伤角膜内皮。

2. 临床表现　患者眼部有刺激感，可表现为畏光、干燥感，病情加重后可表现为烧灼感、眼磨痛、流泪、视力下降。检查可见早期出现角膜上皮粗糙、浅层点状混浊，随病情进展，结膜充血，角膜上皮可出现点状糜烂、水肿，继而表现为假树枝状角膜溃疡，此时常被误诊为病毒性角膜炎，但加用抗病毒药物往往使病情进一步加重，需注意结合病史以鉴别。该病若不能及时发现及正确治疗，病情严重者可出现角膜溶解、穿孔。

3. 治疗

（1）药物治疗：停止或适当减少使用正在应用的滴眼液，仅保留必要的治疗药物。给予促进角膜上皮修复的药物，如小牛血去蛋白提取物眼用凝胶、重组人表皮生长因子滴眼液等，严重病例可给予自体血清滴眼。应用不含防腐剂的人工泪液缓解眼部不适。对于周围炎症反应较明显者，可适当应用糖皮质激素滴眼液减轻炎症反应。全身可补充维生素 B 2、维生素 C 增强营养。

（2）佩戴高透氧性软性亲水性角膜接触镜保护角膜、减少机械损伤。

（3）手术治疗：角膜溃疡长期不愈合者可行羊膜覆盖或球结膜遮盖术。

4. 预后　对于原角膜无损伤患者，本病易早期发现，经停药或减少用药等治疗后预后较好，但对于一些病程长、诊断不明又长期大量应用滴眼液者，该病诊断较困难，可能造成误诊，不当用药又可加重病情，造成恶性循环，则预后较差，甚至可能导致角膜溃疡穿孔。

（四）大泡性角膜病变

大泡性角膜病变是由于各种原因导致角膜内皮细胞密度严重降低或功能障碍，不能维持角膜正常生理功能而出现的一种临床表现。

1. 病因和发病机制　内皮细胞层位于角膜最内层，直接与房水接触，具有机械性屏障功能阻止房水进入角膜基质内及主动液泵功能将基质水分泵入房水中，在维持角膜透明性中起了重要作用。当角膜内皮细胞减少到某一临界范围，其作用不足以保持角膜的相对脱水状态，可导致角膜基质水肿、混浊，上皮下液体积聚形成水泡。导致改变发生主要有以下几种情况。

（1）机械性损伤：主要包括内眼手术创伤及眼外伤。

1）手术创伤：内眼手术涉及眼前段操作者均可不同程度损伤角膜内皮细胞。一般情况下内皮细胞有一定代偿功能，可不发病，但若患者本身内皮细胞密度非常低或因手术操作不当、不注意保护内皮细胞、出现手术并发症时严重损伤角膜内皮细胞，导致内皮细胞功能失代偿而发病。常见有白内障摘除手术、抗青光眼手术等。

2）眼外伤：眼球震荡伤、挤压伤等，可在眼内形成冲击波或直接挤压角膜内皮，造成内皮细胞损伤。

（2）眼部疾病：高眼压、炎症、眼内肿瘤、原发角膜内皮病变等均可导致角膜内皮细胞功能失代偿。

1）高眼压：正常眼压对维持角膜内皮生理功能有重要作用，但长期高眼压状态会严重损伤角膜内皮细胞。

2）炎症：单纯疱疹病毒性角膜炎、角膜内皮炎、虹膜睫状体炎、角膜移植术后排斥反应等均可因炎症因子侵袭导致角膜内皮细胞泵功能降低、内皮屏障功能受损。

3）原发角膜内皮病变：虹膜角膜内皮综合征、Fuchs 角膜内皮营养不良、先天性角膜内皮营养不良等，晚期均可导致内皮细胞受损及变性，产生基质水肿，最终出现大泡性角膜病变。

（3）化学损伤：内眼手术中前房中应用的药物、pH 不适合的灌注液及视网膜复位术后进入前房的硅油、八氟丙烷等填充物可对内皮细胞产生毒性，眼部化学性伤亦可对角膜内皮细胞产生损害。

2. 症状　病变早期，患者常诉晨起视物模糊，有异物感，到午后尤其是傍晚上述症状减轻或消失。这是因为夜间睡眠时眼睑闭合，角膜上皮面水蒸发能力明显降低，加之内皮细胞功能处于失代偿临界状态，不能将因蒸发减少而滞留于角膜基质内的液体在晨起睁眼时及时泵出，导致角膜基质水肿混浊、上皮小水泡。随睁眼时间延长，基质内液体因蒸发减少，角膜水肿逐渐减轻甚至消失，故视力可恢复正常。

故若患者出现晨起视力差，午后恢复正常且有引起角膜内皮损伤的病史，是早期诊断大泡性角膜病变的一个重要提示。随着内皮细胞进一步减少，患者视力下降及异物感症状持续存在，晚期可因角膜上皮大泡破裂、角膜上皮下神经裸露出现异物感症状加剧及剧烈眼痛。

3. 体征 裂隙灯检查可见角膜上皮下水泡或基质水肿，病变早期一般局限于损伤部位，如内眼术后角膜手术切口旁出现角膜大泡及周围基质水肿，此时行角膜内皮镜检查可见该处角膜内皮细胞密度明显降低，细胞形态失去六边形，呈不规则状。若患者角膜内皮细胞数量正常，可逐渐代偿该区细胞功能，则上皮下大泡及基质水肿可消失，但若内皮细胞功能出现失代偿，则可表现为弥漫性大泡及基质水肿增厚，病程超2个月者基质内可逐渐形成瘢痕及新生血管，视力严重下降。大泡反复破溃易继发细菌感染，出现角膜溃疡。

4. 治疗

（1）药物治疗：原则是积极处理原发病，对症治疗，减轻角膜水肿，促进上皮细胞恢复，缓解临床症状。常用药物如下。

1）维生素、肌苷片、角膜营养液等可加强内皮营养、改善角膜代谢。

2）高渗脱水剂如50%葡萄糖、5%氯化钠溶液或甘油等可一定程度上减轻角膜水肿，延缓大泡破裂时间。

3）局部及全身早期、足量应用糖皮质激素减轻角膜水肿及炎症反应。

4）表皮生长因子或碱性成纤维细胞生长因子对早期因手术引起的角膜内皮功能失代偿有一定作用。

5）抗生素类滴眼液及眼膏预防感染。以上药物仅可改善某些病例早期的症状，但不能根治本病，也不能阻止大泡再发。对于晚期病变上述药物不能使角膜水肿减轻及缓解症状。

（2）软性角膜接触镜：可用于机械性隔离眼睑与角膜大泡，避免眼睑对角膜的摩擦以减少对病变区神经末梢的刺激，同时吸收角膜水分，在镜片和角膜间形成稳定泪膜，从而缓解疼痛、促进角膜上皮修复。但该方法不能从根本上解决问题，仅为一种临时处理方法，多用于准备行角膜移植术患者等待角膜材料时。

（3）手术治疗。

1）角膜移植术：该病最有效的治疗方法就是行角膜移植术，用含高密度内皮细胞的新鲜供体角膜材料替代患者受损的角膜，既能缓解症状同时可提高视力。目前常用的手术方式有部分穿透性角膜移植术及角膜内皮移植术。前者是将供体透明的全层角膜置换病变的全层角膜，为目前最常用方法。对于病程长，角膜基质已形成瘢痕者，该手术方式为唯一选择。对于病程较短（通常为小于2个月）者，因基质层尚未形成瘢痕，可行角膜内皮移植术，该术式可保留患者正常角膜前层组织而仅替换病变的内皮组织，有无缝线、创伤小及免疫排斥反应发生率低的优点。

2）结膜遮盖术：对于不要求恢复视力或视力恢复无望，仅要求解除症状者，可行全结膜瓣遮盖术，术中烧灼角膜缘及基质浅层形成瘢痕，可阻止角膜上皮再生，有利于术后结膜瓣与角膜基质紧密结合，从而避免眼睑对角膜的摩擦及角膜继发感染的可能。

3）羊膜移植术：对于早期病变患者或手术、外伤等造成的内皮功能失代偿早期，该术式可抑制创伤导致的炎症进展、促进角膜内皮细胞修复，而对于晚期病变，角膜内皮功能已完全失代偿，该术式仅能暂时缓解症状，羊膜溶解后大泡易复发。

4）对于视功能恢复无望而症状明显者，不能通过结膜或羊膜覆盖解除症状，如绝对期青光眼等，可行眼球摘除术或眼内容摘除术缓解症状。

第四节 免疫性角膜病变

一、边缘性角膜炎

边缘性角膜炎是一种由于自身免疫功能异常引起的周边部角膜病变。

（一）病因和发病机制

因为角膜缘血管及淋巴管丰富，可将某些自身免疫性抗原物质输送至角膜周边部，引起免疫反应。该病常与金黄色葡萄球菌感染有关，感染后细菌性抗原引起体液免疫反应，在角膜缘血管末端以内1~2mm处的角膜发生炎性浸润并形成溃疡。一些自身免疫性疾病，如类风湿关节炎、系统性红斑狼疮、Wegener肉芽肿、结节性多动脉炎、复发性多软骨炎等亦可并发角膜周边部溃疡。

（二）临床表现

1. 症状 患者常自诉眼部疼痛、畏光、流泪及异物感等刺激症状，但程度较化脓性角膜炎轻。

2. 体征 裂隙灯检查可见球结膜睫状充血，在角膜缘内约1~2mm处可见1个或数个小圆形、椭圆形或新月形黄白色浸润灶，周围基质水肿，好发部位为2、4、8、10点位，这可能与此处常与易受葡萄球菌感染的睑缘接触有关，也可表现为粟粒样浸润点分布于全周角膜缘。随病情进展，小浸润灶可逐渐融合并与角膜缘相连，形成溃疡，角膜沟形变薄，严重者可发生角膜穿孔。发病后角膜缘血管可伸向溃疡，促进溃疡愈合。溃疡持续2~4周左右，有自愈倾向，但易复发。

（三）鉴别诊断

1. 边缘性角膜变性 病变多位于角膜缘附近，但患眼一般无充血、疼痛等炎症表现。

2. 蚕食性角膜溃疡 病变多位于睑裂区近角膜缘处，浸润缘呈特征性穿凿状改变。

3. 泡性角膜炎 多发于儿童，与角膜缘之间无透明带间隔，病灶和血管与角膜缘直接相连。

（四）治疗

1. 药物治疗 治疗原发病，如有睑缘炎患者需首先治疗睑缘炎，选用敏感抗生素滴眼及口服；有自身免疫性疾病者需进行相应治疗。在应用有效抗生素同时局部及全身给予糖皮质激素，如地塞米松滴眼液、氟米龙滴眼液等滴眼，全身可应用地塞米松静脉滴注或醋酸泼尼松片口服，注意预防激素副作用及逐渐减量。对于病情反复发作者，可给予1%环孢素滴眼液及非甾体类抗炎药物。

2. 手术治疗

（1）结膜或羊膜遮盖术：对于溃疡长期不愈合者，可行羊膜或结膜遮盖术促进溃疡愈合。

（2）角膜移植术：对于角膜溃疡区基质明显变薄甚至穿孔者可行板层角膜移植术，必要时联合球结膜遮盖术避免术后复发。

二、角膜基质炎

角膜基质炎是一种角膜基质内非化脓性炎症，以细胞浸润和血管化为特点。

（一）病因和发病机制

该病可能与细菌、病毒或寄生虫等感染有关，常见致病微生物有梅毒螺旋体、结核分枝杆菌、麻风杆菌、单纯疱疹病毒或带状疱疹病毒以及巨细胞病毒等。虽然这些致病微生物可直接侵犯角膜基质，但大部分病变却是由于感染源所致的免疫反应性炎症，是一种迟发型超敏反应。当机体第1次接触致敏病原后，T淋巴细胞致敏，当第2次感染该病原时，T细胞迅速活化增殖并产生毒素，使角膜基质层发生炎性浸润，随后在一些炎性因子及血管生成因子作用下，基质内出现新生血管生长。另外，某些全身疾病，如糖尿病、类风湿引起的巩膜炎亦可累及角膜。

（二）临床表现

1. 症状 患者有眼部疼痛、畏光、流泪等刺激症状，可伴有水样分泌物、眼睑痉挛及视力下降，轻症患者亦可无明显临床症状。

2. 体征　结膜睫状充血或混合充血，角膜上皮一般完整，基质层可见扇形或弥漫性浸润，可伴有灰白色细小 KP，随着病情进展，基质内炎症加重，角膜上皮及基质层水肿加剧，角膜呈毛玻璃样外观。角膜缘新生血管长入基质深层，呈毛刷状，加重角膜混浊。病变可局限于角膜周边部，也可由周边向中央进展而波及整个角膜。合并有虹膜睫状体炎者，可见房水混浊，严重者可有前房积脓。炎症退行期，角膜混浊由角膜边缘开始消退，血管变细甚至闭塞，最终遗留程度不同的角膜混浊。本病易复发，反复发作可致角膜病灶脂质样变性，呈不均匀黄白色改变。

3. 因病因不同，该病可合并有各种全身病表现。

（1）梅毒性角膜基质炎：急性梅毒性角膜基质炎是先天性梅毒的晚期表现之一，好发于青少年时期，女性发病多于男性，常双眼先后发病。常合并有视网膜脉络膜炎，同时有鞍鼻、宽面、耳聋、Hutchinson 齿、口角皲裂、精神发育迟缓等先天性梅毒体征。

（2）结核性角膜基质炎：多单眼发病，侵犯部分角膜，在基质中、深层出现灰黄色斑块状或结节状浸润灶，有分支状新生血管侵入。结核菌素试验阳性，有全身结核感染体征。

（3）麻风性角膜基质炎：面部有典型的“狮样面容”，眼睑皮肤增厚、秃睫、面神经麻痹、兔眼等。角膜神经可节段性增粗，虹膜表面可见乳白色结节，在睑裂处角巩膜缘的巩膜侧有黄色胶样结节及角膜颞侧浅层血管翳。

（三）鉴别诊断

1. 边缘性角膜炎　由自身免疫功能异常导致的一种周边部角膜病变，病变局限于角膜周边部，除可见周边部角膜组织浸润、水肿外，病变区角膜可沟形变薄，严重时角膜穿孔。

2. 蚕食性角膜溃疡　眼痛剧烈，病变多位于睑裂区近角膜缘处，浸润缘呈特征性穿凿状改变。

3. 角膜挫伤　角膜外伤时因角膜急剧内陷、内皮和后弹力层破裂，导致角膜基质层水肿、增厚、混浊，病变形状常与致伤物相似，有明确的外伤史可鉴别。

（四）治疗

1. 治疗

（1）病因治疗：治疗原发病，如抗梅毒、抗结核等治疗。

（2）药物治疗：局部应用糖皮质激素，如地塞米松滴眼液、泼尼松龙滴眼液、氟米龙滴眼液等滴眼 4~6 次 / 日，病情较重者可给予结膜下注射。伴有虹膜睫状体炎时可给予散瞳药物。

（3）手术治疗：对于角膜中央区遗留较致密混浊严重影响视力者，可根据 UBM 及 OCT 检查结果了解混浊累及深度，累及后弹力层者需行穿透性角膜移植术，未累及后弹力层者可行深板层角膜移植术以降低术后排斥反应发生概率。

2. 预后　病情反复发作可导致角膜明显混浊影响视力；部分患者角膜可变软，在眼球压力作用下发生角膜膨胀，引起不规则散光，严重影响视力；并发有虹膜睫状体炎者，可出现虹膜后粘连、瞳孔闭锁，严重者可致眼球萎缩；部分患者晚期出现继发性青光眼，可引起角膜扩张。

三、丝状角膜炎

丝状角膜炎是一种由黏附于角膜上的上皮细胞和黏液引起的角膜功能异常，表现为角膜上皮部分剥脱，卷成丝状物，一端附于角膜表面，另一端游离。

（一）病因和发病机制

角膜表面丝状物是由变性的上皮细胞和黏液共同形成。主要与以下因素有关。

（1）上皮基底膜与前弹力层结合处异常，部分异常角膜上皮卷曲，而脱落的上皮部分则被新的上皮修复。

（2）类黏液形成过多，多见于干眼症患者，其发病机制可能为眼表黏蛋白异常，眼表炎症改变了上皮形态学，不成熟的角膜上皮脱落。由于泪液缺乏，角膜上皮更易受眼睑剪切力影响而形成丝状物。另外，神经麻痹性角膜炎、暴露性角膜炎、沙眼、病毒感染等，因眼表缺乏有效保护、泪液分泌异常或蒸发过快，亦可导致丝状角膜炎的发生。

（3）各种眼部手术后长期包眼或闭眼时间过久者，如斜视术后、白内障术后、LASIK 术后、角膜移植术后等。其中角膜移植术后排斥反应及上皮下神经中断也是促进丝状物形成的因素。长期佩戴透氧性较差的角膜接触镜亦可引起该病。

（二）临床表现

1. 症状 患者有眼干、异物感、畏光，伴中到重度眼部疼痛、眼睑痉挛等刺激症状。

2. 体征 裂隙灯检查见角膜表面有数个灰白色细丝状物，一端附着于角膜表面，另一端游离，角膜荧光染色阳性，严重者丝状物可布满整个角膜。

（三）治疗

1. 病因治疗 去除致病因素，如治疗干眼、避免佩戴透氧性较差的角膜接触镜、术后避免长期包眼并鼓励患者适当睁眼。

2. 药物治疗 在表面麻醉下去除角膜表面丝状物后给予抗生素滴眼液滴眼，预防感染；人表皮生长因子滴眼液或碱性成纤维细胞滴眼液滴眼，促进角膜上皮修复；适当应用糖皮质激素滴眼液如 1g/L 氟米龙滴眼液，可减轻局部炎症刺激；另外，人工泪液、高渗盐、非甾体类抗炎药、自体血清、更昔洛韦眼用凝胶亦对该病治疗有效。

3. 其他 去除丝状物后佩戴高透氧性软性角膜接触镜可减少眼睑对角膜的摩擦，促进角膜上皮修复；对于干眼患者行泪小点栓塞术可减少泪液引流。

四、春季角结膜炎

春季角结膜炎是一种双眼反复发作的慢性变态反应性疾病，与季节有明显关系，好发于居住在温热气候的儿童和青少年，男性多见。

（一）病因和发病机制

目前病因尚不明确，通常认为与植物花粉敏感有关，各种微生物的蛋白质成分、动物皮屑和羽毛等也可能是致敏原。该病是免疫、神经和内分泌系统相互作用的多因素，使肥大细胞、嗜酸性粒细胞、嗜中性粒细胞及其毒性产物活化所致，是Ⅰ型和Ⅳ型超敏反应同时作用的结果。部分春季角结膜炎患者有其他特应性表现的典型发病史，如湿疹、哮喘等。

（二）临床表现

双眼发病，有季节性，春夏时病情加重，冬季减轻，病程可长达 2~10 年，青春期后可自愈。奇痒和畏光是该病的主要症状，可伴有疼痛、异物感、烧灼感以及黏液性分泌物。根据临床体征不同，可分为以下三种类型。

1. 睑结膜型 睑结膜呈粉红色，上睑结膜可见巨大乳头呈鹅卵石样排列，乳头大小不一，外观扁平，彼此相连，包含有毛细血管丛。下睑结膜病变相对较轻，可见弥散的小乳头。一般炎症静止后结膜乳头可完全消退、不留瘢痕。

2. 角膜缘型 以角膜缘黄褐色或红色胶样增生为特点，多出现于上方角膜缘，有时增生呈白色结节状，称 Horner-Trantas 结节。病变晚期，角膜缘可出现血管翳向角膜中央伸长，可造成前弹力层混浊。

3. 混合型 为以上两种类型的临床体征同时出现。各类型病变均可导致弥漫性点状角膜上皮炎，甚至形成盾形无菌性溃疡，多位于上半部角膜，这主要是由于肥大细胞及嗜酸性粒细胞释放炎症介质引起。部分患者因睑结膜乳头肥大、眼睑重量增加可导致上睑下垂或下睑皮肤皱褶增多。

（三）治疗

（1）尽量脱离过敏源：因该病为自限性疾病，治疗目的主要为缓解症状。可给予冷敷、在空调房内甚至移居寒冷地区等物理疗法，使患者感觉舒适。

（2）药物治疗：主要有抗组胺药物、肥大细胞稳定剂、糖皮质激素及免疫抑制剂等。肥大细胞稳定剂，如色甘酸钠、耐多罗米等可通过阻断肥大细胞膜钙的转运而抑制肥大细胞释放介质，但因其最好在接触过敏源之前使用，对于已经发作的患者疗效差，故常建议同时使用抗组胺药物。具有该双重作用的药物，如0.1%奥洛他定有较好效果。对于中重度病情或急性期患者，可给予糖皮质激素冲击治疗，如局部频点（每2小时一次）5~7天后减量或停药，或睑板上方注射地塞米松、曲安奈德等药物，但需注意激素副作用的产生。非甾体类抗炎药可抑制环氧酶而减轻眼部炎症，并减少激素用量。对于病情顽固患者，还可使用免疫抑制剂，如1%~2%环孢素A滴眼液、0.05%~1%他克莫司滴眼液。另外，使用不含防腐剂的人工泪液既可稀释肥大细胞释放的炎症介质，同时可改善因角膜上皮点状缺损引起的眼部异物感。

五、泡性角结膜炎

泡性角结膜炎是一种由微生物蛋白质引起的迟发型免疫性眼病，可双眼发病，春夏季节多发，儿童和青少年患者多见，尤其体质瘦弱、营养不良及卫生条件差者多发。

（一）病因和发病机制

确切病因尚不明确，通常认为与结膜、角膜组织对内源性微生物蛋白质的细胞免疫有关。最常见致病微生物有结核分枝杆菌和金黄色葡萄球菌，其次还有白色念珠菌、表皮葡萄球菌、沙眼衣原体等。

（二）临床表现

有轻度异物感、畏光等刺激症状，若病变累及角膜，则刺激症状加重，伴流泪、眼睑痉挛、视力下降。检查可见角膜缘或角膜内出现一处或多处圆形隆起病灶，呈白色，病变周围结膜局限性充血，随即病变顶端溃烂形成溃疡，愈合后形成浅基质层瘢痕并遗留基质层新生血管。若病变仅位于角膜缘外球结膜处，则称为泡性结膜炎。若病变自角膜缘处向角膜中央区进展，且浸润区内含一束平行的新生血管随病变向前推进，则称束状角膜炎，该病变位于角膜浅层，不向深层进展。溃疡可边进行边愈合，痊愈后其内血管即闭塞，遗留束状混浊。若该病变累及甚至越过瞳孔区，则对视力影响极大。有时病变可呈小点状几个或十几个排列于角膜缘处，称为粟粒型泡性角结膜炎，此类病变有时未形成溃疡即可吸收，也可互相融合形成溃疡。本病易复发。

（三）治疗

治疗结核或其他部位感染，增强机体抵抗力，补充营养及维生素。局部应用糖皮质激素滴眼液滴眼可有效控制炎症，但需监测眼压。合并细菌感染者加用抗生素滴眼液滴眼。对于束状角膜炎反复发作严重影响视力者，可行板层角膜移植术。

六、蚕食性角膜溃疡

蚕食性角膜溃疡又称Mooren溃疡，是一种慢性、进行性、疼痛性角膜溃疡，初起病变位于角膜周边部，沿角膜缘延伸，并向角膜中央匐行性进展，最终可累及全角膜。

（一）病因和发病机制

确切病因及发病机制尚不明确。目前，多研究发现蚕食性角膜溃疡与自身免疫有关，其发病机制可能是某些炎症（风湿性关节炎、结节性多动脉炎、复发性多软骨炎等）、感染（寄生虫、病毒、丙型肝炎、梅毒、结核等）、角膜外伤及手术等因素诱导改变了角膜及结膜的抗原性，激活机体体液和细胞免疫反应，抗原抗体复合物沉积于角膜缘，使局部浆细胞增多，补体活化，趋化中性粒细胞，释放胶原酶引起角膜溶解。

（二）临床表现

多见于成年人，可单眼或双眼发病。主要症状为剧烈眼痛、畏光、流泪、视力下降。病变起始于角膜缘，多从睑裂区开始发病，表现为角膜缘充血及灰色浸润。随后浸润区出现角膜上皮缺损，继而形成溃疡，溃疡沿角膜缘呈环形进展，并向中央区浸润，浸润缘呈穿凿状，略隆起。溃疡一边进展一边修复，并有新生血管长入病变区。病变最终可侵犯全角膜。部分患者溃疡向深层进展，可导致角膜穿孔。在溃疡区和角膜缘之间无正常角膜组织分隔。本病易复发。

临床根据病情分为两型：①良性型：多为老年人，常单眼发病，溃疡深度可侵蚀 1/3~1/2 角膜基质，一般不向更深层进展，溃疡面常有新生上皮覆盖及新生血管长入，很少出现穿孔，治疗效果较好；②恶性型：好发于年轻人，常双眼发病，病变进展快、不易控制，治疗效果差。溃疡可深达后弹力层并造成角膜穿孔，病变有时可向巩膜发展。

（三）鉴别诊断

1. 边缘性角膜变性 病因未明，可能与免疫性炎症有关，病变多位于角膜缘附近，角膜基质逐渐变薄，形成沟状凹陷，有新生血管长入，一般无充血、疼痛等炎症表现。

2. 边缘性角膜炎 此溃疡一般无明显疼痛，且常伴有睑缘炎等金黄色葡萄球菌感染的病变。

（四）治疗

此病治疗非常棘手，目前缺乏特效治疗方法，治疗原则是早期采取药物治疗，效果欠佳或中晚期患者采取药物与手术相结合的方法。

1. 药物治疗

（1）糖皮质激素：局部及全身均需使用糖皮质激素。局部可用氯霉素地塞米松滴眼液、妥布霉素地塞米松滴眼液等每 2 小时滴眼一次，既可抑制免疫反应，又可预防细菌感染；全身可给予地塞米松注射液 5~10mg 静脉滴注每日一次，3~5 天减量一次，继之口服醋酸泼尼松片并逐渐减量，或直接口服醋酸泼尼松片 1~2mg/kg，每日晨服 1 次，并逐渐减量。但因糖皮质激素能激活胶原酶使组织溶解加快，故可在使用糖皮质激素滴眼同时加用胶原酶抑制剂。

（2）免疫抑制剂：环孢素 A 可选择性抑制 T 淋巴细胞亚群，FK506 可抑制 T 淋巴细胞增殖及 IL-2 产生，对重症及复发性患者有较好疗效。环磷酰胺对体液免疫及细胞免疫均有抑制作用及直接抗炎作用，可每日给予 2~4mg/kg 口服以治疗难治性蚕食性角膜溃疡，但需注意监测外周血白细胞数量。

（3）胶原酶抑制剂：常用有 3% 半胱氨酸滴眼液及 2.5% 依地酸二钠滴眼液滴眼 4~6 次 / 日，另外自体血清滴眼液中含有 α 2 球蛋白，可抑制胶原酶活性，并可促进角膜上皮再生及组织修复，亦为临床常用药物。

（4）其他：非甾体类抗炎药，如普拉洛芬滴眼液、双氯芬酸钠滴眼液可辅助抗炎并减少激素用量，合并有细菌感染者可联合使用抗生素滴眼液，合并有葡萄膜炎者可联合应用散瞳药物。

2. 手术治疗

（1）结膜切除术：切除病变对应处球结膜，宽度为 5~10mm，以避免术后因病变组织残留导致复发。但单纯切除球结膜复发率高，可联合该区球筋膜囊灼烙以清除复发的病理因素。对于病变区角巩膜组织，可联合切除、灼烙、冷冻治疗。

（2）角膜移植术：根据病变累及弧度及宽度可选择弧形板层角膜移植术或全板层角膜移植术，以保证既可切净病灶又最大限度地保存视力；对于角膜穿孔者，可行穿透性角膜移植术。在行角膜移植术同时联合球结膜切除术及部分球结膜遮盖术可有效降低术后复发率。

七、史 - 约综合征

史 - 约综合征（SJS）是一种少见的累及皮肤及黏膜组织的急性水疱性疾病，可严重影响生命。该病的眼部表现比较严重，病变可累及角膜、结膜及眼睑。

（一）病因和发病机制

该病主要是由药物不良反应引起，是细胞毒性 T 淋巴细胞、自然杀伤细胞、中性粒细胞和巨噬细胞活化参与的迟发型皮肤免疫反应，与人类白细胞抗原基因（HLA）多态性相关。常见致病药物有抗生素（头孢类、青霉素类等）、解热镇痛药、别嘌呤、抗癫痫药物（卡马西平、苯巴比妥等）、止痛药等。

但这主要是个体的特异性差异，与药物本身关系不大。另外，遗传、病毒或细菌（如腺病毒、单纯疱疹病毒、溶血链球菌）感染等因素亦可引起该病变。

（二）临床表现

患者表现为突然出现皮肤及黏膜损害，红斑、丘疹或水疱等对称性散在出现，常出现在手脚的背侧和前臂、腿、脚掌、足底表面。黏膜损害包括眼结膜、口腔及生殖器黏膜。其中，口腔黏膜是最常见受损部位，可出现水疱、假膜，最终形成瘢痕。全身性症状包括发热、咽痛、不适、关节痛和呕吐等。

眼部表现：急性期表现为眼睑红肿、不规则大疱、红斑、脱屑，结膜充血伴脓性分泌物、出血、假膜。角膜可出现上皮大面积剥脱，可同时有虹膜炎表现。急性期一般持续 2~3 周，随炎症减轻，病变进入慢性期。表现为结膜瘢痕、睑球粘连、眼睑畸形、睑内翻、倒睫等，因病变破坏大量结膜杯状细胞及泪腺的内皮细胞，导致泪腺导管阻塞，可出现泪液分泌减少、泪膜异常，角膜出现新生血管翳及上皮结膜化。由于倒睫、干眼、暴露等原因可导致角膜继发感染，出现角膜混浊，严重影响视力。

（三）鉴别诊断

1. 多形性红斑　是一种急性自限性皮肤黏膜疾病，特点是以高出皮肤呈靶形的红斑为特征的复发性皮肤病，而 SJS 是黏膜糜烂和广泛的皮肤水疱为主要病损。

2. 干燥综合征（Sj　gren syndrome）　是一种自身免疫性疾病，主要累及唾液腺及泪腺，表现为口腔及角结膜干燥，无明显急性炎症过程。

（四）治疗

需尽快去除病因并对症治疗，全身情况需由皮肤科及内科医师综合治疗。眼部处理，早期可局部应用糖皮质激素滴眼液及免疫抑制剂如环孢素、他克莫司等减轻炎症、抑制新生血管生长，适当应用抗生素滴眼液预防细菌感染、表皮生长因子滴眼液促进角膜上皮修复。可行羊膜覆盖术以减轻炎症、保护角膜组织，同时可减轻结膜囊瘢痕粘连。慢性期患者主要为治疗干眼症状，可给予人工泪液滴眼或行泪道栓塞术；对于无泪液分泌患者，可行颌下腺导管移植或唇腺移植；对于角膜上皮不能愈合、炎症难以控制者可行睑缘融合术缓解病情；对于出现角膜穿孔者可行角膜移植术；瘢痕形成严重、有大量新生血管者可行人工角膜移植术。睑球粘连严重者可行眼表重建。对于倒睫可给予拔除、电解或睑板切开等方法去除。

八、干燥综合征

干燥综合征（Sj　gren syndrome，SS）是一种主要累及唾液腺、泪腺等外分泌腺的慢性炎症性自身免疫性疾病，发病初期主要表现为泪液和唾液分泌减少所致的眼干、口干综合征，但在发病的晚期，会出现多系统损害的症状和体征。

（一）病因和发病机制

本病病因及发病机制目前尚不完全清楚，但多数学者认为是自身免疫性疾病。根据是否合并其他自身免疫性疾病可分为两种类型：

1. 原发性干燥综合征（pSS）又称原发性干燥综合征，仅有眼干及口腔干燥，不伴有其他免疫性疾病。一般认为，该病是由个体在遗传易感因素的基础上，由环境因素触发。在病毒感染和性激素异常等多种因素共同作用下，机体细胞免疫和体液免疫发生异常反应。目前发现巨细胞病毒、EB 病毒、HIV、HCV 等与 pSS 的发病及病情持续可能有关。该病多发生于围绝经期女性，提示性激素可能参与 pSS 的发病。

2. 继发性干燥综合征（sSS）　常合并其他免疫性疾病，如类风湿关节炎、硬皮病、系统性红斑狼疮、多发性肌炎 / 皮肌炎、结节性多动脉炎等，表现为多种免疫机制，类风湿因子阳性率高。患者血清中可发现抗核抗体、抗 DNA 抗体、抗横纹肌抗体等，IgA、IgG、IgM 也有增加倾向。

（二）临床表现

眼部表现主要有自觉异物感、烧灼感、干燥感及易疲劳感，眼红、眼痛、畏光、丝状黏液性分泌物。夜间或清晨醒来时眼部干燥感严重。裂隙灯检查可见泪河变窄或消失，角膜可见散在点状浸润、糜烂或溃疡。其他表现包括口干、口渴、吞咽困难，甚至汗腺及阴道分泌也可减少。全身症状可出现皮肤干燥、关节疼痛、皮疹等。

（三）治疗

对于 pSS 治疗目的主要是缓解症状，补充人工泪液是治疗干眼的主要手段，因需长期应用，故应选择不含防腐剂的滴眼液，局部应用 1% 环孢素滴眼液也有一定疗效。行泪道栓塞治疗可减少泪液流失，缓解眼干症状。另外，应用保湿眼罩、使用加湿器增加空气湿度也有一定效果。积极治疗全身病。对于口腔的治疗，首选需注意口腔卫生，每天足量饮水，使用唾液代用品等。皮肤及阴道干燥者可使用一些润滑剂或保湿剂。sSS 患者需积极治疗全身病。

第五节 角膜变性与营养不良

一、角膜变性

角膜变性与角膜营养不良是临床上两种性质不同的角膜病。两者的致病原因（原发或继发）、发病时间（早或晚）、家族遗传性（有或无）、眼部表现（双眼对称或单眼发病）、临床过程（进展缓慢或迅速），以及组织病理学改变等，都各具不同特点，不应混淆。

角膜组织退化变质并使其功能减退者称之为角膜变性。角膜变性无家族遗传性，多为后天获得性疾病，常继发于眼部或全身性疾病。角膜变性发病时间较晚，多为成人疾患。单眼或双眼均可发病，有时可伴有角膜新生血管。其临床过程虽可持续多年，但较角膜营养不良的进展一般要快些。

（一）带状角膜变性

带状角膜变性通常为钙盐沉积在角膜上皮下及前弹力层造成的病变。

1. 病因和发病机制

（1）眼部慢性疾病（通常为慢性炎症）：如慢性葡萄膜炎，尤其多见为儿童的慢性葡萄膜炎、眼球结核、角膜基质炎、反复发作的浅层角膜炎等。

（2）全身疾病：甲状旁腺功能亢进，维生素 D 中毒，结节病及其他全身疾病引起的高钙血症。

（3）遗传性疾病：如遗传性原发性角膜带状变性。

（4）血磷增高而血钙正常，如慢性肾衰竭。

（5）硅油注入的无晶状体眼。

（6）眼部长期接触汞制剂。

2. 临床表现 早期无症状。病变起始于睑裂区角膜边缘部，在前弹力层出现细点状灰白色钙质沉着。病变外侧与角膜缘之间有透明的角膜分隔，内侧呈火焰状逐渐向中央发展，汇合成一条带状浑浊横过角膜的睑裂区。当浑浊带越过瞳孔时，视力下降。沉着的钙盐最终变成白色斑片状，常高出于上皮表面，可引起角膜上皮缺损，出现刺激症状和异物感。有时伴有新生血管。

3. 治疗 对轻中度的患者，在表面麻醉下，用角膜上皮刀刮除钙沉淀的浑浊上皮后，应用螯合剂如 EDTA-Na（乙二胺四乙酸二钠）眼药水滴眼。对带状浑浊范围较大患者，可在表面麻醉下，刮去变性区角膜上皮及前弹力层，角膜创面佩戴软性亲水性角膜接触镜，此方法不仅修复快，且不留瘢痕，但术后可能复发。有些病例可重复上述治疗。另外用准分子激光切削病变区（PTK）也可取得较满意的疗效。对浑浊严重，范围大的患者，可考虑行板层角膜移植术。

（二）角膜边缘变性

角膜边缘变性又称Terrien边缘变性，在1900年首次被Terrien所描述，是一种双眼慢性疾病，角膜边缘部变薄，角膜基质层萎缩，同时伴有角膜新生血管翳，晚期可形成局限性角膜葡萄肿，最终导致角膜穿孔。流行病学调查显示，男性发病率高于女性，中、老年较多，但也有在儿童时发病的报道。因发病缓慢，有时在长达20年后才出现明显的视力下降，是一种严重危害视力的慢性角膜变性疾病。

1. 病因和发病机制 目前对Terrien角膜边缘变性的病因仍不十分清楚，与以下因素有关。

（1）自身免疫性眼病：有些Terrien角膜边缘变性的患者伴有全身的结缔组织病，如类风湿关节炎、系统性红斑狼疮等，对病变的角膜组织学检查，可找出巨噬细胞、淋巴细胞等。局部应用糖皮质激素眼药水时，可减轻部分的充血和浸润。另外本病发生在角膜缘，其区域是自身免疫病的高发区。但目前没有确切的证据证实本病与自身免疫相关。

（2）变性疾病：本病为双侧进行性，有些患者没有任何炎症过程，组织病理学检查，仅显示角膜板层胶原纤维变性，且有脂质沉着。

（3）炎症因素：Iwamoto对本病在电镜下存在不同的表现，建议分为2型：炎症型和非炎症型。炎症型病灶区有淋巴、中性粒细胞浸润，纤维素样坏死，新生血管内有血栓形成；而非炎症型仅为角膜板层胶原变性样改变。

（4）其他：有研究表明本病与继发泪液成分异常和某些金属量异常有关。

2. 临床表现 一般无疼痛、畏光，视力呈慢性进行性下降。单眼或双眼对称性角膜边缘部变薄扩张，鼻上象限多见。部分患者上、下方角膜周边部均变薄扩张，随着病情进展，上、下方变薄区逐渐汇合，形成全周边缘部变薄扩张。变薄区厚度通常仅为正常的1/4~1/2，最薄处甚至仅残留上皮和膨出的后弹力层，部分患者可因轻微创伤而穿孔，但自发穿孔少见。变薄区有浅层新生血管。进展缘可有类脂质沉积。由于角膜变薄扩张导致不规则近视散光，视力进行性减退且不能矫正。临床上沿用Francois分期标准。

（1）浸润期：上方周边部角膜出现与角膜缘平行的2~3mm宽灰白色浑浊带，伴有新生血管伸入。

（2）变性期：病变渐累及基质层，角膜变性而变薄，形成一弧形血管性沟状凹陷带。浅层组织渐被融解吸收而形成小沟，沟内有脂质沉着。

（3）膨隆期：病变区角膜更薄，形成单个或多个1.5~3mm或更宽的膨隆区，呈小囊肿样外观，此时有显著的不规则散光。

（4）圆锥角膜期：病变区组织张力显著下降，在眼压作用下向前膨胀，当咳嗽或用力过猛时极易发生角膜破裂，导致眼内容脱出。

3. 治疗 药物治疗无效，以手术治疗为主。早期应验光配镜提高视力。患眼角膜进行性变薄，有自发性穿孔或轻微外伤导致破裂的危险者，可行板层角膜移植术。出现角膜微小穿孔者，仍可行板层角膜移植，穿孔范围较大或伴眼内容物脱出者，需行穿透性角膜移植。

二、角膜营养不良

（一）角膜基质层营养不良

1980年，Groenouw首次描述一组结节性角膜营养不良的特征，并跟踪随诊这个家族四代患者的变化。1978年，Bucklers把这类角膜营养不良分为两型，即GroenouwⅠ型和Ⅱ型。Ⅰ型为显性遗传型，包括目前临床常见为颗粒状角膜营养不良，Ⅱ型为隐性遗传型，临床上常见有斑块状角膜营养不良。随后，Biber又报道了格子状角膜营养不良。以上这些分类，只是角膜病变的形态不同，但病变均发生在角膜基质层。由于病变的程度、形态及在基质的不同位置，导致临床表现也各异。

1. 颗粒状角膜营养不良 颗粒状角膜营养不良是一种常染色体显性遗传的营养不良，是由于染色体5q31的基因缺陷引起的。

（1）病因和发病机制：本病为常染色体显性遗传，外显率为97%。确切病因尚不详知。据推测，本病是由于异常基因所决定，使某种角膜细胞不能正常合成或加工其生物细胞膜，以致在基质浅层形成异常沉着物。确切发病机制仍不清楚，基质内营养不良的改变可能发生在角膜基质内一种蛋白或脂质异常合成的过程，也可能发生在一些角膜基质细胞膜成分的改变。

（2）临床表现。

1）症状：病情进展缓慢，视力下降，为双侧性病变。10~20 岁发病，可多年无症状。表现在角膜中央区浅层基质内，呈现白色点状浑浊、形态各异的变性改变，浑浊病变间的角膜基质透明，偶尔病变可侵犯到基质深层。临床上把颗粒状角膜营养不良分为三型：

Ⅰ型：常在 10 岁左右开始发病，出现上皮反复的糜烂。临床表现为：①中央角膜浅基质面包屑样或薄的雪片状浑浊；②随病程发展，浑浊密度增加并向深基质层进展，但从不扩展到角膜缘；③约在 40 岁左右角膜浑浊的病灶密度加大，有时融合成片状，往往对视力有明显的影响。

Ⅱ型：往往在 40~50 岁发病，很少出现上皮糜烂和剥脱，只在浅基质有偏中心的散在、白色面包屑样或星芒状浑浊，病程进展缓慢。

Ⅲ型：在 50 岁以上，角膜上皮几乎不出现糜烂或剥脱。有时患者并不知道，只是在检查时被发现。临床上只见角膜散在的或较独立的、浅基质偏中心的白色环状浑浊。但随着年龄的增大，浑浊灶可增加。

2）体征：早期表现为角膜浅基质层的细点状和放射的线状浑浊，随后可出现各种不同形态的浅基质白色浑浊，有些在裂隙灯的后照法检查下，浑浊点可呈半透明状。较常见的为较均匀的面包屑或雪片状浑浊，边界不规则。还有一些早期为周边部分浑浊，相对中央为透明。而在角膜基质内的浑浊病灶的数量可不等，分布为随机样，形态也可为链状、环状和树枝状，通常角膜荧光染色为阴性，而泪膜破裂时间与基质浑浊病灶区是否高出角膜表面有关。

（3）治疗。

1）视力好时，不需治疗。

2）较大面积浑浊，视力明显下降者，可行角膜移植术。

3）本病为规律的显性遗传病，外显率高，预防在于遗传咨询。

2. 斑块状角膜营养不良 斑块状角膜营养不良是一种常染色体隐性遗传性疾病，是三种典型的角膜基质营养不良中最严重但又最少见的一种，早期明显影响视力。

（1）病因和发病机制：为常染色体隐性遗传性疾病。对大宗家系的调查发现，斑块状角膜营养不良与家族遗传有关。

（2）临床表现。

1）症状：10 岁以内就表现出双眼较对称发病，视力下降，约在 20 岁时病情已比较明显，有畏光、流泪及视力下降。随着角膜浑浊的加重，角膜表面高低不平或有上皮的反复糜烂，视力进一步下降，通常在 20~30 岁就丧失了有用的视力。

2）体征：角膜病变初期表现为角膜中央浅基质的细小 Haze 样浑浊，有的为半透明环状。以后这些 Haze 逐渐溶合为多形，不规则的灰白样。随病情进展向角膜周边延伸和角膜深基质发展，当角膜浑浊区域向表面扩展凸出角膜表面呈结节状，会引起角膜不规则散光；当浑浊区域向后弹力层发展时，裂隙灯下可见角膜后有大量的内皮赘疣。与其他的角膜营养不良不同，斑块状角膜营养不良在病程发展至晚期，均可出现角膜变薄，因此提醒手术者，在行角膜移植术前，要行角膜测厚。如角膜植床已明显变薄，要改变手术方式，以避免手术时植片与植床对合不良。

（3）治疗：早期如出现反复角膜上皮糜烂造成的畏光，可戴角膜接触镜或试行羊膜覆盖术。角膜已明显浑浊影响视力可行部分板层或部分深板层角膜移植术。影响后弹力层或至内皮者，则应行部分穿透性角膜移植术，手术后的临床效果均不错，但无论是板层还是穿透性角膜移植术，术后都存在复发的可能。复发往往与手术时边缘切除不彻底有关，复发均从植床向植片延伸，很少引起全植片营养不良的复发。复发同时伴有非特异性炎症细胞的浸润，有的还有新生血管的增生，如在复发时伴有免疫排斥反应发生。

3. 格子状角膜营养不良 格子状角膜营养不良是一种常染色体显性遗传性眼病。

（1）临床表现：根据 Kaufman 主编《角膜病》一书的分类，把格子状角膜营养不良分为四型。各型的主要特点如下。

1）Ⅰ型：常发生在 10 岁以前。一般没有全身其他器官的并发症，视力下降常在 20~30 岁。经常有角膜上皮的剥脱，自觉症状较明显。体征：早期在裂隙灯下可见角膜上皮下细的格子状线条。在线条的边缘有点状浑浊。随后可发生角膜中央的浅基质层的雾状浑浊。格子状的浑浊线条变粗，伴有大小不一的浑浊点。可见角膜新生血管。一般格子状浑浊线条不侵犯到角巩膜缘。

2）Ⅱ型：一般发病在 30 岁以后。常伴有全身疾病，如皮肤及周边神经病变或肾上腺疾病。但视力下降不如Ⅰ型明显。格子状线条边界清楚，周围很少有浑浊点。大部分在角膜周边部或达角巩膜缘。

3）Ⅲ型：发病常在 50 岁及以上，在 70 岁左右才出现视力下降。一般不出现上皮脱落等症状。特殊为格子状的线粗、数量多、一般可延伸至角巩膜缘。

4）Ⅳ型：发病年龄在 40~50 岁，常发生上皮剥脱，索状或树枝状的格子状线。在深层的格子状线粗，而在浅基质层的格子状线短和细。在格子状线之间有小的圆点状浑浊。

（2）治疗：早期出现角膜上皮反复糜烂时，可行准分子激光 PTK 治疗。如出现中央基质层浑浊，影响视力时可行部分板层角膜移植术，还可视基质浑浊程度行部分深板层角膜移植或部分穿透性角膜移植术，但有些患者存在术后角膜病灶复发的情况。

4. 凝胶滴状角膜营养不良 凝胶滴状角膜营养不良 1914 年首次被日本的 Nakaizumi 报道，又称为家族性角膜上皮下类淀粉样变性，发病率很低。在我国目前未有公开的临床报道，是一种常染色体隐性遗传眼病。

（1）病因和发病机制：目前发现 1 号染色体上的 M1S1 基因的多个突变位点与本病的发生有紧密联系，这可能与 M1S1 基因突变产物引起的上皮细胞连接改变、上皮渗透性增高有关。组织病理学检查可见角膜上皮下有典型的淀粉样物质沉积，前弹力层变性，有的消失。电镜下可见角膜上皮细胞层变薄，细胞变性萎缩，形态不规则，基底细胞及基质浅层不同程度水肿。

（2）临床表现：常在 10 岁以后发生双侧眼畏光、流泪、视力下降。此时体征为中央角膜上皮下出现桑葚浑浊并隆起，使角膜出现高低不平。随着年龄增大，浑浊不仅面积扩大，还向角膜基质发展，出现角膜基质的不规则桑葚状浑浊。偶见新生血管深入浑浊区。视力下降程度与角膜浑浊的部位、深度有关。

（3）治疗。

1）没有临床症状的患者，可以观察病情变化。角膜上皮剥脱出现畏光、流泪、异物感等眼部刺激症状时，可佩戴软性角膜接触镜、滴用人工泪液等缓解症状，但无法阻止病情的发展。

2）角膜浑浊导致视力严重障碍时，可施行深板层角膜移植术或穿透角膜移植术治疗。深板层角膜移植术和穿透角膜移植术治疗均可以获得视力的改善，相比增视效果两者相当，深板层角膜移植术后并发症发生率较穿透角膜移植术低，安全性及远期疗效明显优于穿透角膜移植术。但两种手术术后，胶滴状角膜营养不良均会复发，会再度影响视力，必须再做手术。

（二）角膜内皮细胞营养不良

角膜内皮细胞的功能直接影响角膜的透明性，眼部的炎症、眼外伤、手术及长期戴角膜接触镜等均会影响角膜内皮细胞的功能和数量。本节要讨论的角膜内皮细胞营养不良是与上述影响因素无关的一组遗传性角膜病。主要有 Fuchs 角膜内皮细胞营养不良、先天性角膜内皮营养不良、后极部多形性营养不良及虹膜角膜内皮综合征。

1.Fuchs 角膜内皮细胞营养不良 Fuchs 角膜内皮细胞营养不良是一种双眼发病、进展缓慢、角膜内皮发生病变的疾病。此病最早在 1910 年由维也纳眼科医生 Ernst Fuchs 描述，裂隙灯显微镜在临床使用后，Vogt 首次描述了这组患者角膜后表皮有小的赘生物或称角膜后油滴状物。

（1）病因和发病机制：Fuchs 角膜内皮细胞营养不良有遗传的成分，大约 30% 的患者有明确的家族史，目前认为此病是一种常染色体显性遗传性疾病。Fuchs 角膜内皮细胞营养不良也能与其他疾病并发，在患有心血管疾病的患者中更容易发生，也可以与圆锥角膜、年龄相关性黄斑疾病并发。我国在老年性白内障术前角膜内皮细胞检查中，Fuchs 角膜内皮细胞营养不良的发现率为 0.8%。

（2）临床表现：Fuchs 角膜内皮营养不良常双侧、对称性，随病程发展出现角膜上皮、基质水肿、浑浊。最终可导致角膜瘢痕。本病常伴有高眼压、短眼轴、浅前房等，女性发病约为男性发病的 2 倍。

由于角膜内皮细胞的功能异常造成后弹力层发生赘疣，在裂隙灯下可见赘疣伴有细小点色素颗粒像一个金色反光的小丘。在角膜后表皮上，角膜内皮显微镜下可见内皮细胞间镶嵌着黑区，随着病情的发展黑区逐渐增多、密集，严重时看不到内皮细胞。后弹力层有时像一张金箔状膜覆盖，当角膜内皮细胞约在 800 个 /mm2 以下时，可发现角膜内皮及后弹力层皱折，有的可先表现为上皮大泡样病变。

（3）诊断要点。

1）典型的临床表现：患者有临床症状，往往在 50 岁以上，可出现视力下降，自觉晨间比下午症状重，角膜出现水肿、水泡和浑浊。

2）裂隙灯显微镜检查：可见角膜内皮面有滴状赘疣和金箔样细小发光点，在角膜后表面均匀分布。

3）角膜内皮镜检查：角膜内皮大量黑区，角膜内皮细胞形态不均，细胞增大并呈多行性，角膜内皮细胞密度明显降低。

4）角膜超声厚度检查：早期在正常范围，角膜内皮细胞功能失代偿期厚度 >620 μ m。

（4）治疗。

1）早期出现角膜赘疣不需要治疗。

2）当出现晨间视力下降、视物不清时，可使用高渗葡萄糖溶液滴眼以加快角膜基质脱水。治疗性角膜接触镜对角膜上皮大泡有减轻症状的作用。

3）当出现角膜大泡，持续角膜水肿，严重影响视力时，可行穿透角膜移植术或者角膜内皮移植术。目前，角膜内皮移植术成功率较高，在角膜内皮细胞功能失代偿的早期，应行角膜内皮移植术进行治疗。

2. 虹膜角膜内皮综合征 在 1979 年 Yanoff 把进行性虹膜萎缩、Chandler 综合征和虹膜痣综合征这三组眼病归于统一的名称，即虹膜角膜内皮综合征（ICE）。其共同的特点均为角膜内皮细胞异常，虹膜逐渐萎缩，周边部前粘连，房角关闭，继发性青光眼等。

（1）病因和发病机制：ICE 综合征的发病率较低，一般为散发、非家族性单眼患病，多见于中年女性，偶尔也有家族性或双眼患病的病例报告。ICE 综合征的病因学理论很多，疾病的真正病因不明。角膜内皮细胞异常是基本特征，异常的角膜内皮细胞在小梁网和虹膜增生、迁移，同时继发异常细胞外物质的分泌。在角膜内皮显微镜下，角膜内皮细胞为多形性变化。电子显微镜下，提示小梁和虹膜前表面有异位游走的角膜内皮细胞，近年，对 ICE 综合征患者行小梁切除和角膜移植术后角膜片检查，电镜下发现有一群分化良好、具有上皮性质的异常细胞存在，这些细胞被称为 ICE 细胞。

1）角膜内皮营养不良改变：本病与其他角膜后部多形性营养不良有类似的组织超微结构病理学改变。故推测 ICE 综合征与起源于神经嵴细胞组织异常的一组眼病有关。

2）角膜后弹力层胶原沉积：电镜发现 ICE 综合征的角膜大量的宽间隙胶原沉积，在后弹力层的后部（健康人角膜间隙胶原位于前带纹区，排列高度有序，其厚度在成年人 10~15 μ m），排列不规则，类似前带纹区。这些异常的胶原沉积是由异常的内皮细胞分泌的。

（2）临床表现：ICE 综合征发病率较低。多发于中年女性，为慢性、进行性。早期可无症状，有些症状依赖于是角膜内皮细胞病变先发生还是继发性青光眼先发生。ICE 综合征主要为以下三种临床型。

1）Chandler 型：以角膜内皮细胞异常所致的临床表现为主，虹膜萎缩等改变较轻，甚至在裂隙灯下也难以判断。因此早期最常见的是晨间的视物模糊，随着病情的发展，可出现继发青光眼。裂隙灯检查可发现角膜后部有细小金箔样斑，与 Fuchs 角膜营养不良极相似。角膜内皮显微镜检查可见角膜内皮细胞呈弥漫性橘皮样出现，细胞大小、形态为多形性改变，密度明显低于同年龄的正常人，大部分细胞失去六边形形态，还可见与 Fuchs 营养不良一样的黑区。Chandler 型的虹膜前粘连，继发性青光眼的发生一般迟于进行性虹膜萎缩型。

2）原发性进行性虹膜基质萎缩型：虹膜萎缩的特点为虹膜变薄和萎缩，有的为沙网状，常发生裂孔。而裂孔的形成有两方面的原因：一是虹膜粘连后牵引性裂孔；二是虹膜部分缺血造成溶解性裂孔。进行性虹膜萎缩具有显著性的虹膜基质萎缩裂孔，程度不等的瞳孔异位和色素外翻，主要与周边虹膜前粘连有关。这型患者房角宽并开放，当发生虹膜萎缩，周边部虹膜为细锥状前粘连，逐渐粘连基底增宽呈桥状向角膜边缘部进展。粘连严重的部位，造成瞳孔变形，若干年后粘连广泛发展。越过大部分房角并累及小梁网，眼压逐渐升高。因同时存在高眼压和角膜内皮细胞的异常，故常出现角膜水肿、浑浊，仅在轻、中度眼压升高时就可发生。继发青光眼并不完全是虹膜前粘连房角关闭的结果，还存在房角有异常膜覆盖的缘故。

3）虹膜痣综合征型：本症可有不同程度的虹膜萎缩，虹膜表面呈粗糙、无光泽草席状。有些患者还可见虹膜色素小结或弥漫性色素病，有时易误诊为虹膜的恶性黑色素瘤。

（3）治疗。

1）早期只能对症治疗。角膜水肿、内皮功能失代偿时，角膜接触镜只能暂时缓解大泡性角膜病变的症状，应行穿透角膜移植术，以增加视力和改善症状。

2）继发性青光眼的患者，如角膜内皮细胞计数 >1000/mm2，可单纯行小梁切除等滤过性手术。

3）部分患者可并发白内障，可以试行穿透角膜移植术联合白内障摘除术。

三、圆锥角膜

圆锥角膜是一种以角膜扩张为特征，致角膜中央部向前凸出、变薄呈圆锥形并产生高度不规则散光的角膜病变。晚期会出现急性角膜水肿，形成瘢痕，视力显著减退。本病多发于青少年，常双眼先后进行性发病。由于医疗条件的改善和就诊人数的增多，近年本病的发病率有逐年上升的趋势。由于病因尚不清楚，目前本病的治疗比较困难。

圆锥角膜的组织病理学特征是角膜上皮的基底膜水肿、破裂、变性，晚期成为 1~2 层扁平的上皮细胞。前弹力层肿胀、纤维变性，呈波浪状，早期就有多处断裂，并为下方基质胶原所填充，留下线状瘢痕，若在瞳孔区即可能影响视力。最明显的病理改变为中央部角膜基质变薄，锥顶部仅为正常角膜厚度的 1/5~1/2。浅层基质板层排列紊乱，基质细胞呈淀粉样变性，后弹力层及其附近的基质有大量皱褶。约 12% 的患者在病变后期可出现后弹力层破裂，形成急性圆锥。1~2 个月后，后弹力层增生修复形成瘢痕，将严重影响视力。

（一）临床表现

本病好发于 15~20 岁青年人，但在 9~40 岁均可发病，一般认为发病年龄越小，病程进展越快。临床上常把圆锥角膜分成四期。

1. 潜伏期 圆锥角膜不明显，角膜曲率 <48D，常为一眼已确诊为圆锥角膜，另一眼出现屈光不正时，考虑为此期。

2. 初期 以屈光不正为主，角膜曲率一般 48~50D，开始为近视，逐渐发展成为散光或不规则散光，一般可用框架眼镜矫正。散光大的还可用硬性角膜接触镜矫正。

3. 完成期 出现典型的圆锥角膜症状，视力下降明显，角膜曲率 >50D，框架眼镜不能矫正视力，主要是中央角膜明显变薄，往往只有正常角膜的 1/3 厚。视力极差的主要原因是角膜明显前凸造成的不规则散光，有四个临床特征：① Munson 征：嘱患者眼往下看时，下眼睑缘的弯度同前凸角膜的异常支撑而变畸形；② Fleischer 环：在前凸的角膜锥底部的角膜上皮及基底内有铁质沉着，为一棕褐色环，在裂隙灯的钴蓝色光下更易发现，有些患者只能看到部分 F 氏环；③ Vogt 线：在圆锥角膜的中央，见基质深板层皱折增多而引起的数条浑浊或半透明的白色细线，多见为垂直状，还有的为水平状，在对眼球加压后，此线可消失；④角膜呈锥状明显前凸，中央变薄。另外还有急性圆锥角膜，其是圆锥角膜的一种特殊情况。有些患者在初期可突然出现急性圆锥角膜，并不一定要在完成期出现，表现为突然的视力下降、眼不适，角膜为中央明显水肿、浑浊、上皮下大量水泡，水肿明显者表现为中央角膜为水滴状前凸。对于急性圆锥角膜的诊断，要注意询问病史，角膜曲率及地形图检查也十分重要。临床上把急性圆锥角膜误诊为单纯疱疹病毒角膜炎或其他感染性角膜病者并不少见。

4. 瘢痕期 中央角膜，一般在圆锥顶部形成丝网状及片状浑浊，白色瘢痕，视力下降明显，各种眼镜均不能矫正。

另外还有角膜后圆锥，表现为中央后角膜基质明显变薄，视力差，但角前表面曲率可正常，仅表现后表面曲率异常。

（二）治疗

1. 框架眼镜 对早期的规则散光或低度不规则散光可用框架眼镜矫正。

2. 角膜接触镜 适用于无角膜瘢痕的中期患者，对散光较大的可选用硬性角膜接触镜。已有报道，硬性角膜接触镜可以延缓圆锥角膜的发展。

3. 手术治疗 只有以下因素者可考虑手术治疗：①不能很好佩戴接触镜；②虽可佩戴接触镜，但不能长时间耐受者；③接触镜不能矫正视力者；④角膜中央已出现瘢痕者。

（1）角膜表层镜片术：手术适应证为：①圆锥角膜早期；②角膜浑浊或角膜瘢痕很小且预计通过表面镜片加压瘢痕能离开视轴者；③角膜曲率≤ 55D；④戴角膜接触镜的最佳矫正视力低于 0.5 者；⑤一眼因圆锥角膜行穿透性角膜移植术后发生免疫排斥致手术失败者；⑥一眼行穿透性角膜移植术后因使用糖皮质激素出现并发性白内障或眼压升高者。因 EP 术后几乎不存在排斥反应，而且对角膜供体材料的活性要求比较低，在我国仍不失为一种治疗早期、中期圆锥角膜的手术方法，但该手术的缺点是有的患者术后的增视效果在短期内不明显，有的在术后还需行 PRK 矫正散光和近视。

（2）深板层角膜移植术：近年来显微板层角膜刀在屈光性角膜手术中的出色技术被引用到深板层角膜移植术中，人们利用显微角膜刀完成可控深度的角膜移植床的制作，利用同样的技术完成板层移植片的制备，植床和植片两者的交界面同样光洁，术后散光小。这一新设备和技术的应用，赋予深板层角膜移植术既有很好的增视效果，又同时具备常规板层角膜移植术的低风险高透明率，适合对那些尚无瘢痕的早期病例使用。

（3）穿透性角膜移植术。

1）手术适应证为：①圆锥角膜完成期；②角膜中央有明显瘢痕；③角膜曲率 >55D；④圆锥角膜（急性期）。

2）手术原则：环钻直径的选择，一般大于或等于 7.5mm，切除应包括 Fleischer 环在内的范围，供体角膜应选择高内皮细胞活性密度者，供受体可选用同等大直径的环钻，或大于植床 0.25mm 的供体；但不可选用小于植孔的供体植片来矫正散光或近视。可采用单纯间断缝合 16 针，也可用间断加连续缝合或采用双连续缝合。手术半年以后可根据角膜地形图及验光结果通过拆除部分缝线来调整散光。术后用 1% 环孢素 A 眼液及联合少量皮质激素眼液防治排斥反应的发生。

拆线时间一般在术后一年以上，如患者术后为近视状态，可在 1 年半左右拆除间断缝合的尼龙线，如为间断加连续缝合，而连续缝合用的是 10-0 聚丙烯缝线，此缝线可长期在角膜上不必拆除。

四、角膜老年环

角膜老年环是角膜周边部基质内的类脂质沉着。病理组织学上，类脂质主要沉积于靠近前、后弹力层的部位。50~60 岁老年人约 60% 有老年环，超过 80 岁的老人几乎全部有老年环。双眼发病，起初浑浊在角膜上下方，逐渐发展为环形。该环呈白色，通常约 1mm 宽，外侧边界清楚，内侧边界稍模糊，与角膜缘之间有透明角膜带相隔。偶尔可作为一种先天性异常出现于青壮年，又称“青年环”，这时病变常局限于角膜缘的一部分，而不形成环状，也不伴有血脂异常。老年环通常是一种有遗传倾向的退行性改变，但有时也可能是高脂蛋白血症（尤其为低密度脂蛋白）或血清胆固醇增高的表现，尤其当40岁以下患者出现时，可作为诊断动脉粥样硬化的参考依据。

（一）病因和发病机制

可能与家族或非家族性的异常高脂血症有关，已发现Ⅱ型的高脂血症患者常有双眼的角膜老年环，但与其他型高脂血症的关系不大。当40岁出现老年环时，常提示血液低密度脂蛋白和胆固醇升高，这也是诊断这个年龄段冠心病的指标之一。在50~60岁人中，约60%人有角膜老年环，而年龄在80岁以上的老人，几乎全部有老年环。单眼的老年环十分少见，仅发生在一些颈动脉疾病的患者眼上。

（二）临床表现

双眼对称的发生，初发时出现在上、下方的角膜缘内，逐渐发展，形成环状、为1mm宽、外界清楚、内界模糊的白色环状改变，与角膜缘之间有一透明的角膜带分隔。

（三）治疗

本病无自觉症状，对视力也无影响，局部不需治疗。

五、翼状胬肉

翼状胬肉是最早有记载的一种眼科疾病，全世界均有发病，发病率与地理环境、职业及性别等有关系，易常见于长期从事野外活动的中年男性，20岁以下人群发病率很低，是我国常见、多发的外眼疾病。本病的主要诱因为环境因素引发的角膜缘上皮屏障功能障碍，引起结膜增生和变性，药物治疗无效，手术治疗不当容易复发。

（一）病因和发病机制

虽然已有很多有关翼状胬肉发病机制的研究，但至今确切机制仍不清楚。Scarpa和Friede提出了炎症理论，认为是球结膜及浅层巩膜的炎症是形成胬肉的原因，但实际上在胬肉组织内很少有炎症细胞浸润。Austin等都认为胬肉的形成与结膜下的纤维组织发育异常有关。经组织病理显示，胬肉组织的结膜下纤维为增生，并非发育异常。

（二）临床表现

早期大多无自觉症状，当胬肉进展进入角膜，会造成角膜散光，导致视力下降，晚期当胬肉侵入瞳孔区后造成视力降低。

临床上常见的为鼻侧的翼状胬肉，也可见鼻颞侧同时生长的胬肉。初期，胬肉头部为灰色浑浊，胬肉肥厚、隆起。体部常为充血状的三角形血管膜样组织。常把胬肉分为头、颈及体三部分。按胬肉的体形情况，又把翼状胬肉分为进展期和静止期。进展期常头部肥厚，周围灰色浸润明显，胬肉体部也明显肥厚、充血，常见有粗大血管在增生组织内。静止期的胬肉头部平坦、体部不充血、血管少，有的呈薄膜状。

胬肉的生长特点为：位于角膜浅层，有逐渐向角膜中央发展的趋势。伴有新生血管，早期不需治疗，部分患者病变可静止。

（三）治疗

1. 药物治疗 所有小的胬肉在不影响视力前均应行相应的药物治疗，特别对进展期充血明显、肥厚的胬肉。局部应用适量糖皮质激素眼药水对减轻充血是有帮助的，但不能阻止胬肉的生长。对眼睛有干涩症状的患者，可以应用人工泪液缓解症状。

2. 手术治疗

（1）单纯胬肉切除术：对于高龄患者或有全身疾病不能很好耐受手术的患者，可以考虑行单纯翼状胬肉切除术。该方法是将胬肉切除后留下3mm×4mm的巩膜裸露区，这是治疗胬肉最基本的手术方法。

这种手术方法复发率高，目前已几乎摒弃。

（2）胬肉切除联合自体角膜缘组织移植术：1985年，Kenyon等首次研究结膜自体移植治疗翼状胬肉，发现对阻止翼状胬肉复发有一定作用。此后的研究对于这种手术的术后复发率有不同报道，从0%~39%不等。从目前研究来看，结膜瓣覆盖巩膜裸露区可以阻挡结膜下纤维组织侵入角膜，还有助于恢复正常眼表外观，符合眼表解剖和生理，是一种理想的修复材料。

（3）复发性胬肉的手术治疗：对复发性胬肉再次手术的时间，应在第一次手术后3~6个月后进行，待局部炎症完全静止，手术应彻底清除其瘢痕组织，充分止血后将在实验室培养的同种异体角膜缘上皮干细胞组织膜片缝合在创面上，充分遮盖创面，可以收到良好的效果。也可以应用健眼颞上方角膜缘和结膜组织移植治疗，同样可以取得良好的疗效。单纯应用羊膜移植治疗翼状胬肉的远期效果并不佳，特别对复发性胬肉疗效更差，只适用于巨大胬肉，自体角膜缘移植不能覆盖创面者，可以考虑联合羊膜移植，覆盖手术创面。对翼状胬肉的手术，目前应大力提倡胬肉切除联合自体角巩膜缘组织及结膜组织移植手术。

第二章　白内障

一、年龄相关性白内障

年龄相关性白内障（老年性白内障），是最为常见的白内障类型，指与年龄相关的晶状体退行性病变及混浊。

（一）病因

其病因较为复杂，可能是环境、营养、代谢和遗传等多种因素对晶状体长期综合作用的结果。

（二）临床表现

1. 症状 渐进性无痛性视力减退，双眼患病，但发病有先后，单眼复视或多视、虹视、畏光或眩光，可伴有色觉减退或近视度数加深。

2. 体征 根据晶状体混浊部位的不同分为皮质性、核性、后囊下三类。

（1）皮质性白内障：临床上最为常见的类型，根据发展过程可分为初发期、膨胀期、成熟期及过熟期。

1）初发期：晶状体皮质出现水裂、空泡和轮辐状混浊，瞳孔区晶体未累及。

2）膨胀期：晶状体混浊、水肿加重，可致前房变浅，视力显著下降，虹膜投影阳性。

3）成熟期：晶状体全部混浊，前方深度恢复正常，视力下降至眼前手动或光感，虹膜投影阴性。

4）过熟期：晶状体逐渐缩水，体积缩小，出现前房加深，虹膜震颤，囊膜皱缩，皮质乳化，核下沉，可引起晶状体脱位、晶状体溶解性青光眼、晶状体过敏性葡萄膜炎等并发症。

（2）核性白内障：发病年龄较早，进展缓慢，远视力下降缓慢，晶状体核混浊，由于核密度增加致屈光指数增强出现核性近视。

（3）后囊膜下白内障：晶状体后极部囊膜下锅巴样混浊，如混浊位于视轴，早期即出现明显视力障碍，多见于50岁以下的患者。

（三）诊断要点

根据年龄、病史、症状及晶状体混浊体征等可明确诊断。

1. 年龄在50岁以上；视力渐进性下降，终至仅存光感，光定位准确。

2. 裂隙灯显微镜下检查见晶状体混浊。

3. 排除引起晶状体混浊的局部眼病和全身性疾病。

（四）鉴别诊断

1. 外伤性白内障 常有明确外伤史，锐器所致者多伴有角、巩膜的破裂损伤，钝器所致者晶状体前表面常有色素环或晶状体悬韧带的损伤。

2. 先天性白内障 自幼发病，常有家族遗传史或吸氧史。

（五）治疗

（1）目前尚无疗效肯定的药物用于治疗白内障。

（2）白内障影响工作和日常生活时，可考虑手术治疗。通常采用白内障囊外摘除术（包括白内障超声乳化）联合人工晶状体植入术。

二、先天性白内障

先天性白内障，是常见的白内障类型之一，指由于各种因素导致胚胎期晶状体发育异常，出现晶状体透明度不同程度的下降。

（一）病因和发病机制

具体的发病机制至今未能完全阐明，遗传和环境因素是其两大病因。

（二）临床表现

1. 症状 瞳仁区发白，畏光，单眼或双眼患病。

2. 体征 根据晶状体混浊部位的不同分为以下几类。

（1）极性白内障。

1）前极白内障：多为双侧、对称、静止。混浊位于晶状体前极部的囊下，呈圆形或类圆形的混浊斑，大小不一，境界一般清楚。有时混浊斑向前房内突出呈圆锥状，又叫前圆锥性白内障。影响视力较少。

2）后极白内障：位于晶状体后极部，略偏鼻侧，混浊常呈孤立之圆点。对视力影响较大。

（2）核性白内障：多为双侧、对称，混浊位于胎儿核内，质厚色白，边界清晰，但亦可由极细的灰白色点所组成，且有时与绕核性白内障或前极白内障合并出现，出生时就存在，进展缓慢，对视力的影响程度与混浊范围及程度密切相关。

（3）全白内障：晶状体灰白色混浊，在弥漫性灰白色的背景上可出现深浅不一、密度不等的混浊区域。也可在晶状体囊膜包围下，呈乳白色液体，称液状白内障。此种液体可被吸收，而遗留厚薄不匀的膜状组织，称膜性白内障。常伴眼球震颤，影响视力严重。

（4）绕核性白内障：多双侧、对称，常染色体显性遗传，混浊呈圆盘状，为大小不等之白点所组成。好发于前后 Y 缝区。因为混浊位于核周围的层间，亦称为绕核性白内障。

（5）蓝点状白内障：晶状体内呈大小不一的点状混浊，有时呈蓝色小点，称为蓝点白内障。一般为静止性，不影响视力。

（6）花冠状白内障：较为多见。混浊位于晶状体核赤道部，呈典型的短棒状，呈放射状排列，较粗的圆端朝向中央部，其前面可见不规则之混浊斑点。一般为静止性。较少影响视力。

（三）诊断要点

根据年龄、病史、症状及晶状体混浊体征等可明确诊断。

（1）年龄较小，单眼或双眼发病；瞳仁区发白，畏光。

（2）裂隙灯显微镜下检查见晶状体混浊。

（3）排除引起晶状体混浊的局部眼病和全身性疾病。

（四）鉴别诊断

外伤性白内障：常有明确外伤史，锐器所致者多伴有角、巩膜的破裂损伤，钝器所致者晶状体前表面常有色素环或晶状体悬韧带的损伤。

（五）治疗

先天性白内障的治疗，应根据具体情况区别对待。如不影响视力或影响甚轻者，可不予处理。晶状体混浊大于 4mm 且致密，则采取晶状体皮质吸出或 23G 玻切系统白内障切除术，特别是对双侧全白白内障，应当尽早手术，以免引起重度弱视、眼球震颤等不良后果。

三、外伤性白内障

外伤性白内障是指由眼球穿通伤、钝挫伤、辐射性损伤及电击伤等引起的晶状体混浊。多见于儿童及年轻人，常单眼发生。

（一）临床表现

1. 钝挫伤白内障 眼部钝挫伤后，脱落的上皮细胞、纤维素性渗出等引起的晶状体前囊混浊及前皮质混浊，可伴有前房积血、前房角后退、晶状体脱位、继发性青光眼等。

2. 贯通伤白内障 角膜或巩膜穿通伤直接损伤晶状体前囊膜，房水渗入晶状体引起局限性或全部晶状体混浊。

3. 辐射性白内障 主要发生于从事野外作业、放射线工作、电焊工作或高原地区的人们，可分为红外线性白内障、紫外线性白内障、电离辐射性白内障等。

4. 爆炸伤所致白内障 爆炸时气浪可引起类似钝挫伤所致的白内障损伤，爆炸物本身或掀起的杂物造成类似于穿通伤所致的白内障。

5. 电击性白内障 由于触电或雷电伤所致引起晶状体局部或全部的混浊。

（二）诊断要点

根据受伤史及晶状体损伤的形态及程度即可诊断。

（三）治疗

（1）不明显影响视力的晶状体局限混浊可随诊观察。

（2）晶状体皮质进入前房，可选用糖皮质激素、非甾体抗炎药物、降眼压药物治疗，待前节炎症反应消退后行手术摘除白内障；若炎症反应迟迟不消退、眼压不可控或角膜失代偿应及时摘除白内障。

（3）由于外伤性白内障多为单眼，应尽早植入人工晶状体，维持视觉平衡。

四、并发性白内障

并发性白内障是指由于眼部炎症或其他疾病引起的晶状体混浊，常见于葡萄膜炎、严重的角膜炎、视网膜色素变性、视网膜脱离、青光眼、高度近视、眼内肿瘤、视网膜血管性疾病、内眼手术、低眼压等。

（一）临床表现

晶状体混浊的发展变化很大程度上取决于眼部病变的进展过程。眼前节疾病所致的白内障多由前囊膜及前皮质开始，而眼后节疾病相反，高度近视眼所致者多为核性白内障。

（二）诊断要点

根据原发病及晶状体混浊的形态、位置即可诊断。

（三）治疗

（1）积极治疗原发病。

（2）根据眼部的实际情况，在病情许可的情况下可考虑白内障手术，但是否植入人工晶状体应慎重。

（3）不同类型的葡萄膜炎引起的白内障，对手术反应不同，术后可酌情局部应用阿托品散瞳或全身应用糖皮质激素治疗。

五、代谢性白内障

代谢性白内障是指内分泌障碍性疾病所致的机体代谢改变、内环境生化异常引起的白内障。

（一）临床表现

1. 糖尿病性白内障 血糖升高使进入晶状体内葡萄糖增多，已糖激酶饱和，醛糖还原酶活化后使葡萄糖转化为山梨醇，山梨醇不能透过晶状体囊膜，蓄积于晶状体内，晶状体内渗透压增高吸水，纤维肿胀变性导致白内障。可分为两类。

（1）青少年型（胰岛素依赖）：双眼发病，晶状体前后囊皮质区出现雪花样混浊伴屈光改变。

（2）成年型（非胰岛素依赖）：类似老年性白内障，但发病早，进展快。

2. 半乳糖性白内障 半乳糖代谢有关的酶缺乏所致，多见于儿童，多为绕核性白内障。

3. 手足抽搐性白内障 又称低血钙性白内障，晶状体皮质可见细小的、白色珠光色混浊或板层混浊，患者常伴有手足抽搐、骨质软化。

4. 肝豆状核变性 又称 Wilson 病，先天性铜代谢障碍所致的角膜色素（Kayer–Fleischer）为其特征性眼部改变。

（二）诊断要点

根据既往全身病史及晶状体混浊的形态、位置即可诊断。

（三）治疗

（1）积极治疗控制原发因素。

（2）当白内障影响视力，在全身状况许可的情况下可考虑白内障手术。

六、药物与中毒性白内障

药物与中毒性白内障是指长期应用某些药物或接触某些化学物质引起的晶状体混浊。常见的药物有糖皮质激素、氯丙嗪、抗肿瘤药物、避孕药物、缩瞳剂等；常见的化学物质包括三硝基甲苯、铜、铁、汞、银等。治疗时首先应停用药物及终止与化学药品的接触，再根据病情选择合适的手术时机。

七、后发性白内障

白内障摘除术后或晶状体外伤后存留的皮质和上皮细胞增生而形成的混浊，多为膜状。治疗通常因人而异，对视力明显下降者可行后囊膜切开术，包括手术或者应用 ND：YAG 激光切开后囊膜。

第三章　青光眼

第一节　原发性闭角型青光眼

原发性闭角型青光眼（PACG）是由于前房角小梁网被周边虹膜组织机械性堵塞导致房水流出受阻，造成眼压升高的一类青光眼。原发性闭角型青光眼的患病率有地域、种族、性别和年龄上的差异。它主要分布在亚洲地区，尤其在中国；黄种人最多，黑人次之，白人最少；女性较为多见，男女之比约为1 ∶ 3（这与正常女性的房角较窄的解剖结构特征有关）；多发生在年龄40岁以上，其中以50 ~ 70岁者居多，30岁以下年龄发病率很低。我国目前闭角型青光眼的患病率为1.79%，40岁以上人群中患病率为2.5%，闭角型与开角型青光眼患病的比例约为3 ∶ 1，由此可见，它是我国最常见的青光眼类型。

一、发生因素

原发性闭角型青光眼的发生须具备以下两个因素，即眼球解剖结构的异常及其促发机制的存在。

1. 解剖因素　原发性闭角型青光眼的眼球具有特征性的解剖结构，这些包括前房，尤其是周边前房较浅；房角较窄；眼轴较短；角膜直径小或相对较小等。前房角入口狭窄，加之眼球轴长较短，形成晶状体位置相对偏前，造成眼前段相对狭小拥挤，随着年龄增长，晶状体变厚，晶状体的前表面与虹膜紧贴的面积增大。增加了生理性瞳孔阻滞，使得房水从后房经由瞳孔流向前房的阻力增加，造成后房压力升高，将组织相对薄弱的周边虹膜向前推移，加重房角狭窄，使已狭窄的房角易于关闭堵塞。

2. 促发因素　原发性闭角型青光眼的发病往往有许多促发因素，包括眼局部或全身性的，生理性或病理性的。临床上较为多见的是情绪波动，其他还有过度疲劳、近距离长时间用眼、暗室环境驻留太久、全身疾病等。这些促发因素可能直接或间接引起眼部自主神经功能紊乱，眼局部血管舒缩功能失调，交感 - 副交感系统失去平衡，使得虹膜睫状体水肿、瞳孔扩大并增加瞳孔阻滞，共同导致了原本狭窄的房角堵塞关闭，促发青光眼。此外，局部或全身不当使用抗胆碱药物可使瞳孔扩大、周边虹膜松弛而诱发本病。原发性闭角型青光眼发病的解剖结构因素已被越来越精确的研究手段如眼球的光学相干断层扫描（OCT）、超声波乃至超声生物显微镜（UBM）等生物测量所证实；在促发因素方面，也有越来越多的关于神经血管调节功能、内分泌乃至精神心理因素的定量分析等研究。随着研究的不断深入，其具体的发病机制将会逐步明了。

二、诊断

（一）病史采集

（1）视力下降的时间、速度、程度，是否伴有虹视。

（2）眼红、眼痛的出现是否伴有头痛、恶心、呕吐等症状。

（3）起病前有无情绪波动、过度疲劳、近距离用眼过度或在暗室环境驻留太久等情况。

（4）以往有无眼部酸胀、头晕、雾视、虹视现象。

（5）眼部外伤史、用药史（尤其是能导致瞳孔散大一类的药物）及青光眼家族史。

（二）体格检查

1．全身情况　生命体征、精神状态等，注意排除消化道和颅脑疾患。

2．眼部检查　特别仔细地进行局部检查，应注意的内容如下。

（1）视力、矫正视力，光定位、色觉等视功能检查。

（2）眼部充血的性质：结膜充血、睫状充血或混合充血。

（3）有无角膜雾状水肿和KP，前房深度，瞳孔大小、形态，有无虹膜萎缩，晶体和眼底情况等。

（4）眼压。

（5）前房角镜检查，比较双眼房角狭窄程度，是否关闭及关闭的范围。

（三）诊断要点

1. 病史 原发性闭角型青光眼必须摒除继发性的原因后才能成立诊断。因此，详尽询问病史，确切了解发病全过程、既往眼部疾患及其治疗史是对原发性闭角型青光眼进行诊断的前提条件。此外，处在间歇缓解期的闭角型青光眼，一切似乎都很“正常”，诊断较困难，也主要依靠病史。凡是年龄在40岁以上，尤其是女性患者具有浅前房、窄房角的眼部解剖特征，并有虹视、雾视、头痛或鼻根部酸胀等症状发作的病史，均应怀疑其可能性，应进行细致检查和严密随访，必要时可进行激发试验以明确诊断。

2. 临床表现 如果具有典型的局部和全身症状（包括眼红、眼痛、头痛、恶心、呕吐、视力下降等），又有明确的体征，如角膜雾状水肿和KP、前房较浅、瞳孔散大、眼压升高等，可以确定诊断为急性闭角型青光眼。瞳孔呈垂直椭圆形扩大、角膜色素KP及虹膜萎缩、晶状体青光眼斑，这是急性闭角型青光眼发作后的三联症，具有回顾性诊断的价值。

3. 眼科检查 急性闭角型青光眼经常规眼科检查多可明确诊断。对于其他种类的闭角型青光眼，其诊断的重要依据是眼压升高的同时伴有房角关闭，前房角部分或全部关闭状态下眼压升高，前房角重新开放后眼压可下降，此为闭角型青光眼的主要特征。因此，高眼压时必须查看前房角才能做出准确的诊断，同时也有利于闭角型青光眼的分期和治疗。

4. 激发试验 对临床上诊断较为困难的闭角型青光眼患者，可采用以下激发试验来提高确诊率。

（1）暗室试验：患者留于暗室内1小时，对老年人瞳孔小而迟钝者也可2小时。若暗室不够黑，也可用黑布将两眼蒙住。比较试验前后的眼压及前房角镜所见。阳性者有时眼压可高达40 ~ 60 mmHg，一般在暗室后较进暗室前高出10 mmHg以上者即可认为阳性。试验后如眼压急剧升高者需用缩瞳剂及碳酸酐酶抑制剂，以防诱发急性发作。注意事项：在暗室中应防止患者入睡；避免用电筒直接照射瞳孔，用尽量暗的照明以完成测量眼压等操作；试验前停用各种降眼压药物至少3小时（下同）。

（2）俯卧试验：俯卧1小时后测量眼压，较试验前高10 mmHg以上者为阳性。俯卧位时晶状体虹膜膈向前移位，使狭窄的前房角发生关闭，因而可诱导眼压上升。暗室试验与俯卧试验结合起来（即暗室俯卧试验），也就是在暗室中俯卧1 ~ 2小时，可提高阳性率。试验时患者除了采取面向下俯卧于床上的姿势外，还可取坐位，双手掌向下，上下相叠靠于桌上，然后身体前俯，额部枕于手背上，保持头部俯卧位。

（3）扩瞳试验：本试验对诊断虹膜高褶较有价值。扩瞳剂选用0.5%托吡卡胺，禁用阿托品或后马托品。为慎重起见，应两眼分别进行，以防两眼同时出现急性闭角型青光眼发作的悲剧性结果。先测量眼压后滴扩瞳剂，每15分钟测量1次，共测4次，并观察前房角变化。眼压增高10 mmHg以上者为阳性；如眼压增高20mmHg以上者应立即使用缩瞳剂及降眼压药物，使眼压尽快降低。据统计，闭角型青光眼患者暗室试验阳性率仅30%，扩瞳试验阳性率为50%，俯卧试验阳性率71%，暗室俯卧试验阳性率可达90%。需特别强调的是，激发试验仅仅是闭角青光眼的协助诊断手段，试验结果阴性并不能排除诊断。

1）急性闭角型青光眼诊断要点如下。

①突然眼球剧痛、视力下降，多伴有头痛、恶心、呕吐。

②眼压突然升高，可达40 ~ 60 mmHg或更高。

③前房浅，高眼压状态时前房角部分或全部关闭。

④角膜雾状水肿。

⑤瞳孔呈垂直椭圆形扩大。

⑥晶状体青光眼斑。

凡具有前面3项条件者即可诊断急性闭角型青光眼；后3项条件只是加强诊断而已。

2）缓解期闭角型青光眼诊断要点如下。

①急性发作史。

②前房浅及房角窄，可有部分前房角粘连，但范围不广。

③停用降眼压药物后眼压可保持正常。

④晶状体青光眼斑。

⑤瞳孔稍扩大。

凡具有前面3条件者即可诊断闭角型青光眼（缓解期）；有后2项可加强诊断。

3）慢性闭角型青光眼诊断要点如下。

①自觉症状较轻，常未引起患者注意。

②前房浅及房角窄，有前房角粘连，范围在90°～180°以上。

③眼压增高。

④视盘出现青光眼杯。

⑤视野缺损。

凡具有前面3条件者即可诊断慢性闭角型青光眼；视盘青光眼杯及视野缺损可加强诊断。

（四）临床类型及分期

闭角型青光眼的临床表现比较复杂，因此，分期、分类不尽统一。下面根据其临床发展规律及病理发展过程，分为急性和慢性二种临床表现型。

1. 急性闭角型青光眼（acute angle-closure glaucoma） 此类患者由于房角突然关闭且范压较大，一般有眼压升高的明显表现。根据其临床发生和发展规律，可分为5个时期。

（1）临床前期：指具有闭角型青光眼的眼部解剖结构特征（如浅前房，窄房角等），但尚未发生青光眼的患眼。临床前期青光眼主要根据另一眼的发作史和房角狭窄的特征，以及激发试验的阳性来诊断。

（2）发作期：由于周边虹膜组织突然堵塞了房角，造成房水外引流障碍，眼压因此可迅速上升，随之出现一系列临床症状和体征，此即闭角型青光眼的发作期。根据其临床表现又分典型和不典型发作如下。

1）典型大发作：即急性大发作。起病急，有明显的眼部和全身表现是其特征。多为一眼，亦可双眼同时发作。由于前房角突然大部分或全部关闭，眼压急剧上升，可出现明显的眼痛、头痛、恶心、呕吐等症状。视力明显减退，严重者可仅存光感。眼部检查见球结膜水肿，睫状充血或混合充血，角膜呈雾状混浊，瞳孔扩大（多呈竖椭圆形或偏向一侧），对光反应减弱或消失，前房浅，眼球坚硬如石，测量眼压多在40～60 mmHg，可高达80 mmHg。裂隙灯检查可见角膜上皮水肿，角膜后可有点状色素沉着（色素性KP），房水闪辉，虹膜水肿及隐窝消失。有些患眼尚可见虹膜色素脱落及/或扇形萎缩，晶状体前囊下可呈现灰白色斑点状、粥斑样的混浊（青光眼斑）。这些征象一般出现在眼压急剧升高而持续时间较长的情况下，即使眼压下降后也不会消失。色素性KP、虹膜色素脱落或萎缩及青光眼斑，即为青光眼急性大发作后的三联征。急性大发作经急诊治疗后，在眼压下降、角膜恢复透明后，应行房角及眼底检查。部分患者角膜仍水肿者，可点滴高渗剂（如纯甘油）使角膜恢复透明。此时检查房角有可能重新开放或有局部粘连，小梁网上有色素黏着，甚或纤维素性渗出等。如房角已大部分粘连，则眼压必将再度升高。眼底检查可见静脉轻度充盈，视网膜上偶见出血斑点；视盘可正常或略呈充血；如高眼压持续较长，则可出现视盘苍白（缺血）、视网膜中央静脉阻塞性出血等眼底改变。急性发作的青光眼如未能及时得到有效控制，眼压水平过高时，可在短期内导致失明；如果病情得到部分控制和缓解，可转入慢性期。

2）不典型发作：亦称小发作。急性发作前往往有一些小发作，通常发生于傍晚（此时瞳孔较白天大）。患者自觉症状轻微，可有虹视、雾视、轻度头痛等症状。如正值此时受检，则可发现眼压升高和角膜上皮轻度水肿，但瞳孔形态正常，仅反应略显迟钝，虹膜则大多呈膨隆现象，前房较浅。此类小发作经一晚休息（睡眠时瞳孔缩小），症状可能会烟消云散，眼压恢复正常。因此，此类病例在临床上很少遇到。小发作时进行检查可发现：①高眼压；

②前房浅，虹膜膨隆以致前房角小部分关闭。根据这两条即可成立诊断。由于虹膜没有明显的充血水肿，虹膜与小梁网组织虽然紧贴，但不会像急性发作那样很快形成永久性的粘连，因此，只要及时缩瞳，房角仍可重新开放，发作比较容易控制。当然，如不解除瞳孔阻滞因素，小发作可反复出现，而每次发作都可产生部分永久性粘连。当大部分房角形成粘连以后，就可进入到慢性进展期。上述典型与不典型两种不同的临床表现与房角关闭的速度和范围、眼压升高的程度和持续时间以及可能的血管神经反应性等因素有关。

（3）间歇缓解期：闭角型青光眼急性发作后如果通过及时治疗（有时不经治疗亦可自行缓解），瞳孔缩小，关闭的房角又重新开放，眼压下降，充血逐渐消退，则病情可得到暂时缓解或稳定一个相当长的时期，此阶段称为间歇缓解期。此期的时间长短不一，长者可达数年，短者数日内可能再发作。反复的小发作，可以形成小范围的房角粘连，但并不影响其余大部分重新开放房角的房水引流功能。只有当粘连的范围逐渐扩展到一定程度时，房水流出明显受阻碍，才表现出眼压的升高，使疾病进入慢性进展期阶段。

（4）慢性进展期：急性闭角型青光眼如果治疗不及时或不得当，房角关闭过久，周边部虹膜与小梁组织产生永久胜粘连，眼压就会逐渐持续升高，病程转入慢性期而继续发展，这种状态称为慢性进展期。慢性进展期可由闭角型青光眼的各个此期发展而来。如果是发生在急性大发作未能控制的基础上，则急性期的一些症状和体征大为减轻，或无明显症状，仅残留虹膜、瞳孔以及晶状体方面的某些体征；如果是经由不典型发作而来，则除了房角大部分或全部粘连外，通常无其他症状或体征。某些间歇缓解期、甚至临床前期的患者，因被忽视或不愿接受手术，仅靠滴用缩瞳剂维持，虽然避免了急性发作，但房角粘连却仍然在逐步缓慢地进行，达到一定程度时则表现出眼压的持续升高从而进入慢性进展期。

（5）绝对期：慢性进展期在早期阶段视盘形态及视野尚可正常，当疾病进展到一定阶段时，视盘就逐渐出现凹陷和萎缩，视野也开始缺损并逐渐缩小，乃至完全失明（无光感），此即青光眼绝对期。任何类型青光眼如果视神经完全萎缩，视力无光感，都称之为绝对期。

2. 慢性闭角型青光眼　这类青光眼同急性闭角型青光眼一样，也是由于周边虹膜与小梁网发生粘连所致。所不同的是，前者房角粘连是由点到面逐步发展的，眼压水平也是随着房角粘连范围的缓慢扩展而逐步上升的。所以，慢性闭角型青光眼患者临床上没有眼压急剧升高的相应症状和体征（如虹膜萎缩、瞳孔变形等），视盘则是在高眼压的持续作用下逐渐形成凹陷性萎缩，视野也随之发生进行性损害。此类青光眼通常不易引起患者的警觉，只是在做常规眼科检查时或于病程晚期患者感觉到有视野缺损时才被发现，因此更具有潜在的危害性。慢性闭角型青光眼多见于50岁左右的男性，眼部检查可见周边前房较浅，中央前房深度正常或接近正常，虹膜膨隆现象不明显，房角多为中等狭窄，可呈多中心地发生点状周边虹膜前粘连。由于其病程的慢性特征，临床难以明确分期。在病程的较早阶段，眼压可正常或偏高，眼底和视野均正常。随着房角粘连的扩展，眼压升高多为中等程度，通常在40 ~ 50 mmHg。到病程中、晚期，眼底有典型的青光眼杯，相应地伴有程度不等的青光眼性视野损害。慢性闭角型青光眼与急性闭角型青光眼患者在眼部解剖特征上有所不同，故两者的临床表现也不一样，前者虽然亦有前房较浅、房角较窄、晶状体较厚等解剖变异，但其眼轴不短，而且眼前段的解剖变异程度也较急性闭角型青光眼者轻，所以瞳孔阻滞因素不明显。临床观察发现，慢性闭角型青光眼的虹膜根部有较多的嵴突（虹膜周边部的表面突起处），该处的虹膜较靠近小梁网，更容易与小梁网接触。因此，慢性闭角型青光眼房角的粘连最早仅出现在嵴突处，粘连以点状开始，逐渐向两侧延伸扩展，房角逐渐被损害，眼压也随之逐渐升高。由于起病缓慢，患者逐渐适应了高眼压的病理状况，因此自觉症状不明显。

（五）鉴别诊断

1. 与急性虹膜睫状体炎鉴别　对急性闭角型青光眼发作时所表现出的典型症状，一般诊断并不困难。但如果症状不够典型，检查又不仔细，有时亦会将急性青光眼发作误诊为急性虹膜睫状体炎。尤其是在青光眼伴有前房纤维素性渗出并且眼压已降低时，临床医生可能通过相反的扩瞳治疗而使病情恶化。鉴别诊断时应注意以下几点：闭角型青光眼发作后瞳孔常常扩大，前房浅，房角窄，还可以从另一眼也存在的闭角型青光眼解剖特征来协助诊断；急性虹膜睫状体炎则瞳孔通常是缩小的（药物性散大除外），前房渗出较明显，甚至可能前房积脓。

2. 与偏头痛、急性胃肠炎等内科疾病鉴别　急性闭角型青光眼大发作患者因剧烈的头痛、恶心、呕吐等全身症状，往往首先就诊内科，而首诊医生又忽视了眼部的检查，以至于将青光眼误诊为偏头痛、急性胃肠炎等内科疾病，甚至给予解痉药如阿托品等治疗，反而加剧了病情。临床上，时常见到由神经内科（误诊为偏头痛）或消化内科（误诊为急性胃肠炎）治疗无效再转往眼科的实例。

3. 与开角型青光眼等眼病鉴别　慢性闭角型青光眼除了视物模糊、视野缺损外，常缺乏明显自觉症状，如果检查不认真、不够细致，可被漏诊或误诊为老年性白内障、开角型青光眼等眼部疾病而贻误有效的治疗。因此强调细致认真的眼部检查，对疑似病例进行前房角的检查非常有必要。慢性闭角型青光眼尤其易与开角型青光眼混淆，两者的主观症状及体征大同小异，鉴别主要依赖于前房角镜检查，应在停用抗青光眼药物的前提下，反复比较高眼压与低眼压下的前房角状态。鉴别要点如下：闭角型者虹膜膨隆较明显，虹膜根部与小梁相接触；开角型者虹膜不膨隆，前房角宽阔；开角型者常可见到明显的青光眼杯，而闭角型者需在晚期才能显现明显的青光眼杯。闭角型青光眼与前房角窄（并非关闭）的开角型青光眼的鉴别有两种方法如下。

（1）莫西赛利试验：此为 α－肾上腺素能阻滞剂，可松弛扩瞳肌而缩瞳，但不影响房水流出阻力。0.5% 莫西赛利滴眼后，在闭角型青光眼可拉开窄的或对合关闭的前房角，从而使眼压下降；在开角型青光眼则不能使眼压下降。

（2）激光虹膜切开术：进行激光虹膜切开术后，闭角型患者眼压即可下降，而开角型者则无效。

4. 与继发性青光眼鉴别　原发性闭角型青光眼患病年龄较大，一般都在 40 岁以上，双眼有共同的眼部解剖学特征，往往双眼先后发病；继发性者年龄不限，多为单眼发病，各类继发性青光眼有其相应的特殊临床表现，并常可发现产生继发性青光眼的原因（包括眼部或全身的相关病因）。

三、治疗

（一）治疗原则

1. 急性闭角型青光眼的治疗原则

（1）首先立即使用药物降低眼压，以解除高眼压对视网膜及视神经的损害。

（2）尽快打开关闭的前房角，即使用缩瞳剂高频次点眼。前房角关闭包括对合及粘连，对合时期容易被分开，一旦变成粘连就难以分开。所以，必须尽早打开关闭的前房角。

（3）缓解瞳孔阻滞，主要采取虹膜根部切除（手术或激光）。据统计，90% 闭角型青光眼是瞳孔阻滞性的，瞳孔阻滞可造成和加重前房角关闭，切开虹膜根部是改善前后房交通的有效办法。

（4）如果上述治疗措施无效或疗效不满意，则应考虑及时行眼外引流手术。

2. 慢性闭角型青光眼的治疗原则　根据前房角粘连程度范围及眼压控制等情况，及时采取激光或手术虹膜切开术、激光周边虹膜成形术、小梁切除术等。

（二）治疗方案

闭角型青光眼的诊断一旦确立，就应根据其所处的不同阶段及时给予相应的治疗。

1. 临床前期　治疗的目的是预防发作，主张及时行周边虹膜切除术（手术或激光），以解除瞳孔阻滞。对暂时不愿或不能接受手术者应预防性滴用缩瞳剂，常用 1% 的毛果芸香碱 2 ~ 3 次 /d，并定期随访。

2. 急性发作期　治疗的首要目的挽救视功能和拉开房角。故应按急诊全力抢救，以期在最短时间内控制高眼压，减少对视功能的损害并防止前房角形成永久性粘连。

3. 间歇缓解期　治疗目的是防止病程进展。此期患者因前房角已完全或大部分开放，眼压恢复正常，故施行周边虹膜切除术（手术或激光）可取得满意疗效。对暂时不愿或不能手术者，应在滴用缩瞳剂的情况下密切随访。

4. 慢性进展期　治疗目的是降低眼压，控制病情发展。因房角已大部分或全部粘连，房水引流功能明显受阻，故只能选择眼外引流术。

5. 慢性闭角型青光眼　处理原则与急性闭角型青光眼的间歇缓解期和慢性进展期相似。对较早期患者，根据慢性闭角型青光眼有较多峙突的房角解剖特征，在对这些患眼施行周边虹膜切除术的同时一并进行周边虹膜成形术，治疗效果可能更好，不过，此观点尚待临床实践的进一步证实；对于中、晚期病例，因房角大多数失去正常房水引流功能，则只有选择滤过性手术，同时应给予视神经保护治疗。

6. 绝对期青光眼　任何类型青光眼发展到最后阶段，视力已无光感，视神经功能损害已无法挽回，因此，治疗目的仅在于解除疼痛症状，主要是药物降眼压和解除患者痛苦。

（三）手术治疗

1. 手术指征　手术是治疗闭角型青光眼的有效方法，应根据上述分期来确定是否手术及其相应术式。一般说来，闭角型青光眼的诊断一旦成立就必须手术，前房角前粘连的范围＜180°者适宜做周边虹膜切除术（激光或手术切除）；粘连范围＞240°者则只能做眼外引流术。

2. 手术时机

（1）择期性手术：各期闭角型青光眼如果眼压控制良好，均可根据患者情况考虑是否进行择期手术。

（2）紧急手术：急性发作的患眼，如果采取上述治疗措施3日后眼压仍持续在50 ~ 60 mmHg（1mmHg=133.3Pa）或更高，则应考虑紧急手术。在这种情况下，由于房角多已粘连丧失功能，只能选择眼外引流术。当然，在眼部组织充血、水肿较明显的情况下施行手术，由于组织炎症反应较大，手术并发症也较多，术后滤过泡容易发生纤维瘢痕化，往往效果较差。因此，手术前后加强糖皮质激素的应用，可提高手术的成功率。对于虹膜萎缩和瞳孔固定散大的急性发作眼，滤过性手术以选择虹膜嵌顿术（属眼外引流术）为好。

3. 手术方法　手术治疗方法很多，主要有周边虹膜切除术和眼外引流术（即滤过性手术，如小梁切除术、巩膜咬切术等）两大类。

（四）激光治疗

激光治疗是青光眼的一种较为特殊和有效的治疗手段，在有激光设备条件的医院应尽量采用。

第二节 原发性开角型青光眼

一、概述

原发性开角型青光眼（primaryopen angleglaucoma，POAG），又称慢性开角型青光眼，慢性单纯性青光眼。本病具有的特征如下。

（1）两只眼中至少一只眼的眼压持续高于21 mmHg。

（2）前房角开放，外观正常，且未能检出与眼压升高相关的眼部或全身的病因性异常。

（3）有典型的青光眼性视神经乳头和视野损害。

由于开角型青光眼的病程进展较为缓慢，且多无明显症状，不易早期发现，故对视功能具有更大的危害性。统计资料表明，开角型青光眼的患病率为1.5% ~ 2%，患病年龄多分布在90 ~ 60岁之间，患病率随年龄的增大而升高。在我国，开角型青光眼患病率少于闭角型者，但近年来前者的比例有所上升（可能与医学进步及个人防护意识提高等因素有关）。从种族上看，黑种人、白种人患者较多，黑种人患者的视神经损害较重。在美国，仅1995年就有700万人次的青光眼门诊，慢性开角型青光眼的致盲率很高，45～64岁人群中，白人是0.88/万，黑人是13.14/万，是美国的第二位致盲性眼病。本病具有家族遗传倾向性，同胞比双亲或子女的发病率要高。糖尿病患者、甲状腺功能低下者、心血管疾病或血液流变学异常者、近视眼患者、视网膜静脉阻塞及偏头痛患者等，是原发性开角型青光眼的高危人群。关于病因和发病机制，主要的三个学说如下。

（1）小梁组织局部病变。

（2）小梁后阻滞，即病变部位在小梁后组织，包括从Schlemm管到集液管和房水静脉等部位。

（3）血管－神经－内分泌或大脑中枢对眼压的调节失控所引起。

总之，开角型青光眼的眼压升高是经小梁途径的房水外流排出系统病变导致房水流出阻力增加所致。目前，多数临床和基础研究表明，小梁组织，尤其是近Schlemm管区的组织（近小管部）是主要病变所在部位。分子生物学研究显示，开角型青光眼具有多基因或多因素的基因致病倾向性，但确切的发病机制尚待进一步研究。

二、诊断

（一）病史采集

（1）视力是否下降，下降的时间及程度，是否伴有雾视、虹视等现象。

（2）是否眼胀、眼痛、鼻根部酸胀，以上情况是否伴有头痛、恶心、呕吐等症状。

（3）起病前有无情绪波动、过度疲劳、近距离用眼过度或在暗室环境驻留等情况。

（4）有无视野变窄、行动不便、色觉障碍、夜盲等现象。

（5）眼部外伤史、用药史及青光眼家族史。

（二）体格检查

1. 全身情况　生命体征，检测血糖、尿蛋白等，注意检查是否患有高血压、糖尿病、肾病等全身疾患。

2. 眼部检查　特别仔细地进行局部检查，应注意的内容如下。

（1）视力、矫正视力，色觉等视功能检查。

（2）眼部有无充血及充血的性质结膜充血、睫状充血或混合充血。

（3）双眼角膜情况、前房深浅、瞳孔大小及形态、虹膜及晶体情况等。

（4）眼底检查：重点是视神经乳头的颜色、视杯的大小（c/d比值）、视盘血管形态等。

（5）眼压：开角型青光眼在早期表现为眼压的不稳定性，眼压的波动幅度增大。眼压可有昼夜波动和季节波动，昼夜波动规律是一般在清晨和上午较高，到下午逐渐下降，至半夜最低。季节波动中，冬天的眼压一般较夏天的要高些。随着病程发展，眼压水平逐步升高，但多保持在中等水平，少有超过60 mmHg者。

（6）前房角镜检查：比较双眼房角宽窄和开放程度，是否有房角后退、粘连及其范围。

（三）诊断要点

1. 病史　开角型青光眼的诊断必须在摈除继发性青光眼及其他类型青光眼之后才能确立。因此，详细询问既往眼部疾患史、外伤史及其治疗用药情况，对排除继发性青光眼十分必要。此外，还必须了解有无青光眼高危因素，如青光眼家族史、高度近视眼、糖尿病等情况。

2. 临床表现　开角型青光眼在早期几乎没有症状，病变进展到一定程度时，患者才可能有视力模糊、眼胀和头痛等感觉；部分患者早期主要表现为视疲劳和变性近视加深（多通过病史回顾得知）；眼压波动较大或眼压水平较高的患者，可能出现眼胀、鼻根部酸痛，甚至虹视和雾视等症状；晚期患者双眼视野都缩小时，则可有行动不便和夜盲等现象，但多数患者中心视力在较长时间内可不受影响，甚至在管状视野病例也可保持良好视力。由于本类型青光眼症状轻微、病情隐蔽，许多患者是通过例行体检眼底检查才被发现的。

3．眼科检查 早期病例可无任何眼局部体征改变。前房深度正常或较深，虹膜平坦，前房角开放，房角的形态不会随眼压的升降而有所改变。房角镜检查发现无论眼压高低，房角始终是开放的（顾名思义为“开角”，这点与闭角型青光眼截然不同）；一般看不到房角结构的明显异常，有时也可见较多的虹膜突（梳状韧带）、虹膜根部附着偏前、小梁网色素较多等现象。在开角型青光眼的早期，眼底的特征性形态改变有视网膜神经纤维层缺损、局限性的视盘盘沿变窄和视盘杯凹的切迹。随着病程的不断进展，视盘的杯凹逐步扩展，最终导致杯 / 盘比的明显增加。病程晚期的视神经乳头呈盂状凹陷，整个乳头色泽淡白，凹陷直达乳头的边缘，视网膜中央血管在越过视盘边缘处呈屈膝或爬坡状，类似“中断”一样。视盘凹陷的进行性扩大和加深，这是青光眼病情发展到一定阶段后的共同特征。总之，开角型青光眼的诊断主要是根据眼压、眼底、房角、视野等多种因素的分析判断。凡具有眼压升高、典型的视盘青光眼性改变和相应的视野缺损这三个临床特征，加之房角是开放的，则开角型青光眼的诊断可以明确。但是，早期诊断往往较为困难，要基于上述几个指标的综合分析判断，有时还需经过一段相当长时间的观察和随访，才能作出结论。

（四）早期诊断

由于发病的隐蔽性及视功能的代偿性，使得开角型青光眼在早期诊断上往往较困难，要基于眼压、眼底、视功能等几个指标的综合分析判断才能确立。

三、治疗

（一）治疗原则

开角型青光眼的治疗原则一般是先采用药物治疗，无效时再考虑手术。这主要是由于手术的并发症较多，尤其是年轻患者，术后易产生滤过道瘢痕化致使手术失败。当然，随着眼科显微手术的发展，手术技巧和手术方法的改进，青光眼滤过性手术的疗效现已明显提高，其手术适应证也相应放宽，尤其是对已有视神经和视野损害而眼压又控制不好的病例。

（二）治疗方案

1．非手术治疗

（1）药物降眼压治疗：如果局部滴用 1 ~ 2 种药物即可使眼压控制在安全水平，视野和眼底损害不再进展，且患者能配合治疗和定期复查，无并发症发生，则可选用药物治疗。

1）局部应用的降眼压药物：主要通过以下三方面的作用机制达到降低眼压的目的：增加小梁网途径的房水引流（如拟胆碱作用药和肾上腺素受体激动剂等）；减少睫状体的房水产生（如 β – 肾上腺素受体阻滞剂）；增加葡萄膜巩膜途径的房水引流（如前列腺素衍生物）。

①拟胆碱作用药物：常用毛果芸香碱，其机制是增加小梁途径的房水外流。通常与 β – 受体阻滞剂联合用药。使用的药物浓度、用法同闭角型青光眼，不良反应主要有瞳孔缩小和调节痉挛。

② β – 受体激动剂：临床上较少使用。主要有 1% 肾上腺素及其前体药 0.1% 地匹福林（Dipivefrin）滴眼液，每天 2 ~ 3 次。利用其 β2– 受体兴奋作用，使小梁网房水流出阻力降低以及增加葡萄膜巩膜途径房水外流。主要不良反应是局部血管收缩，药效过后会发生反射性充血（眼红）。因其具有扩瞳作用，故禁用于闭角型青光眼。

③ β – 肾上腺素受体阻滞剂：是目前开角型青光眼最常用的降眼压滴眼液。通过阻断位于睫状体非色素上皮细胞上的（β2– 受体，减少房水生成约 30%，以此达到降低眼压的目的。常用的有 0.5% 噻吗洛尔（Timolol，又名噻吗心安）、0.25% 倍他洛尔（Betaxolol，贝特舒）、0.5% 左布诺洛尔（Levobunolol，贝他根）、2% 卡替洛尔（Carteolol，美开朗）等滴眼液，每天 1 ~ 2 次。主要不良反应有心率减缓、心律不齐、血压下降以及诱发或加重慢性阻塞性支气管炎、哮喘等心血管和呼吸系统的不良反应。因此，对有较严重心血管疾病如心衰、窦性心动过缓、房室传导阻滞，较重的呼吸系统疾病如支气管哮喘和严

重阻塞性呼吸道疾病者，应避免使用。

④碳酸酐酶抑制剂：局部点用的碳酸酐酶抑制剂是近年来研制成功的一组眼药，它避免了全身应用所带来的许多不良反应。其代表性的药物是2%杜塞酰胺（Dorzolamide，添素得），每天点眼3次。该药不良反应较轻微，长期使用可出现结膜炎和眼睑反应（属磺胺类药物过敏），其他不良反应还有眼局部异物烧灼感、口中味苦感，但均能耐受。

⑤ α2-受体激动剂：选择性α2-受体激动剂，如对氨基可乐定和溴莫尼定（阿法根），其降眼压作用除了直接抑制房水生成外，还可能与其增强了葡萄膜巩膜途径房水外流有关。0.2%阿法根滴眼液用法是每天2～3次，主要不良反应有疲倦乏力、口干、眼部不适感等。

⑥前列腺素衍生物：前列腺素类衍生物PGF2a是近年来研发出的具有增加葡萄膜巩膜途径房水引流的药物，为目前最有效的眼局部降眼压药。已用于临床的这类药物主要有拉坦前列素（Latanoprost.适利达）和Rescula（瑞灵）。0.005%适利达滴眼液，每晚1次，或0.12%瑞灵滴眼液，每天2次，几乎没有全身不良反应，眼局部反应轻微。

2）全身应用的降眼压药：此类药物仅仅作为局部用药不能良好控制眼压时的补充，或手术治疗的术前用药。使用剂量不宜过大、时间不宜过长，以免引起全身更多的不良反应。主要有二大类如下。

①碳酸酐酶抑制剂：乙酰唑胺（又名醋氮酰胺，Diamox），每次125～250 mg口服，每日1～3次。

②高渗脱水剂：通过脱水提高血浆渗透压来降低眼压。较常使用20%甘露醇溶液，1.0～1.5g/(kg·d)，快速静脉滴注。其降眼压作用起效快，但维持时间较短（约6小时）。对高血压和心肾功能不全患者，要注意其全身情况，以防发生意外。高渗脱水剂使用过多或应用较长时间易引起全身严重脱水电解质紊乱，颅内脱水严重时可引起头痛，血液脱水严重时可引起血栓形成，尤其在儿童和老年人更应注意。

（2）视神经保护药物治疗：由于开角型青光眼发病是多因素的，所以，在有效控制眼压的基础上，还必须辅助视神经保护药物治疗。通过阻断细胞凋亡途径或给予外源性的神经营养因子等，是青光眼视神经保护治疗和研究的方向。

1）中医中药：采用活血化瘀中药，如口服或肌注丹参，口服益脉康或青光康片，均已证实对青光眼的视野有保持甚至扩大作用。中药当归素等具有扩张血管和降低外周血管阻力的作用，也可作为青光眼视神经保护的药物。

2）钙离子通道阻滞剂：此类药剂可直接阻断神经节细胞的钙离子通道，改善视神经的血流灌注，从而阻断缺血所诱发的神经节细胞凋亡。硝苯地平和尼莫地平是较为常用的钙离子通道阻滞剂，尤其适用于有血管痉挛表现的青光眼和正常眼压性青光眼。

3）抗氧化剂：青光眼患者视网膜神经节细胞缺血后再灌注损伤可产生大量的氧自由基，加速了细胞的缺血性死亡。直接供给外源性的维生素C及维生素E，对防止视网膜神经节细胞的凋亡有所裨益。

4）其他药物：如神经营养因子、氧化亚氮合酶抑制剂、热休克蛋白生物体和NMDA受体拮抗剂等，对青光眼视网膜神经节细胞损伤的修复及防止其进一步损害也有一定的作用。然而，以上这些药物在临床的应用还存在着一些问题：有些药物难以通过常规的给药途径达到视网膜；有些药物存在明显的不良反应问题，如钙离子通道阻滞剂全身降血压的效应有可能会造成低血压性视神经缺血从而加重视神经的损害；MK-801在阻断NMDA受体的同时又有加重轴浆流阻滞的不良反应等。这些用药方面存在的问题，限制了视神经保护药物的临床应用，有待进一步研究解决。

（3）激光治疗：原发性开角型青光眼在降眼压药物治疗效果不理想时，可试行氩激光小梁成形术（argon lasertrabeculoplasty，ALT）。其治疗原理是用氩激光在小梁网上作不穿透的烧灼，借此改善房水流出易度，达到降低眼压的目的。具体操作方法：在眼部表面麻醉下，激光通过前房角镜，瞄准光线对准色素性和非色素性小梁的交界，一般位于小梁网的前半部，垂直于小梁进行击发。氩离子激光参数：时间0.1秒，功率600～700 mW，光斑50/μm，击射点数为180° 房角50个点，或360° 房角100个点。良好的激光反应包括击射点变白，有小气泡形成或轻微的组织收缩、脱色素。术后应立即滴用类固醇眼药水，每10分钟一次，共6次，以后3～4次/d，以控制炎症反应。患者术后若眼压升高，应作相应处理。ALT可以有效地降低眼压达30%，但随着时间的延长，其降压效果有下降趋势，疗效一般维持2年左右。老年患者或身体虚弱不能耐受局部点用β－受体阻滞剂等药物治疗的青光眼患者，可以考虑首先采用ALT治疗。ALT治疗病例虽然大多数最终需行滤过性手术，但可以延缓手术时间和减少抗青光眼药物的使用。但是，ALT对年轻患者疗效欠佳，年龄小于35岁者一般不主张使用。对于曾经施行ALT但失败的部分青光眼患者，采用选择性的激光小梁成形术仍有较好的疗效。

2. 手术治疗 手术是原发性开角型青光眼的一种积极和有效的治疗方法。

四、疗效判断及处理

开角型青光眼由于致病因素较复杂，一些患者即使眼压得到良好控制，但仍然继续发生视野损害，故强调终身随诊；部分抗青光眼术后患者，可能因滤过泡瘢痕化或慢性葡萄膜炎周边虹膜前粘连等因素致使眼压再度升高，手术失败。

五、出院后随访

1. 出院时带药 通常为局部用药，辅助一些青光眼视神经保护药物。

2. 定期检查项目与检查周期 主要有眼压、视力、视野、眼底、滤过泡、前房深度、前房角、瞳孔及晶体等情况。考虑到开角型青光眼致病的多因素性，还必须检查血压、血糖、血液黏稠度等全身情况。检查周期视患者具体情况而定，一般随访术后第1周每天复查1次，第2周隔天复查1次，术后3个月内每1～2日复查1次。其后根据眼压、滤过泡性质、视盘凹陷与视野是否进展决定随访时间。眼压控制的合理水平应根据不同个体、不同疾病阶段，即视杯与视野损害程度而定。

3. 定期门诊与取药 由于青光眼的致病因素较复杂，而且一些术后患者可能产生许多并发症，故必须强调定期门诊与取药。

4. 出院应当注意的问题 开角型青光眼是一终身性疾病，出院时应对患者进行耐心细致的青光眼知识宣教，增加患者对治疗的顺应性，嘱咐患者定期门诊观察、复查与治疗。

第三节 继发性青光眼

继发性青光眼是一类继发于眼部其他疾病或全身疾病，或由于使用某些药物所引发的青光眼。根据高眼压状态下房角是开放或关闭的不同情况，继发性青光眼也可分为开角型和闭角型两种类型，但有些病例在病变过程中可由开角转为闭角，有些病例则可二种机制共存。继发性青光眼除了眼压增高这一危害因素外，还伴有较为严重的原发病变，因此病情较原发性青光眼更为复杂。所以，此类青光眼在诊断和治疗中，要同时考虑眼压和原发病变等情况。

一、诊断

（一）病史采集

（1）视力是否下降及下降的时间、速度、程度，是否伴有虹视。

（2）有无眼红、眼痛，是否伴有头痛、恶心、呕吐等全身症状。

（3）起病前有无外伤、情绪波动、过度疲劳、近距离用眼过度等诱因。

（4）以往有无眼部酸胀、头晕、雾视、虹视现象。

（5）既往眼部外伤或手术史、用药（尤其是皮质类固醇类药物）史及青光眼家族史。

（二）体格检查

1. 全身情况 检查血压、血糖等情况，注意排除其他全身疾病。

2. 眼部检查 特别仔细地进行局部检查，应注意的内容如下。

（1）视力、矫正视力，光定位、色觉等视功能检查。

（2）眼部充血的性质。结膜充血、睫状充血或混合充血。

（3）有无角膜水肿和KP，前房深度，瞳孔大小、形态，虹膜、房角、晶体和眼底情况等，注意眼部的其他特征，如有无虹膜萎缩、新生血管等情况。

（4）眼压：基础眼压及眼压波动曲线。

（5）前房角镜检查：检查双眼房角的宽窄及其程度，是否关闭及关闭的范围。

（三）进一步检查项目

（1）双眼前房深度测量等。

（2）双眼超声波检查：包括UBM、B超眼部探查等，在屈光间质混浊的情况下，可了解房角及眼球后极部情况。

（2）视野检查：必要时增加色觉视野检查，了解视功能损害程度。

二、临床类型

1. 虹膜角膜内皮综合征　虹膜角膜内皮综合征（ICE）是一组伴有继发性青光眼的疾病，包括Chandler综合征、原发性虹膜萎缩和Cogan-Reese综合征，即虹膜痣综合征。共同的特点是角膜内皮细胞的特征性异常导致不同程度角膜水肿，一系列的虹膜改变，以及前房角进行性关闭伴有眼压的升高。ICE综合征的确切病因不明，多数学者认为可能是炎症或病毒感染所致。组织病理显示角膜内皮细胞异常是本病最根本的改变。房角检查可见房角内有一层细胞样膜性物并延续到虹膜前表面。虹膜周边前粘连及小梁表面的细胞样膜是引起眼压升高的两个因素。本病多见于中青年女性，少有家族史，患者最常见的临床表现是虹膜异常、瞳孔形状和位置异常、视力减退和眼痛。ICE综合征多数为单眼性表现，对侧眼通常有亚临床的角膜内皮异常。临床特征如下。

（1）角膜内皮异常，角膜内皮有银片状外观，内皮异常区域与正常区域之间有清楚的界限，可伴有角膜水肿。

（2）前房角见虹膜周边前粘连，常延伸至或超过Schwalbe线，最终因前房角进行性关闭导致青光眼。

（3）虹膜异常，虹膜呈现不同程度的萎缩，伴瞳孔移位和色素上皮层外翻，并形成虹膜裂洞。

具备以上三种特征中的二个即可诊断为ICE综合征。各类ICE综合征有其各自的特征如下。①Chandler综合征：焦膜水肿发生较早且较重，而虹膜改变则较轻微或缺乏。

②原发性虹膜萎缩：以虹膜异常为主，有明显的瞳孔移位、虹膜萎缩和裂洞形成，常呈进行性发展。

③Cogan-Reese综合征：即虹膜痣综合征，以虹膜结节或较弥漫而平坦的虹膜痣为主，伴不同程度的虹膜萎缩和角膜水肿。在所有的ICE综合征中，Chandler综合征最多见，约占1/2，原发性虹膜萎缩和虹膜痣综合征约各占1/4。

2. 糖皮质激素性青光眼　糖皮质激素性青光眼是糖皮质激素诱导的一种开角型青光眼，通常与眼局部或全身应用糖皮质激素药物有关。由于糖皮质激素在临床的广泛使用，近年来本病有逐渐增多的趋势。病理生理学研究表明，本类青光眼是由于激素影响黏多糖的代谢，导致小梁细胞功能和细胞外基质病变，房水外流通道阻力增加而发病。全身和眼局部使用糖皮质激素均可能诱导本类型青光眼。全身性应用包括口服、肌注、吸入、静脉滴注及皮肤用药等；局部使用包括表面给药（滴眼）、球后、球旁、结膜下注射。其中以眼表给药诱发青光眼者为最多。糖皮质激素诱导的潜在升眼压效应最常见的药物是倍他米松、地塞米松和泼尼松龙，较少有眼压升高效应的药物是氟甲松龙、可的松、甲羟孕酮。临床上，糖皮质激素性青光眼多见于春季卡他性结膜炎或近视眼手术（RK、PRK、LASIK）后使用糖皮质激素等情况。糖皮质激素性青光眼的易感人群包括原发性开角型青光眼患者及其一级亲属，高度近视患者，糖尿病患者，结缔组织病尤其是类风湿性关节炎等患者。本病若发生在婴幼儿，临床表现类似先天性青光眼表现；发生在年龄较大的儿童则像青少年型青光眼；成人患病的表现类似原发性开角型青光眼。眼压升高可发生在开始使用糖皮质激素后数天至数年内，除个别患者有类似急性青光眼的表现外，大部分病例的眼压是逐步上升的。眼压升高发生的时间及程度与所用药物的剂量、用法、给药途径、用药时间长短，以及药物导致眼压升高的潜在可能性等因素相关，也与个体反应、存在的其他眼病和全身性疾病等因素有关。易感者通常在眼部连续滴用糖皮质激素后 2 ～ 6 周内表现出眼压升高，在停药 2 周后眼压可恢复至原有水平。

3. 晶状体性青光眼　晶状体源性青光眼有许多种类，它们包括晶状体自身物质所诱致的青光眼（多属开角型青光眼）、晶状体位置或形态异常所致的青光眼（多属闭角型者）等。晶状体位置异常性青光眼是指晶体由于外伤或自发性脱位（如 Marfan 综合征）造成瞳孔阻滞、房水流出受阻等情况所导致的青光眼。晶状体形态异常性青光眼是指晶体的形态异常，包括老年性白内障膨胀期、外伤性白内障迅速膨大之晶体等，由于膨胀之晶体导致瞳孔阻滞或直接压迫前房角使房角关闭所造成的闭角型青光眼。有关内容已在相关章节进行介绍，在此不再赘述。主要阐述晶状体自身物质诱致的青光眼，可分三类如下。

（1）晶状体溶解性青光眼：为过熟期白内障患者晶体中高分子量的可溶性蛋白大量由晶体囊膜的微孔逸出，阻塞了小梁网房水外流通道所致的继发性开角型青光眼。本病临床表现类似闭角型青光眼急性发作，患者突然出现眼红、眼痛、角膜水肿，但视力变化因原有白内障而不明显。眼部体征有房水明显闪辉（可溶性晶状体蛋白为主），中等量的较大透明细胞（为吞噬了晶体物质的巨噬细胞）现象，常有小颗粒物在房水内循环，房水中有呈彩虹样或明显折射的胆固醇结晶颗粒。晶状体完全混浊，皮质液化，核下沉，晶体囊膜上可有软性白色斑点。房角镜检查常无明显异常，呈开角状态。大多数病例的眼压呈进行性升高，病情逐渐加重。诊断要点如下。

①急性或亚急性青光眼发作。

②房水明显闪辉或见到结晶颗粒。

③过熟期白内障（晶状体完全混浊，皮质液化，核下沉等）。

④排除其他继发青光眼的可能性。应与闭角型青光眼、晶状体膨胀性青光眼、伴葡萄膜炎的青光眼、血影细胞性青光眼等鉴别。房水抽取液中如能找到典型的巨噬细胞即能确诊晶状体溶解性青光眼。

（2）晶状体皮质残留性青光眼：又称晶状体颗粒性青光眼，大多数见于白内障手术后，主要是房水中可自由漂移的碎屑状晶状体皮质、囊膜碎片等残留物质阻塞小梁网导致眼压升高；也可以有手术后的炎症反应、术中使用的黏弹剂残留、炎症所致虹膜周边前粘连或瞳孔后粘连等因素共同参与的结果。后发性膜性白内障行 Nd：YAG 激光切开术后的眼压升高也可能与晶状体囊膜碎片特别细小，易于完全填充阻塞小梁网间隙以及可能的玻璃体内物质进入前房角等相关。临床特征：常在白内障术后数天至数周发病。裂隙灯检查可见房水中有白色晶体皮质和 / 或透明、半透明的囊膜碎片循环，房水闪辉严重，细胞游动明显，严重者可伴前房积脓。房角呈开放状态并可见到上述物质，炎症反应明显时有周边虹膜前粘连。本病根据病史和临床所见易于作出诊断。

（3）晶状体过敏性青光眼：为眼部对暴露的晶状体蛋白产生过敏性反应所致。可见于各种白内障手术后、晶状体外伤破裂、过熟期白内障晶状体蛋白漏出等情况。新近的研究表明，晶状体过敏性青光眼是一种免疫复合性疾病，即当人体免疫系统对晶状体蛋白的正常耐受丧失时才发生本病，而不是细胞介导的对异体组织的排斥反应。组织病理学检查发现，晶状体过敏以典型的带状、肉芽肿性炎症反应为特征。晶状体过敏性青光眼的临床表现呈多样化如下。

1）炎症反应发生的时间不等，可在数小时内或数天内发生，也可迟至数月。

2）葡萄膜炎的程度轻重不一，可以很轻微，也可非常剧烈，甚至出现大量前房积脓，前房内可见晶状体碎片。

本类型青光眼的发生有多种机制如下。

1）晶状体颗粒性物质、晶状体蛋白阻塞小梁网，导致眼压升高。

2）炎症反应累及小梁网引起或加重青光眼。

3）治疗葡萄膜炎中使用糖皮质激素可致眼压进一步升高。

4）葡萄膜炎症可导致虹膜周边前黏和瞳孔后粘连，造成瞳孔阻滞，产生闭角型青光眼。诊断要点：当临床征象怀疑是本病时，应进行诊断性前房穿刺，见到泡沫状巨噬细胞可确诊；也可施行诊断性玻璃体晶状体切除术。本病主要应与下列病理状况鉴别。

1）白内障手术中带入眼内的或与人工晶体相关的异物毒性反应。

2）低毒的细菌或真菌所致的感染性眼内炎。

3）晶状体溶解性青光眼。

4）交感性眼炎等。

4. 新生血管性青光眼　这是一组以虹膜和房角新生血管为特征的难治性青光眼。曾有出血性青光眼、血栓性青光眼、红变性青光眼等多种名称。导致新生血管性青光眼的病因有多达40余种不同疾病，多数为广泛累及眼后节的缺氧性眼疾或局部性的眼前节缺氧性疾病，主要有如下几点。

（1）视网膜中央静脉阻塞。

（2）增殖性糖尿病视网膜病变。

（3）其他疾病，如视网膜中央动脉阻塞、Eales 病、陈旧性视网膜脱离等，各约占 1/3。

本病新生血管形成的发生机制不甚明了。推测可能由于循环障碍视网膜缺氧，释放一种血管形成因子，此物质扩散到眼前段引起虹膜新生血管。研究表明，与血管形成有关的因子较多，血管形成的刺激因子与抑制因子的平衡控制是正常和病理性血管（新生血管）形成的关键。组织病理学上新生血管由内皮细胞组成，薄壁，易于漏出荧光素和其他物质是其特征。新生血管性青光眼的纤维血管膜由成纤维细胞平滑肌分化增生的肌纤维母细胞组成，膜的纤维部分透明，平滑肌成分可收缩。新生血管最初可见于瞳孔缘有细小的新生血管芽，随着病程进展，新生血管从瞳孔周围开始延伸，蜿蜒走行在虹膜的表面，晚期这些新生血管可以完全遮盖原来虹膜的表面结构。新生血管延及房角时，穿过睫状带和巩膜突呈树枝状布于小梁网上。房角新生血管伴有的纤维组织膜可阻塞小梁网引起开角型青光眼，最终纤维血管膜收缩，形成周边前粘连，房角关闭。虹膜前表面的纤维血管膜收缩，造成瞳孔领的色素上皮层外翻，瞳孔固定扩大。临床特征：新生血管性青光眼的共同表现有眼痛、畏光、视力严重下降（常为指数至手动）。眼科检查发现眼部中到重度充血，常伴角膜水肿，虹膜新生血管，瞳孔领色素上皮层外翻，房角内有不同程度的周边前粘连，患者眼压明显升高，可高达60 mmHg 以上。缺血型视网膜中央静脉阻塞患者中有18% ~ 60% 发生新生血管性青光眼，多在静脉阻塞后2 ~ 3个月时发生，80% 的病例在6个月内发生。增生性糖尿病性视网膜病变中约22% 发生新生血管性青光眼，成人双眼新生血管性青光眼或虹膜新生血管化几乎均为糖尿病视网膜病变所致。白内障手术、玻璃体视网膜手术后更易发生新生血管性青光眼。其他较多见的伴发新生血管性青光眼的眼部疾病有视网膜中央动脉阻塞，眼内肿瘤如恶性黑色素瘤和视网膜母细胞瘤，视网膜脱离手术后，慢性葡萄膜炎，早产儿视网膜病变，颈动脉阻塞等。

5. 虹膜睫状体炎引起的青光眼　虹膜睫状体炎可导致各种类型（急性或慢性、开角或闭角型）的继发性青光眼发生，其发生的病理机制有如下几种。

(1）导致开角型青光眼的病理状况较复杂，可以是炎性细胞、纤维素、血清蛋白及受损的组织细胞碎片等炎症产物阻塞小梁网，或者还有炎性介质（溶酶物质、巨噬细胞等）和毒性物质对小梁细胞损害导致其功能失调和房水外流障碍等因素。

（2）导致继发闭角型青光眼的病理状况可是非瞳孔阻滞性的周边虹膜前粘连（房角粘连），也可是瞳孔阻滞性的瞳孔后粘连（瞳孔闭锁或瞳孔膜闭），阻断前后房的房水交通，并引起虹膜膨隆，加重或促使周边虹膜前粘连。急性虹膜睫状体炎偶尔因前房的炎性渗出物多且浓厚，从而阻塞房角造成继发性青光眼。此时，原有的急性炎症表现往往将继发青光眼的症状和体征掩盖起来，易被忽略。因此，临床医生如果发现急性虹膜睫状体患者角膜上皮出现水肿现象或有其他高眼压征象者，应该做眼压测量。慢性虹膜睫状体炎导致继发性青光眼者要比急性虹膜睫状体炎者（其病程少于3个月）至少高出一倍以上。慢性或陈旧性虹膜睫状体炎所引起的继发青光眼，如果有完全的瞳孔后粘连和虹膜膨隆现象，多不难识别；但如不伴虹膜膨隆体征，应作细致的前房角检查，多可见到广泛的周边虹膜前粘连。炎症性前房角粘连与闭角性青光眼的房角粘连不同，前者的特点是粘连呈现多种形态，有宽基底的阜状粘连，也有柱状或线状小粘连。

6. 青光眼睫状体炎综合征　青光眼睫状体炎综合征（简称“青睫综合征”）又称青光眼睫状体炎危象。本病由Posner和Schlossman于1948年首次报道，故又名Posner–Schlossman综合征。该病的发病机制不明，由于发作期内房水中前列腺素，尤其是前列腺素E的浓度较高，间歇期时又恢复正常水平，因此，多数学者认为本病是由前列腺素介导的一种炎症反应。临床特征：本综合征主要见于青壮年，以20 ~ 50岁居多。临床上眼部的炎症表现较轻微，眼充血较轻，可有发作性视力模糊，虹视，雾视等症状。起病多较突然，无明显眼痛症状，单眼发病居多，可反复发作，发病似乎与劳累，尤其是脑力疲劳和精神紧张有关。检查所见：视力影响较小；一般在发作3日内出现KP，多为粗大的羊脂状KP，也可见细小灰白色KP，通常数目不多，1 ~ 10颗不等，大多沉积在角膜下方1/3区域；房水闪辉轻微；眼压升高，可达40 ~ 60 mmHg；房角开放，无粘连，从不发生瞳孔后粘连。炎症发作和眼压升高可持续数小时到数周，多在4周内可自行缓解。青光眼睫状体炎综合征是一种自限性疾病，多数患者预后良好，少数患者反复发作，可呈与原发性开角型青光眼类似的表现，即使在间歇期眼压也升高，视神经乳头出现凹陷性萎缩，并有视野损害。

7. 眼钝挫伤引起的青光眼　这是一类由于眼球钝挫伤所导致的情况复杂的继发性青光眼。眼压升高可发生在损伤后即刻，也可迟至数月、甚至数年；升高的幅度可轻可重；可以是暂时性的，也可以是持续性升高。依据引起继发性青光眼的原因不同分述如下。

（1）眼内出血：钝挫伤伴发的眼内出血引起眼压升高的原因较多，主要有以下四种。

1）前房积血：单纯由于前房积血导致的青光眼，眼压升高的程度与积血量的多少有直接关系，也多为暂时性的。本病引起眼压升高的直接原因是红细胞等血液成分机械性阻塞小梁，此外，血凝块还可导致瞳孔阻滞造成眼压升高。

2）血影细胞性青光眼：其发病机制是眼内出血数周后红细胞发生变性，形成所谓的“血影细胞”（该细胞呈球状、淡棕色、不易变形）。血影细胞通过破损的玻璃体前界膜进入前房，因其不能通过小梁网而造成其堵塞，阻碍了房水外流，引起眼压升高。本病的临床特征如下。①多发生于玻璃体积血后约4周出现高眼压。

②前房可见淡咖啡色的沉积物。

③房水中可见淡棕色的血影细胞。

④房角开放。

3）溶血性青光眼：是眼内出血后数天至数周内所发生的一种继发性开角型青光眼。眼压升高的机制系吞噬了血红蛋白的巨噬细胞和/或红细胞碎片等溶血物质机械性阻塞小梁网；或加之因小梁细胞吞噬过多的血细胞后发生暂时性功能障碍，造成房水引流受阻。本病的临床特征如下。

①前房内可见暗红色的血细胞。

②房角检查见小梁覆盖棕色色素。

③房水细胞学检查可见含棕色色素的巨噬细胞。

（2）其他原因：钝挫性眼外伤还可由于晶状体和玻璃体解剖位置异常、葡萄膜炎症等其他诸多因素引起继发青光眼。临床上，钝挫伤所继发的青光眼往往是多种因素共同参与的结果，因此，诊断上应注意分析观察，抓住主要的病因，治疗时应该有所侧重，但又要全面，以期取得最好的治疗效果。

三、鉴别诊断

1. ICE综合征需与下列疾病相鉴别

（1）各类角膜内皮疾病：包括后部多形性营养不良、角膜 Fuchs 内皮营养不良等。

（2）虹膜溶解萎缩：包括 Axenfeld-Rieger 综合征、虹膜劈裂等。

（3）虹膜结节：包括虹膜黑变病、虹膜神经纤维瘤病及炎性结节等。一般根据各自的特征较容易进行区别。

2. 糖皮质激素性青光眼的诊断主要依据

（1）较长期使用糖皮质激素药物的用药史。

（2）排除其他继发性青光眼的体征。

（3）存在糖皮质激素性青光眼的高危因素。

（4）停用后眼压可能逐步下降。

依据上述情况可与其他类型青光眼进行鉴别。

3. 晶状体性青光眼　根据其临床特征较易与其他类型青光眼鉴别（见上述内容）。

4. 新生血管性青光眼　诊断要点包括虹膜新生血管、眼压升高、瞳孔缘色素上皮层外翻、眼部原发性疾病。根据本病的四要点较易与其他类型青光眼鉴别。

5. 虹膜睫状体炎引起的青光眼　可根据该病的四要点，即眼压升高、瞳孔闭锁或瞳孔膜闭、虹膜膨隆、虹膜周边前粘连，与其他类型青光眼鉴别。

6. 青光眼睫状体炎综合征　临床上见到青壮年不明原因的单眼发作性视物模糊伴眼压升高而前房又开放时，应考虑到青光眼睫状体炎综合征的可能。总之，同时具备眼压升高、轻度虹膜睫状体炎体征（尤其是有羊脂状 KP）而房角开放者即可诊断本病。

7. 眼钝挫伤引起的青光眼　根据其明确的外伤史及典型的临床特征，较易与其他类型青光眼鉴别。

四、治疗

1.ICE 综合征的治疗　包括如下几点。

（1）高眼压的治疗：ICE 综合征伴继发性青光眼，早期可用药物控制眼压，主要是使用抑制房水形成的眼药；如药物不能控制眼压，则需施行滤过性手术治疗，但远期往往因细胞样膜长入滤过通道而失败，进一步的手术方法可采用人工植入物引流术。

（2）角膜水肿的治疗：可应用高渗盐水滴眼，或戴软性角膜接触镜，严重者可施行角膜移植手术。

2. 糖皮质激素性青光眼　以预防为主，尽量使用非甾体类药物替代糖皮质激素（甾体类药物），如必需使用则选用较低浓度和较少可能升高眼压的糖皮质激素药物种类，并密切随访。对已发生的糖皮质激素性青光眼，首先停用糖皮质激素，多数病例眼压会逐步下降，如小梁功能正常者，则可完全恢复。如果小梁功能部分损害，则需加用降眼压药治疗，一些患者在足够长的药物治疗过程中可逐步恢复小梁的房水引流功能。如果降眼压药物也难以控制高眼压，尤其是伴有严重视功能损害时，或原发疾病不允许停用糖皮质激素药物治疗时，则必须施行眼外引流手术进行治疗。

3. 手术摘除白内障　是晶状体溶解性青光眼的唯一有效的治疗。在施行白内障手术前，尽量用药物控制高眼压以及应用糖皮质激素减轻炎症反应。一般患者在白内障手术后青光眼可得到缓解和控制，不需施行抗青光眼手术。

4. 晶状体皮质残留性青光眼的治疗　对高眼压的处理首先是应用降眼压药，同时给予睫状肌麻痹剂和糖皮质激素抗感染治疗。如果药物治疗不能很快控制，或存在较多量的晶状体残留物质，则应及时手术进行前房灌注冲洗，一般能较快控制高眼压而无需施行抗青光眼手术。

5. 晶状体过敏性青光眼　晶状体过敏性青光眼的炎症通常对糖皮质激素治疗的效果较差，通常需要手术清除残余的晶状体方能治愈。术式以经睫状体扁平部的玻璃体晶状体切除术为最佳，术中要彻底清除所有晶状体残余物（包括囊膜），如有人工晶体也需取出。取出物应送病理检查以明确诊断。青光眼的处理分别按不同原因采取针对性的治疗。

6. 新生血管性青光眼的治疗 早期针对虹膜和房角的新生血管，可采用全视网膜激光光凝术或全视网膜冷凝术、前房角凝固术等措施；药物治疗可用 1% 阿托品和糖皮质激素滴眼液减少炎症反应。当发生新生血管性青光眼时，加用降眼压药治疗，眼压不能控制者需行滤过性手术加抗代谢药，或行人工引流装置（如 Molteno、Krupin 或 Ahmed 植入物等）植入手术。晚期对于眼压不能控制且已无有用视力的终末期或绝对期新生血管性青光眼患者，减缓眼痛等症状为治疗的主要目的：有大泡性角膜病变时可选戴软性角膜接触镜治疗；亦可选用睫状体破坏性手术如睫状体冷凝、热凝、光凝等；对不能或不愿接受这些手术的可行球后酒精注射缓解疼痛，再无效者可行眼球摘除术彻底解除疼痛。

7. 急性虹膜睫状体炎继发青光眼 以控制炎症为主，强调充分扩瞳，局部和全身足量使用糖皮质激素是关键性治疗措施，再辅助予降眼压药物治疗，多能较快控制高眼压状况。对慢性虹膜睫状体炎继发青光眼者尤其需要系统、正规的抗感染治疗，以求根治葡萄膜炎，同时还需注意对青光眼的随访。陈旧性虹膜睫状体炎合并青光眼时，多需手术降低眼压。大多需施行眼外引流手术加用适量的抗代谢药，手术前后应给予适量的糖皮质激素治疗，以防由于手术干扰引起葡萄膜炎症的活动。

8. 青光眼睫状体炎综合征 主要是眼局部使用糖皮质激素和降眼压药物。滴用糖皮质激素眼药水有利于控制炎症，但该类眼药也可能导致眼压升高，应尽量缩短使用时间。还可配合使用消炎痛和其他细胞氧化酶抑制剂（可阻断前列腺素 E 的合成，有利于炎症消退）。少数患者如发生视功能损害，可施行眼外引流术治疗。

9. 前房积血 主要是控制出血和药物降低眼压。一般情况下，通过限制患者活动可避免或减少前房再出血的概率，加之使用药物促进积血吸收和降低眼压，多数患者能较快控制病情。如果眼压很高且伴较多前房积血，通过前房穿刺冲洗放血，眼压可较快得到控制。

10. 血影细胞性青光眼 多数血影细胞性青光眼可通过前房冲洗手术得到治愈。如果玻璃体积血较严重，吸收较困难，则可能有源源不断的血影细胞释放，需行玻璃体切割术。

11. 溶血性青光眼 多呈自限性，治疗上主要用药物控制眼压和伴发的炎症，待小梁细胞功能恢复后可逐渐清除这些溶血物质，使青光眼得以缓解和治愈。对于少数顽固性高眼压者，需行前房冲洗甚至作滤过性手术才能降低眼压。

第四节 特殊类型青光眼

此类青光眼也多属于原发性青光眼的范畴，但与前述的闭角型和开角型青光眼不同，有其独特之处，故对它们分别进行介绍。

一、诊断

（一）病史采集

（1）视力是否下降及下降的时间、速度、程度，是否伴有虹视。

（2）有无眼红、眼痛，是否伴有头痛、恶心、呕吐等全身症状。

（3）起病前有无外伤、情绪波动、过度疲劳、近距离用眼过度等诱因。

（4）以往有无眼部酸胀、头晕、雾视、虹视等不适现象。

（5）既往眼部外伤或手术史、用药史及青光眼家族史。

（二）体格检查

1. 全身情况 尤其注意患者的血压及营养状态等，必要时进行血液及血液流变学检查。

2. 眼部检查 应认真仔细进行眼部检查，注意记录以下内容：

（1）视力、矫正视力，光定位、色觉等视功能检查。

（2）眼部充血的性质。结膜充血、睫状充血或混合充血。

（3）有无角膜水肿和KP，前房深度，瞳孔大小、形态，有无虹膜萎缩，晶体和眼底情况等，注意虹膜的形态及眼部的其他特征。

（4）基础眼压及眼压波动曲线。

（5）前房角镜检查，检查双眼房角的宽窄及其程度，是否关闭及关闭的范围。

（三）进一步检查项目

（1）双眼前房深度测量等。

（2）双眼超声波检查：包括UBM、B超眼部探查等，在屈光间质混浊的情况下，可了解房角及眼球后极部情况。

（3）视野检查：必要时增加色觉视野检查，了解视功能损害程度。

二、临床类型

1．高褶虹膜性青光眼　高褶虹膜型青光眼是一种少见而特殊的慢性闭角型青光眼，临床症状隐蔽，多数为非充血性，有时也可表现为类似急性充血性青光眼。此类青光眼的发病率占闭角型青光眼总数的6%左右，女性患者较多，发病年龄较轻，多在30～50岁，常有闭角型青光眼家族史。高褶虹膜结构是指虹膜根部前插在睫状体上，虹膜周边部成角状高褶向前再转向瞳孔区的解剖结构。其特征是形成的房角窄而浅，但中央前房并不浅。依据虹膜褶的高度可将其分成不完全性和完全性二种；不完全性者因虹膜褶较低，临床表现多为慢性过程；完全性者即虹膜褶较高，临床表现多为青光眼急性发作。一般类型的闭角型青光眼多由于瞳孔阻滞增加，虹膜发生膨隆，或晶状体膨大，向前推挤虹膜而引起，故其前房轴区极浅。高褶虹膜型青光眼却与上述情况不同，它的三个临床特点如下。

（1）前房中央及周边深度不相称，前房轴深正常（大于4个角膜厚度），而周边及房角极窄。

（2）虹膜中央平坦而周边部膨隆，虹膜瞳孔区平整，但周边部虹膜过多，故而虹膜皱褶变得明显，隆起的皱折拥挤在前房角。

（3）高褶虹膜引起的眼压升高，可用虹膜周边切除术后的暗室试验阳性结果来诊断，房角检查在暗光下呈关闭状，亮光下呈开放状，UBM检查有助诊断。

2．恶性青光眼　这是一组多因素致病、治疗上较为棘手的青光眼类型。病因多为继发性的，少数起病可为原发性者。多见于眼前段手术（如青光眼、白内障等）后，亦见于闭角型青光眼使用缩瞳剂治疗以后，由于本病可发生在闭角型青光眼术后或使用缩瞳剂治疗以后，眼压不但未降反而升高，病情反而更重，故临床上称之为恶性青光眼。本病好发于闭角型青光眼患者，尤其是患者具备眼球小，眼轴短、晶状体大的眼部特征。其病理机制是睫状体肿胀肥大，晶状体悬韧带松弛，导致晶状体虹膜隔前移，晶状体前部紧推瞳孔缘，并将整个虹膜推向角膜和小梁网，致使前房变浅或消失、房角关闭。房水在睫状突，晶状体赤道部和玻璃体前界面的附近向前流动受到阻滞（即“睫状环阻滞”）后，返流向后进入玻璃体腔或玻璃体后间隙积聚（即“房水引流错向”），造成玻璃体内压力增高，又进一步推挤晶状体虹膜隔向前，如此恶性循环，产生特殊的临床表现，即前房消失，眼压不断急剧升高。根据以上发病机制，本病又称为睫状环阻滞性青光眼，房水引流错向性青光眼。本病的诊断要点如下。

（1）多发生在内眼手术后。

（2）前房消失或极浅（中央深度＜1CT）。

（3）眼压极高。

（4）缩瞳剂治疗眼压不降反升。

（5）睫状肌麻痹剂可缓解体征。

（6）UBM检查可见睫状突向前转向并移位，推挤周边虹膜堵塞前房角。

（7）排除脉络膜上腔出血等。

三、治疗对策

1. 高褶虹膜性青光眼的治疗　主要是点用缩瞳剂（1% 毛果芸香碱 2 ~ 3 次 /d），眼压正常者仍需密切随访，观察眼压及前房角；也可施行激光周边虹膜成形术，以拉平高褶的虹膜，加宽房角；如果前房角已发生广泛粘连，则只能施行滤过性手术治疗。

2. 恶性青光眼　一旦确诊，应立即采取积极措施，以期尽快恢复前房，降低眼压，保护房角和视功能。

（1）药物治疗：主要措施如下。

1）睫状肌麻痹剂，通过松弛睫状肌，增强晶状体悬韧带的张力，使晶状体后移，开放房角。常选用 1% ~ 4% 阿托品滴眼液，4 ~ 5 次 /d，夜间可加用阿托品眼膏。

2）降眼压药物，可选用高渗脱水剂和减少房水生成等降压药物，促使玻璃体脱水浓缩，降低眼压。

3）糖皮质激素，局部或全身应用，减轻组织水肿和炎症反应，减少组织细胞和视神经的损伤，缓解睫状环阻滞。

（2）激光治疗：也是一种有效的手段，常选用氩激光，可直视或经房角镜作睫状突的激光光凝，使其产生皱缩而解除阻滞。此外，还可使用 Nd：AG 激光作玻璃体前界膜切开，此举有利于玻璃体内积液向前引流。

（3）手术治疗：如上述治疗无效，则应及时施行手术如下。

1）玻璃体积液抽吸术，可降低眼压缓解症状。

2）晶状体玻璃体切割术，术中需将玻璃体前界膜一并切除，这是根治恶性青光眼的最有效方法。

第四章 葡萄膜病

第一节 葡萄膜炎

一、概述

葡萄膜炎是一类由多种原因引起的葡萄膜的炎症，包括葡萄膜、视网膜、视网膜血管及玻璃体的炎症。本病多发于青壮年，易合并全身性自身免疫性疾病，常反复发作，引起一些严重的并发症，在致盲性眼病中占有重要地位。

（一）病因和发病机制

葡萄膜炎的病因颇为复杂，除了病原体引起的葡萄膜炎外，绝大部分的葡萄膜炎病因不清楚，葡萄膜炎的发病机制大致有以下三个方面。

（1）感染因素所引起的葡萄膜炎：病原体直接侵犯葡萄膜引起感染性炎症，或者病原体通过激活机体的天然免疫，引起一些免疫介质的释放引起自身免疫性疾病。

（2）免疫反应及自身免疫反应引起的葡萄膜炎：自身抗原在机体免疫功能紊乱的情况下，使 Th1 细胞、Th17 细胞过度激活并释放多种炎症因子，导致葡萄膜炎症的发生。

（3）各种损伤所引起的葡萄膜炎：各种损伤通过激活花生四烯酸代谢通路，引起前列腺素、白三烯等介质释放，从而引起葡萄膜炎症反应。外伤还可引起葡萄膜、视网膜自身抗原的暴露，引起自身免疫反应导致葡萄膜炎的发生。

（二）葡萄膜炎的分类

（1）按解剖部位可分为前葡萄膜炎、中间葡萄膜炎、后葡萄膜炎，全葡萄膜炎。

（2）按病因可分为感染性葡萄膜炎、非感染性葡萄膜炎、外伤或手术后的炎症性反应、伪装综合征等。

（3）按病程可分为急性葡萄膜炎、慢性葡萄膜炎、急性复发性葡萄膜炎、慢性复发性葡萄膜炎四种。

（4）按病理性质分为肉芽肿性葡萄膜炎和非肉芽肿性葡萄膜炎。

（三）临床表现

1. 前葡萄膜炎 眼红、眼痛、畏光流泪、视物模糊。疼痛严重时可波及眼眶、前额和面部，夜间症状加重。球结膜睫状充血，角膜后细小灰白色点状、尘埃状或羊脂状沉着物，房水混浊，前房闪辉，严重者前房内出现纤维素性或脓性渗出物，甚至前房积血。虹膜充血水肿，纹理不清，颜色晦暗，或出现虹膜结节，发生虹膜后粘连，严重者出现虹膜膨隆，前房变浅，甚至继发性青光眼。瞳孔缩小、变形，甚至瞳孔闭锁、瞳孔膜闭。

2. 中间葡萄膜炎 轻者自觉症状不明显，重者眼前有黑影飘动，视力下降或视物变形。角膜后有少量细小尘状沉着物或羊脂状沉着物，轻度前房闪辉，少量至中等量前房浮游物。三面镜检查可见睫状体扁平部有大量白色或黄白色渗出物呈雪堤样堆积，常累及下方周边视网膜。周边部视网膜小血管闭塞或沿血管走行见点状渗出或出血。玻璃体呈微尘样、雪球状或絮样混浊。

3. 后葡萄膜炎 视力下降、眼前黑影飘动、闪光、视物变形等。玻璃体尘埃状或絮状混浊。急性期视网膜可出现局灶性或弥漫性的水肿，视网膜血管受累时，可出现出血、渗出、血管白鞘、局灶性的视网膜或脉络膜浸润灶。

（四）治疗

对葡萄膜炎的治疗应根据葡萄膜炎病因、发病部位的不同，结合患者个体差异全面分析、综合判断制订不同的治疗方案。

1. 前葡萄膜炎 轻者仅给予局部治疗，严重者可酌情给予糖皮质激素治疗。

（1）散瞳：散瞳是首要关键措施。常用的制剂有复方托吡卡胺滴眼液、0.5% 阿托品眼膏、1% 阿托品滴眼液滴眼，急性期每日 4~6 次点患眼直至瞳孔散大。虹膜后粘连严重者给予混合散瞳剂（阿托品注射液、盐酸肾上腺素注射液、2% 利多卡因注射液等量混合）0.1~0.2ml 球结膜下注射，应用 1~2 次至瞳孔完全散大。

（2）糖皮质激素：轻者可用地塞米松滴眼液，每 2 小时 1 次；重症患者加大局部使用糖皮质激素滴眼液的频率，可每小时 1~2 次。

（3）严重的前葡萄膜炎或局部治疗不能控制病情的给予醋酸泼尼松片 30~40mg，早晨顿服，病情好转后减量，一般每 5~7 天减少 5mg，直至停药。

（4）非甾体类药物：复方双氯芬酸钠滴眼液、普拉洛芬滴眼液，每日 4~6 次滴眼。或吲哚美辛片、布洛芬片等口服。

（5）病因治疗：能够明确病因的，针对病因治疗。

2. 中间葡萄膜炎

（1）单眼受累者，可仅给予糖皮质激素后眼球筋膜鞘（Tenon 囊）下注射，如甲基泼尼松龙注射液 40mg 每周 1 次，地塞米松注射液 5mg 每周 2 次，曲安奈德注射液 40mg 每 3~4 周 1 次。

（2）双眼受累或重症患者，予醋酸泼尼松片 1~1.2mg/（kg·d），每日 8 点前顿服，7~10 天或病情好转后逐渐减量，一般大剂量时每 3~5 天减少 5~10mg 至 40mg 以后，每 7~10 天减少 5mg，直至停用，治疗一般持续半年以上。

3. 后葡萄膜炎

（1）能够明确病因者，针对病因治疗。

（2）口服醋酸泼尼松片，每日 1~1.5mg/kg 体重，根据病情好转，一般每 3~5 天减少 5~10mg，减至 40mg 以后，每 10~14 天减少 5mg，直至停用激素。

（3）反复发作或迁延不愈者可选择加用复方环磷酰胺片、环孢素胶囊、硫唑嘌呤片等口服，治疗期间，注意观察全身不良反应。

（五）预后与并发症

葡萄膜炎可引起多种并发症，预后与并发症有密切关系，常见并发症有以下几种。

1. 带状角膜变性　表现为钙沉积于角膜上皮基底膜和 Bowman 膜所致。易发生于儿童葡萄膜炎患者。

2. 虹膜后粘连　小范围的局限性虹膜后粘连不需要处理，完全性虹膜后粘连患者，多伴有虹膜膨隆和眼压升高，在迅速降低眼压的同时行激光虹膜切开术。

3. 继发性青光眼　可给予 0.5% 噻吗洛尔滴眼液，每日 2 次，必要时联合口服醋甲唑胺片或静脉滴注甘露醇注射液降眼压，对有瞳孔阻滞者应在积极抗炎治疗下，尽早行激光虹膜切开术或行虹膜周边切除术，房角粘连广泛者，可行滤过性手术。

4. 并发性白内障　炎症控制 3 个月以上者，可行白内障摘除术。

5. 视网膜新生血管，可行视网膜激光光凝治疗，必要时行玻璃体切割术。视新生血管发生的位置采用激光光凝、冷凝或玻璃体腔注射抗 VEGF 药物治疗。

6. 视网膜增殖膜　严重者可行玻璃体切割术治疗，对视力影响较轻者可观察。

7. 囊样黄斑水肿　可给予球后或玻璃体腔注射曲安奈德注射液治疗。

8. 视网膜脱离　可在葡萄膜炎炎症控制后行玻璃体切割术。

二、细菌性眼内感染和眼内炎

细菌性眼内炎是指由细菌因素引起的葡萄膜、视网膜、玻璃体、房水均受炎症波及的全葡萄膜的炎症性疾病。细菌性眼内炎是一类严重的具有极高致盲率的感染性疾病。根据其发病原因，临床上分为内源性眼内炎和外源性眼内炎。

（一）病因和发病机制

内源性眼内炎由内源性感染引起，常见于产褥热、外科感染、全身或邻近组织的化脓灶及某些热性传染病等。外源性眼内炎通常继发于角膜溃疡穿孔、眼部手术或眼部穿通伤。术后急性细菌性眼内炎发生于术后6周内，主要致病菌为凝固酶阴性的葡萄球菌、金黄色葡萄球菌、链球菌、革兰染色阴性菌。迟发性细菌性眼内炎发生于术后6周以后，主要致病菌为痤疮丙酸杆菌和凝固酶阴性葡萄球菌。有研究认为术中最常见的感染源为眼睑、结膜、泪囊，手术医师、护士、麻醉师等的手，手术器械、抽吸灌注管道和冲洗液，玻璃体腔替代物、手术后使用的眼药和眼膏及手术室内的空气。但多数研究支持眼表及眼周患者携带的自身菌群是主要的感染源。

（二）临床表现

眼红、眼痛、畏光、流泪、视力下降甚至在短期内视力丧失，眼部检查表现为轻度至中度的球结膜充血、轻度的角膜水肿、羊脂状或尘状 KP、前房浮游细胞、轻至中度的前房闪辉甚至前房积脓、虹膜散在的白色结节或白斑、虹膜后粘连、瞳孔闭锁、瞳孔膜闭、晶状体囊内奶油色斑甚至积脓、中至重度的玻璃体炎症细胞反应和混浊、脉络膜白色或黄白色大小不一的感染灶，视网膜出现水肿、坏死、出血及血管迂曲充盈。

（三）治疗

抗生素治疗：对于高度可疑者，在进行实验室检查的同时即应给予广谱抗生素治疗。对于已确诊者立即给予敏感的抗生素治疗。

1. 玻璃体腔注射　革兰阳性菌感染引起的眼内炎应给予万古霉素 1mg/0.1ml；革兰阴性菌感染引起的眼内炎可选用阿米卡星 0.4mg/0.1ml 或头孢他啶 2.25mg/0.1ml；对于尚未确定病原体者给予万古霉素 1mg/0.1ml 和头孢他啶 2.25mg/0.1ml，但二者应分别注射。

2. 全身应用抗生素治疗　革兰阳性菌感染引起的眼内炎应给予万古霉素 1g 缓慢滴注，每12小时1次；革兰阴性菌感染引起的眼内炎可选用头孢他啶 1g 缓慢滴注，每 8~12 小时 1 次。

3. 玻璃体切割术。

三、结核及其所致的葡萄膜炎

结核是由结核分枝杆菌引起的一种全身性慢性疾病，淋巴结核是最常见的类型，近年来，伴发艾滋病的病例也逐年增多。眼部结核来源于体内感染，多发生于身体他处的原发结核已经痊愈或钙化后，全身其他部分有活动性结核的患者。眼结核的发病率较低，多数与肺结核同时存在，也可仅有眼结核，在眼结核中葡萄膜结核最常见。

（一）病因和发病机制

结核的发病取决于结核菌的毒力和机体的免疫应答能力。葡萄膜结核的发生有两种类型，第一型是单纯的结核杆菌感染，是由结核杆菌直接侵犯眼组织所致。第二型为过敏反应所致，是组织对结核菌蛋白的变态反应性炎症。前者表现为肉芽肿性（增殖性）炎症，后者常表现为非肉芽肿性（渗出性）炎症。

（二）临床表现

结核导致的葡萄膜炎可表现为前葡萄膜炎、视网膜炎、视网膜血管炎、脉络膜炎，极少数患者引起眼内炎。

1. 前葡萄膜炎　可表现为慢性肉芽肿性前葡萄膜炎和非肉芽肿性前葡萄膜炎。慢性肉芽肿性前葡萄膜炎往往呈现复发和缓解交替进行，前房闪辉，前房炎症细胞，羊脂状 KP，西米状或胶冻状 Koeppe 结节和 Busacca 结节，偶可出现房角肉芽肿，前房内污秽状渗出，可伴有玻璃体混浊和黄斑囊样水肿。非肉芽肿性前葡萄膜炎可表现为急性复发性前葡萄膜炎，表现为睫状充血、大量尘状 KP、明显前房闪辉、大量前房炎症细胞，前房纤维素性渗出、前房内蛋白凝集物，偶尔可出现前房积脓。

2. 视网膜炎　表现为多发性小的视网膜结核结节，大范围的灰白色视网膜病变，伴有明显的玻璃体混浊。

3. 视网膜血管炎 易于引起视网膜静脉周围炎，周边视网膜毛细血管无灌注，伴有明显的玻璃体炎症反应。

4. 结核性脉络膜炎 可以分为以下五种类型。

（1）渗出型：眼底表现为 1~2PD 的圆形或椭圆形黄白色斑块，可伴有附近出血；

（2）粟粒性脉络膜结核：常双眼受累，表现为多发性边界不清的黄白色结节，多位于后极部脉络膜深层，可伴有视盘水肿、神经纤维层出血和不同程度的前葡萄膜炎；

（3）局限性脉络膜结核：多发于后极部的灰白色或黄白色的局限性渗出，稍隆起，边界不清，伴周围色素沉着，常累及黄斑区；

（4）团球状脉络膜结核：又称局灶性结核性脉络膜炎，多发于幼儿和青年，单发或多发，约 3~5PD 大小的灰白色病灶，周围有卫星样小结节和小出血，可逐渐增大呈半球状隆起，晚期病灶呈白色机化斑块伴周围色素沉着；

（5）团集型脉络膜结核：少见，可由团块状脉络膜结核坏死、溃疡进一步发展而成。脉络膜被结核性肉芽组织侵犯而显得模糊不清，常伴有视网膜脱离、玻璃体混浊、急性前葡萄膜炎、继发性青光眼、干酪样变，最后导致眼球痨。

（三）治疗

1. 抗结核治疗 合理规范应用抗结核药物治疗，可请结核病科会诊指导用药，在治疗过程中应密切观察抗结核药物的副作用，以免引起严重后果。

2. 糖皮质激素 眼前段炎症给予醋酸泼尼松龙滴眼液每日 4 次滴眼；单侧后段炎症可给予球后注射糖皮质激素如地塞米松注射液、曲安奈德注射液等。

3. 睫状肌麻痹剂 眼前节炎症者应用。

四、急性视网膜坏死综合征

急性视网膜坏死综合征（ARN 综合征）是一种以视网膜坏死、视网膜动脉炎、玻璃体混浊、晚期发生视网膜脱离为特征的疾病，可发生在任何年龄，多单眼受累。可能是由于疱疹病毒感染所引起的。

（一）临床表现

1. 症状 部分患者发病前有带状疱疹、水痘、脑炎、皮肤溃疡、头痛、发热、全身肌肉疼痛、关节痛等非特异性改变。隐匿发病或突然发病，眼红、眼痛或眶周疼痛，视物模糊、眼前黑影或视力严重下降。

2. 体征

（1）早期眼前节可有轻至中度前葡萄膜炎，通常无虹膜后粘连，易发生眼压升高。

（2）视网膜坏死灶：最早出现于周边部、中周部视网膜，呈斑块状（“拇指印样”病变），后期融合呈大片状，并向后极部发展，最后累及黄斑区和视盘周围视网膜，病变累及全层视网膜，呈白色或黄白色改变。

（3）视网膜血管炎：动静脉均受累，但以动脉炎为主，典型表现为闭塞性视网膜动脉炎。

（4）视网膜出血：坏死病灶区及受累血管周围常发生点状或片状视网膜出血。

（5）玻璃体混浊：早期轻至中度炎症混浊，后期发展为显著混浊，出现纤维化。

（6）视网膜坏死区形成多数视网膜裂孔，引起视网膜脱离。

（7）其他眼部病变：巩膜炎、巩膜外层炎；球结膜水肿；眼睑水肿。

（二）治疗

1. 抗病毒治疗

（1）阿昔洛韦：10~15mg/kg 静脉滴注，1 小时内输完，每 8 小时 1 次，静脉用药持续 10~21 天，改为阿昔洛韦片剂 400~800mg，每日 5 次口服，维持 4~6 周。

（2）更昔洛韦：阿昔洛韦治疗无效、高度怀疑或证实由水痘－带状疱疹所致者选用。5mg/kg 静脉滴注，每 12 小时 1 次，持续治疗 3 周。

2. 抗血栓治疗 肠溶阿司匹林片 75~100mg，每日 1 次口服。

3. 糖皮质激素 （在使用有效的抗病毒治疗后应用）泼尼松每日 0.5~1mg/（kg·d）口服，1 周后减量，总疗程 2~8 周。有眼前段炎症者应给予糖皮质激素滴眼剂联合睫状肌麻痹剂治疗。

4. 激光光凝治疗 活动性视网膜病变之外进行预防性光凝治疗对预防视网膜脱离有一定作用。

5. 玻璃体切割术 发生严重的玻璃体混浊或发现了视网膜裂孔可能发生视网膜脱离的患者，已经出现视网膜部分脱离的患者行玻璃体切割术治疗。

五、非感染性葡萄膜炎

（一）Vogt－小柳－原田综合征

Vogt－小柳－原田综合征（Vogt-Koyanagi-Harada syndrome，VKH 综合征）是一种双眼弥漫性肉芽肿性全葡萄膜炎，常伴有脑膜刺激征、听力障碍、白癜风、毛发变白或脱落，又称“特发性葡萄膜大脑炎”“Vogt－小柳－原田病”。以虹膜睫状体炎为主者称 Vogt－小柳综合征，以双眼弥漫性渗出性脉络膜炎为主者称原田病。多发生于青壮年，易复发。

1. 病因和发病机制 其病因和发病机制尚不完全清楚，一般认为与自身免疫及病毒感染有关，另有人推测可能与 HLA-DR4、HLA-DRw53 抗原相关。

2. 症状 发病前常有发热、乏力、颈项强直、头痛、恶心、眩晕、耳鸣、听力下降、头皮触觉异常等症状。突然双眼视力急剧下降，常伴头痛、耳鸣、皮肤白癜风、毛发变白甚至脱落。

3. 体征

（1）Vogt－小柳综合征眼部表现与急性虹膜睫状体炎相似。双眼睫状充血，角膜后沉着物多呈羊脂状，前房闪辉阳性，并可见浮游物，可出现虹膜结节，病情较重或病情贻误者可发生虹膜后粘连，瞳孔缩小甚至瞳孔闭锁或膜闭，此时可继发性眼压升高引起角膜水肿，虹膜膨隆。

（2）原田病以双眼弥漫性渗出性脉络膜炎为主。玻璃体混浊，视盘及后极部视网膜水肿，严重者可引起渗出性视网膜脱离。周边视网膜可见黄白色点状渗出，灰白色 Dalen-Fuchs 结节成孤立性分布或部分融合。

（3）炎症消退后视网膜复位，有广泛色素脱失及部分色素增生，部分病人可见视网膜下增殖条索，出现晚霞状眼底改变。

（4）可有眉毛、睫毛或头发变白或脱落、皮肤白癜风等表现。

4. 鉴别诊断

（1）视盘炎：表现为视力急剧下降，视盘水肿，一般不伴有眼前节的炎症表现，视野表现为中心暗点。

（2）葡萄膜渗漏综合征：可引起浆液性视网膜脱离，炎症反应很少或无，无皮肤、毛发及神经系统的改变。

（3）交感性眼炎：有眼球穿通伤或内眼手术史，可发生于任何年龄，可表现为肉芽肿性葡萄膜炎，但脉络膜毛细血管受累、浆液性视网膜脱离少见，皮肤、毛发、听力及神经系统的异常也少见。

5. 治疗

（1）对初发者给予泼尼松口服，一般开始剂量为 1~1.5mg/kg（或换算为同等剂量的甲泼尼龙琥珀酸钠静脉滴注，病情好转后每 3 天减少 10~20mg 每日 1 次静脉滴注，直至 40mg 每日 1 次静脉滴注后改同等剂量的泼尼松片口服），病情好转后，每 3~5 天减少 10mg 直至减至 40mg，每日 1 次顿服，然后一般每 7~14 天减少 5mg 直至维持剂量 15~20mg/d，治疗需维持 8 个月以上。严重病例可予甲泼尼龙琥珀酸钠 0.5~1g 静脉滴注 3 天，病情好转后改为上述治疗方案。

（2）眼前段炎症，参照本章第一节前葡萄膜炎的治疗。

（3）对于复发的患者，联合应用免疫抑制剂，可选用环孢素胶囊、硫唑嘌呤片、复方环磷酰胺片、苯丁酸氮芥片等。

（4）有明显颅内压增高者，应用 20% 甘露醇注射液 250ml，每日 2~3 次静脉快速滴注。

（5）对症处理应用激素导致的不良反应，如补充钙、钾制剂以预防低钾低钙，严重者终止激素治疗。

（二）交感性眼炎

交感性眼炎是指一眼穿通伤或内眼手术，经过一段时间的肉芽肿性全葡萄膜炎后，另一眼也发生同样性质的全葡萄膜炎。受伤眼称为诱发眼或刺激眼，另一眼称为交感眼。其间隔时间从 2 周到 2 年不等，但多数在 2 个月以内发病。一般发病隐匿，治疗不及时可致双目失明。

1. 病因和发病机制 其病因和发病机制尚不完全清楚，多认为与病毒感染和自身免疫因素有关。

2. 症状

（1）刺激眼：伤后未能迅速恢复正常，而持续有炎症并有刺激症状，出现眼红、眼痛或视力下降。

（2）交感眼：初期自觉症状轻，可出现短暂近视、远视或调节困难，症状逐渐加重则出现视物变形或视力下降。

（3）部分病人可出现头痛、耳鸣、听力下降、皮肤白癜风、毛发变白、脱发等症。

3. 体征 除去受伤眼以前的征象外，双眼的临床特征相似。

（1）初期：有或无球结膜睫状充血，弱的房水闪辉，前房少量浮游细胞。

（2）中期：可表现为前、中、后部葡萄膜炎或全葡萄膜炎，其中以全葡萄膜炎多见。

（3）晚期：病程长或葡萄膜炎反复发作者，可出现晚霞状眼底或 Dalen-Fuchs 结节。

4. 治疗

（1）预防为主，正确处理眼球穿通伤，促进伤口早期愈合，及时消除炎症，防止健眼患病。对有望保存视力和眼球者，应尽可能修复伤口。对修复无望的眼球破裂，可慎行眼球摘除术。

（2）对眼前段受累者，可给予糖皮质激素滴眼和睫状肌麻痹剂等治疗。对于表现为后葡萄膜炎或全葡萄膜炎者，则应选择糖皮质激素口服或其他免疫抑制剂治疗。

（三）Behcet 病

Behcet 病是一种以反复发作的口腔溃疡、生殖器溃疡、皮肤损害和葡萄膜炎为临床特征的多系统受累的疾病。多为双眼发病，好发于 20~45 岁的青壮年男性。

1. 病因和发病机制 其病因可能与细菌和病毒感染等诱发的自身免疫反应有关。闭塞性小血管炎和组织坏死是该病的基本病理改变。

2. 症状

（1）疼痛、眼红、畏光、流泪、视物模糊，或突然眼前黑影、视力下降，反复发作。

（2）常伴有复发性口腔溃疡、疼痛明显。

3. 体征

（1）双眼反复发作的非肉芽肿性前葡萄膜炎或全葡萄膜炎，易发生前房积脓，且积脓出现快，消失也快，偶见前房积血，反复发作者可以没有球结膜睫状充血，常为灰白色尘状 KP。炎症易于复发和慢性化。

（2）后部组织受累则严重影响视力，可表现为玻璃体高度混浊，视网膜弥漫水肿、视网膜血管炎、新生血管形成或增殖性视网膜病变、黄斑囊样水肿、出血、渗出或变性，晚期视网膜血管闭塞、视网膜萎缩、视神经萎缩等。

（3）眼部以外的主要表现有复发性口腔溃疡，复发性生殖器溃疡，皮肤损害（结节性红斑、痤疮样皮疹、溃疡性皮炎、脓肿、皮肤过敏试验阳性），神经系统损害。

4. 治疗

（1）散瞳：常用0.5%~1%阿托品滴眼液或眼膏，急性期每日2~4次。瞳孔膜闭或虹膜后粘连范围大者，可选用混合散瞳剂（阿托品注射液、肾上腺素注射液、2% 利多卡因注射液等量混合）0.1~0.2ml 球结膜下注射，或予 1% 阿托品滴眼液 + 肾上腺素注射液（1 ： 1）混合液滴眼，每 30 分钟 1 次，局部热敷并按摩眼球直至瞳孔散大为止（有心血管疾病患者慎用）。

（2）糖皮质激素。

1）前节炎症可用0.5%可的松或0.025%地塞米松滴眼液，每小时1次，炎症减轻后逐渐减少滴眼次数；炎症反应明显者可予地塞米松 2.5mg 球结膜下注射 1~2 次。

2）出现严重的视网膜炎或视网膜血管炎，可大剂量短期使用：常用制剂有氢化可的松注射液 300~400mg 或地塞米松注射液 10~15mg 或甲泼尼龙琥珀酸钠 80mg 每日 1 次静脉滴注，病情控制后快速减量至泼尼松 30~40mg 或甲泼尼龙片 24~32mg，每日 1 次顿服。

3）与其他免疫抑制剂联合应用，一般为醋酸泼尼松片 30~40mg，或甲泼尼龙片 24~32mg 每日 1 次晨起顿服，不宜大剂量长期应用。

（3）其他免疫抑制剂。

1）环磷酰胺针剂：病情严重时2mg/kg体重加入0.9%氯化钠注射液20ml隔日1次静脉注射，连续3次，一周后可重复使用。

2）复方环磷酰胺片剂：常用量 50mg 每日 1~3 次口服。

3）苯丁酸氮芥片：0.1~0.2mg/（kg · d），通常治疗 12~18 个月，维持量每日 2mg。

4）秋水仙碱片：每日 0.5~1.0mg，分 1~2 次口服。

5）环孢素胶囊：每日 5mg/kg 体重，分 1~3 次口服，用药半年 ~1 年病情稳定后逐渐减量。

（4）激光治疗：对眼底新生血管、视网膜无灌注区等病变行激光光凝治疗，可预防玻璃体积血、继发性青光眼、黄斑水肿等发生。

（5）白内障手术治疗：Behcet 病常并发白内障，为避免炎症发作，认为待病情稳定 3 个月左右后行囊内摘出术，一般不主张植入人工晶状体，以免人工晶状体的存在刺激炎症的复发。

（6）玻璃体切割术：可以试行玻璃体切割术以清除玻璃体内的抗原、炎症介质及毒素。

第二节　葡萄膜肿瘤

一、脉络膜骨瘤

脉络膜骨瘤是一种罕见的眼内良性肿瘤，以在视盘周围出现海绵状骨质为特征。好发于青年女性，单眼或双眼发病。

（一）病因和发病机制

病因尚不明确，多认为骨瘤是先天性原始中胚叶残留的迷离瘤。

（二）临床表现

1. 症状　视力下降，或有复视、视物变形。

2. 体征

（1）肿瘤多位于视盘附近，呈黄白色或橘黄色边界不清的隆起，表面有色素斑块。

（2）肿物边缘不规则，似伪足向四周伸出，有时可伴发脉络膜新生血管，或伴有出血或浆液性视网膜脱离。

（三）鉴别诊断

1. 脉络膜恶性黑色素瘤　为成人最常见的原发性球内恶性肿瘤。好发于中、老年人，单侧发病。为棕黑或灰黑色隆起的肿瘤，生长速度较快，浆液性渗出较多，后期有时转移全身。

2. 巩膜脉络膜钙化　CT 表现可与脉络膜骨瘤相似。但本病多发于中老年患者，为常染色体隐性遗传，可伴有低钾性代谢性碱中毒，眼底表现为周边部眼底轻度隆起的眼底黄白色地图状病灶。

（四）治疗

目前尚无确切有效的治疗方法。出现脉络膜新生血管者可考虑激光光凝。

二、脉络膜恶性黑色素瘤

脉络膜恶性黑色素瘤是成年人最常见的眼内恶性肿瘤，国内发病率仅次于发生在儿童的视网膜母细胞瘤，居眼内肿瘤的第二位。多发生于50~70岁的中老年人，常单眼发病。主要起源于葡萄膜组织内的色素细胞和痣细胞。

（一）临床表现

1. 症状

（1）如果肿瘤位于眼底周边部，早期常无自觉症状。

（2）如果肿瘤位于黄斑区，早期会有视力减退或视物变形，大视或小视，色觉改变，视野缺损等症状。

2. 体征　整个病程大体上分为眼内期、继发性青光眼期、眼外蔓延和全身转移期四个阶段，但四期的演变不一定循序渐进。

（1）眼内期：根据肿瘤生长形态，表现为结节型及弥漫型两种，前者居多。

1）结节型：肿物呈圆形或椭圆形，边界清楚，脉络膜呈局限性增厚，隆起度不断增高，从后面将视网膜顶起，突破Bruch膜后，肿瘤生长失去限制，在视网膜神经上皮下迅速生长形成蘑菇状团块，凸向玻璃体腔，周围常有渗出性视网膜脱离。在肿瘤生长过程中，可因肿瘤高度坏死而引起眼内炎或全眼球炎，因此它也是一种较为常见的伪装综合征。

2）弥漫型：较为少见。肿瘤沿脉络膜平面发展，呈普遍性增厚而隆起不明显。

（2）继发性青光眼期：早期时眼压正常或偏低，随着肿瘤的增大，晶状体被肿瘤推向前，前房角变窄，或因渗出物、色素及肿瘤细胞阻塞房角，当肿瘤压迫涡状静脉、或肿瘤坏死所致的大出血时，引起继发性青光眼。

（3）眼外蔓延及全身转移期：涡静脉是脉络膜黑色素瘤眼外扩散最重要的途径。肿瘤可穿破巩膜转移至眼眶、视神经，或随血流转移至眼外组织。

（二）鉴别诊断

1. 脉络膜痣　好发于后极部至赤道部，脉络膜痣为圆形、扁平形，呈石灰色，边界清楚而不规则，不隆起或微微隆起，表面视网膜及其血管无异常。B超和CT检查均为阴性。

2. 脉络膜转移癌　为其他部位的恶性肿瘤转移至眼内组织，原发癌多为乳腺癌、肺癌和消化道癌。早期视力减退，自觉有闪光感，并有实性暗点。随着肿瘤迅速蔓延及沿水平方向扩展，可继发视网膜脱离。眼压至晚期增高，眼痛，特别是由乳腺癌转移者，疼痛更加剧。

3. 脉络膜血管瘤　为先天性血管畸形，病变常从视盘及黄斑部附近开始，可为孤立性，表现为红色圆形隆起肿物，表面可有色素沉着，易引起视网膜脱离而致视力高度减退，或并发顽固性青光眼而失明。FFA表现为荧光充盈快，持续时间长，常呈海绵状或窦状显影。

（三）治疗

1. 小范围的肿瘤可定期观察，或做局部切除、激光光凝、经瞳孔温热治疗、光动力学治疗或放疗。

2. 肿瘤范围较大，且在后极部者可行眼球摘除术。肿瘤向眼外蔓延者，应作眼眶内容剜除术。

三、脉络膜血管瘤

脉络膜血管瘤为先天性血管发育畸形，可以单独存在，也可以是颅面血管瘤的一部分表现。常发生于青年人，出现症状的年龄多在30岁以后，男性多于女性。伴有同侧颜面血管瘤或颅内血管瘤以及青光眼者，称Sturge-Weber综合征。

（一）病因和发病机制

病因不明，推测其发病可能与后短睫状动脉有关。

（二）临床表现

1. 症状 视力逐渐减退，视物变形。

2. 体征

（1）病变多位于视盘或黄斑部周围，可为孤立性，表现为淡红色圆形或近似球形隆起；或表现为广泛、弥漫、扁平、边界不清楚的番茄色增厚。

（2）因血管组织结构异常及其通透性增加，易引起浆液性视网膜脱离，或因并发顽固性青光眼而失明。

（三）鉴别诊断

脉络膜恶性黑色素瘤：肿物呈圆形或椭圆形，边界清楚，生长迅速，可穿破玻璃膜向内隆起明显。后照法检查不透红光。FFA 检查表现为，早期呈一边界清楚的暗区，肿瘤表面血管呈迂曲不规则状，其背景仍为弱荧光，动静脉期肿瘤呈斑驳状强荧光，染料扩散，有的在肿瘤外围形成一强荧光晕或弧。

（四）治疗

可选用激光光凝术、巩膜外冷凝术、经瞳孔温热疗法或光动力疗法治疗。

第五章 视网膜病

第一节 视网膜血管病

一、视网膜动脉阻塞

视网膜动脉阻塞（RAO）系指视网膜动脉主干或其分支的阻塞，从而导致不同程度视力损害的眼科急症。临床上分为视网膜中央动脉阻塞（CRAO）、视网膜分支动脉阻塞（BRAO）、睫状视网膜动脉阻塞、视网膜毛细血管前小动脉阻塞以及视网膜动脉与静脉复合阻塞。

（一）病因和发病机制

视网膜动脉阻塞的发生，老年患者主要与高血压、糖尿病、冠心病、动脉粥样硬化等全身疾病有关，阻塞的原因甚为复杂，包括血管栓子形成、栓塞、功能性血管痉挛、血管受压，另外还与动脉炎症、手术致高眼压、眶内高压等因素密切相关。而年轻患者常与伴有偏头痛、血液黏度异常、外伤、口服避孕药、心血管疾病、妊娠等有关。但临床上常为多因素综合致病。

（二）临床表现

根据其阻塞部位不同，临床上一般将其分为五种类型。

1. 视网膜中央动脉阻塞　发病前常有一过性黑蒙病史。单眼突然无痛性急剧视力下降，部分患者可在数秒内视力降至数指或手动，甚至光感。患眼瞳孔散大，直接对光反应迟钝或消失。阻塞数小时后，后极部视网膜灰白色水肿，视网膜动脉明显变细，管径粗细不均，血柱可呈串珠状或节段状，视网膜静脉可稍变窄、略有扩大或正常大小，颜色较深。阻塞不完全时，黄斑区呈一暗区，阻塞完全时，黄斑区呈樱桃红点。偶在视盘上见到栓子，数周后视网膜水肿消退，出现视神经萎缩。

2. 视网膜分支动脉阻塞　单眼无痛性突然部分视野丧失，并有不同程度的视力下降，未波及黄斑者，视力可正常。常发生于颞上支，阻塞支动脉明显变细，在阻塞的动脉内可见白色或淡黄色发亮的小斑块，在阻塞动脉供应的区域出现视网膜水肿，呈象限形或扇形灰白色混浊，可有少量出血斑点。

3. 睫状视网膜动脉阻塞　常表现为中心视力受损。睫状动脉常自视盘边缘发出，其分布范围有极大变异，可分布至颞侧上方或下方，也可分布于黄斑部，可见睫状视网膜动脉管径狭窄或局限性狭窄，其分布区域的视网膜呈现一舌形或矩形灰白色混浊，并有“樱桃红点”。

4. 视网膜动脉与静脉复合阻塞　视力骤降，视网膜表层混浊，后极部樱桃红斑，类似于急性视网膜中央动脉阻塞的表现。但视网膜静脉迂曲扩张，视网膜可见出血斑，视盘肿胀及后极部视网膜水肿增厚。患者视力预后很差，多为手动，晚期约 80% 的患眼可发生虹膜红变和新生血管性青光眼。

5. 视网膜毛细血管前小动脉阻塞　多伴有全身疾病（如高血压、糖尿病、胶原血管病、严重贫血、白血病、亚急性心内膜炎等）的眼底表现，在阻塞处视网膜表层出现黄白色斑点状病灶，即棉绒斑。

（三）鉴别诊断

1. 眼动脉阻塞　眼动脉阻塞时视网膜中央动脉和睫状动脉的血流均受阻，因而影响视功能更为严重，视力可降至无光感。全视网膜水肿更重，黄斑区无樱桃红点，晚期视网膜与色素上皮层均萎缩。FFA 表现为视网膜和脉络膜血管均受损。ERG 表现为 a、b 波均降低或熄灭。

2. 前部缺血性视神经病变　起病突然，中等视力障碍，多为双眼先后（数周或数年）发病。视盘呈缺血性水肿，相应处可有视盘周围的线状出血，视野呈与生理盲点相连的象限缺损或水平缺损，视网膜后极部无缺氧性水肿，黄斑区无“樱桃红点”。FFA 表现为早期视盘呈弱荧光或充盈迟缓，晚期有荧光素渗漏，且与视野缺损区相对应。

3. 视盘血管炎　为视盘内血管炎症病变，多见于青壮年，常单眼发病，视力正常或轻度减退。临床表现为两种类型：视盘睫状动脉炎型（Ⅰ型）表现为视盘水肿；视网膜中央静脉阻塞型（Ⅱ型）眼底表现同视网膜中央静脉阻塞，视网膜静脉显著迂曲、扩张，视盘和视网膜可有出血，渗出。FFA 表现为视盘强荧光，视网膜静脉荧光素渗漏、充盈迟缓。视野表现为生理盲点扩大。

（四）治疗

本病发病急骤，且视网膜对缺血缺氧极为敏感，故应按急症处理，积极抢救，分秒必争。治疗目的在于恢复视网膜血液循环及其功能。

1. 急救治疗

（1）血管扩张剂：初诊或急诊时应立即吸入亚硝酸异戊酯每安瓿 0.2mg，舌下含化硝酸甘油片 0.5mg。球后注射阿托品注射液 1mg，或盐酸消旋山莨菪碱注射液 10mg，每日 1 次，连用 3~5 天。

（2）吸氧：吸入 95% 氧和 5% 二氧化碳混合气体，白天每小时 1 次，晚上入睡前与晨醒后各 1 次，每次 10 分钟。对有条件者亦可进行高压氧舱治疗，每日 1 次，10 次为 1 个疗程，每次 30~60 分钟。

（3）降低眼内压：①按摩眼球，方法为用手指按压眼球 10~15 秒，然后急撤，如此反复，至少 10 分钟；②醋甲唑胺片 25mg，每日 2 次口服；③ 0.5% 噻吗洛尔滴眼液或贝特舒滴眼液，每日 2 次滴眼。

2. 神经营养剂 胞磷胆碱钠 500mg 或脑蛋白水解物 20ml 静脉滴注。

3. 糖皮质激素 有动脉炎者，可给予泼尼松片 60~80mg，每日早 8 时顿服，待病情控制后逐渐减量，一般每 3~5 天减量 10mg。吲哚美辛胶囊 25mg 每日 3 次口服等。

4. 复方樟柳碱注射液 2ml 于患侧颞浅动脉旁皮下注射，每天 1 次，14 次为 1 个疗程，连续使用 2~3 个疗程。

（五）预后与并发症

视网膜中央动脉阻塞是眼科的危急重症，如不及时治疗，会造成永久性的视功能丧失。阻塞早期未得到及时治疗，即使经治疗血供恢复，也很难恢复视功能。因此，CRAO 的治疗越早越好，应分秒必争。实验表明，CRAO 发生 90 分钟后，光感受器的死亡将不可逆转，因此治疗视网膜动脉阻塞的最佳时机是在发病后 1.5 小时内，治疗时间窗可延伸至发病后视网膜水肿没消失之前。部分病人发病 1~3 个月有发生视网膜新生血管的危险，故对视力恢复欠佳的 CRAO 患者要及时复查 FFA，以便早期发现视网膜无灌注区，及早行全视网膜光凝治疗，预防新生血管性青光眼的发生。

二、视网膜静脉阻塞

视网膜静脉阻塞（RVO）是视网膜中央静脉的主干或其分支发生血栓或阻塞的视网膜血管病。临床以视力骤降、视网膜静脉迂曲扩张、视网膜火焰状出血为特征。临床上根据阻塞部位和视网膜波及范围，将视网膜静脉阻塞分为中央静脉阻塞（CRVO）和分支静脉阻塞（BRVO）。CRVO 通常单侧眼发病，但 5 年内对侧眼也发生类似的 CRVO 的比例高达 7%。

（一）病因和发病机制

视网膜静脉阻塞的发生原因与视网膜动脉阻塞基本相同。常与动脉硬化、高血压、糖尿病或血液病有关，也可由静脉本身的炎症产生，炎症可来自病毒感染、结核、梅毒、败血症、心内膜炎、肺炎、脑膜炎等。在高脂血症、高蛋白血症或纤维蛋白原增高以及全血黏度和血浆黏度增高时，也易引起血栓而致病。此外还可由眼压增高以及心脏功能不全、心动过缓、严重心律不齐、血压突然降低和血黏度增高等原因引起。外伤、口服避孕药、过度疲劳均可为发病诱因。但临床上常为多因素综合致病。

（二）临床表现

根据其阻塞部位不同，临床上一般将其分为中央静脉阻塞和分支静脉阻塞两种类型。

1. 视网膜中央静脉阻塞 患者视力骤降，或于数日内快速下降，甚至可降至数指或仅辨手动。眼底表现为视网膜静脉粗大纡曲，血管呈暗红色，静脉管径不规则，呈腊肠状，大量火焰状出血斑遍布眼底，视网膜水肿、隆起，使静脉呈断续状埋藏在水肿的视网膜内，严重者可见棉絮斑及视盘充血、水肿。出血量较多者可发生视网膜前出血，甚至玻璃体积血。病程久者出现黄白色渗出，黄斑囊样水肿甚至囊样变性。

2. 视网膜分支静脉阻塞 较中央静脉阻塞更为常见。常为单眼颞上支或颞下支静脉阻塞，尤以颞上支为多见。阻塞部位多见于第一至第三分支动静脉交叉处，周边小分支阻塞机会较少。视力可正常或轻度减退，视力减退程度与出血量、部位以及黄斑水肿有关。眼底表现为阻塞的远端静脉扩张、纡曲、视网膜水肿，常呈三角形分布，三角形尖端指向阻塞部位。该区视网膜有散在大小不等火焰状出血斑；阻塞严重者有时可见棉絮斑，病程久后呈现黄白色脂质沉着，还可见视网膜新生血管或侧支循环建立。黄斑分支静脉阻塞可致整个黄斑区水肿、出血及环形硬性渗出，黄斑囊样水肿。

视网膜静脉阻塞的分型还可根据视网膜血液灌注情况分为缺血型与非缺血型两种。

（1）非缺血型视网膜中央静脉阻塞：75%~80% 的视网膜中央静脉阻塞患者属比较轻的类型。视力分布范围可以从正常到数指，通常视力损害为中等程度，有时伴间歇性模糊和短暂视力下降。瞳孔检查时很少出现相对性传入性瞳孔缺陷（RAPD），即使存在亦很轻。眼底检查有数量不等的点状及火焰状视网膜出血，可见于所有的 4 个象限，常见特征性的视盘水肿及扩张和扭曲的视网膜静脉。黄斑出血或水肿可致视力大幅下降。水肿可以为囊样黄斑水肿，或弥漫性黄斑增厚，或两者皆有。非缺血型视网膜中央静脉阻塞可转化为缺血型。

（2）缺血型视网膜中央静脉阻塞：常见主诉是视力急剧下降，视力可从 0.1 至手动。明显的相对性传入性瞳孔缺陷有代表性。如继发新生血管性青光眼，则可出现疼痛症状。缺血型视网膜中央静脉阻塞的特征性眼底表现为所有 4 个象限广泛的视网膜出血，以后极部更显著。视盘通常出现水肿，视网膜静脉明显扩张并扭曲，常有棉絮斑且量较多。黄斑水肿比较严重，但可被出血所遮盖而看不清。FFA 检查视网膜可见毛细血管无灌注区。

（三）鉴别诊断

1. 低灌注视网膜病变 由于颈内动脉阻塞或狭窄导致视网膜中央动脉灌注减少，致视网膜中央静脉压降低，静脉扩张，血流明显变慢，眼底可见少量出血，偶可见小血管瘤和新生血管。而 RVO 静脉压增高，静脉高度迂曲扩张，视网膜出血多，症状重。

2. 视网膜静脉周围炎（Eales 病） 多为年轻患者，其出血及血管伴白鞘或血管白线多位于周边部，在患眼玻璃体混浊不能看清眼底时，应检查另眼周边部视网膜，可有血管炎症或出血表现。

3. 糖尿病视网膜病变 视网膜静脉轻度扩张迂曲，但是视网膜静脉压不增高，病变一般为双侧，可程度不同，多以深层出血点为特点，伴血糖升高或有糖尿病病史。

（四）治疗

（1）全身治疗：高血压、动脉硬化、高血脂、糖尿病、血液情况和感染病灶等。

（2）阿司匹林可抑制血小板聚集，每日 1 次，每次 25~50mg，可长期服用。双嘧达莫可抑制血小板的释放反应、减少血小板凝集，每次 25mg，每日 3 次。

（3）抗炎：青年患者可做针对性抗炎治疗，如抗结核、抗风湿、抗链球菌感染等。在抗炎治疗的同时可适当加用糖皮质激素。

（4）激光治疗：缺血型视网膜静脉阻塞可做全视网膜光凝术，防止新生血管性玻璃体积血及新生血管性青光眼。

（5）发生黄斑水肿、视网膜新生血管或新生血管性青光眼时，可以考虑抗血管内皮生长因子（抗 VEGF）玻璃体腔内注射治疗。

（五）预后与并发症

黄斑水肿与新生血管是视网膜静脉阻塞最为常见的危害视力的并发症。持续的黄斑水肿可发展为囊样变性，甚至局限性视网膜脱离，乃至孔洞形成。出血可侵入囊样变性腔内，有时可见积血形成暗红色的水平面。新生血管多见于视网膜中央静脉阻塞缺血型，可以引起新生血管性青光眼和新生血管性玻璃体积血，从而严重损伤视力。及时的视网膜激光光凝治疗及抗 VEGF 治疗有助于控制疾病发展，从而保存较多视力。

三、原发性高血压性视网膜病变

原发性高血压性视网膜病变系原发高血压引起的视网膜病变。高血压眼底改变与患者的年龄、血压升高的程度、发病的急缓以及病程的长短有关。本病多与动脉硬化性视网膜病变并存，常双眼发病。本病属中医眼科学“视瞻昏渺”范畴。

（一）病因和发病机制

原发性高血压病因不明，但肥胖、吸烟等可能是致病因素。高血压病人早期的眼底表现为小动脉普遍性或节段性痉挛。随着血压的长期持续增高，眼底小动脉壁出现变性、增生，形成动脉硬化。视网膜动脉血管管径粗细不均、狭窄，进而造成视网膜水肿、出血、缺血或渗出等病变。

（二）临床表现

双眼逐渐或突然视物不清，可伴有头痛、眩晕、恶心、呕吐等症状。根据眼底检查可以分为四级。

Ⅰ级高血压性视网膜病变：轻度、广泛性的双侧动脉第二个分支外变细。

Ⅱ级高血压性视网膜病变：广泛双侧动脉变细较Ⅰ级为重，且伴局部的血管变细。

Ⅲ级高血压性视网膜病变：Ⅱ级高血压性视网膜病变伴棉绒斑。常伴有神经纤维层出血和渗出。

Ⅳ级高血压性视网膜病变：Ⅲ级高血压性视网膜病变伴双侧乳头水肿（最终可出现视盘苍白和视神经萎缩）。常有黄斑星芒样渗出改变。

（三）鉴别诊断

1. 老年性动脉硬化性视网膜病变 该病为老年性退行性改变，多见于55岁以上老年人，表现为视盘颜色变浅，视网膜动脉普遍变细，走行变直，分支角度变小。视网膜色素分布不均，常有玻璃膜疣存在。

2. 糖尿病视网膜病变 有糖尿病病史，视网膜静脉迂曲充盈，出血一般为斑点状，微血管瘤常见，而血管变细不常见。

3. 结缔组织病 可以出现多个棉绒斑，但是少见或无高血压病的其他特征性表现。

4. 贫血 以视网膜出血为主，无明显的动脉改变。

5. 放射性视网膜病变 可以和高血压表现相似。但有眼部或邻近组织如脑、海绵窦或鼻咽接受放射治疗的病史以资鉴别，最常见于接受放射治疗后几年内。

（四）治疗

（1）在心血管专科医师的指导下，实施降血压治疗方案，缓慢降低血压。

（2）对症支持疗法：神经营养药、血管扩张药等药物对症治疗。

（3）为增强血管壁的弹性，减低其脆性，可用维生素 C、芦丁等。

四、肾病性视网膜病变

肾病性视网膜病变是由于肾脏疾病引起的继发性高血压性眼底改变。常见的肾脏疾病为慢性或亚急性弥漫性肾小球肾炎，亦可见于慢性肾盂肾炎以及先天性肾病等。患者双眼发病，有不同程度的视力下降或视物变形。肾病性视网膜病变的眼底改变是继发性高血压所致。

（一）病因和发病机制

由于肾脏的实质性病变导致了肾脏球旁器细胞释放肾素，从而导致高血压。多见于慢性或亚急性肾小球肾炎。一般认为眼底改变主要为高血压之结果，由肾炎所产生的毒素可能为附加因素。全身常伴有高血压、尿改变（血尿、蛋白尿、管型尿）及水肿等症状。

（二）临床表现

1. 症状 除全身症状外，眼部主要为视力障碍，根据眼底受损的部位和程度，视力可逐渐或突然减退。

2. 体征 一般双眼发病。急性肾炎患者大多数眼底正常，但在血压显著增高时可出现动脉狭细及水肿，严重时视网膜可有出血、渗出以及棉絮状斑；慢性和亚急性肾小球肾炎患者眼底一般表现为视盘色浅，边缘不清。视网膜动脉因痉挛而极度细小。长期而持续的血管痉挛，则可引起血管硬化。视网膜普遍水肿呈灰白色，以视盘附近和黄斑部者为重。严重时渗出液聚集在视网膜下，形成扁平视网膜脱离。视盘和黄斑周围可见大量棉絮状渗出物及深浅不一的出血斑。如视网膜出现散在之白点和黄斑部的星芒状斑，则表示病变为慢性过程。如果后期出现肾功能破坏严重导致尿毒症，全身水肿加重，眼底视网膜水肿和渗出也会随之加重，严重者出现渗出性视网膜脱离。病变后期，如周身情况好转，视网膜水肿、出血和渗出斑，可逐渐吸收，视网膜动脉纤细如线，眼底出现萎缩性病灶，视盘呈继发性萎缩状态。

（三）治疗

1. 全身治疗为主，眼科主要为内科提供参考资料。

2. 缓慢降低血压，纠正贫血，解除血管痉挛。

3. 限制钠盐及水分摄入量，给予高蛋白饮食。

4. 对症治疗如促进出血液水肿的吸收，给予血管扩张剂及神经营养药物。

（四）预后与并发症

如果后期出现肾功能破坏严重导致尿毒症，全身水肿加重，眼底视网膜水肿和渗出也会随之加重，严重者出现渗出性视网膜脱离。病变后期，如周身情况好转，视网膜水肿、出血和渗出斑，可逐渐吸收。视网膜动脉纤细如线，眼底出现萎缩性病灶，视盘呈继发性萎缩状态。

五、妊娠中毒性视网膜病变

妊娠中毒性视网膜病变常发生在妊娠 6 个月之后（90% 为 9 个月左右）的初产妇。起病急剧，双眼受累，眼底病变的发生与妊娠高血压有密切关系，如果孕妇原有动脉硬化或肾功能不全，则眼底变化尤为严重。全身除高血压外，尚伴有水肿、蛋白尿等症状，严重者可产生子痫。

（一）临床表现

妊娠期血压升高，全身水肿，特别是眼睑、下肢水肿，可伴有头痛、头晕、恶心、呕吐。视物模糊、畏光及视物有双影。眼底早期病变为视网膜动脉痉挛。严重者可引起高血压性视网膜病变或视盘视网膜病变，甚至发生渗出性视网膜脱离。妊娠高血压综合征眼底病变，大多数于分娩或终止妊娠后缓解或恢复，对于视盘水肿、视网膜水肿严重者，若不能在短时间内恢复，最终可发生视神经萎缩，及黄斑区色素上皮功能丧失导致低视力。

（二）鉴别诊断

本病眼底所见，易与肾病性高血压视网膜改变混淆。肾病性高血压视网膜改变发病缓慢，视网膜中度水肿，黄斑部典型星芒状渗出，视盘充血水肿轻微，而视网膜动脉硬化则出现早且显著。

（三）治疗

按妇产科原则处理。一般可用镇静剂、降压剂、血管扩张剂及神经营养剂等。一般在血管痉挛期经过适当治疗，尚可继续妊娠，如果视网膜已出现水肿或渗出斑，则应立即终止妊娠，以挽救患者的视力，并保障母子的生命安全。

（四）预后与并发症

尽管浆液性视网膜脱离和 RPE 功能障碍能引起显著的视力丧失，但多数患者的病变在产后会全部消退并在数周内恢复正常视力。部分患者会残留黄斑视网膜色素上皮改变，数年后，这些改变会类似黄斑营养不良或毯层视网膜变性，极少有患者会因为广泛的脉络膜视网膜萎缩而发展为视神经萎缩。

六、Coats 病

Coats 病又称视网膜毛细血管扩张症，或称外层渗出性视网膜病变，是以视力障碍，眼底有大块白色或黄白色渗出物和出血，血管异常，晚期发生视网膜脱离为特征的眼底病。多发生于男性儿童，12 岁以下者占 97.2%，通常单眼发病。

（一）病因和发病机制

迄今不明，多认为因先天视网膜小血管异常，致血－视网膜屏障受损所致。即使眼底未见明显血管异常，但荧光血管造影或病理组织学检查都能发现血管异常的改变。由于毛细血管扩张，小动脉瘤和微血管瘤形成。毛细血管两侧的小动脉和小静脉也可受累、血管壁有玻璃样变，内皮细胞下有黏多糖物质沉积，致血管壁增厚变窄，血流缓慢，血管闭塞。由于血管壁屏障受损，致浆液渗出和出血，产生大块状渗出。成年人病因比较复杂，除先天血管异常因素外，可能还有炎症、内分泌失调和代谢障碍等其他原因。

（二）临床表现

1. 早期无症状，当病变波及黄斑区时出现视力减退。部分儿童出现白色瞳孔、斜视或看电视时头位不正、眯眼。

2. 眼底可见视网膜第二分支或第三分支以后的小血管，呈显著扭曲、不规则囊样扩张或串珠状等畸形变化，可有新生血管形成。视网膜深层和视网膜下有大块白色或黄白色类脂样渗出，以颞侧视盘或黄斑附近为多见，周围有小点状胆固醇样结晶和深层出血。

3. 严重者发生视网膜脱离，并发白内障、继发性青光眼，甚至眼球萎缩。

（三）治疗

（1）由于发病原因不明，目前无药物可以阻止病情发展。

（2）病变早期以激光光凝治疗为主，光凝粟粒状动脉瘤、微血管瘤及毛细血管扩张区可使异常血管封闭萎缩，减少视网膜的渗出，阻止病变的进一步发展。病变靠近视网膜周边部，光凝治疗困难时可考虑冷冻、透巩膜光凝或通过间接眼底镜进行光凝治疗。

（3）如晚期并发视网膜脱离或新生血管性青光眼可行玻璃体手术联合光凝治疗。

（四）预后与并发症

对于早期的 Coats 病患者，激光治疗的效果是肯定的。长期临床观察显示，激光治疗后近半数患者视网膜异常血管消退，渗出灶保持稳定，仅少数未能控制病变进展。但是本病的复发率很高，治疗结束后随访过程中，异常血管病变不断再现。对其应立即进行补充激光治疗，以免造成不良后果。晚期可并发视网膜脱离、白内障、新生血管性青光眼、虹膜睫状体炎及眼球萎缩等严重并发症，视力预后不良。

第二节 视网膜血管炎

视网膜血管炎是一大类累及视网膜血管的炎性疾病，由于血管的炎症改变，致使血－视网膜屏障破坏，眼底多表现为视网膜血管出现白鞘，周围伴有出血、渗出、视网膜水肿等改变。视网膜血管炎并不是一种单独的疾病，尽管有时实验室检查找不到血管炎的病因，但其病因仍有可能与全身疾病有关，甚至一些恶性肿瘤与副肿瘤病变也可以以视网膜血管炎的形式在眼底变现。

一、巨细胞病毒性视网膜炎

巨细胞病毒（CMV）是一种疱疹病毒，在免疫功能正常者它一般不引起疾病，在免疫功能受抑制者可以引起胃肠道疾病、中枢神经系统疾病、肺部疾病和视网膜炎，其中视网膜炎是最常见的疾病，也是获得性免疫缺陷综合征的最常见的机会感染和致盲原因。

（一）病因和发病机制

多为艾滋病患者免疫功能低下，发展为获得性免疫缺陷综合征，此时巨细胞病毒感染而导致了视网膜炎的发生。感染途径一般有密切接触、性接触、输入病毒污染的血液或血制品、器官或组织移植和宫内感染或分娩过程中感染等。正常人群的感染率达 50% 以上，仅在免疫功能低下时才引起疾病。

（二）临床表现

1. 早期患者多伴有发热，关节痛，肺炎等全身情况，眼部表现多为眼前黑影，视力下降，视野缺损，抗 CMV 抗体检测为阳性。

2. 眼底表现开始发生于视网膜周边部，病灶表浅，呈进行性、坏死性视网膜炎表现，伴有出血，同时伴有视网膜血管炎，病灶多为边界清楚的白色斑片状视网膜混浊，其内有视网膜出血，可形象描述为“奶酪加草莓样视网膜炎”。

3. 视网膜血管炎性白色鞘表现明显，有时会累及视神经，常伴有玻璃体炎，严重者可导致视网膜脱离。

4. 后期可出现视神经萎缩，视网膜脱离，黄斑区视网膜前膜，黄斑缺血，黄斑囊样水肿等。

5. 此病变可反复发作，呈进行性视网膜炎，造成视网膜呈灰色萎缩，色素上皮斑片状萎缩。

（三）治疗

多种抗病毒药物的单独或联合应用更昔洛韦、膦甲酸、西多福韦等抗病毒药的全身应用可在一定程度上控制病情的发展，但全身应用可引起肾功能障碍、中性粒细胞减少、血小板减少、贫血、肝肾功能障碍、发热皮疹等多种副作用。

二、视网膜静脉周围炎

视网膜静脉周围炎也被称为 Eales 病，它不仅累及视网膜静脉，也可累及视网膜小动脉，主要发生于无全身其他疾病的青壮年，最常见的发病年龄为 20~30 岁，男性占绝大多数，但也有报道男女发病比例相似，多累及双眼。

（一）病因和发病机制

目前尚不清楚，已经发现此病可伴有一些全身性疾病，如结核、血栓闭塞性脉管炎、多发性硬化，急性或亚急性脊髓病、大脑卒中、局灶感染、血液系统异常、前庭听觉功能障碍，但有关这些疾病与 Eales 病之间的确切关系尚不清楚。一般认为，与 Eales 病关系最为密切的当属结核；但是，目前尚无循证医学证据证明其与结核杆菌感染或对结核杆菌的免疫应答有关。最近有研究者检测了 Eales 病患者淋巴细胞对视网膜 S 抗原、光感受器间维生素 A 类结合蛋白的肽链片段的细胞免疫应答，发现一些患者有显著的免疫应答，认为对视网膜自身抗原的免疫应答可能在此病的发生中起着重要作用。

（二）临床表现

1. 症状　患者初次发病可无任何眼部症状，但不少患者诉有眼前黑影、视物模糊或视力下降。发作者，通常有显著的视力下降，严重者视力可降至光感。

2. 体征　眼底改变主要有周边部视网膜血管周围炎、周边视网膜毛细血管无灌注、视网膜或视盘新生血管和复发性玻璃体积血。

活动性视网膜血管周围炎主要发生于周边部视网膜静脉，偶尔累及后极部大的视网膜静脉，后者被称为中央型 Eales 病。视网膜血管周围炎常表现为视网膜血管鞘，易伴有浅表视网膜出血和渗出性病变，累及多个象限。尚可出现血管迂曲、扩张、闭塞、静脉旁色素沉着等改变，在炎症消退后血管旁可遗留下血管鞘。一般不出现脉络膜病变，但在少数患者偶尔看到少量脉络膜视网膜萎缩病灶。

周边视网膜毛细血管无灌注是此病的一个重要特征，见于所有患者，通常表现为周边小片状的视网膜毛细血管无灌注，也可出现周边和后极部大范围的视网膜毛细血管无灌注区，具有融合趋向，边界清晰。

视网膜新生血管膜也是此病的一个重要体征，发生率达 36%~84%，是由视网膜毛细血管无灌注造成的。新生血管可发生于视网膜，也可发于视盘，少数患者可出现虹膜新生血管。视网膜和（或）视盘新生血管是玻璃体积血的主要原因，也是患者视力下降的主要原因。

（三）治疗

（1）药物治疗：有出血者可给予止血药物治疗，早期血管炎症阶段，可给予激素治疗。

（2）激光治疗：对于出现视网膜新生血管、视盘新生血管、大片视网膜毛细血管无灌注的患者，应行激光光凝治疗，根据患者的实际情况可选用氙弧激光、氩绿激光、红氪激光等。

（3）手术治疗：对于出现大面积视网膜新生血管膜或玻璃体内出现新生血管造成的玻璃体积血，需尽早行玻璃体切割术，以清除积血和新生血管膜，同时行激光光凝。对于发生牵引性或孔源性视网膜脱离的患者，可进行玻璃体切割术、玻璃体内充填，巩膜扣带等手术。

（四）预后

患者的预后主要取决于炎症能否获得有效的控制，血管炎不能控制者往往因增殖性玻璃体视网膜病变、黄斑水肿、黄斑前膜，牵引性或裂孔源性视网膜脱离而导致视力严重下降。

三、霜样树枝状视网膜血管炎

霜样树枝状视网膜血管炎是一种视网膜血管周围炎，它是一种少见的葡萄膜炎类型，其特征为广泛的视网膜血管鞘，类似挂满冰霜的树枝，多为双眼受累，可不伴有全身性疾病，也可伴有获得性免疫缺陷综合征、肿瘤和一些感染性疾病。

（一）病因和发病机制

病因和发病机制目前尚不完全清楚。目前推测可能有以下几种病因和机制。

1. 感染因素　已经发现，此病与多种病毒（如巨细胞病毒、人类免疫缺陷病毒、EB 病毒、单纯疱疹病毒等）感染、弓形虫感染有关；

2. 免疫应答　此病典型地表现为广泛的视网膜血管炎和血管周围炎，对糖皮质激素有很好的反应，可合并一些自身免疫性疾病（如系统性红斑狼疮、Vogt- 小柳原田综合征、Crohn 病），因此，有人认为免疫因素在其发生中起着一定的作用，免疫复合物在局部沉积和补体活性产物的释放可能是其发病的重要机制之一；

3. 免疫功能低下　此病多发生于少年儿童和免疫功能低下（如获得性免疫缺陷综合征）的患者，提示免疫功能的降低可能在此病发生中起着一定作用；

4. 肿瘤　已发现大细胞淋巴瘤和白血病患者可出现霜样树枝状视网膜血管炎，有人认为肿瘤细胞的浸润可导致此病的发生。

（二）临床表现

根据是否伴发全身性疾病可将霜样树枝状视网膜血管炎分为两种类型：一为原因不明，眼底有特征性改变，不伴有全身性疾病，多见于儿童，对糖皮质激素治疗敏感，治愈后一般不复发，有人将其称为特发型；另一种类型则是有一定病因，眼底表现较复杂，除霜样树枝状视网膜血管炎外尚可见多种眼底改变，可合并有全身性疾病，除糖皮质激素治疗外，尚需进行病因治疗。

1. 眼部表现

（1）症状：通常突发眼红、视物模糊或视力下降，可有畏光、眼前黑影等症状。视力下降的程度可有很大不同，一些患者可无明显视力下降，但多数患者视力严重下降，甚至降为光感。

（2）体征：眼前节正常或有轻度至中度虹膜睫状体炎，表现为睫状充血、尘状或线形角膜后沉着物、前房闪辉、前房炎症细胞，玻璃体轻至中度尘埃状或雾状混浊。

本病的特征性眼底改变为广泛性视网膜血管旁白色渗出物，围绕血管形成白鞘，像挂满冰霜的树枝，故而得名。血管受累多以中周部明显，少数以后极部为主，动静脉均可受累，但静脉受累更为明显和严重。

2. 全身表现

（1）在眼病发生前 1~5 周患感冒、病毒性结膜炎、皮肤疥疮疹等。

（2）抗病原体的抗体阳性，如抗单纯疱疹病毒、带状疱疹病毒、EB 病毒、链球菌等抗体。

（3）合并 AIDS 的患者可于眼病前数年即确诊为人类免疫缺陷病毒感染，且合并机会感染（如肺孢子虫、口腔白色念珠菌、卡氏肺囊虫、巨细胞病毒等感染）。

（三）治疗

1. 糖皮质激素是最常用和最重要的药物，口服治疗应持续半年。

2. 有前段炎症者应给予糖皮质激素、睫状肌麻痹剂、非甾体消炎药滴眼剂滴眼治疗。

3. 对糖皮质激素反应差者可选用其他免疫抑制剂治疗。

4. 视网膜新生血管膜可行激光光凝治疗。

5. 合并有全身性疾病者应进行相应的治疗。

四、特发性视网膜血管炎、动脉瘤、视神经视网膜炎综合征

特发性视网膜血管炎、动脉瘤、视神经视网膜炎（IRVAN）综合征是一种特殊类型的视网膜血管炎，以动脉炎为主，合并多发视网膜动脉瘤、视神经视网膜炎。原因不明，好发于女性，常双眼受累。

（一）临床表现

1. 病人多主诉视力下降或视物变形。

2. 眼底除有视网膜血管炎表现外，眼底最具特征的是在视网膜动脉的第一、第二分支管壁分叉处出现多个圆或梭形的瘤样扩张，FFA 表现更为明显，周边视网膜可伴有大片无灌注区形成，后期并发视网膜新生血管，新生血管出血可导致玻璃体积血。黄斑渗出、水肿以及玻璃体积血是本病视力下降的主要原因。

（二）治疗

1. 传统上给予全身激素治疗，但效果有时并不理想。

2. 激光光凝治疗视网膜周边无灌注区，可减少视网膜新生血管的形成。

3. 玻璃体积血不吸收时可采取玻璃体切除手术进行治疗，有助于恢复患者的视力。

第六章　视神经疾病

第一节　视神经炎

视神经炎泛指视神经的炎性脱髓鞘、感染、非特异性炎症等疾病。临床上常分为视神经乳头炎和球后视神经炎两类。视盘炎多见于儿童，单眼或双眼发病，年龄越小，双眼发病率越高；球后视神经炎多见于青壮年，常单眼发病，依炎症损害的部位可分为轴性视神经炎、横断性视神经炎及视神经束膜炎。

一、病因和发病机制

主要病因包括：局部感染如眼眶、鼻窦、眼内的炎症向视神经蔓延；全身其他部位的细菌、病毒、螺旋体等感染亦可通过血液直接累及视神经；其他因素如脱髓鞘性疾病、中毒性疾病、某些自身免疫性疾病等均可引起视神经炎。除以上病因外，临床上约 1/3 至半数的病例查不出确切病因。

二、临床表现

（一）视神经乳头炎

1. 症状

（1）发病急骤，视力急剧下降，可在 1~2 天内降至无光感。

（2）早期可伴有前额或眼球后疼痛，视力严重下降时，疼痛症状消失。

2. 体征

（1）瞳孔改变：双眼失明者，双眼瞳孔散大，直接及间接对光反射均消失。视力障碍者，瞳孔直接对光反射迟钝，间接对光反射存在（当对侧眼正常时）。

（2）眼底改变：早期视盘充血，边缘模糊。继之，视盘出现水肿，边缘模糊不清，但水肿不超过 3D，生理凹陷消失，且可见渗出和出血，视网膜静脉迂曲扩张，动脉正常或稍细。当累及周围视网膜时，可出现视网膜的水肿、渗出、出血等改变。晚期，视盘颜色灰白，边界不清，血管变细，视网膜上可有色素沉着。

（二）球后视神经炎

1. 症状

（1）急性者，视力急剧下降甚至完全失明，常伴有眼眶深部钝痛以及眼球转动时牵引性疼痛。

（2）慢性者，多为两侧，常无不适，视力逐渐下降，可伴有畏光、昼盲等现象。

2. 体征

（1）瞳孔改变：患眼瞳孔常散大，直接对光反应迟钝，甚至消失，间接对光反射存在（当对侧眼正常时），RAPD（+）。

（2）眼底改变：早期基本正常，仅炎症接近视盘者，可出现视盘轻度充血，晚期视盘颞侧颜色淡白或苍白。

三、诊断要点

1. 视神经乳头炎

（1）视力急剧下降，视力可自模糊至无光感。

（2）色觉损害和对比敏感度下降，RAPD（+），视野缺损。

（3）视盘充血水肿，边缘模糊，伴有少量视盘旁出血。可出现乳斑间星芒样渗出。

2. 球后视神经炎

（1）急性者，视力急剧下降甚至失明，眼球或眼眶痛，转动时加重。慢性者，视力逐渐下降。

（2）色觉损害和对比敏感度下降，RAPD（+），视野缺损。

（3）眼底基本正常。

四、治疗

近年来，虽然国外多中心研究证明本病有自愈倾向，但目前国内对急性视神经炎仍主张早期应用大剂量糖皮质激素冲击疗法，配合应用 B 族维生素及其他营养神经药物。应用糖皮质激素冲击治疗疗效不佳时，可配合地塞米松注射液球后注射。

五、预后与并发症

视神经炎经早期及时治疗后多数患者有较好的恢复，如治疗不及时很难痊愈，残留的视野缺损，颞侧视盘变白和色觉损害可永久存在。且本病有复发的可能性。慢性、双侧、进行性视神经炎复发可能性更大。儿童视神经炎通常表现为双侧视盘炎，视力恢复较好。

第二节 缺血性视神经病变

缺血性视神经病变是指视神经前端的小血管循环障碍，使局部缺血缺氧，而导致视力下降、视盘水肿和视野缺损的眼病。本病常累及双眼，可先后发病，时间相隔数周或数年，全身常伴有高血压、动脉硬化、糖尿病、颞动脉炎等血管系统疾病。前部视神经的血液供应主要来自睫状后短动脉，后部视神经的血液供应主要来自软脑膜动脉的分支。根据血管阻塞部位不同，临床分为前部缺血性视神经病变和后部缺血性神经病变。后者由于缺乏病理证实，多为推测，故不赘述。

一、病因和发病机制

造成本病的原因很多，可分为以下四类。

（1）多因血管壁病变、血液黏稠度增高或静脉阻塞引起的局部血流不畅所致。可发生于高血压、动脉硬化、糖尿病或颞动脉炎等。

（2）由于血压过低，视盘局部供血不足所致。见于大出血或手术后血压急剧降低，以及其他原因所致的休克等。

（3）由于眼压过高，使视盘部小血管血压与眼压失去平衡，以致血流不畅而引起。

（4）由于血液的带氧量降低，如严重的贫血等，可导致视盘缺氧而引起。

二、临床表现

前部缺血性视神经病变在临床上根据发病的病因不同，一般分为两个类型。非动脉炎性：或称动脉硬化性，多见于 40~60 岁患者，多有高血压、糖尿病、高血脂等危险因素。动脉炎性：较少见，主要为颞动脉炎或称巨细胞动脉炎所致，以 70~80 岁的老人多见，其视力减退、视盘水肿更明显，且可双眼同时发生，颞动脉活检可证实。临床上一般指非动脉炎性前部缺血性视神经病变。

1. 自觉症状

（1）突然发生无痛性视力下降，多在清晨。不伴有眼球转动疼痛及头痛、呕吐等颅内压增高症状。

（2）视野改变常为水平偏盲、象限偏盲或垂直偏盲，但这些偏盲并不完全以水平正中线或垂直正中线为界，而常常从生理盲点伸出一弧形缺损与上述盲区相连为其特征，很少有中心暗点存在。

2. 眼底改变

（1）视盘水肿程度一般较轻，高起约 1~3 个屈光度，颜色稍浅或正常，有时轻度充血，边界模糊呈灰白色。

（2）视网膜血管一般无改变，动脉可稍细一些，视盘附近的视网膜可见丝状反光及少数小出血点。黄斑区一般正常，或中心凹反射稍为不清。

（3）经过数周或数月，视盘水肿消退，边界清楚，颜色可局限性变淡，亦可上、下各半或全部苍白，表面一般干净。由于两眼发病间隔的时间不定，所以在临床上可见到三种情况：即单眼或双眼视盘水肿，单眼或双眼视神经萎缩，一眼视盘水肿，另一眼视神经萎缩。此种情况颇似福－肯综合征。

三、辅助检查

1. 视野检查 典型的视野损害表现为与生理盲点相连的象限性视野缺损，水平象限视野损害较多见，可先后或同时发生在几个象限呈象限盲。后部缺血性视神经病变视野缺损表现为多形性，如中心盲点、水平或垂直半盲、象限性缺损等。

2.VEP 检查 P-VEP 显示 P100 振幅下降，潜伏期延长。

3.FFA 检查 在早期，视盘缺血部位可出现弱荧光，后期可出现视盘附近毛细血管荧光渗漏，但部分病人造影时视盘弱荧光区，与视野损害不相符。

4.CT 及 MRI 检查 如果一眼视盘水肿后引起继发性视神经萎缩，另眼发生视盘水肿，呈假性福－肯综合征表现，查颅脑 CT 或 MRI，以免误诊为颅内肿瘤。

四、治疗

（1）首先应检查有无全身疾病并予以治疗，改善眼部灌注。

（2）早期给予激素，对动脉炎性尤为重要。

（3）给予降低眼压的药物，以改善视盘及其附近的血液循环。

（4）血管扩张药及支持疗法。

第三节 视神经萎缩

视神经萎缩是由多种病因所致的视神经纤维退行性变。一般来说凡外侧膝状体以下的视路病变，严重的视网膜脉络膜疾病和青光眼等，均可导致视神经萎缩。

一、病因和发病机制

视神经萎缩不是一个独立的疾病，而是多种原因和疾病所引起的后果。以往多根据视盘改变将其分为原发性与继发性两类，但这种分类方法，并不能反映出病变的本质，只有全力找出其发病原因，才有实际指导意义。今将临床常见的因素，分类如下。

（1）感染：如脑膜炎、脑炎、视交叉部蛛网膜炎、脑内寄生虫、眶内寄生虫、视网膜脉络膜炎以及梅毒、结核等。

（2）缺血：如缺血性视神经病变、视网膜动脉阻塞、贫血、大失血。

（3）压迫：如颅内肿瘤、鼻咽部肿瘤、眶内肿瘤、颅骨发育异常以及青光眼等。

（4）外伤：如颅外伤和眶外伤。

（5）中毒：包括甲状腺功能亢进等内中毒和药物、烟酒、毒气等外中毒。

（6）营养不良：包括全身和局部营养障碍，如维生素缺乏、高度近视等。

（7）遗传性疾病：如视网膜色素变性、Leber 遗传性神经病变等。

二、临床表现

本病主要表现为视力障碍、视野损害和视盘色淡。眼外部常无变化，重症患者可见瞳孔散大。

1. 自觉症状

（1）视力常逐渐减退，并伴随色觉障碍和夜盲症状，严重者可致失明。但亦有突然丧失视力，而后呈现视神经萎缩者。

（2）视野变化：一般呈向心性缩小，有时为扇形缺损，且常发于中心视力障碍之前。视野缺损首先侵犯红色、绿色，然后累及白色。

2. 眼底变化 由于致病原因和发病部位不同，眼底表现亦有差异。

（1）病变位于眼球后方（如脊髓痨、外伤等），视盘可显苍白，边界清晰，晚期可见筛板的灰色斑，血管一般变细，即所谓原发性（或单纯性）视神经萎缩，若仅视盘黄斑束受侵，则表现为视盘颞侧苍白。

（2）病变位于视盘部（如视盘炎、视盘水肿等），视盘灰白而混浊，边界模糊，筛板不能见，血管旁伴有白鞘，即所谓继发性视神经萎缩。如由于眼压增高视盘被压所致的萎缩，则呈典型的杯状凹陷，且筛板清晰可见。

（3）病变位于视网膜脉络膜部（如视网膜脉络膜的炎症和变性），视盘呈蜡黄色萎缩，边缘稍微模糊，并以血管高度变细为特征。

三、治疗

对所有未完全失明的视神经萎缩患者均应采取积极措施。首先要积极寻找病因，针对病因治疗。视神经萎缩是各种原因导致的视神经损害的后期结果，治疗较为困难，但通过中医、中西医结合治疗则有可能达到改善视功能，提高视觉质量，延缓萎缩进展的目的。

（1）对因治疗：如果为颅内、视神经、眼眶内占位性病变或外伤导致的视神经管骨折，碎骨片压迫到视神经的，首先要进行手术解除压迫。

（2）给予血管扩张剂、营养神经药及维生素 B 1、维生素 B 12 治疗。

（3）复方樟柳碱注射液 2ml，每日 1 次患侧颞浅动脉旁皮下注射，14 次为 1 个疗程。

第四节 视盘水肿

视盘水肿指视盘非炎性被动性水肿，它不是一个独立的疾病，多为全身性疾病特别是颅内疾病在眼底的一种表现。

一、病因和发病机制

视盘水肿的形成，可来自许多方面，其中以颅内压增高最为常见。

（1）颅内因素

1）占位性病变：如脑肿瘤（约占 3/4）、脑出血、脑脓肿、脑寄生虫等。

2）炎症：如脑膜炎、脑炎、蛛网膜炎。

3）外伤：如颅骨骨折、脑震荡。

4）发育异常：如尖头畸形、脑积水等。

（2）眶内因素：如眶内肿瘤、眼眶蜂窝织炎或眶内出血等，可直接压迫视神经而引起血液和淋巴液回流障碍。

（3）眼球因素。

1）视盘部的小血管循环障碍，可使组织缺血缺氧而发生视盘水肿。

2）眼压突然降低，可引起轻度的视盘水肿，如角膜瘘、抗青光眼手术后或眼球穿通伤等。

（4）全身因素：如原发性和继发性高血压的后期以及贫血、白血病等。

（5）有的人为先天性视盘发育异常，这种先天性视盘水肿一般隆起不著。视盘水肿的发生机制比较复杂，主要是颅内压增高引起的机械性压迫现象。其解释如下。

1）由于视神经周围的蛛网膜下腔与相应的脑脊髓蛛网膜下腔直接相沟通，当颅内压增高时，脑脊液被压入视神经鞘间隙，因该间隙在视盘处为一盲端，故形成环形扩张，并进而使眼内的血液循环和淋巴通路受阻，而发生视盘水肿。

2）正常视神经内的组织液，是从眼球通过视神经干的胶质间隙流向颅内的，这是因为颅内压较眼压为低的缘故，但当颅内压高于眼压时，组织液则呈相反的方向流动，此时视盘即起到一种屏障作用，以阻止液体的前进，于是液体在此处积聚而形成视盘水肿。由于颅内压增高时，硬脑膜皱襞首先压迫视神经管处的上方，使该部组织液循环发生障碍，所以视盘水肿通常自视盘上缘开始。

3）认为系脑组织水肿经视神经干传播至视盘部而引起水肿。

二、临床表现

1. 自觉症状　阵发性视力障碍是本病的重要特征。早期视力可正常，直至视盘水肿持续较长时间后视力方逐渐降低。有时伴有颅内压增高的其他表现，如头痛、头晕、恶心、呕吐等。

2. 视野改变　以生理盲点扩大最为突出，但由于正常生理盲点的大小常有差别，故只有进行性的盲点扩大才有临床价值。由于中枢神经系统原发性病变的影响，亦可出现周边视野缩小或偏盲。

3. 眼底变化

（1）病变早期，视盘边界模糊，颜色红，周围毛细血管扩张，生理凹陷消失。视盘周围可见放射状的白色混浊，或可见到细小的条状出血。

（2）病变继续发展，视盘水肿，直径扩大，隆起多在 3 个屈光度以上，呈蘑菇状突出于玻璃体内。静脉高度怒张、迂曲，被埋于水肿的视网膜组织呈间断状。视盘表面及其附近，可见到点状或放射状出血，以及大小不等、形状不一的白色病灶（为视神经纤维变性的结果），视盘周围有弧形线。

（3）病情进一步发展，以上病症更为明显，视盘更加扩大，乳斑间可出现星芒状渗出斑，颇似肾炎及高血压之眼底改变。此种情况多见于脑肿瘤。

（4）视盘水肿的晚期，水肿逐渐消退，而形成视神经萎缩。此时视盘颜色灰白，边缘不清，动脉变细，静脉恢复正常，血管旁可有白鞘。有时水肿消退后萎缩的视盘边缘较为清晰，与单纯性视神经萎缩近似。亦有极少数病例视盘可恢复常态。

4. 其他症状　除上述变化外，视盘水肿尚可由于病因和病变部位不同而伴有一些其他症状。如眼外肌麻痹、瞳孔散大、眼球突出等，若一眼为视盘水肿，另一眼呈原发性视神经萎缩者，则称为福－肯（Foster–Kennedy）综合征。

三、实验室及辅助检查

1.FFA 检查　早期轻度视盘水肿在造影早期无明显改变，造影后期视盘呈强荧光。发展完全的视盘水肿在 FFA 动脉期，可见视盘表面辐射状毛细血管扩张，严重者出现类似微动脉瘤样改变，荧光素很快向外渗漏，视神经乳头及其周围染色，呈现强荧光。

2. 视野检查　表现为生理盲点扩大或向心性视野缩小。

3. 脑脊液检测　脑脊液压力增高，一般大于 200mmH2O，脑脊液常规、生化检查可为正常。

4.P–VEP　P100 波的潜伏期延长，振幅降低。

5. 头颅 CT 或 MRI 检查　有助于确诊颅内占位性病变。

四、鉴别诊断

本病与视神经乳头炎的病状相似，但后者视力下降明显，甚至无光感，常单眼发病，患眼瞳孔常散大，有相对性瞳孔传入障碍。视盘水肿，隆起度不超过 3D，视野有明显的中心暗点，有时周边视野向心性缩小。此外，由不同病因所致的视盘水肿，其临床表现也不尽相同。

五、治疗

早期除去病因，对本病的预后至关重要。如为颅内占位应尽早摘除，不得已时可采取对症治疗，如多次小量放脑脊液，切开视神经鞘和颅内减压术等。针对颅内高压，可给予高渗剂甘露醇注射液静脉滴注或给予抑制脑脊液生成的药物醋甲唑胺片等。

第七章 眼外伤

一、概述

眼外伤是指眼球及其附属器受机械性、物理性或化学性因素侵害造成的组织结构或功能损害。由于眼是人体唯一暴露在体表、结构精细、组织又十分脆弱的功能器官，因而易受外力损伤。眼外伤是摧残视力最严重的病症之一，致盲率高达69.26%。在西方一些发达国家，如美国，眼外伤也是视力减退的主要原因，是继白内障之后第二位的致盲性疾病。据统计，我国每年有数百万到上千万人次发生眼外伤。因此，眼外伤的防治十分重要。

眼外伤以其致伤原因不同可分为机械性外伤和非机械性外伤两大类。由于损伤情况的不同，机械性眼外伤又可分为挫伤和穿通伤两种。非机械性眼外伤则包括化学伤、热灼伤和辐射性损伤等。眼外伤属于眼科急症，多突然发生，除致伤物造成的损伤外，伤后的感染、异物存留等可进一步导致严重的后果。机械性眼外伤，重者可使视力立即遭受严重损害，眼球破坏而不能保留，以至视力完全丧失。即使受伤不甚严重，但如延误治疗或治疗不当，也常造成无法挽回的影响。眼的酸碱化学伤重在急救处理，否则将对伤眼造成极为严重的后果。而发生交感性眼炎的患者，如不能及时治疗可导致双眼失明。因此，眼外伤的准确诊断、细心检查和正确处理对预后都有十分重要的意义。

（一）诊断要点

1. 伤史采集要点

（1）受伤原因、时间、地点、周围环境。

（2）致伤物性质：大小、作用方向、力量大小、金属、非金属，化学致伤物的浓度、酸/碱、固体/液体/气体等。

（3）受伤性质：爆炸、射击、刺伤、敲击时溅起的飞屑、撞击、高压液体或气流的喷射等。化学伤患者应了解化学物的接触时间。

（4）症状：眼痛、异物感、畏光、流泪、视力障碍、复视、头痛、头晕以及其他不适，身体其他部位的外伤等。

（5）曾经进行何种处理。

2. 体格检查要点 检查时应按解剖部位循序进行，突出重点，以免遗漏。检查眼球时，如病人疼痛明显，可先滴消毒的表面麻醉剂，以便对病人进行详细的检查。要注意避免向眼球施加任何压力，并防止因眼睑的突然闭合而使眼内容物脱出。

（1）检查视力并作好记录。无法采用视力表检查时，可通过让患者辨认眼前物品和数指，评估视力。

（2）检查眼睑，轻轻清除创面污渍和血痂等，了解创口情况。检查上、下泪小点和泪小管泪囊部位有无损伤。

（3）检查角膜、球结膜和巩膜的受伤情况，了解是否有异物和眼内容物嵌顿。

（4）检查前房和房水，是否前房消失，房水是否混浊，有无积血。

（5）检查虹膜和瞳孔，是否有虹膜脱出和嵌顿、粘连，瞳孔形状、大小和反应。

（6）检查晶状体是否破裂、混浊和脱位。另外，还应仔细检查眼球运动情况，确定有无眼外肌的损伤。

（7）不能排除有异物存留眼内或眶内的患者，必需行X线摄片检查，必要时应行计算机断层扫描（CT）检查或B超检查，以确定是否存在眼内或眶内异物。可能存在的异物是否透X线非常重要，不透X线的异物须通过计算机断层扫描（CT）检查或B超检查。如有眼内异物存留，异物的成分也非常重要，铁和铜对眼有特殊的毒性作用。不同种类的玻璃有不同的放射密度，有时X线检查难以发现。

（8）应尽快进行眼底镜检查，因为出血或白内障形成可阻碍以后的眼底观察。但是在未查瞳孔反应之前不要散瞳。如果合并有脑外伤，应避免散瞳，目的是保留瞳孔反应，便于神经学诊断。

（9）检查时一定要注意颅脑和内脏等全身的外伤情况，应注意眼眶及周围组织有无损伤。如有眼睑皮下气肿，则证明已伤及鼻窦。如眼睑及周围皮肤有较大的创口时，应检查有无颅骨及颅内的外伤。眼眶深部和眶尖的外伤易损伤视神经，严重者视力立即丧失，眼球的严重穿通伤，还应考虑致伤物是否进入颅内。下睑和鼻侧球结膜下瘀血，说明可能有颅底骨折，当然还须有其他颅脑症状方可确定诊断。

（二）救治对策

眼外伤是临床急症，紧急处理是医务人员在门诊或基层医疗单位或生产现场、前沿阵地救护时所采取的一些应急措施和抢救处理。眼外伤的紧急处理可能不一定是完善的处理，但紧急处理的意义十分重大。及时而适当的紧急处理对于轻的外伤可以加速治愈，减少痛苦和防止感染，严重外伤则可防止伤情进一步恶化，尽可能减少眼球结构和功能的严重破坏。

1. 救治原则

（1）处理全身情况：合并有休克、复合伤、多脏器损伤者应请相关的科室会同处理，以抢救生命为先。

（2）处理创面和伤口。

1）清洁创面、检查创口：按一般外科清创原则去除伤口污秽和异物，同时应检查伤口的深度、位置和是否整齐。对穿透眼睑的全层伤口应注意排除眼球的创伤，如球结膜和巩膜伤口，必要时应将球结膜伤口扩大，仔细检查和处理巩膜伤口。必须注意的是，有的结膜伤口虽然不大，但其下的巩膜伤口却比较复杂，特别是结膜下出血较多或结膜水肿明显者，容易掩盖巩膜裂伤的存在，若仅进行结膜伤口缝合将造成严重的不良后果。

2）复位撕脱的组织，送回或剪除脱出的眼内容物。眼睑组织血液供应丰富，愈合能力较强。一般说来，该处组织如被撕脱，经过清洁处理等，仔细对齐予以复位缝合，多能良好愈合。不可轻易将撕脱下来的组织剪除或丢弃。

眼球内组织脱出，若为色素膜，脱出时间在24小时以内者，又比较清洁，经过适当的抗生素溶液冲洗后，可以予以送回。若脱出的为玻璃体时应将其剪除。如仅为少许脱出，应多切除一些为宜。若为晶状体嵌顿于伤口，应将其摘除。

3）封闭伤口：伤口经过适当的清理之后，及时进行封闭，不但可以防止眼内容继续脱出，而且有止血和防止感染的意义。不管是眼睑或眼球的伤口，缝合时均应将创缘严密对齐，用小针细线仔细缝合。角膜或巩膜伤口不能全层穿透缝合，避免损伤色素膜或造成伤口渗漏，缝合一般以组织全层的二分之一到四分之三为好。

（3）防止感染：眼外伤发生后如有继发感染，轻者影响伤口愈合，严重的影响功能和外观。特别是眼球内的感染，后果更为严重。所以，创面或伤口处理妥善后，应当给予足量的广谱抗生素，控制感染的发生。

（4）解除痛苦：眼外伤常会有疼痛等刺激症状，反射性引起眼睑痉挛，而对眼球施加压力，对眼球的外伤极为不利。应适当给予止痛，使病人安静，痉挛缓解。

（5）止血：眼外伤造成大失血的情况少见，但如发生眼内出血则可能对日后视力的恢复产生不利的影响。持续大量的前房积血可引起继发性青光眼和角膜血染，大量的玻璃体内积血有可能导致发生增殖性玻璃体视网膜病变，造成严重的不良后果，所以对眼外伤患者及时采取止血措施十分重要。对有眼内出血可能的患者应双眼包扎，让患者静卧，并给予止血剂。

（6）化学伤患者应立即就近利用清洁水源分秒必争地冲洗伤眼。

2. 救治要点

（1）轻的外伤，应尽可能就地治疗。如眼睑皮肤擦伤和小的裂伤，结膜或角膜擦伤，及时治疗以迅速解除痛苦，防止感染，争取早日痊愈。

（2）眼睑的严重裂伤，致使眼球暴露者，应尽可能分层对齐缝合，尤其是睑缘的裂伤更应特别小心对齐缝合，不要丢弃组织，特别是皮肤组织，必要时再送往有条件的医院处理。

（3）眼球穿通伤必须转院者，应将伤眼或双眼包扎，避免压迫眼球，避免震动，以担架或车辆稳妥地送往附近有条件的医院处理。但应注意，如果必须长途转送者，应先将角膜和巩膜的伤口按前述原则处理和缝妥。如当地无缝合条件者，可先送至最近的医疗单位，缝合后才能长途转送。

（4）前房出血继发青光眼、怀疑有眼内异物或眼内出血的眼球挫伤，不具备检查和治疗条件的，必须转院，以免延误治疗。

（5）常规注射破伤风抗毒素十分重要，不可因为转院等原因而不予应用。

（6）如为机械性眼外伤合并有化学伤者，则应同时进行化学伤的处理。可能合并有颅脑症状或全身情况不稳定者，应请有关专科会同处理。

二、眼睑外伤

眼睑外伤是最常见的眼科急症，由于其暴露于体外，对眼球起到第一道屏障的保护作用，因而易受外伤。眼睑皮肤擦伤属于轻的外伤，虽然损伤表浅，如发生伤口感染也会造成不良后果。严重和复杂的眼睑裂伤，如处理不当，往往可造成畸形而影响正常功能。眼睑组织血管丰富，挫伤后易发生肿胀和皮下出血，严重者形成血肿。如出现典型“熊猫眼”样的眼眶皮下瘀斑者须警惕眶壁骨折和颅底骨折的可能。后者所引起的眼睑皮下瘀斑，多于受伤12小时后出现。眼睑爆炸伤和穿通性裂伤须排除合并眼球、眼眶甚至颅脑的外伤。常见的眼睑外伤包括：皮肤擦伤、眼睑挫伤和眼睑挫裂伤。

（一）诊断要点

（1）伤史采集要点：了解受伤时的环境和全身情况，注意了解致伤物的性质和是否受污染，致伤物作用力的大小和方向等。

（2）眼部检查要点：轻者了解受伤的范围、深度，是否损伤睑板和肌肉，是否有睑缘或泪小管断裂。为判断是否有泪小管断裂，必要时通过泪小点注射美蓝或牛奶等标记物确定。伤情严重者要注意眼球和周围组织的受损情况。

（3）以开睑钩拉开眼睑，进行眼前段和眼底检查，以确定眼球是否受伤以及有无异物存留，同时加以相应的处理。

（4）明显的出血或眼球突出，常提示有眼眶外伤甚至颅脑、鼻窦外伤的存在。

（二）治疗对策

1．一般处理

（1）清创：创口周围皮肤用无菌肥皂水和生理盐水清洗，创口则以湿棉签轻轻擦拭或用生理盐水冲洗，务必将创口上的污物、异物、血痂等清除干净。单纯的皮肤擦伤，清创后涂抗生素眼药膏防止伤口感染。清创或缝合后以无菌敷料包封，直至创口愈合。

（2）有活动出血者给予压迫止血。皮下瘀斑一般7～14天能够完全吸收，早期使用冷敷控制出血，48～72小时以后皮下瘀斑无继续扩大则改用热敷，促进瘀血吸收。有明显污染的较深的眼睑裂伤和可能发生继发感染的创口，应放置引流。

（3）所有有较深创口的病人，都应注射破伤风抗毒素以预防破伤风的发生，使用破伤风抗毒素前必须进行药敏试验。

（4）对范围广泛的眼睑穿通伤，还应检查是否伤及眼眶、鼻窦、颅腔，必要时请相关专科会诊。

2．伤口缝合　伤口作一般处理后，皮肤擦伤、与睑缘平行、无哆开的小伤口，如自然对合良好，一般无须缝合。其余的伤口按以下原则进行缝合，需要提醒的是，对于损伤的眼睑组织不应轻易丢弃和剪除。避免造成眼睑外翻、闭合不全等功能障碍。

（1）与眶缘平行的伤口，伤口哆开不多，作皮肤缝合即可。与睑缘垂直的伤口，眼轮匝肌切断或伤口哆开，应先缝合肌层，再缝合皮肤。

（2）眼睑全层裂伤时，必须分层缝合。通过皮肤面缝合睑板，再分别缝合肌肉和皮肤。如睑缘断裂，缝合时应注意先将睑缘对齐缝合。伤口较长者，应将睑板结膜层的缝合处与肌肉皮肤层的缝合处左右错开。怀疑伤及上睑提肌者，需寻找上睑提肌的断端并加以缝合，避免日后发生上睑下垂。

（3）伤口不整齐或皮肤撕裂破碎时，其手术原则是，一切尚可存活的皮肤碎片均应保留。不可轻易剪除。完全撕脱的皮瓣也应在充分清洗灭菌后，尽量复位缝合。以免造成睑闭合不全及睑外翻等后遗症。

（4）近内眦部的眼睑裂伤，应检查泪小管及泪囊情况，如有损伤应当妥善进行手术修复。该部位的深层外伤有可能伤及内眦韧带，表现为内眦变圆和睑裂变短。这种情况应寻找韧带的断端并缝合之。

（5）伤口愈合后，适当应用局部热敷、理疗以促进眼睑的功能恢复和改善外观。对于有瘢痕形成、眼睑畸形者，伤口愈合后 3 ~ 6 个月再进行二期手术整复。

三、泪器外伤

发生眼睑外伤者有可能合并有泪器的损伤。泪腺由于位于泪腺窝内，有眶骨保护，一般很少发生外伤。但严重的上睑外侧的裂伤或该部位的眶骨骨折也可伤及泪腺。泪腺组织严重破坏或泪腺管被切断时，可使泪液分泌或排出减少，甚至完全停止。但如结膜正常，尚不致发生眼干燥症。当损伤累及全部泪腺管，造成泪液蓄积而发生扩张，最终导致泪腺萎缩，如果囊肿样扩张无法自行消失者可行泪腺摘除。泪道（包括泪囊）的损伤则常与内侧眼睑的全层断裂伤合并存在。如仅上泪小管或上泪点的损伤，则无明显影响。内眦部骨折或皮肤撕裂伤常可伤及下泪小管或泪囊。如处理不当，将发生永久性溢泪或泪囊瘘。上颌骨的骨折如损伤鼻泪管造成鼻泪管阻塞，可产生慢性泪囊炎。因此，对于上眶缘水平的眼睑外伤和眼睑内侧的全层裂伤应常规排除泪器损伤。

（一）诊断要点

1. 眼部检查要点　上眶缘水平的外伤注意是否有泪腺损伤，特别合并有眶骨骨折者。泪小点内侧的眼睑断裂伤应常规排除泪道损伤。

2. 泪小管断端的探查　泪小管断裂，特别是下泪小管断裂，如不能得到修复将遗留永久性溢泪。因此应尽量找到泪小管的断端，尽量修复断裂的泪小管。寻找泪小管颞侧断端一般比较容易，以泪道探针由泪点插入泪小管便可探知，而断裂的泪小管的鼻侧端查找就困难得多，查找方法如下。

（1）直接法：泪小管的断端一般呈轻度灰白色，创面比较整齐，断端没有明显退缩的，可以在断裂的组织内直接查找到泪小管的断端。

（2）标记法：如直接查找有困难，上泪小（点）管完好的通过上泪点注入生理盐水或消毒的牛奶、美蓝和荧光素等标记物，在这些标记物质的引导下查找下泪小管的鼻侧断端。

（3）探针法：上述方法不奏效，则尝试用半球状探针由上泪小管插入经适当旋转使探针由下泪小管鼻侧断端穿出。

（4）泪囊切开法：以上方法仍不能找到下泪小管的鼻侧断端，可将泪囊前壁切开，由泪囊内找到下泪小管或泪总管的开口，然后插入探针找到泪小管的鼻侧断端。

（二）治疗对策

（1）泪腺外伤的治疗：在处理眼睑外伤或眼眶外伤时，如在伤口内发现泪腺组织已有严重破坏或泪腺脱出于伤口，可将泪腺摘除。

（2）泪小管断裂的修复虽不能保证成功，仍应及时进行手术。在仔细寻找到两侧断端后以细线由泪点插入泪囊由鼻道开口引出，泪小管两断端在显微镜下用 10-0/9-0 血管缝线间断缝合 3 ~ 4 针，硅胶管留管 3 个月后拔除。

（3）位于内眦部的伤口，如发现泪囊前壁已破裂，应先缝合泪囊壁，然后缝合皮肤伤口。如泪囊已严重破坏无法缝合，则将泪囊摘除，并封闭泪小点。

（4）陈旧外伤已形成泪囊瘘者，如泪囊尚较完整，则行瘘管切除术并进行泪囊鼻腔吻合。

四、结膜外伤

单纯的结膜外伤比较少见，特别是睑结膜的裂伤，多伴发于眼睑外伤。球结膜的外伤包括擦伤、挫伤、撕裂伤和结膜异物。球结膜外伤时，应检查是否伴有眼球或眼肌的外伤。结膜外伤所引起的结膜下出血，一般 1 ~ 2 周可自行吸收。但结膜下出血量大，形成血肿，伴有低眼压的情况，则应警惕巩膜破裂的可能。大范围的暗红色结膜下出血常是眼眶外伤的征象。下穹窿部的结膜下出血，常为颅底骨折所引起。有时小的异物通过球结膜和巩膜进入眼球内，球结膜上的细小裂伤很快闭合而不易被发现，此类伤员如稍有疏忽，易致漏诊和误诊，从而造成更大的危害。

（一）诊断要点

（1）结膜外伤的检查和诊断一般比较简单，重点在警惕合并有其他眼球损伤的情况，因此，对于结膜外伤的检查仍需细心负责。

（2）睑板沟处和结膜穹窿部是结膜囊异物的好发部位，结膜异物的患者剧烈的异物感和刺激症状往往骤然发生，多数患者有角膜擦伤体征。而结膜下异物则多见于爆炸伤，常为多发性。

（二）治疗对策

1．结膜擦伤的治疗　以预防感染为主。表面污物应冲洗干净。结膜囊涂抗生素眼膏，一般 24 小时内可痊愈。

2．结膜撕裂伤的治疗　小的裂伤，不大于 10mm，且伤口哆开不大者，则不需缝合，涂抗生素眼膏，单眼包扎。伤口较大而哆开者，采取连续缝合。睑、球结膜都有创面者，注意防止睑球粘连，一旦发生睑球粘连每天以玻璃棒分离数次，必要时可放置隔离膜。结膜裂伤伴有眼球或眼肌的外伤时，则应以眼球及眼肌外伤的治疗为主。

3．结膜异物的治疗　存留于上睑结膜的睑板沟、泪湖或半月状皱襞处的异物，用生理盐水浸湿的棉签轻轻拭去。存留于穹窿部球结膜的皱褶内的异物，必须细心寻找，为防止遗漏结膜囊内细小的粉尘状异物，对结膜异物患者应常规给予结膜囊冲洗。

4．结膜下的异物　可在异物附近切开结膜，分离并掀起此处的结膜瓣而夹出之。密集的多发性细小异物，无法一一夹出的，可将该处球结膜或连同结膜下组织一并切除，缺损处可进行单纯缝合。

五、角膜外伤

角膜是眼球最前面的突出部分，因而易受损伤。角膜外伤多数由于机械性损伤所致，包括角膜擦伤、挫伤、裂伤和异物伤等。角膜外伤无论轻重，如处理不当者，都会造成角膜生理特点的改变而影响视力。所以角膜外伤的预防应该受到高度重视。一旦发生角膜外伤，应及时正确处理，减少对视力的影响。

角膜外伤的预后与受伤的部位、范围和深度密切相关。位于瞳孔区的角膜混浊，即使较小也会影响视力。周边部的损伤由于瘢痕收缩，使角膜产生散光等，也造成对视力的影响。

（一）诊断要点

角膜外伤一般都有明显的眼刺激症状，如疼痛、畏光、流泪、异物感等。角膜外伤的体征多有眼球混合性充血；角膜挫伤者，角膜混浊可呈线状、格子状或盘状。角膜异物残留者，仔细检查一般不容易遗漏，但对较深层的角膜异物是否已穿通角膜全层应有准确的评估，如角膜深层的异物穿透角膜全层，角膜渗漏试验可呈阳性。由于角膜表层有丰富的感觉神经末梢，浅层异物的刺激症状往往较深层者更为明显。异物常引起角膜浸润，金属异物可在其周围形成锈环，灼热的异物烧伤角膜组织可形成炭环。

（二）治疗对策

1．一般处理

（1）用无菌生理盐水清洁结膜囊。

（2）清除结膜囊内异物，角膜异物必须予以剔除。

（3）结膜囊涂包括妥布霉素或多黏菌素的两联抗生素眼膏包眼。必要时结膜下注射庆大霉素 2 万 U。

（4）刺激症状较重者适当给表麻药，可缓解疼痛，但过分使用表麻药会抑制角膜上皮细胞的再生，应避免频频滴用表面麻醉剂。

（5）如擦伤面积较大，刺激症状严重者，可应用快速散瞳剂散瞳以减轻症状，减少反应性虹膜睫状体炎的影响。

（6）滴用的一切眼药包括荧光素溶液，冲洗结膜囊的溶液、敷料，剔除角膜异物的器械等，必须严格无菌。

2. 抗感染　角膜外伤发生后，预防和控制感染对于预后非常重要，特别是预防绿脓杆菌的感染，角膜外伤一旦发生绿脓杆菌感染，角膜组织可在 1 ~ 2 天内遭受不可逆转的破坏。因此，在处理角膜外伤当中，常规给予包括妥布霉素或多黏菌素的二联抗生素包眼，用于检查和治疗的物品必须严格消毒，避免发生医源性的感染。对于角膜外伤者需随诊至角膜损伤痊愈。

3. 角膜异物的处理　一切残留于角膜的异物都应尽快清除，操作前常规滴 1 ~ 2 次表面麻醉剂。具体方法如下。

（1）冲洗法：利用提高洗眼壶（器）高度，达到增加冲洗时的水流压力，将黏附于角膜表面的异物除去，此法对角膜损伤最小。

（2）擦拭法：异物嵌入不深，但用冲洗法不能将其除去，则在表面麻醉下，以蘸有眼药膏的湿棉签，将异物轻轻擦去。

（3）剔除法：嵌顿牢固的角膜异物一般都需利用异物刀将异物剔除。特别对于金属异物，此法能够较为彻底地清除异物，操作时应使异物刀与角膜表面成切线方向，以防异物刀误伤眼球。

（4）对于残留时间较长、浸润比较严重的角膜异物，为了避免进一步加重角膜的损害，不必强求一次将异物彻底清除干净，可先尽量清除异物主体，次日再进一步将残留的锈环等剔除。

（5）处理角膜异物的注意事项：剔除异物的操作要求准确，尽量减少角膜损伤。要严格遵守无菌要求，所用器械和一切药品，包括荧光素、的卡因、生理盐水、抗生素眼膏或眼药水等，均应保持无菌。常备的药品应定期更换，以免造成污染，特别要预防绿脓杆菌感染。

4. 角膜挫伤的处理　如无合并眼球其他部位的损伤，以对症治疗为主，水肿严重者以 50% 葡萄糖溶液或 5% ~ 10% 氯化钠溶液等高渗剂滴眼。

六、虹膜睫状体外伤

虹膜睫状体外伤是常见的眼外伤，多数由于钝挫伤所致。挫伤使虹膜和睫状体血管渗透性增强，分泌大量的前列腺素物质产生外伤性虹膜睫状体炎，瞳孔括约肌和睫状肌功能紊乱产生外伤性瞳孔散大，严重的挫伤还可以损伤虹膜和睫状体血管、破坏房角和损伤小梁造成前房积血、前房角后退、继发青光眼和玻璃体积血等。应该注意的是，前房积血者出血吸收后可以发生再出血，而前房角后退者则可延至中远期才出现继发青光眼的症状。

（一）诊断要点

（1）外伤史结合房水闪辉等，外伤性虹膜睫状体炎的诊断并不困难，但需注意由于挫伤引起的血管渗透性增强和眼压变化，可能累及未受伤眼。

（2）因外伤性虹膜和睫状体麻痹致瞳孔散大或麻痹，应注意检查直接和间接对光反射，警惕视路损伤的存在。形成多角形瞳孔者则可能有瞳孔括约肌断裂。

（3）瞳孔呈“D”形、新月形等改变，是虹膜根部离断的典型特征，常常伴有出血。若整个虹膜根部离断，则为外伤性无虹膜。睫状体的撕裂破坏了房角的结构形成前房角后退，房角后退范围越大发展成青光眼的危险性愈高，必须定期随诊。

（4）前房积血是因虹膜或睫状体的血管破裂而产生。少量积血房水呈红色混浊；大量积血则形成液平面甚至充满前房。部分前房积血者出血吸收后一周左右可发生继发出血，这部分病人多数有眼压升高。

（二）治疗对策

1. 一般处理　虹膜睫状体外伤常规给予抗炎消肿、必要时控制眼压等对症治疗。虹膜睫状体炎者早期应用皮质类固醇。适当散瞳，缓解睫状体痉挛，减轻刺激症状。前房出血者的散瞳与否则应根据具体情况。

2. 严重的虹膜根部离断并伴有复视者 应考虑虹膜根部修复术。

3. 前房出血的处理

（1）卧床休息，取半坐卧位防止出血渗入后房。

（2）双眼包封以减少眼球活动。

（3）应用止血药和联合应用皮质类固醇。

（4）散瞳以缓解刺激症状，但出血量少者可不必散瞳。

（5）必须密切注意眼压的变化，大量的积血加上眼压升高易形成角膜血染。

（6）大量积血持续一周仍未吸收并伴眼压升高者应及时行前房冲洗术清除积血。

4. 玻璃体出血的处理　氨基己酸有阻止血管内血凝块溶解的作用，可防止继发性出血。反复出血不止，则应考虑玻璃体内大量积血的可能，需进一步检查，必要时进行玻璃体切除术。

5. 角膜血染的处理　以预防为主，积极止血控制高眼压十分重要。如已出现角膜血染，即予0.37%依地酸二钠溶液滴眼或以其2.5%溶液0.5ml结膜下注射，每日一次。对前房积血较多，保守治疗无效者，应及时行前房冲洗手术。

七、眼球穿通伤

任何原因造成眼球破裂者即为眼球穿通伤。无论锐器或钝力的作用都可造成眼球穿通伤；因致伤物的大小、性质和穿透眼球的深度、部位不同可造成眼球结构不同程度的损伤。由眼球前部进入贯穿整个眼球由后方穿出的双穿通伤称为眼球贯穿伤，也属于眼球穿通伤的一种。治疗的及时性、损伤的程度和部位、感染和并发症情况是眼球穿通伤预后的主要决定因素。

（一）诊断要点

（1）有明确外伤史，角膜穿通伤多数有流“热泪”感，眼球全层伤口，前房变浅，眼压降低等典型病例诊断一般不难。

（2）有异物敲击史的伤者需常规排除眼内异物。

（3）单纯的巩膜穿通伤不多见，往往容易被忽视；表面无伤口，但眼内出血严重且眼压低者，需警惕后部巩膜穿通伤。

（4）根据受伤部位不同，眼球穿通伤可分为角膜穿通伤、角膜巩膜穿通伤和巩膜穿通伤。

（二）治疗对策

（1）小伤口的处理　3mm或以下较小的伤口，对合整齐无哆开，无眼内容物脱出和嵌顿者，可不予缝合，伤眼包扎加保护眼罩。

（2）大于3mm、有眼内容物嵌顿的角膜或角巩膜伤口，原则上应予缝合。缝合力求严密没有渗漏，角膜中心部尽量减少缝线。

（3）伤口内看到异物时，应先将异物摘出，再处理伤口。

（4）眼球损伤极为严重，眼球无法保留者，应考虑行眼球摘除术。

（5）伤口位于睫状体部并有眼内容物嵌顿者，应及早全身应用皮质类固醇，预防交感性眼炎。

（三）并发症及其处理

眼球穿通伤可产生以下一些合并症。

1. 外伤性虹膜睫状体炎　可按一般的虹膜睫状体炎治疗原则处理。

2. 化脓性眼内炎　一般发生在外伤后1～3天。伤眼视力急性下降，出现剧烈疼痛和明显的刺激症状。检查见结膜明显充血、水肿，房水混浊、玻璃体或可见到雪球样混浊或脓肿形成。治疗时首先应充分散大瞳孔，全身和眼部使用大剂量的抗菌素和激素。如效果不明显，应采用玻璃体途径给药，抽取玻璃体进行细菌培养＋药敏试验。严重的化脓性眼内炎治疗效果不理想者应尽早行玻璃体切除术。

3. 交感性眼炎　是指一眼穿透伤后导致双眼先后出现慢性肉牙肿性葡萄膜炎的情形。本病属迟发性自身免疫性疾病，抗原成分可能为视网膜色素上皮或光感受器。受伤眼（称为“诱发眼”）发生慢性葡萄膜炎并持续不退，一般经2～8周的潜伏期，另一只眼（称为“交感眼”）突然出现与诱发眼相类似的葡萄膜炎，视力急剧下降。除了眼前段有炎症表现外，眼底也可出现黄白色点状渗出。本病的病程较长，常反复发作，晚期因视网膜色素上皮广泛破坏，眼底呈暗红色，称为晚霞状眼底。

为预防交感性眼炎，对眼球破裂伤口要尽早妥善处理。一旦出现本病，应按葡萄膜炎积极进行治疗，全身和眼部使用大剂量的糖皮质激素，疗效差者可选择使用免疫抑制剂。

八、球内异物伤

球内异物是一种特殊的眼外伤，异物可存留在于前房、后房、睫状体、晶状体、玻璃体和眼球壁，而以后部眼球内为最多。眼内异物一旦发生，除了造成眼球的机械性损伤，异物的存留更增加了眼内感染的风险，也增加发生交感性眼炎的危险。异物在眼内长期存留对眼组织产生持续的刺激。接近睫状体的异物引起经久不愈的虹膜睫状体炎。晶状体异物可加速白内障。玻璃体内异物可引起增殖性玻璃体视网膜病变。因而眼内异物需要及早诊断，及时手术。

异物的性质对于眼内异物的诊治有十分重要的作用。大多数金属异物在眼内存留时间过长都会发生化学反应，形成难治性的金属沉着症。植物或动物性的异物常引起强烈的炎症反应。

（一）诊断要点

1. 初步判断眼内异物的存留　有爆炸伤或手锤敲击物体飞溅的外伤史。眼球穿通伤是眼内异物发生的先决条件，典型的角膜穿通伤伴眼内异物存留者有明显的流“热泪”的描述。

2. 异物性质和伤道的分析　受伤现场的有关物品都应详细了解，以帮助分析异物的来源和性质。角膜线状全层伤口、虹膜有相应裂口、相应部位晶状体局部混浊等都提示眼内异物的可能。

3. 异物的确定　对于不能排除有眼内异物存留的病例，必须常规拍X线片排除不透X线的异物（多为金属异物），发现有上述异物者加照异物定位片。怀疑异物存留眼内又无法通过X线检查确定者，可进一步通过CT、MRI或超声波检查确定，A型和B型超声扫描都可以诊断异物。其适用范围较广，对各种金属异物和非金属异物大多能清楚显示。

4. 眼内异物X线定位法　X线定位法是眼内异物定位的重要方法。结果准确可靠，而且不受眼的屈光介质混浊的影响，是临床上最常用的方法。具体方法是：

（1）用带有指示杆的定位器（一种塑料制的角巩膜接触镜）或在角膜缘缝一内径为11mm的金属环，金属环需留一小缺口作为标记标示眼球的方位。

（2）拍眼部正位片和侧位片。

（3）用眼内异物测量器测定异物的位置。

5. 眼内金属异物存留时间过长 应警惕眼球铁锈症和铜锈症的发生。

（二）治疗对策

眼内异物原则上应尽早取出。异物摘出是为了恢复和保存眼球功能，避免并发症。一切操作都要求精细，尽量减少组织的损伤，为恢复和保持视力创造条件。

眼内异物如何摘出因异物有无磁性而采取不同的方法。磁性异物手术时可用电磁铁吸出，非磁性异物要通过玻璃体手术取出。金属异物不透X线，可通过X线拍片进行异物定位，非金属异物的定位相对困难。

1．磁性异物的电磁铁吸出

（1）前房和角膜后的异物，先缩瞳，再以电磁铁由原伤口吸出。

（2）后房异物如发生白内障，在对侧角膜缘作较大的切口，以电磁铁在切口处将异物吸出。晶状体透明者，则于异物所在处的角膜缘作切口，或切开虹膜根部吸出异物。

（3）已发生白内障的晶状体异物，行白内障摘除手术将异物一并摘除。要视异物的大小和囊膜的破坏情况决定采取何种白内障摘除方法，防止手术中异物丢失或嵌于前房角。

（4）睫状体前表面的异物在角膜缘作切口，睫状体其他部位的异物由最近处的巩膜上作切口。

（5）玻璃体内飘浮异物，选择距异物较近的睫状体平坦部作切口，必要时通过睫状体平坦部切口插入一磁作磁棒接力法。

2．金属异物、附着于眼球壁的异物和无法通过电磁铁吸出的异物　尽量转送有玻璃体手术条件的医院处理。

（三）并发症及其处理

1．眼铁质沉着症　铁质异物在眼内存留数日至数月后即可向周围眼内各组织扩散和传播，呈现棕黄色微细颗粒样沉着，即铁质沉着症。铁质在虹膜，可使虹膜呈现棕色，日久后虹膜逐渐萎缩，出现后粘连，瞳孔散大、对光反应减弱、消失；在晶状体，可使前囊下出现棕色颗粒，晶状体皮质呈现弥漫性棕黄色混浊；在玻璃体，可使之液化并呈弥漫性棕褐色；在房角，可使小梁组织变性导致继发性青光眼；铁质播散到视网膜，可使之变性萎缩，导致视力减退、视野缩小。

本症治疗效果不好，重在预防，尽早取出铁质异物即可避免。

2．眼铜质沉着症　铜质异物在眼内存留较长时间（数月后）也可向周围眼内各组织扩散和传播，呈现黄绿色混浊，即铜质沉着症。铜质在角膜沉着的位置以周边部的后弹力层为最明显，呈现典型的K–F环；在虹膜，可使虹膜呈现黄绿色，逐渐萎缩、瞳孔散大、对光反应减弱；在晶状体，可使前后囊下皮质出现黄绿色细小点状颗粒，晶状体前囊下皮质中部有一黄色圆盘状混浊，其周边有放射状花瓣样混浊；在玻璃体，可见金黄色明亮的反光团，裂隙灯检查可见玻璃体有许多细小黄绿色颗粒；铜质播散到视网膜，可使黄斑变性、视力减退，检查可见视网膜血管两侧出现金黄色反光。

本症治疗也效果不好，故重在预防，尽早取出铜质异物即可避免。

3．外伤性白内障　异物穿透晶状体或在晶状体存留均可造成白内障，影响视力者可行白内障手术。

4．葡萄膜炎　异物在眼内存留，可以导致长期的葡萄膜炎。故对反复发作的原因不明的葡萄膜炎，应该认真询问外伤史，必要时进行眼内异物排查。

5．其他　临床上对不明原因的玻璃体混浊、机化膜和条索，增殖性视网膜病变、单眼继发性青光眼等情况，应考虑到眼内异物存留的可能性。

九、眼化学伤

眼化学伤是以酸、碱物质为主要致伤物所造成的眼部损伤。多发生于化工厂、施工场所和实验室。其受伤的程度与化学物质的种类、浓度、性质、物理状态、渗透力、接触时间、接触面积、化学物质的温度、压力等有关。

酸性化学物质多为水溶性，接触组织后发生组织蛋白凝固，减缓了酸性物质继续向深部组织扩散，因此组织损伤相对较轻。低浓度的酸性化学物，对眼部仅有刺激作用。高浓度酸性化学物，才会使组织蛋白发生凝固性坏死，在结膜和角膜表面形成焦痂。

常见的碱性眼灼伤常由强碱如氢氧化钠、氨水和生石灰等引起。碱性物质能与组织细胞结构中的脂类发生皂化反应，形成的化合物具有双相溶解度，能很快穿透眼组织，造成细胞的广泛分解坏死。因此，碱性化学伤比酸性化学伤后果严重得多。但对于高浓度的化学物，无论酸性碱性都会对眼的组织结构造成严重的破坏。

碱烧伤后角膜缘的贫血程度和角膜混浊程度有提示预后的重要作用。充血眼说明血液供应尚可，而苍白缺血的表现，则意味病情可能进一步恶化，甚至发生角膜融化和穿孔。角膜混浊程度也与烧伤严重程度一致。眼压升高者，反映由于胶原收缩，前列腺素释放或炎症反应，造成房角结构的损害。

（一）诊断要点

（1）询问病史：确切了解化学物的性质、受伤原因、浓度、接触时间。

（2）测定结膜囊液体的 pH 值。

（3）确定受伤范围，重点是角、结膜的受伤范围。

（4）结膜、角膜和巩膜化学伤的分期。

1）急性期：灼伤后数秒至 24 小时。主要表现为结膜缺血、坏死，角膜上皮脱落，结膜下组织和角膜实质层水肿、混浊，角膜缘附近血管广泛血栓形成，急性虹睫炎，晶状体、玻璃体混浊，甚至全眼球炎。

2）修复期：伤后 10 天 ~ 2 周左右。修复期间，组织上皮再生，多形核白细胞及纤维母细胞伴随新生血管侵入角膜组织，巩膜内血管逐渐再通，角膜新生血管增殖明显。

3）并发症期：灼伤后 2 ~ 3 周后进入此期，表现为反复的角膜溃疡，睑球粘连，角膜新生血管；继发性内眼改变如葡萄膜炎、白内障和青光眼等。

（二）治疗对策

1. 眼化学伤的急救处理　非常重要，要求医护人员特别是眼科专业人员必须掌握。眼化学伤一旦发生应立即用大量清洁水对伤处进行冲洗。冲洗应持续到用石蕊试纸测试泪液 pH 值呈中性为止。冲洗过程中注意彻底清除残留的化学物质颗粒。伤者现场急救处理后送达医院时，应按上述方法再次冲洗。

2. 酸碱性化学伤的一般治疗原则

（1）重视现场急救，用大量清洁水对伤处进行冲洗。切勿急于将病人送往医院而忽视现场及时的冲洗而失去了最佳的急救时机。

（2）酸性伤用 0.5%碳酸氢钠液体，碱性伤则用 3%硼酸液反复冲洗结膜囊，以中和化学物质。如果对致伤物的酸碱性不能明确，则以中性液体进行冲洗。

（3）冲洗时间应持续到泪液的 pH 值呈中性为止。

（4）适当使用散瞳剂，控制虹膜睫状体的炎症反应，防止发生虹膜后粘连。

（5）对症治疗，局部抗生素眼水点眼，防止感染。

3. 碱性化学伤还应增加以下措施

（1）结膜下冲洗和前房穿刺：严重病例应作结膜下冲洗，以期彻底清除结膜下的碱性物质。前房穿刺的作用是放出含有碱性物质的房水，减轻对眼内组织的破坏，而且再生的房水中含有抗体，可增强局部营养和抵抗力。

（2）每日静脉滴注维生素 C2 ~ 3g，并球结膜下注射维生素 C0.1 ~ 0.2g，加强预防角膜溃疡的发生。

（3）对于碱性化学伤而言，自家血清的应用十分重要。可采用自家血清点眼，并以自家血清 0.5ml 结膜下注射以增加角膜营养，预防角膜溃疡发生。自家血清的应用，除能加强眼部营养外，还有抑制角膜胶原酶活性，加快溃疡愈合和上皮修复的作用。

（4）应用 2.5%依地酸二钠、0.1mol / L 的青霉胺溶液、10%枸橼酸钠或 2.5% ~ 5.0%半胱氨酸等胶原酶抑制剂点眼，防止角膜穿孔。

（5）石灰烧伤者用 0.5%依地酸二钠可促使钙质排出。

4. 恢复期的治疗　眼局部应用激素眼药水或其他抑制新生血管的药物，如噻替哌等抑制新生血管。

5. 并发症的治疗　针对各种并发症进行治疗，如睑球粘连分离加唇黏膜或球结膜移植术，板层或穿透性角膜移植术，青光眼小梁切除术等。

十、电光性眼炎

电光性眼炎又称紫外线性眼炎，属于辐射性眼损伤。是紫外线过度照射所引起的浅表性结膜炎及角膜炎。是临床眼科急诊中常见的类型。发病急，双眼出现剧烈疼痛，异物感，眼睑痉挛，畏光，流泪等症状，处理得当效果良好。常见的紫外线损伤主要由电焊弧光、放电影用的弧光灯、水银灯、紫外线灯照射所致。少数严重的患者可发生视盘水肿及视网膜水肿。

（一）诊断要点

（1）有紫外线史接触，由于照射后至发病需经历约 8 小时的潜伏期，故多数患者于夜间症状出现或加重而急诊。

（2）双眼同时发病，出现剧烈眼疼、眼睑痉挛、畏光、流泪等症状。

（3）检查见双眼混合充血，角膜荧光素染色可见点状或弥漫着色。

（二）治疗对策

本病的治疗原则主要是止痛、防止感染。可给予 0.5% 地卡因溶液滴眼，但不宜多滴，以免影响角膜上皮的生长。给予局部冷敷，减少局部充血。涂抗生素眼膏，防止角膜上皮损伤后继发感染。

十一、雪盲

雪盲又称太阳光眼炎或雪眼炎。为长时间暴露在雪地，受冰雪反射的紫外线的照射后，引起的一种浅表性结角膜炎。其特点、症状、体征、治疗同电光性眼炎。

第八章　外耳疾病

一、外耳创伤

耳创伤包括外耳、中耳及内耳创伤。较常见的几个代表性疾病，如：耳郭创伤及创伤后引起的化脓性炎症，鼓膜创伤及颞骨骨折。其中颞骨骨折时，因其周围解剖关系复杂，除会引起外、中、内耳损伤外，还可伴有全身症状包括颅内损伤等复杂的病症。

（一）耳郭及外耳道创伤

1. 病因　耳郭创伤是外耳创伤中的常见病，因为耳郭暴露于头颅两侧，易遭各种外力掩击。原因有机械性挫、锐器或钝器所致撕裂伤、冻伤等。前两种多见，耳郭创伤可单独发生，也可伴发邻近组织的创伤，如累及外耳道可引起外耳道狭窄或闭锁。

因耳郭独特的组织结构和解剖形态，受伤后产生的症状和后果也有一定的特点。耳郭是由较薄的皮肤覆盖在凹凸不平的软骨上组成，耳郭前面皮肤较薄与软骨紧密相贴；耳郭后面皮肤较厚，与软骨粘贴轻松。耳郭软骨薄而富有弹性，是整个耳郭的支架，耳郭软骨如因外伤、感染发生缺损或变形则可造成耳郭的畸形，影响外耳的功能和外观，且此种畸形的修复较困难，故对耳郭的外伤处理要给予重视。

2. 临床表现　不同原因所致耳郭创伤在不同时期出现的症状亦不同。常见症状表现：早期有血肿、出血、耳郭撕裂，破损处感染；后期多为缺损或畸形。

出血多见于耳郭撕裂伤，大出血常见于耳郭前面的颞浅动脉和耳郭后面的耳后动脉受损。血肿常见于挫伤时出血积于皮下或软骨膜下呈紫红色半圆形隆起，面积视外力大小不同。因耳郭皮下组织少，血液循环差，血肿不易吸收，处理不及时可形成机化致耳郭增厚，大面积血肿可导致感染、软骨坏死、耳郭畸形。

3. 治疗　治疗原则：及时清创止血，控制感染，预防畸形。耳郭局部裂伤可是小限度切除挫灭创缘，皮肤和软骨膜对位缝合；耳郭完全离断如试行缝合存活希望不大时，可仅将耳郭软骨剥离并埋于皮下以备日后成型之用。当耳郭形成血肿时，应早期行抽吸治疗，大面积血肿应尽早手术切开清除积血，以免继发感染。血肿或开放性创口均易引发感染，多见绿脓假单胞菌和金黄色葡萄球菌感染，故应选用相应的敏感的抗生素，感染可造成软骨坏死液化，愈合后瘢痕挛缩出现耳郭畸形，再行手术矫正很难达到理想的成形。外耳道皮肤伴有裂伤时应同时清创，将皮肤和软骨对位并用抗生素软膏纱条压迫，以防继发瘢痕性狭窄或闭锁。

（二）鼓膜创伤

1. 病因　鼓膜位于外耳道深处，在传音过程中起重要作用，鼓膜创伤常因直接外力或间接外力作用所致，如用各种棒状物挖耳、火星溅入、小虫飞入、烧伤、掌击、颞骨纵形骨折、气压伤等。

2. 临床表现

（1）患者可感突然耳痛、耳道出血、耳闷、听力减退、耳鸣。气压伤时，还常因气压作用使听骨强烈震动而致内耳受损，出现眩晕、恶心、混合性听力损伤。

（2）耳镜检查可见鼓膜多呈裂隙状穿孔，穿孔边缘及耳道内有血迹或血痂，颞骨骨折伴脑脊液漏时，可见有清水样液渗出。听力检查为传导性听力损失或混合性听力损失。

（3）鼓膜创伤有时可伴有听骨链中断，听力检查可表现为明显的传导性听力损失。

3. 治疗　应用抗生素预防感染，外耳道酒精擦拭消毒，耳道口放置消毒棉球，保持耳道内清洁干燥。预防上呼吸道感染，嘱患者勿用力擤鼻涕。如无继发感染，局部禁止滴入任何滴耳液。小的穿孔如无感染一般可自行愈合；较大穿孔可在显微镜下无菌操作将翻入鼓室内的鼓膜残缘复位，表面贴无菌纸片可促进鼓膜愈合。穿孔不愈合者可择期行鼓膜修补术。

4. 预防　加强卫生宣传和自我保护。在强气压环境中工作者要戴防护耳塞。

二、先天性耳畸形

（一）先天性耳前瘘管

先天性耳前瘘管是一种最常见的先天耳畸形。为胚胎时期形成耳郭的第 1、第 2 鳃弓的 6 个小丘样结节融合不良或第 1 鳃沟封闭不全所致。

1. 临床表现 瘘管多为单侧性，也可为双侧。耳前瘘管瘘口多位于耳轮脚前，另一端为盲管。深浅、长短不一，常深入耳郭软骨内，可呈分支状。管腔壁为复层扁平上皮，具有毛囊、汗腺、皮脂腺等，挤压时有少量白色黏稠性或干酪样分泌物从管口溢出。平时无症状，继发感染时出现局部红肿疼痛或化脓。反复感染可形成囊肿或脓肿，破溃后则形成脓瘘或瘢痕。

2. 治疗 无感染史者，可暂不做处理。在急性感染时，全身应用抗生素，对已形成脓肿者，应先切开引流，待感染控制后行手术切除。有条件者在手术显微镜下行瘘管切除术。术前注少许亚甲蓝液于瘘管内，并以探针为引导，将瘘管及其分支彻底切除，必要时可切除瘘管穿过部分的耳郭软骨，术毕稍加压包扎，防止形成空腔。

（二）先天性外耳及中耳畸形

先天性外耳及中耳畸形常同时发生，前者系第 1、第 2 鳃弓发育不良以及第 1 鳃沟发育障碍所致。后者伴有第 1 咽囊发育不全，可导致鼓室内结构、咽鼓管甚至乳突发育畸形等。临床上习惯统称为“先天性小耳畸形”。

1. 临床表现 一般按畸形发生的部位和程度分为 3 级。

（1）第 1 级：耳郭小而畸形，各部尚可分辨；外耳道狭窄或部分闭锁，鼓膜存在，听力基本正常。

（2）第 2 级：耳郭呈条索状突起，相当于耳轮或仅有耳垂。外耳道闭锁，鼓膜及锤骨柄未发育。锤、砧骨融合者占半数，镫骨存在或未发育，呈传导性聋。此型为临床常见类型，约为第 1 级的 2 倍。

（3）第 3 级：耳郭残缺，仅有零星而不规则的突起；外耳道闭锁，听骨链畸形，伴有内耳功能障碍，表现为混合性聋或感音神经性聋。发病率最低，约占 2%。

第 2、第 3 级畸形伴有颌面发育不全，表现为眼、颧、上颌、下颌、口、鼻等畸形，伴小耳、外耳道闭锁及听骨畸形，称下颌面骨发育不全。

2. 诊断及治疗 根据出生后即有的耳畸形可做出初步诊断。要确定畸形程度应做听力检查，了解耳聋性质，若为传导性聋，属手术适应证。颞骨薄层 CT 扫描或螺旋 CT 扫描可了解乳突气化、中耳腔隙、听骨畸形及外耳道闭锁等情况，为畸形分级及手术治疗提供依据。

手术时机：单耳畸形而另耳听力正常者，手术可延至成年时进行。单侧外耳道闭锁伴有感染性瘘管或胆脂瘤者，可视具体情况提前考虑手术。双耳畸形伴中度以上传导性耳聋者应及早对畸形较轻的耳手术（一般在 2 岁以后），以提高听力，促使患儿言语、智力的发育。耳郭畸形一般主张待成年后行耳郭成形术或重建术。

第 1 级畸形者如无听力障碍则不需治疗，有传导性聋者可从耳内切口做外耳道、鼓室成形术。对第 2 级畸形者，通常从鼓窦入路，行外耳道、鼓膜及听骨链成形术，以提高听力，术中注意避免损伤面神经。形成的“外耳道”术腔周径应能容纳术者食指，“外耳道”用中厚或全厚皮片植皮，防止术后外耳道形成瘢痕狭窄。第 3 级畸形由于内耳功能受损，手术治疗难以恢复听力，如对侧耳听力大致正常可在 6 岁后用植入式骨导助听器（BAHA）。

三、耳郭假性囊肿

耳郭假性囊肿又称耳郭浆液性软骨膜炎、耳郭软骨间积液、耳郭非化脓性软骨膜炎等。多为单发，男性多于女性。发病年龄以 30 ~ 40 岁多见。

（一）病因

可能与外伤及耳郭局部受刺激所致微循环障碍有关。

（二）病理

囊壁全层病理切片组织层次为：皮肤、皮下组织、软骨膜及软骨，说明囊肿位于软骨组织之间，软骨组织的厚薄视囊肿大小而定。因囊壁软骨内侧壁较厚，故囊肿多向耳郭外侧面隆起。软骨层的内侧面覆有一层纤维素，表面无上皮细胞结构，此点与真性囊肿不同。

（三）临床表现

发病时常无症状，偶然发现耳郭外侧面有一囊肿样隆起，界限清楚，表面皮肤色泽正常，局部不痛，可有灼热、发胀、发痒感。隆起多位于耳郭上半部如舟状窝、三角窝等处。触诊囊肿有时有波动感，无压痛。穿刺囊肿可抽出淡黄色液体，培养无细菌生长，暗室内红光透照囊肿可与血肿鉴别。

（四）治疗

囊肿较小可行理疗，如局部采用超短波或氦—氖激光照射等，以制止渗液、促进吸收。积液多时可行穿刺抽液，抽液后加压包扎，或抽液后行囊腔内注射硬化剂加压包扎。如多次抽液仍复发者应在严格无菌的条件下，于耳郭外侧面囊肿隆起突出部位切除一小块（多为三角形）全层囊壁，形成一小窗口，同时轻刮囊壁或用碘酒烧灼囊壁，然后加压包扎，1 周后换药观察，伤口多已愈合，囊肿消失。

四、外耳道疖

（一）病因

外耳道疖为外耳道软骨部毛囊或皮脂腺感染所致的急性局限性化脓性病变。常见致病菌为金黄色葡萄球菌。挖耳致皮肤损伤或游泳、洗澡耳内灌水浸泡易致感染。全身疾病如营养不良、糖尿病等均可为其诱因。

（二）临床表现

耳痛为主要症状。疼痛剧烈时常向同侧头部放射，张口、咀嚼时耳痛加重。可有全身不适，体温稍升高。疖肿堵塞外耳道时可有听力减退。检查时有耳郭牵拉痛、耳屏压痛，外耳道软骨部可发现局限性红肿，皮肤呈丘状隆起，触痛明显。疖肿成熟后顶端出现黄点，破溃后有血性脓液流出，脓量少，由于疖肿致外耳道肿胀，鼓膜一般窥视不清。疖肿位于外耳道前下壁者，耳屏前下方可出现肿胀，可误诊为腮腺炎。疖肿位于外耳道后壁者，可使耳后乳突区红肿、耳郭后沟消失，易误诊为乳突炎。

（三）治疗

全身应用抗生素控制感染，服用镇静、止痛剂，局部可做理疗。脓液尚未形成的疖肿局部可涂用 3% 的碘酊或 1% ~ 3% 的酚甘油，或用上述药液纱条敷于患处，切忌切开疖肿，以免引起感染扩散。疖肿已成熟者可挑破脓头或切开疖肿引流，切口应与外耳道纵轴平衡，以免造成外耳道狭窄。疖肿已破溃者可用 4% 硼酸酒精或 3% 双氧水清洁外耳道，抗生素纱条局部填压，每日换药，直至疖肿消退。

五、耵聍栓塞

耵聍为外耳道软骨部皮肤耵聍腺分泌的黏稠液体干燥后形成的痂块。正常情况下对外耳道有保护作用，随咀嚼、说话等颞颌关节运动而脱落、排出体外。如耵聍腺分泌旺盛或耵聍排除障碍而致耵聍积聚过多，形成较硬的团块，阻塞外耳道则称为耵聍栓塞。

（一）临床表现

外耳道未完全阻塞者，可无症状。完全阻塞时可致听力减退、耳闷胀感并可刺激迷走神经耳支，发生反射性咳嗽。栓塞物压迫鼓膜时，可致耳痛和眩晕等。若有液体进入外耳道，则栓塞物膨胀使症状加重，亦可并发感染出现外耳道炎症状。检查可见外耳道棕黑色和黄褐色块状物堵塞外耳道内，耵聍团块质地不等，有的坚硬如石，有的松软如泥。

（二）治疗

用任何方法取出耵聍，都应注意避免损伤外耳道皮肤及鼓膜。遇有较小或较软的耵聍可用膝状镊、耳用钳、耵聍钩等器械取出。若耵聍坚硬不能用耵聍钩取出，或患者疼痛较剧烈时，可用 3% ~ 5% 碳酸氢钠溶液或 3% 双氧水，1 ～ 2h 滴患耳 1 次，3d 后行外耳道冲洗或用器械取出软化的耵聍。

六、外耳道炎

外耳道炎为外耳道皮肤、皮下组织因细菌感染所引起的弥漫性非特异性炎性疾病。有急慢性之分，发病以夏秋季为多见。

（一）病因

外耳道皮肤受到某种因素的影响，如化脓性中耳炎的脓液、挖耳或外耳道异物及药物的刺激，减低了外耳道皮肤的抵抗力，引起角质层肿胀，毛囊阻塞，致病微生物乘虚而入，引起炎症。一些全身性疾病，如营养不良、贫血、糖尿病以及内分泌功能紊乱，亦是引起该病的诱因。致病菌以金黄色葡萄球菌、溶血性链球菌、绿脓杆菌、变形杆菌为多见。

（二）临床表现

自觉耳痒、耳痛、耳漏及听力减退。检查外耳道皮肤呈弥漫性充血肿胀，皮肤糜烂常有脱落上皮及少量浆液性分泌物，鼓膜可有轻度充血。肿胀严重者外耳道变窄，鼓膜明显充血或不能窥视，耳周淋巴结常有肿大并伴有全身症状。

病变反复发作或是慢性病变时，耳部发痒、不适，听力稍减退，外耳道常有少量黏稠分泌物，皮肤增厚、充血肿胀，并附有鳞屑状上皮，剥除后常出血。外耳道进一步狭窄，鼓膜增厚、浑浊、光泽消失、标志不清或表面有肉芽生长。

（三）治疗

急性期全身应用抗生素，服用止痛药，清洗外耳道内分泌物，可用 3% 或 5% 硝酸银涂布，同时加用抗过敏药物。慢性者局部可用红霉素、新霉素等抗生素类软膏及肤轻松、醋酸可的松等激素类软膏；控制感染病灶，如化脓性中耳炎；积极治疗全身性疾病，如贫血、内分泌功能紊乱、糖尿病等。

七、外耳道真菌病

外耳道真菌病是真菌感染引起的外耳道炎症，又称真菌性外耳道炎或真菌性外耳道炎。真菌易在温暖潮湿的环境生长繁殖，我国南方省份多见。

（一）病因

常见致病菌有曲真菌、青真菌、念珠菌等，沐浴、游泳、耳内灌水、挖耳、脓液及药物刺激均为发病诱因。

（二）临床表现

轻者可无症状，仅在检查时发现。一般有耳痒及闷胀感，若外耳道形成痂皮，可出现耳聋、耳鸣。合并感染时可有外耳道肿胀、疼痛和流脓。耳部检查常见外耳道深部覆有黄黑色或白色粉末状或绒毛状真菌，鼓膜亦常为菌膜所遮盖。除去污物可见皮肤常有充血、糜烂及渗血，但病变不侵及骨质无组织破坏。取出耳内污物滴加少量 10% 氢氧化钠涂片，于显微镜下观察可见树枝状菌丝及圆形、椭圆形芽孢，即可明确诊断。

（三）治疗

以局部治疗为主，4% 硼酸酒精清洗外耳道，然后用 3% 水杨酸酒精、1% ～ 2% 麝香草酚酒精或用其他抑制真菌生长的药物局部涂擦，必要时可口服制真菌素、曲古霉素、酮康唑等。

（四）预防

平时注意耳部卫生，保持外耳道干燥。外耳道进水后及时用棉签拭干，合理使用抗生素滴耳液。

八、外耳道异物

（一）病因

外耳道异物多见于儿童，儿童玩耍时将异物塞入耳内。成人多因挖耳、外伤后遗留物存于外耳道或昆虫侵入引起。异物种类可分为动物性如昆虫，植物性如豆类，非生物性如石子、铁屑等。

（二）临床表现

因异物大小、种类而异。小而无刺激性的异物多无症状。小儿外耳道异物开始不易发现，常因儿童哭闹、搔抓外耳道或继发感染引起耳痛、异物移动刺激外耳道时才被注意。异物大或活动性异物（如昆虫）爬行骚动或接近鼓膜时可引起耳痛、耳鸣、眩晕等。异物刺激迷走神经耳支可引起反射性咳嗽，异物长期存留后亦可引起外耳道炎。锐利坚硬的异物可刺伤鼓膜。

（三）治疗

根据异物的性质、形状、大小和位置来决定取出方法。对于昆虫类异物应先用油类、氯仿、酒精等滴入耳内杀死昆虫，以利取出。异物和外耳道之间有缝隙时可把耵聍钩伸入异物后部钩出。对于位置深、嵌顿性的异物可在局部麻醉或全身麻醉下取出。外耳道有感染者应先消炎再取异物。

九、外耳湿疹

外耳湿疹是耳郭、外耳道及其周围皮肤的变应性皮肤浅表性炎症，是一种常见皮肤病。多见于小儿，分急、慢性两类，好发于耳甲腔、耳郭后沟，也可蔓延到外耳道内或耳周皮肤。以瘙痒及容易复发为其主要特征，皮疹常呈多形性的皮肤损害，随着病期不同，可出现弥漫性潮红、水肿、丘疹、水疱、糜烂、浆液渗出、痂皮及鳞屑等，皮疹消退后不遗留永久性痕迹。湿疹性反应主要为淋巴细胞浸润而非多形核白细胞浸润，无脓而有水疱形成，因而与通常的化脓性炎症反应不同。

（一）病因

病因目前尚不十分清楚，变态反应与神经功能障碍可能为主要病因，慢性中耳流脓、泪液或汗液浸渍耳部皮肤易致本病，面部或头皮的湿疹也可为主要病因，具变态反应性体质的小儿，则多与进食某种乳制品有关。高温或化学药物刺激等职业因素也可致病。主要由药物或其他过敏物质（如湿热、毛织品、化妆品、喷发剂、鱼、虾、牛奶等）刺激，外耳道长期脓液刺激也可诱发。

（二）临床特征

主要表现为瘙痒。急性湿疹极痒，伴有烧灼感、多形性皮疹、糜烂、黄色渗出液、结痂、鳞屑等。

（三）治疗

1. 局部治疗 局部治疗宜根据“湿以湿治，干以干治”的原则。包括对因治疗和对症治疗两方面。

（1）对因治疗：用 3% 过氧化氢清洁局部病灶，祛除表皮黄色痂皮及渗出物，查找、祛除病因，嘱患者局部忌用肥皂或热水清洗，忌搔抓。

（2）对症治疗：则以局部收敛、止痒、消炎及促进愈合为主。

1）对比较干燥，无渗出者，可用 10% 氧化锌膏，抗生素可的松软膏等外涂，注意保护病损部位，以便结痂脱落愈合；干痂较多时，先用 3% 过氧化氢清洗后再用药。

2）渗出液较少者，先涂擦 2% 甲紫（龙胆紫）液，干燥后涂氧化锌糊剂。渗出液较多者，用 3% 过氧化氢或炉甘石洗剂清洗渗出液及痂皮，再用 3% 硼酸溶液湿敷，待渗出液减少后，再用上述药物治疗。还可用现配的 3% 硼酸 10mL 加庆大霉素 8 万 U 湿敷患处 20min（渗出液少者无须湿敷）。晾干后用丙酸倍氯米松霜剂适量，涂于外耳道患处，每日早晚 1 次，1 周为一疗程。

2. 全身治疗

（1）继发感染时，全身和局部应用抗生素。

（2）服用抗过敏药物，如扑尔敏（氯苯那敏）或氯雷他定（克敏能）等。

（3）渗出液特别多时，可静脉注射 10% 葡萄糖酸钙，补充维生素 C。

（四）预防

1. 保持耳郭清洁、干燥，勤剪指甲，以免抓破皮肤，对慢性化脓性中耳炎患者尤应注意清除外耳道脓液，减少刺激。

2. 祛除可疑病因，对一些可疑食物如鱼、虾、海味、牛奶等要严加注意。

3. 慢性感染性病灶应及时治疗。

4. 清除乱掏耳朵，将染发剂、洗头剂等化学品带入耳道的不良生活习惯。

十、耳郭化脓性软骨膜炎

耳郭化脓性软骨膜炎是耳郭软骨膜和软骨的化脓性感染，可因软骨坏死、瘢痕挛缩导致耳郭畸形。

（一）病因

1. 耳郭外伤、烧伤、冻伤、耳郭血肿多次穿刺等继发感染。

2. 手术或针刺治疗等误伤耳郭软骨，尤其是在慢性化脓性中耳炎手术时继发铜绿假单胞菌感染。

3. 耳郭、外耳道湿疹、接触性皮炎等继发细菌感染。

4. 致病菌以铜绿假单胞菌最为常见，其次是金黄色葡萄球菌和变形杆菌。

（二）临床特征

1. 病史 有耳郭损伤、手术及耳部感染病史。

2. 症状体征 耳郭在炎症初期红肿、增厚、灼热、疼痛剧烈；中期耳郭化脓并脓肿，自行穿破后，耳痛稍有缓解；后期软骨广泛坏死、失去支架、瘢痕挛缩，正常标志消失、耳郭畸形。

（三）治疗

1. 全身治疗 应用敏感抗生素静脉滴注，如哌拉西林、头孢拉定、头孢噻肟、头孢他啶等，积极控制感染。

2. 局部治疗 切开，清除脓液、坏死软骨及肉芽组织，再用灭菌生理盐水反复冲洗耳郭后，将皮肤复位，用无菌纱布包扎，有时可置一根硅胶引流管于切开处，保留 1 ~ 2d。炎症彻底治愈、瘢痕松解后，可行耳郭整形手术。

（四）预防

耳郭外伤时，应及时处理，彻底清创，预防感染。行耳针治疗、耳郭手术时，均应严密消毒，切勿伤及软骨。

十一、外耳道肿瘤

临床常见的外耳道肿瘤包括外生骨疣、乳头状瘤和耵聍腺肿瘤等，大多为原发性良性肿瘤，少数为恶性肿瘤。按肿瘤病理特点分别叙述。

（一）外耳道外生骨疣

外生骨疣是外耳道骨部骨质局限性过度增生形成的结节状隆起，病因可能与局部外伤、炎症及冷水刺激有关。病理检查可见骨疣骨质中含丰富的骨细胞和基质，但无纤维血管窦。

1. 临床症状与体征 肿瘤早期多无症状，较大者可致外耳道狭窄，过大时可致耳道闭锁并压迫外耳道皮肤引起耳痛、耳鸣、耳闷及听力减退等。检查外耳道可发现局限性半圆形隆起，肿瘤表面皮肤菲薄，探针触检感质地坚硬。

2. 诊断与治疗 根据症状与体征，诊断多能成立，CT 检查有助诊断及了解病变范围。治疗原则：无症状者不需处理，有症状者应及时手术切除。

（二）外耳道乳头状瘤

外耳道乳头状瘤系鳞状细胞或基底细胞异常增生形成，多见于软骨部皮肤表面。一般认为，该病与局部慢性刺激及病毒感染有关，而挖耳可能是病毒感染的传播途径。

1. 临床症状与体征 主要症状为耳痒、耳胀、耳内阻塞感、听力障碍及挖耳出血，如继发感染则有耳痛、耳流脓等。检查可见外耳道内棕黄色乳头状新生物，多无蒂，基底较广，触之较硬。伴发感染时，肿瘤可为暗红色且质软。

2. 诊断与治疗 本病有恶变倾向，确定诊断需常规进行病理检查。治疗原则：尽早手术切除。可在局麻下用激光切除或用刮匙刮除瘤组织，为防复发，术后可对肿瘤基底部行电凝器烧灼、硝酸银或干扰素创面涂布。累及中耳乳突者应行乳突根治术。对个别病理为良性而不愿接受手术处理的患者也可试用高纯度干扰素局部注射治疗。对病理证实伴有癌变者，则须行乳突扩大根治或颞骨部分切除术，并行术后放疗。

（三）外耳道耵聍腺肿瘤

耵聍腺肿瘤是指发生在外耳道的具有腺样结构的肿瘤。肿瘤起源于外耳道软骨部耵聍腺导管上皮和肌上皮，病理组织学可分为耵聍腺瘤、多形性腺瘤、腺样囊性癌和耵聍腺癌等，以恶性肿瘤较常见，约占全部外耳道耵聍腺肿瘤的70%。发生部位以外耳道底壁和前壁居多，外耳道耵聍腺良性肿瘤生长缓慢，但易扩展，局部切除后的复发率高；恶性者晚期可发生远处转移。

1. 临床症状与体征　病程早期的症状多不明显，随肿瘤逐渐增大，可引起耳痛、耳痒、耳阻塞感和听力障碍。继发感染时，肿瘤可能破溃流脓流血、耳痛加重并放射至患侧颞区和耳后区。明显耳痛常提示肿瘤为恶性或恶性变。检查所见依肿瘤性质不同而有所差异：耵聍腺瘤和多形性腺瘤外观多呈灰白色息肉样，或表面光滑被以正常皮肤，质地硬韧；而腺样囊性癌和耵聍腺癌常可见外耳道内有肉芽样或结节状新生物，表面不光滑，可有结痂，带蒂或与外耳道相连呈弥漫浸润致外耳道红肿、狭窄或伴有血性分泌物，但也有类似良性肿瘤外观者。

2. 诊断与治疗　确诊应根据病理组织学检查结果。

（1）对以下临床表现者应考虑外耳道耵聍腺肿瘤的可能，并进行新生物活检。

1）外耳道肉芽经一般治疗不消退。

2）外耳道壁变窄、凸起并有血性分泌物。

3）外耳道肿物伴局部疼痛或其他耳部症状。

（2）外耳道耵聍腺肿瘤对放射治疗不敏感，故以手术根治性切除为主。虽然耵聍腺瘤和多形性腺瘤病理组织学上为良性，但复发及恶变率甚高，临床按具有恶性倾向肿瘤或潜在恶性肿瘤的手术原则处理。因此，应按肿瘤部位决定手术切除范围。

1）肿瘤位于外耳道软骨部与骨部后壁时，切除范围应包括大部分耳屏软骨，全部外耳道软组织，外耳道前、后与下壁部分骨质，如肿瘤距鼓膜的距离＜1.5cm，应将鼓膜连同肿瘤呈桶状切除。

2）肿瘤位于外耳道软骨部前壁时，切除范围应包括全部外耳道软组织、腮腺、耳前淋巴结以及邻近肿瘤的外耳道前壁和后壁骨质。

3）肿瘤位于外耳道前壁骨及软骨部，切除范围应包括全部外耳道软组织、腮腺、髁突及肿瘤邻近的外耳道骨壁，必要时行乳突根治术。

4）若肿瘤已超出外耳道侵犯邻近组织或器官，切除范围应根据情况适当扩大，并同时行乳突根治术或颞骨部分切除术。

第九章 中耳疾病

第一节 分泌性中耳炎

分泌性中耳炎是以鼓室积液、传导性聋为主要特征的中耳黏膜的非化脓性炎症。多发于冬春季，成人、儿童均可发病，为儿童致聋的常见原因。

一、病因

本病病因尚不完全明了，与咽鼓管功能障碍、感染因素及变态反应有关。

1. 咽鼓管功能障碍

（1）咽鼓管阻塞：可分为机械性阻塞和非机械性阻塞。机械性阻塞包括腺样体肥大、慢性鼻窦炎、慢性扁桃体炎、鼻息肉、鼻咽部肿物（如鼻咽癌、鼻咽纤维血管瘤等）、鼻中隔偏曲、咽鼓管圆枕外伤引起的瘢痕粘连、头颈部放射治疗后等。非机械性阻塞包括各种原因引起的咽鼓管开放无力，如腭裂患者易患本病。

（2）咽鼓管的清洁和防御功能障碍也是常见的病因。

2. 感染 有学者认为本病是轻型或低毒性的细菌感染的结果。

3. 免疫反应 包括Ⅰ型和Ⅲ型变态反应。

二、病理

中耳分泌物来自咽鼓管、鼓室以及乳突气房黏膜，浆液性或黏液性。其病理过程包括病理性渗出、分泌和吸收。中耳内的液体多为漏出液、渗出液和分泌液的混合液体，因病程不同而以其中某种成分为主。一般病程长，儿童患者黏液性者较多；病程短，成人患者浆液性者较多。浆液性液体多为淡黄色，呈水样。黏液性液体多为黄色或灰白色，呈黏稠混浊样。严重者为胶耳，液体非常黏稠，灰白色，呈胶冻状。

三、临床表现

1. 听力下降 急性分泌性中耳炎大多有感冒病史，以后听力逐渐下降，可发觉自己讲话声音变大。慢性分泌性中耳炎患者常不能明确具体发病时间，耳聋程度可随体位变化。一侧耳患病，另一侧耳听力正常者，可长期不被觉察而于体检时发现。小儿常无听力下降主诉，婴幼儿表现为语言发育延迟，学龄前儿童表现为对父母的招呼不理睬，学龄儿童表现为学习成绩下降，看电视要求过大音量。

2. 耳痛 急性分泌性中耳炎起病时可有轻微耳痛，慢性者继发感染时可出现耳痛。

3. 耳内闭塞感 成年人常主诉耳内闭塞感或胀闷感，按压耳屏后可暂时缓解。

4. 耳鸣 一般不重，可有“噼啪”声，当头部运动或打哈欠、擤鼻时，耳内可出现气过水声。

5. 耳镜检查 早期鼓膜松弛部或紧张部周边有放射状扩张的血管纹。紧张部鼓膜或全鼓膜内陷，表现为光锥缩短、变形或消失；锤骨柄向后上方移位；锤骨短突明显外凸。鼓室积液时，鼓膜呈淡黄色或琥珀色，慢性者呈乳白色或灰蓝色。若积液为浆液性且未充满鼓室时，可见凹面向上的毛发线，咽鼓管吹张后可见气泡。积液多时，鼓膜外凸，活动受限。

6. 音叉试验及纯音听阈测试 Rinne 试验阴性，Webber 试验偏向患侧。纯音听力图一般表现为轻度的传导性聋。听力损失以低频为主，积液黏稠时高频听力损失明显。

7. 声导抗测试 声导抗图对本病的诊断具有重要价值。平坦型（B 型）为本病的典型曲线，有时为高负压型（C 型）。声反射均消失。

8. 诊断性穿刺术 必要时可于无菌条件下做诊断性穿刺术而确诊。

四、鉴别诊断

1. 排除鼻咽部肿瘤 分泌性中耳炎可以是鼻咽癌的首发症状，对单侧分泌性中耳炎的成人，应常规检查鼻腔和鼻咽部，排除鼻咽部肿瘤。

2. 传导性聋 需与听骨链中断、鼓室硬化症相鉴别。

3. 鼓室积液 需与脑脊液耳漏、外淋巴漏相鉴别。

4. 蓝鼓膜者 需与胆固醇肉芽肿、鼓室体瘤（颈静脉球体瘤）相鉴别。

五、治疗

清除中耳积液，改善中耳通气引流功能以及病因治疗为本病的治疗原则。

（一）非手术治疗

（1）抗感染和抗变态反应治疗。

（2）糖皮质激素做短期治疗。

（3）用促进积液排出的药物，如盐酸氨溴索（沐舒坦）、吉诺通等。

（4）物理治疗。

（5）1% 麻黄碱喷鼻，3 ~ 4 次 /d。

（6）咽鼓管吹张，隔日 1 次。

（二）手术治疗

内科治疗无效时，应行手术治疗。

（1）鼓膜穿刺术。

（2）鼓膜切开术。

（3）置管术。

（4）腺样体切除术及扁桃体切除术。

（5）鼓室探查术和单纯乳突凿开术。

（三）病因治疗

根据病因的不同使用不同的治疗方案。

六、预后

（1）部分轻症患者的中耳积液可自行吸收或经咽鼓管排除。

（2）可以进展为鼓室硬化症、粘连性中耳炎、胆脂瘤型中耳炎、胆固醇肉芽肿等。

（3）病程较长而未进行治疗的小儿影响语言发育及与他人交流的能力。

第二节 急性乳突炎

急性乳突炎是乳突气房黏膜及其骨壁的急性化脓性炎症。常见于儿童，多由急性化脓性中耳炎加重发展而来，故亦称为急性化脓性中耳乳突炎。

一、病因及病理

急性化脓性中耳炎时，若致病菌毒力强、机体抵抗力弱，或治疗处理不当等，中耳炎症侵入乳突，鼓窦入口黏膜肿胀，乳突内脓液引流不畅，蓄积于气房，形成急性化脓性乳突炎。急性乳突炎如未被控制，炎症继续发展，可穿破乳突骨壁，向颅内、外发展，引起颅内、外并发症。

二、临床表现

（1）急性化脓性中耳炎鼓膜穿孔后耳痛不减轻，或一度减轻后又逐日加重；耳流脓增多，引流受阻时流脓突然减少及伴同侧颞区头痛等，应考虑有本病之可能。全身症状亦明显加重，如体温正常后又有发热，重者可达40℃以上。儿童常伴消化道症状，如呕吐，腹泻等。

（2）乳突部皮肤轻度肿胀，耳后沟红肿压痛，耳郭耸向前外方。鼓窦外侧壁及乳突尖有明显压痛。

（3）骨性外耳道内段后上壁红肿、塌陷（塌陷征）。鼓膜充血、松弛部膨出。一般鼓膜穿孔较小，穿孔处有脓液波动，脓量较多。

（4）乳突X线片早期表现为乳突气房模糊，脓腔形成后房隔不清，融合为一透亮区。CT扫描中耳乳突腔密度增高，均匀一致。

（5）白细胞增多，中性粒细胞增加。

三、鉴别诊断

应注意和外耳道疖鉴别。后者无急性化脓性中耳炎病史，而有掏耳等外耳道外伤史，全身症状轻。外耳道疖位于外耳道口后壁时，有明显的耳郭牵拉痛。虽也可有耳后沟肿胀，但无乳突区压痛。检查鼓膜正常，可见疖肿或疖肿破溃口。亦应和耳郭或耳道先天瘘管感染相鉴别。

四、治疗

早期，全身及局部治疗同急性化脓性中耳炎。应及早应用足量抗生素类药物，改善局部引流，炎症可能得到控制而逐渐痊愈。若引流不畅，感染未能控制，或出现可疑并发症时，如耳源性面瘫，脑膜炎等，应立即行乳突切开术。

第三节 急性化脓性中耳炎

急性化脓性中耳炎是中耳黏膜的急性化脓性炎症。主要致病菌为肺炎球菌、流感嗜血杆菌、乙型溶血性链球菌、葡萄球菌和铜绿假单胞菌（绿脓杆菌）等，前2种多见于小儿。

一、病因

各种原因引起的机体抵抗力下降、小儿腺样体肥大、慢性扁桃体炎、慢性化脓性鼻窦炎等是本病的诱因。致病菌进入中耳的途径如下。

1. 咽鼓管途径 最常见。急性上呼吸道感染、急性传染病期间、跳水、不适当擤鼻、咽鼓管吹张、鼻咽部填塞等，致病菌经咽鼓管侵犯中耳。

2. 外耳道鼓膜途径 因鼓膜外伤、不正规的鼓膜穿刺或置管时的污染，致病菌可从外耳道侵入中耳。

3. 血行感染 极少见。

二、病理

病变常累及包括鼓室、鼓窦及乳突气房的整个中耳黏骨膜，但以鼓室为主。早期的病理变化为黏膜充血，鼓室有少量浆液性渗出物聚集。以后淋巴细胞、浆细胞和吞噬细胞浸润，黏膜增厚，鼓室渗出物为黏脓性或血性。鼓膜早期充血，以后鼓膜中小静脉发生血栓性静脉炎，纤维层坏死，鼓膜出现穿孔，脓汁外泄。若治疗得当，炎症可逐渐吸收，黏膜恢复正常。重症者病变深达骨质，迁延为慢性或合并急性乳突炎。

三、诊断

根据病史及临床表现、检查诊断。患者一般有上呼吸道感染史、急性传染病、游泳、婴儿哺乳位置不当、鼓膜外伤史等。

四、临床表现

1. 耳痛 为早期的主要症状，耳深部刺痛，可随脉搏跳动，疼痛可经三叉神经放射至同侧牙齿、额部、颞部和顶部等，婴幼儿哭闹不止。鼓膜自发性穿孔或行鼓膜切开术后，耳痛减轻。

2. 耳鸣及听力减退 耳鸣及听力减退为常见症状。

3. 耳漏 鼓膜穿孔后耳内有液体流出，初为浆液—血性，以后为黏液脓性或脓性。若分泌物量多，提示来自鼓窦及乳突。

4. 全身症状 鼓膜穿孔前症状明显，可有畏寒、发热、食欲减退，小儿症状较成人严重，可有高热、惊厥，常伴呕吐、腹泻等消化道症状。鼓膜穿孔后，体温逐渐下降，全身症状明显减轻。

5. 耳镜检查 早期鼓膜松弛部充血，以后鼓膜出现弥漫性充血，可呈暗红色，标志不清，鼓膜向外膨出。鼓膜穿孔一般位于紧张部，开始很小，清除耳道分泌物后可见穿孔处闪烁搏动之亮点。坏死型者，鼓膜迅速形成大穿孔。

6. 耳部触诊 乳突尖及鼓窦区可能有压痛，鼓膜穿孔后消失。

7. 听力学检查 呈传导性聋，听力可达 40 ~ 50dB。

8. 化验检查 血白细胞总数增高，多形核粒细胞增加，鼓膜穿孔后血象恢复正常。

五、鉴别诊断

应与急性外耳道炎和外耳道疖相鉴别。注意有无颅内外并发症。

六、治疗

本病的治疗原则为抗感染，利引流，去病因。

（一）全身治疗

（1）尽早足量足疗程抗菌药物的应用。鼓膜穿孔后，应取脓液做细菌培养和药敏，参照结果选用合适的抗生素，症状消失后继续治疗数日，方可停药。

（2）注意休息，调节饮食，通畅大便。重症者应注意支持疗法，如应用糖皮质激素等。必要时请儿科医师协同观察。

（二）局部治疗

1. 滴耳 鼓膜穿孔前，用 2% 酚甘油滴耳；鼓膜穿孔后，先以 3% 过氧化氢（双氧水）清洗外耳道，再滴抗生素滴耳液。

2. 鼓膜切开术 适时的鼓膜切开术可以通畅引流，有利于炎症的迅速消散，使全身和局部症状减轻。

3. 鼻腔减充血剂的应用 如 1% 麻黄碱滴鼻液滴鼻，减轻鼻咽黏膜肿胀，有利于恢复咽鼓管功能。

（三）病因治疗

积极治疗鼻部和咽部慢性疾病。

七、预后

若治疗及时，引流通畅，炎症消退后，鼓膜穿孔多可自行愈合，听力大多能恢复正常。若治疗不当或病情严重，可遗留鼓膜穿孔，中耳粘连，鼓室硬化，或转变为慢性化脓性中耳炎，甚至引起各种并发症。

八、预防

（1）积极锻炼身体，积极治疗和预防上呼吸道感染。

（2）广泛开展各种传染病的预防接种工作。

（3）宣传正确的哺乳姿势，应将婴儿的头部竖直及控制乳汁流出速度。

（4）陈旧性鼓膜穿孔或鼓膜置管者禁止游泳，洗澡时防止污水流入耳内。

第四节 慢性化脓性中耳炎

慢性化脓性中耳炎是中耳黏膜、骨膜或深达骨质的慢性化脓性炎症，常与慢性乳突炎合并存在，是耳科常见病之一。其特点为长期间歇或持续性耳流脓，听力下降和鼓膜穿孔，可引起严重的颅内、外并发症而危及生命。

一、病因

多因急性化脓性中耳炎未及时治疗、治疗不当或不彻底而迁延为慢性。鼻腔、鼻咽部炎症及增殖体肥大等因素，亦是急性化脓性中耳炎演变成慢性化脓性中耳炎的常见原因。

常见致病菌以变形杆菌、绿脓杆菌、金黄色葡萄球菌及大肠杆菌为最多见，亦可为 2 种以上细菌的混合感染，且菌种常多变化，目前厌氧菌的感染已被临床工作者所重视。

二、病理及临床表现

按病理和临床表现可分为 3 型。

1. 单纯型　最多见，多见于反复上呼吸道感染时。病菌经咽鼓管侵入鼓室，病理改变仅局限于中耳的黏膜、骨膜，表现为鼓室黏膜充血、水肿、增厚、炎性细胞浸润、腺体分泌活跃。临床表现为耳流脓，多为间歇性，量多少不等，脓液呈黏液性或黏液脓性，一般无臭味。鼓膜紧张部中央性穿孔，大小不一，耳聋为传音性聋，一般不重，耳聋程度视鼓膜穿孔的部位及大小、听骨及残余鼓膜是否固定、内耳是否受累而定。鼓膜前方小穿孔，听力可接近正常；鼓膜后方大穿孔，听力下降较重。有些患者诉耳流脓时听力反而比无脓时为好，这是因为脓液挡住了圆窗，从而维持了两窗之间的压力差，使听力获得改善。听力损失一般在 45dB 以内，如损失＞ 50dB，提示有听骨链病变。X 线乳突拍片常因乳突气房黏膜肿胀而透光度较差，但无骨质破坏。

2. 骨疡型　多由急性坏死型中耳炎迁延而来，组织破坏较广泛，病变深达骨质，听骨、鼓环、鼓室周围组织可发生坏死，黏膜上皮破坏后，局部有肉芽组织或息肉形成。故临床上又称坏死型或肉芽型。其临床表现为持续性耳流脓，量不一定多，为纯脓性，较稠厚，带有臭味，偶带血丝。鼓膜穿孔为紧张部大穿孔或边缘性穿孔，也可为松弛部穿孔。通过鼓膜大穿孔可见鼓室息肉或肉芽，鼓岬黏膜明显充血、增厚。听力损失较重，多＞ 50dB，因听骨链常有破坏，呈传音性聋或混合性聋。X 线拍片可见边缘模糊不清的透光区。如引流不畅易引起并发症。

3. 胆脂瘤型　胆脂瘤是由于鼓膜外耳道的复层鳞状上皮在中耳腔内堆积形成的囊性团块状结构，并非真性肿瘤。囊壁之内面为鳞状上皮，上皮外侧为一层厚薄不一的纤维组织，与其邻近的骨壁或组织紧密相连，囊内充满脱落上皮、角化物及胆固醇结晶，故称胆脂瘤。胆脂瘤对周围骨质的直接压迫，或由于其基质及基质下方的炎性肉芽组织产生的多种酶和前列腺素等物质的作用，致使周围骨质脱钙，骨壁破坏。近年的研究发现，胆脂瘤能分泌肿瘤坏死因子 α，对骨质破坏起到一定的作用。炎症可由骨质破坏处向周围扩散，引起一系列颅内外并发症。

胆脂瘤形成的确切机制尚不清楚，主要学说如下。

（1）袋状内陷学说：因咽鼓管堵塞，中耳长期处于负压状态，松弛部鼓膜发生内陷，逐渐形成袋状深入上鼓室，因袋之内壁系原鼓膜的表皮层，此鳞状上皮的表层上皮及角化物质在代谢过程中不断脱落，堆积于袋中，囊袋不断扩大，最后向中耳内扩展，形成胆脂瘤。此种袋状内陷形成的胆脂瘤，因无化脓性中耳炎病史，故称其为后天性原发性胆脂瘤。

（2）上皮移入学说：外耳道深部或鼓膜表面的复层鳞状角化上皮沿边缘性穿孔处的骨面向鼓室内

移行生长，其上皮及角化物质脱落于鼓室及鼓窦内而不能自洁，聚积成团且逐渐增大形成胆脂瘤，称后天性继发性胆脂瘤。胆脂瘤形成后，受感染刺激，代谢更加活跃，不断增大的瘤体直接压迫周围骨质引起骨质破坏，同时其基质及基质下方的炎性肉芽组织产生多种酶，如胶原酶、溶酶体酶等，还可产生前列腺素，使周围骨质溶解、脱钙、骨壁破坏，炎症沿骨质破坏区扩散而导致一系列颅内、颅外并发症。

胆脂瘤型中耳炎的临床特点：长期耳流脓，呈持续性，脓量时多时少，有特殊恶臭。鼓膜常为松弛部穿孔或紧张部边缘性穿孔，在松弛部穿孔内可见到灰白色鳞屑状或豆渣样物，奇臭。少数病例可见外耳道后上骨壁缺损或向下塌陷。听力检查一般呈传音性聋，晚期病变波及耳蜗，可引起混合性耳聋。X线拍片或颞骨 CT 扫描显示上鼓室、鼓窦或乳突部有骨质破坏区，边缘多整齐。

三、诊断与鉴别诊断

根据病史、临床表现，参照听力学和影像学检查结果，不难做出诊断。需要指出的是，诊断本病时应注意与中耳癌、结核性中耳乳突炎、外耳道胆脂瘤及外耳道乳头状瘤相鉴别。

四、治疗

治疗原则为消除病因、控制感染、清除病灶、通畅引流及恢复听功能。

（一）病因治疗

积极治疗上呼吸道病灶性疾病，如慢性扁桃体炎、慢性化脓性鼻窦炎等。

（二）局部治疗

根据不同类型采取药物治疗或手术治疗。

1. 单纯型　以局部药物治疗为主，用药应依病变不同情况选用药物，如脓多、鼓室黏膜充血、水肿者可选用抗生素水溶液；分泌物稀薄、鼓室黏膜苍白水肿者可选用抗生素与类固醇激素类药物混合物；分泌物少、黏膜炎症渐消退者可选用酒精制剂；亦可采集分泌物做细菌培养和抗生素敏感试验，根据试验结果合理选用药物。一般不主张用氨基糖苷类抗生素药液滴耳，必须用者宜采用最低有效浓度及短疗程以免引起内耳中毒；粉剂可堵塞穿孔，妨碍引流，酚类、砷类药物对中耳黏膜有腐蚀作用，亦不主张应用。局部用药前应彻底清除外耳道及鼓室内分泌物，亦可用吸引器吸引外耳道及鼓室内分泌物。流脓停止、耳内完全干燥后穿孔或可自愈，穿孔不愈合者可行鼓膜成形术或鼓室成形术。

2. 骨疡型　引流通畅者以局部药物治疗为主，注意定期观察；引流不畅且清除肉芽后药物治疗无效者，应行手术治疗。

3. 胆脂瘤型　应及早行乳突手术，预防并发症的发生。

乳突手术的目的在于：①彻底清除病变组织，包括鼓室、鼓窦及乳突气房内的胆脂瘤、肉芽、息肉及病变的骨质和黏膜组织；②重建听力，术中尽可能保留健康组织，特别是与传音功能有关的中耳结构——听小骨、残余鼓膜、咽鼓管黏膜、完整的外耳道及鼓沟等，并在此基础上酌情采取各种不同的听力重建术式，以恢复或提高患耳听力；③尽力获得干耳。

经典的乳突根治术，术后不仅使患耳听力损失，而且遗留 1 个易感染的术腔需终生定期进行清理。但是随着耳显微手术的迅速发展，在清除病变组织的同时行鼓室成形术以重建听力，但必须在彻底清除病变组织的前提下，否则听力重建手术不会成功。

第十章　内耳疾病

第一节　梅尼埃病

梅尼埃病是以膜迷路积水为基本病理学改变，以发作性眩晕、耳聋、耳鸣及耳胀满感为临床特征的特发性内耳疾病。因法国人Meniere首次报道而得名。中青年发病率较高，通常为单耳患病。累及双侧者常在3年内先后患病。男女发病率无显著差别。

一、病因

迄今未明。可能与内淋巴代谢失调、变态反应、内分泌功能障碍、自主神经功能紊乱、病毒感染、疲劳及情绪波动等因素有关。

二、病理

梅尼埃病的主要病理变化有以下几种。

1. 膜迷路积水膨胀　球囊及蜗管因积水而膨胀，以致外淋巴间隙被压缩，前庭膜受压变位，重者可经蜗孔疝入鼓阶，或与迷路骨壁相贴。椭圆囊及膜半规管很少膨大，但常被膨大的球囊挤向一边从而刺激前庭终器引起眩晕。

2. 前庭膜破裂　因积水过多引起前庭膜破裂，内外淋巴液相互混合；裂口小者，可自行愈合；裂口大者可见前庭膜塌陷，裂口不能愈合而成永久通道。

3. 前庭阶纤维化　病期长者可见前庭阶内发生纤维化，内淋巴囊亦出现纤维化，更妨碍了内淋巴的吸收。球囊膨大可充满前庭甚至与镫骨底板相接或粘连，故于外耳道加压时可出现类似瘘管征症状。

4. 耳蜗蜕变　早期耳蜗顶周的感觉上皮可能有蜕变，神经纤维和神经节细胞数也减少，与早期出现的低频区听力损失相符。基底膜由于长期受压血供减少，晚期可出现螺旋器蜕变而出现感音性聋。

三、临床表现

1. 眩晕　为此病的主要症状。眩晕呈突发性、旋转性。患者感觉自身或周围物体在旋转，或感到摇晃，似浮在空中，失去自控能力。眩晕发作高潮时伴有恶心、呕吐、出冷汗、面色苍白及血压下降等自主神经反射症状，但神志清楚，无意识障碍。因转头或睁眼可使眩晕加重，患者多闭目静卧。发作持续数十分钟至数小时不等，长者可达数周。症状缓解后进入间歇期，间歇期可为数周、数月或数年，亦有频繁发作或长期不能彻底缓解者。一般发作间歇期内所有症状完全消失。

2. 耳鸣　患者大多有持续性耳鸣，少数为间歇性，初为低音调，反复发作后变为高音调。绝大多数病例在眩晕前已有耳鸣但往往未被注意，在眩晕发作时耳鸣加剧。间歇期耳鸣减轻或消失。

3. 耳聋　常为感音神经性聋。初为低频，以后可影响高频听力。听力的损失程度与反复发作有关，发作期听力减退，间歇期内听力常可恢复，但当再次发作听力又有下降，即出现一种特殊的听力波动现象。随着病程的发展，听力呈下降趋势，乃至全聋。耳聋的同时，患者对高强度声音耐受性差，称为重振；对同一频率的纯音，患耳和健耳感受成不同音调的声音，称为复听。

4. 耳闷胀感　在仔细询问病史时，可知患者在发作时多有一侧耳内或头部有闷胀感，头内发闷或头重脚轻。病变解除后这种感觉消失。

四、实验室及辅助检查

（一）耳部检查

鼓膜无明显改变。发作期可见自发性水平性或水平旋转性眼球震颤，发作过后，眼震逐渐消失。

（二）听力学检查

早期纯音听力曲线多为上升型，有时也表现为下降型或平坦型；多次反复检查可证明其波动性质。阈上功能检查证明有重振，如短增量敏感指数试验阳性等。语言测听的语言接受阈大致与纯音听阈相吻合，而语言识别率可以下降。耳蜗电图是诊断本病的较可靠的方法，表现为总和电位增大，总和电位与动作电位的比值增加。

（三）前庭功能检查

眼震电图检查初次发作、间歇期各种自发或诱发试验结果可能正常，多次发作者前庭功能可减退或丧失，或有向健侧的优势偏向。增减外耳道气压可能诱发眩晕与眼球震颤，称安纳贝尔征，提示膨胀的球囊已达镫骨足板或与足板发生纤维粘连。

（四）甘油试验

空腹顿服 50% 甘油溶液 2.4 ~ 3.0ml/kg，服药前及服药后每小时查纯音测听 1 次，共 3 次。服药后若病耳听阈较服药前提高 15dB 以上者为阳性。

（五）影像学检查

颞骨 X 线片一般无明显异常发现，内听道及桥小脑角 CT 或 MRI 检查有助于本病的诊断。

五、诊断

本病初发就诊者很难得出确切的诊断，且也不应轻易做出肯定的诊断，因为眩晕和发热一样是许多疾病的一个共有症状，膜迷路积水一定有眩晕，但不能认为，有眩晕的患者一定就是膜迷路积水。所以临床上对眩晕的患者，一时不能肯定诊断者，以“眩晕待查”为宜。但是眩晕患者如具备下列几个条件可做出梅尼埃病的诊断。

（1）具有典型的反复发作的眩晕，持续20min至数小时，有明显的缓解期，至少发作2次以上，伴恶心、呕吐、平衡障碍。可见水平性或水平旋转性眼震。

（2）发作时神智始终清晰，对外界感受能力正常，无意识丧失现象。

（3）至少 1 次纯音测听呈感音神经聋，早期低频下降，听力波动，随病情进展听力损伤逐渐加重，可出现重振现象。常为一侧。

（4）有间歇性或持续性耳鸣，高音调，常与耳聋同时发生，于眩晕发作之前加剧，眩晕发作之后减轻。

（5）甘油试验阳性。

（6）耳闷胀感，无头痛。

（7）要排除其他疾病引起的眩晕、耳聋和耳鸣。

六、鉴别诊断

因发生眩晕的疾病较多，应注意与以下疾病相鉴别，切忌笼统称之为梅尼埃病。

1. 迷路炎 为化脓性中耳炎的并发症。

2. 前庭神经元炎 系病毒感染所致，发病前多有上呼吸道感染史；眩晕渐起，数日达高峰，数周或数月后渐缓解；有自愈倾向，但可转为位置性眩晕；临床表现有眩晕、眼震、恶心、呕吐，但无耳鸣、耳聋；前庭功能检查显示双侧半规管功能低下，但不一定对称；愈后极少复发。

3. 椎—基底动脉供血不足 由颈椎及有关软组织的病变使椎动脉受压迫造成。发作时间短暂，一般数分钟，转头、弯腰向下或从卧位坐起时诱发或加重；耳鸣、耳聋较少；有颈肩部疼痛，肢体麻木等症状；X 线颈椎拍片或颈椎 CT、MRI 有助于诊断。

4. 药物中毒 有耳毒性药物使用史，如氨基糖苷类抗生素；一般起病缓慢，多在 1 ~ 2 周内达高潮，持续数月或更长，中间无缓解期。眩晕多为不稳感，少呈旋转性，步态蹒跚，平衡失调，卧床减轻，活动加重，有耳鸣及耳聋。

5. 突发性聋 伴有眩晕者约占一半，但无眩晕反复发作史，耳聋发生快而严重，常以高频下降为主。

6. 听神经瘤 为小脑脑桥角处最常见的良性肿瘤。临床特点：一般增长缓慢，多单侧发病；因瘤体多起自前庭神经，眩晕是主要症状，阵发性发作，进行性加重，有缓解期，久之代偿而不典型。自发性眼震颤出现最早最多，可达 95%，呈旋转或垂直，晚期逆转；继听神经损害后有第Ⅴ、Ⅶ对脑神经损害；前庭功能检查结果不一致，有优势偏向。X 线斯氏位照片示内耳道扩大，CT 扫描能早期发现。

7. 位置性眩晕 在特定的头位或变换头位时发生眩晕，伴位置性眼震，无耳鸣、耳聋。

七、治疗

主要是通过应用药物降低前庭感觉阈，镇静中枢神经，调整自主神经功能，改善耳蜗微循环，解除膜迷路积水，以缓解发作期的症状或减少眩晕发作。

（一）一般治疗

向患者耐心解释，消除对本病的恐惧；保持环境安静，卧床休息；饮食宜低盐少水，高蛋白、低脂肪，中等量糖类，高维生素；禁烟酒、茶及咖啡。

（二）药物治疗

1. 利尿脱水药 醋氮酰胺 250mg，口服，每天 3 次，首次剂量加倍。

2. 镇静药物 为发作期的对症用药。如安定片 2.5 ~ 5mg，每日 2 ~ 3 次，对前庭神经冲动有抑制作用；乘晕宁 50mg，每日 3 次。抗过敏药物如异丙嗪，具有镇静作用。口服谷维素可调节自主神经功能。

3. 血管扩张剂 增进耳蜗血流，改善内耳微循环。常用有 5% ~ 7% 碳酸氢钠溶液 40 ~ 60ml 静脉注射或 100 ~ 2000ml 静脉滴注，每日一次，可解除小动脉痉挛；低分子右旋糖酐静脉滴注，可使血黏稠度变稀，增加血容量，防止血小板凝集，改善耳蜗微循环的血滞现象。口服药物常用的有培他啶、氟桂嗪（西比灵）、尼莫地平等。抗胆碱能药物如东莨菪碱、山莨菪碱，有增加耳蜗血流量之效，可适量应用。

4. 中医治疗 祖国医学论述眩晕病因以肝风、痰湿、虚损三者为主，可按中医辨证沦治用药。针刺内关、合谷、百会、风池、听官等穴或耳穴神门、肾区等可缓解眩晕及恶心、呕吐，是中医治疗本病的常用方法。

（三）手术治疗

对频繁剧烈发作，严重影响工作和生活，而且患耳呈现重度感音性耳聋，各种保守治疗无效时，可考虑手术治疗。常用术式有以下几种。

1. 内淋巴囊引流减压术 内淋巴囊切开使内淋巴液流出，以降低内淋巴压力。

2. 内淋巴囊蛛网膜下分流术 通过镫骨足板将球囊刺破，使球囊内的内淋巴液与外淋巴液相混，以维持内外淋巴液压力的平衡；或通过圆窗穿透骨螺旋板再穿通球囊，使内淋巴外流入外淋巴间隙。但穿通骨板不易愈合可形成永久性的内外淋巴瘘。

3. 高渗诱导减压术 手术将氯化钠晶体置于圆窗膜上而引起局部高渗，减轻了迷路的积水，同时破坏前庭感受器，消除病理性冲动，达到控制眩晕目的，方法简单效果良好，但只适用于实用听力丧失的患者。

4. 前庭神经切断术 选择性地切断前庭神经，并切断前庭神经节，使前庭性眩晕基本消除。

5. 迷路切除术 眩晕控制，但耳蜗也被破坏。故该类手术，仅限于对侧耳听力正常，患侧耳听力基本丧失，眩晕、耳鸣严重的患者。

第二节 耳聋

一、概述

听觉系统任何部位的损害均可导致听力减退，轻者谓之重听，听不清或听不到外界声响称之聋。临床上常将两者混同，统称为聋。幼儿由于聋而听不到声音者，因不能学习语言，所以不会说话（语前聋），或因原已学会说的话无法得到巩固与发展而逐渐丧失，称聋哑症。故聋哑症的本质是聋。成年人在语言形成后病耳聋者（语后聋），因不能听清并监控自己的发音，语言功能也会退化，表现为语言清晰度下降，常不自觉地提高讲话的嗓音，言语缺乏抑扬顿挫等。此外，患者对声源定位能力降低，对各种噪声的耐受性减弱，不能有选择地倾听某人或某种熟悉的声音。继听觉和言语功能退化而来的是社交困难，精神心理受创伤。因此要从社会心理学的高度看待耳聋的防治问题。

1. 分类 根据耳聋的发生部位与性质，将耳聋分为不同的类型。因声波传导路径病变导致的耳聋称为传导性聋；因声波感受与分析路径病变者引起的耳聋称为感音神经性聋；二者兼有则称为混合性聋。

2. 分级 国际通用的耳聋分级为国际标准化组织（ISO）公布的标准，世界卫生组织（WHO）亦推出类似标准。以 500Hz、1000Hz、2000Hz 的平均听阈为准，听力损失 26 ~ 40dB 为轻度聋，41 ~ 55dB、56 ~ 70dB、71 ~ 90dB 和 > 90dB 依次为为中度聋、中重度聋、重度聋和极重度聋。

二、传导性耳聋

（一）病因

1. 先天性疾病 常见者有外耳道闭锁、中耳畸形（包括鼓膜、听骨、圆窗、卵圆窗和鼓室腔发育不全等）。

2. 后天性疾病

（1）外耳道疾病：外耳道异物、耵聍栓塞、炎性肿胀、肿瘤阻塞及瘢痕闭锁等。

（2）中耳疾病：鼓膜炎、分泌性中耳炎、化脓性中耳炎及其后遗症、鼓室硬化症（耳硬化症）、中耳癌等。

（二）治疗

1. 先天性外耳和中耳畸形 根据畸形的不同情况，施行外耳道和中耳结构的重建手术。双耳畸形者应尽早手术，防止因聋而影响学语。一耳畸形而另一耳正常者，可延缓手术。

2. 中耳炎所致的耳聋 患分泌性中耳炎或化脓性中耳炎者。对化脓性中耳炎的后遗症，再确定耳蜗与咽鼓管功能正常，于彻底清除中耳病变的前提下，可行听力重建术。

（三）预防

传导性聋多由中耳炎引起，应以积极预防和治疗中耳炎为重点。

三、感音神经性聋

感音神经性聋包括感音性聋和神经性聋。前者由耳蜗病变引起，后者由蜗后病变引起。

（一）病因

1. 先天性因素 出生时已经耳聋分为 2 种。

（1）遗传性聋：由基因或染色体异常引起的感音神经性聋，常伴有其他器官或组织的畸形。

（2）非遗传性聋：由于妊娠早期母亲患风疹、腮腺炎、流感等病毒感染性疾病，或患梅毒、糖尿病、败血症等全身性疾病，或使用耳毒性药物等引起。此外，产程过长，难产及缺氧亦可致聋。

2. 年龄因素 由于机体衰老，听觉器官常发生老化性退行性变，退行性变发生部位可在螺旋器的毛细胞神经节、听神经、神经核、传导径路和大脑皮层听区，其中以内耳退行性病变最明显。老年人动脉硬化，导致内耳血液循环障碍，也促使听觉器官蜕变。老年性聋临床表现为双侧逐渐发生的高频听力损失，并缓慢累及中频与低频听力，伴高调持续耳鸣。患者常感在噪声环境中，语言辨别能力显著下降。

3. 耳毒性药物 已知的耳毒性药物有百余种，临床上常用的有以下几种。

（1）链霉素、卡那霉素、庆大霉素、新霉素等氨基糖苷类抗生素。

（2）阿司匹林等水杨酸盐类止痛药。

（3）奎宁、氯奎、等抗疟疾药。

（4）利尿酸、呋塞米等利尿剂。

（5）氮芥、顺铂、卡铂等抗癌药。

此外，酒精中毒，有机磷、苯、砷、铅、一氧化碳中毒等亦可损害听觉系统。药物对内耳的损害除与药物剂量和用药时间长短有关外，还与个体敏感性有关，后者常有家族遗传史。药物进入内耳后首先损害血管纹，破坏血—迷路屏障，使药物更容易进入内耳。高浓度的药物在内耳长期积聚，使耳蜗和前庭感觉上皮的毛细胞、神经末梢、神经节细胞发生退行性变，因而患者除耳聋外，常伴有耳鸣和眩晕。

4. 突发性聋　也称暴聋，为突然发生的感音神经性聋，多在3d内听力急剧下降。确切病因不明，目前认为可能与内耳病毒感染、变态反应、内耳血液循环障碍和迷路窗膜破裂等因素有关。临床特点有以下几点。

（1）突然发生的非波动性感音神经性聋，常为中度或重度，甚者可全聋。

（2）原因不明。

（3）多单侧发病，聋前可先有耳鸣。

（4）约有半数患者伴眩晕、恶心、呕吐。

（5）除第Ⅷ脑神经外，无其他颅神经受损症状。

诊断时，应注意与梅尼埃病、听神经瘤等疾病相鉴别。

5. 传染病性聋　如流行性脑脊髓膜炎、腮腺炎、猩红热、麻疹、伤寒、风疹、流行性感冒、梅毒等，病原微生物或其毒素经血流进入内耳，损害内耳结构而引起感音神经性聋。

6. 全身疾病性因素　某些全身性疾病如高血压、动脉硬化、慢性肾炎、尿毒症、糖尿病、甲状腺功能低下、克汀病、白血病等病，均可引起内耳血液循环障碍、血管纹改变和螺旋器毛细胞退行性变而致聋。

7. 创伤性因素　脑外伤、颅底骨折，可导致迷路震荡、内耳出血、位听觉感受器甚至听觉传导径路损伤。爆震或长期的强噪声刺激，常引起内耳损伤，出现感音神经性聋。此外，耳气压伤亦可损伤内耳，导致感音神经性聋。

8. 自身免疫性聋　多发生于青壮年，为非对称性进行性感音神经性聋，双侧同时或先后发病，常于数周或数月达到严重程度，有时可有波动。前庭功能受累者，可出现头晕、不稳，但无眼震。抗内耳组织特异性抗体试验，白细胞移动抑制试验，淋巴细胞转化试验及其亚群分析等可帮助诊断。患者常合并有其他免疫疾病。环磷酰胺、泼尼松龙等免疫抑制剂对本病有效。

9. 其他　如梅尼埃病、耳蜗性耳硬化、小脑脑桥角肿瘤、多发性硬化症等均可引起感音神经性聋。

（二）治疗

以恢复听力为治疗原则，听力无法恢复者应尽量保存和利用残余听力。

1. 病因治疗　查找致聋原因，针对原因疾病进行治疗。

2. 药物治疗　发病初期及时正确用药是治疗成功的关键。常用药物有血管扩张剂、降低血液黏稠度药物、血栓溶解药物、B族维生素、能量制剂等，必要时可使用类固醇激素，亦可配合高压氧治疗。

3. 助听器　助听器是一种提高声音强度的装置，可帮助某些耳聋患者充分利用残余听力，进而补偿聋耳的听力损失，是帮助聋人改善听力的有效工具。药物治疗无效者，可先行听力学检查，再选配助听器。一般认为听力损失在35～85dB者均可使用，以听力损失在60dB左右者使用助听器效果最好。应用助听器后仅能提高响度，而对语言辨别不清者，则助听器使用价值不大。

4. 人工耳蜗植入　目前，用于临床的耳蜗植入以22或24通道装置为主，可分为耳蜗植入和听性脑干植入。双侧听力损失在90dB以上，应用大功率助听器无效，耳内无炎性病变，耳蜗电图检不出而鼓岬电刺激有声感，可施行人工耳蜗植入术。耳蜗植入的基本原理是应用人工装置取代受损毛细胞直接刺激螺旋神经节神经元，将模拟听觉信息传向中枢，使全聋患者重新感知声响。安装人工耳蜗后可使患者从无声世界进入有声世界，经短期训练可达到对环境声的辨别，经语言训练和唇读训练，可部分恢复语言交流能力。尤其学龄前聋儿，植入人工耳蜗后能使之语言发育趋于正常。

5. 听觉和语言训练　先天性聋病儿不经听觉言语训练，必然成为聋哑人；双侧重度听力障碍若发生在幼儿期，数周后言语能力即可丧失，即使已有正常言语能力的较大儿童，耳聋发生以后数月，原有的言语能力可逐渐丧失。因此，对经过治疗无效的中重度、重度或极度聋学龄前儿童，应及早佩戴助听器或行人工耳蜗植入术，利用聋儿的残余听力，通过有计划的声响刺激，以唤醒听觉感受器，培养聋儿聆听习惯和对声音的辨别能力，配合系统的发音和讲话训练，可恢复聋儿的语言功能，达到聋而不哑的目的。这项工作应从学龄前开始，须有专门教师进行。

（三）预防

感音神经性聋的预防比治疗更为重要，也更为有效，应从以下几个方面开展预防工作。

（1）广泛宣传近亲结婚的危害性，禁止近亲结婚，以减少遗传性疾病的发生。及时治疗妊娠期疾病，孕妇用药要谨慎。加强优生优育工作，对婴幼儿进行常规听力筛选，发现聋儿，及早进行治疗，尚有残余听力者，应尽早进行听觉语言训练。

（2）积极防治急性传染病，做好卫生宣传，预防各种传染病的发生和传播。提高生活水平，锻炼身体，增强机体抵抗力。

（3）宣传各种耳毒性药物对内耳的毒害作用，严格掌握耳毒性药物应用的适应证，尤其是氨基糖苷类抗生素，对有家族药物中毒史者、肾功能不全、婴幼儿和孕妇应慎用。必须应用这类药物时，尽量减少剂量和缩短用药时间，可同时应用血管扩张剂，B 族维生素，钙剂和 ATP 等药物。

（4）加强环境保护工作，避免噪声的长期刺激，严格控制工业噪声，加强对在噪声环境中工作人员的个人防护。

四、混合性聋

耳的传音和感音系统同时受到损害所引起的耳聋称为混合性聋，如化脓性中耳炎合并迷路炎、爆震导致鼓膜穿孔合并内耳损伤等。治疗时应消除病因，并采用综合疗法。

五、功能性聋

功能性聋又称精神性聋或癔病性聋，属非器质性聋，多因机体受到重大的精神创伤或因长期焦虑、抑郁引起。突然发生双耳听觉抑制，无耳鸣及眩晕，讲话声调不变，反复检查听阈变化较大，无重振现象，镫骨肌反射和电反应测听正常。这种耳聋可突然自愈或经暗示治疗立即恢复。

六、伪聋

伪聋又称诈聋或装聋。特点是听觉系统无病变或仅有轻微病变而有意识地扩大其听力损失。伪聋者并无精神心理创伤，明知自己听力正常，因有所企图而故意装聋。主诉多为单侧耳聋，因为双侧耳聋很难伪装。主观测听法很难确定，用声导抗测听和电反应测听可准确识别，但应注意与功能性聋鉴别。

第三节 听神经瘤

听神经瘤因其最常见的原发部位位于内耳道前庭神经的神经膜细胞，又称前庭神经鞘瘤，为耳神经外科最常见的良性肿瘤，占桥小脑角肿瘤的 70% ~ 80%，占颅内肿瘤总数 5% ~ 10%，发病率次于神经胶质瘤、脑膜瘤和垂体瘤。临床统计资料表明，听神经瘤男女发病之比为 2 ∶ 3 ~ 1 ∶ 2，好发年龄 30 ~ 50 岁。单侧患病居绝大多数，双侧听神经瘤仅占总数的 4% 左右，为神经纤维瘤病Ⅱ型的常见临床表现。

由于本病早期常见症状为耳鸣、听力减退和眩晕，患者多就诊于耳鼻咽喉科，其次是神经内科或神经外科。

一、病因与病理

近年研究提示，第 22 对染色体长臂的肿瘤抑制基因（NF2 基因）丢失与双侧听神经瘤的发生有关，而单侧听神经瘤的发生则可能与 NF2 基因的 2 个等位子分别发生突变有关。在全部听神经瘤中，约 2/3 起源于前庭上神经，1/3 来自前庭下神经，来自耳蜗神经和面神经者罕见。肿瘤外观灰红色、淡黄色或白色，呈球形、椭圆形或哑铃形，表面光滑有完整包膜，大小不一，形态各异。根据瘤细胞排列特点，显微组织学图像可分为两种。

（1）AntoniA 型：致密纤维状——细胞平行排列，梭形细胞排列成旋涡状或栅栏状；

（2）AntoniB 型：稀疏网眼状——稀疏的网状细胞排列成栅状，有时同一瘤体内可见 2 种不同的组织结构。

肿瘤生长速度一般较缓慢，但可因人而异，个体差异较大，每年增大 1 ~ 10mm，青年患者或妊娠期的患者肿瘤增长较快，此时瘤体内可发生出血或液化坏死出现囊性变。

二、临床表现

伴随瘤体的生长，症状与体征由无到有，由轻渐重，由隐匿转明显。

1. 早期症状　肿瘤直径＜2.5cm 时为听神经瘤的早期。由于肿瘤在内耳道内压迫听神经的耳蜗支和前庭支，早期多表现为缓慢发生的耳鸣、听力减退、眩晕以及行走不稳感等耳蜗与前庭功能障碍的症状，但亦可见突发性聋（约占 10%）。这些常见早期症状可出现其中 1 个或几个，也可能同时发生，症状出现频率和严重程度因人而异，轻者可能不被患者觉察，重者可因反复发作的眩晕或持续存在的行走不稳而影响日常生活。比较少见的早期症状有耳内痒感或刺痛、外耳道后壁麻木、患侧泪液减少等，系中间神经在内耳道内受压所致。

2. 中、晚期症状　伴随肿瘤的不断增大，症状逐渐加重。当肿瘤扩展至桥小脑角，可累及三叉神经，出现患侧面部感觉异常和麻木、角膜反射迟钝或消失等；若肿瘤阻塞脑脊液循环，可引起脑积水和严重颅内高压症；肿瘤压迫小脑，可出现患侧手足精细运动障碍，行走步态蹒跚不稳等小脑功能障碍；肿瘤压迫脑干，可导致肢力减弱、肢体麻木、感觉减退等。肿瘤增大到一定程度，可致颅内压增高，出现头痛、恶心呕吐等症状。患者可因突发脑疝而致死。

典型病例的症状、体征出现顺序依次为耳蜗与前庭功能异常、小脑源性运动失调、邻近的脑神经受累、颅内压增高、脑干受压、小脑危象等。非典型性病例的临床症状可为贝尔面瘫、耳痛、半面痉挛、视觉障碍等。

（三）诊断与鉴别诊断

听神经瘤的早期诊断，是对肿瘤进行功能性切除的关键。由于小听神经瘤主要表现为耳蜗与前庭症状，必须经全面、详细的耳神经学检查，注意与面神经瘤、前庭神经元炎、突发性聋、梅尼埃病以及其他常见的内耳疾病鉴别，再经内耳道与桥小脑角影像学检查，才能最后确诊。较大的听神经瘤，Ⅴ、Ⅶ、Ⅷ对脑神经或后组脑神经可受累。

1. 听力学检查

（1）纯音测听：常提示病侧不同程度感音神经性聋，听力曲线以高频下降型居多，其次为平坦型。Bekesy 自描测听曲线多为Ⅲ或Ⅳ型。

（2）脑干听觉诱发电位：患侧Ⅴ波波峰幅度变小、潜伏期显著延长或消失，如Ⅰ波存在而Ⅴ波消失，提示听神经瘤可能。

（3）耳声发射：小听神经瘤的畸变产物耳声发射（DPOAE）基本正常，但此时纯音听力损失多在 30 ~ 55dBHL，这种纯音听力损失与 DPOAE 振幅不平行现象对于听神经瘤的影像学检查前的筛选及其早期诊断有重要价值。

（4）声导抗测试：镫骨肌声反射阈升高或消失，潜伏期延长，可见病理性衰减。

（5）其他检查：响度不适阈常升高，阈上测试多有音衰现象，而言语识别率明显下降。

2.前庭功能检查 眼震电图若记录到向健侧的自发性眼球震颤，多提示肿瘤已开始压迫脑干和小脑，眼球震颤最初以水平型居多，以后可能转变为垂直或斜型，若出现视动性麻痹，提示脑干视动传导径路受累。变温试验可显示患侧水平半规管部分或完全性麻痹，并可有向患侧的优势偏向。

3.神经系统检查 出现角膜反射迟钝或消失等三叉神经体征时，提示肿瘤直径＞2.5cm；出现小脑体征时，说明肿瘤直径已达5cm以上。较大的肿瘤可能刺激面神经引起面肌痉挛，并可能导致对侧中枢性面瘫。

4.影像学检查 薄层（2mm层距及层厚）CT扫描，常规静脉注射造影剂，使用骨窗及软组织窗观察，可早期发现位于内耳道口或内耳道内的小肿瘤。与CT比较，MRI图像不受颅骨伪影干扰。MRI增强扫描为目前公认的早期确诊小听神经瘤的敏感而可靠的方法，并有助于与桥小脑角其他肿瘤的鉴别诊断。

（四）治疗

尽早手术，完全切除肿瘤为本病治疗的一般原则。但对于肿瘤直径＜2.5cm的65岁以上老年患者，可考虑门诊随访，必要时手术切除或行立体定向放射治疗。经迷路进路切除听神经瘤为美国耳鼻咽喉科医师HouseW首先报告，现已成为听神经瘤切除的主要方法。该术式的优点：①微创，可直接暴露桥小脑角而不必牵拉小脑；②在内耳道底能准确定位面神经；③适用范围较广，＜2.5cm的小肿瘤或＞4cm的大肿瘤均可经此径路切除。缺点是必须牺牲听觉与前庭功能。随着术中面神经监控技术的普及，以及近年影像导航技术的应用，保存面神经功能、完全切除肿瘤、术后无严重并发症已成为该术式的突出特点。

其他常用的术式还有：颅中窝进路、迷路后进路、乙状窦后进路和迷路枕下联合进路等。

第四节 先天性内耳畸形

先天性内耳畸形的疾病种类繁多，诊断比较困难。随着高分辨CT和磁共振（MRI）的应用，目前诊断率不断提高。现将临床最常见的内耳畸形介绍如下。

一、大前庭水管综合征

大前庭水管综合征（LVAS）也称先天性前庭水管扩大。过去对本病的诊断率较低，近年来由于高分辨CT的应用以及基因诊断技术使本病实现早期诊断，其诊断率不断提高。

1.病因 常染色体隐形遗传病，家庭中多为单个病例发病，目前已确定与PDS基因组突变和SLC26A4基因遗传有关。

2.临床表现 患者一般在2岁左右开始发病。主要表现为听力波动性下降，个别患者会表现为突发性耳聋，也有患者表现为发作性眩晕伴波动性听力下降，类似梅尼埃病。患者的听力逐步下降可致全聋。

3.诊断 主要依据高分辨CT确诊。在颞骨轴位CT上测量前庭水管中段最大前后直径＞1.5mm、前庭水管外口宽度＞2.5mm时应考虑本病，结合临床表现可做出诊断。在孕期3个月后抽取羊水对绒毛膜细胞进行染色体分析，检测PDS基因突变可预测本病。

4.治疗 目前尚无有效的治疗方法。听力下降的早期可试用20%甘露醇静脉快速滴注，也有报道高压氧治疗暂时有效。有残余听力的患者可佩戴助听器，极重度聋者可行人工耳蜗植入术。

二、先天性耳蜗畸形

先天性耳蜗畸形又称Mondini内耳发育不全（Mondini defect）。是最常见的一种内耳畸形。

1.病因 该病可为常染色体显性或隐性遗传疾病，也可为非遗传性因素，如风疹病毒感染、过多的放射线暴露以及反应停类药物等因素引起本病。

2.临床表现 先天性耳蜗畸形包括耳蜗扁平、耳蜗发育不良，特别是第2圈和顶圈发育不良，两者合并为1个腔；前庭扩大，巨大的前庭水管以及半规管畸形、内耳道扩大等症。在具体病例不一定以上所有的畸形同时出现，可仅出现其中一种或几种畸形。临床表现为出生即无听力，或1~2岁时才出现听力减退，部分患者可长期保留部分残余听力。耳聋性质主要为感音神经性聋，部分患者可表现为混合性聋，个别患者可有眩晕发作。

3. 诊断　主要根据听力学表现和影像学检查。通过高分辨CT可以看到骨迷路畸形。内耳的MRI可显示膜迷路内水充盈图像，清晰地显示扁平耳蜗、耳蜗第2圈与顶圈间隔缺损，以及半规管、前庭的畸形。近年应用于临床的内耳MRI三维成像技术能从不同角度观察膜迷路形态。

4. 治疗　目前尚无有效的治疗方法。如有残余听力，可佩戴助听器后进行语言康复。无残余听力或极重度聋的一部分患者可经详细评估后进行人工耳蜗植入。

米歇尔聋（Michel deafness）属常染色体显性遗传，是内耳发育畸形的最严重的疾病，内耳可完全未发育（耳蜗缺如），严重的病例颞骨岩部亦发育不全，可伴有其他器官的畸形和智力障碍。诊断主要依据颞骨CT和内耳MRI。治疗上目前无特殊办法，此种病例不适合行人工耳蜗植入术，有报道可试行听觉脑干植入术，但其效果有待进一步证实。

沙伊贝聋（Scheibe dysplasia）为常染色体隐性遗传，是最轻的内耳畸形。骨迷路发育良好，膜迷路的椭圆囊和半规管发育正常，畸形限于蜗管和球囊，故也称为耳蜗球囊型畸形。主要病理改变为耳蜗螺旋器发育不良，盖膜蜷缩，基底膜上仅由一堆未分化的细胞构成的小丘状隆起。血管纹出现发育不全和细胞增生的交替区。球囊壁扁平，感觉上皮发育不全等。诊断主要根据先天性耳聋和MRI检查。此种患者可选择性地行人工耳蜗植入术。

第五节　耳源性颅内外并发症

一、概述

由化脓性中耳炎及中耳胆脂瘤等耳部疾病所引起的颅内外并发症称为耳源性并发症。由于解剖位置特殊，这些并发症常常危及生命，是耳鼻咽喉科危急重症之一，应当重视。

（一）病因

耳源性并发症的发生与下列因素着关。

1. 主要是急性或慢性化脓性中耳炎、乳突炎，当感染病菌的毒力强或患者抵抗力降低时如全身性疾病，老年人、婴幼儿均可使中耳炎症扩散出现并发症。

2. 致病菌　主要为革兰阴性杆菌，如变形杆菌、绿脓杆菌、大肠杆菌或副大肠杆菌、产气杆菌等，球菌中以金黄色葡萄球菌、溶血性链球菌、肺炎球菌等较多见。亦可出现两种以上致病菌混合感染。

3. 与中耳病变的类型有关　在中耳疾病的各种类型中，以中耳胆脂瘤最常出现颅内外并发症，其次为伴骨疡的慢性化脓性中耳炎，急性中耳炎在幼儿时也易出现并发症。中耳胆脂瘤之所以引起并发症，是因为胆脂瘤可对周围骨质形成直接的压迫作用，其基质或肉芽可产生溶酶体酶、胶原酶和前列腺素等物质，造成周围骨质脱钙、骨壁破坏。当中耳胆脂瘤合并感染时，炎症由此向周围扩散引起并发症，另外，在中耳胆脂瘤和伴骨疡的慢性化脓性中耳炎时往往由于胆脂瘤团块和肉芽组织造成引流不畅，也是引起并发症的一种局部因素。

4. 不合理的治疗　对中耳炎的患者滥用抗生素，出现细菌耐药性；或不适当的应用粉剂，造成脓液引流不畅，导致并发症的形成。

（二）传播途径

传播途径如图10-5-1所示。

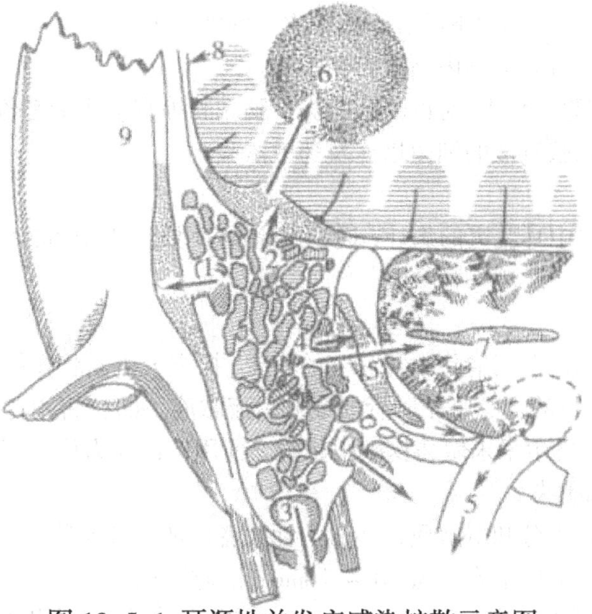

图 10-5-1 耳源性并发症感染扩散示意图

①耳后骨膜下脓肿；②硬脑膜外脓肿；③颈深部脓肿（二腹肌外）；④横窦周围脓肿；⑤横窦血栓性静脉炎；⑥脑脓肿；⑦小脑脓肿；⑧颞叶硬脑膜；⑨骨膜；⑩颈深部脓肿(二腹肌内)

1. 循破坏骨壁 这与中耳乳突的解剖毗邻关系密切相关，因为中耳鼓窦及乳突以天盖直接与颅内相隔，当天盖受炎症侵蚀破坏时，细菌即可进入颅内形成硬脑膜外脓肿、脑膜炎甚至脑脓肿。中耳乳突的后壁与乙状窦相邻，该区骨质破坏时可形成乙状窦或横窦周围炎甚至脓肿。特别是当窦脑膜角受侵蚀后炎症可直接与颅中窝或颅后窝相通，可出现小脑脓肿。炎症可通过破坏中耳内侧壁骨质引起迷路炎，甚至岩尖部炎症。感染可穿破乳突外侧壁或乳突尖部的骨质形成耳后骨膜下脓肿和颈深部脓肿（也称贝佐尔德脓肿）。中耳的内侧壁和后壁的炎症侵蚀骨质常波及面神经形成周围性面瘫。

2. 血行途径 中耳黏膜内有许多小血管，乳突骨质内有许多导血管及骨小管中的小静脉均可与脑膜、脑组织中的血管沟通，使炎症沿血液循环途径蔓延，不仅引起颅内并发症，还可造成脓毒败血症，出现远处脏器的化脓性感染如肺炎和肝脓肿。

3. 炎症可循前庭窗、蜗窗和小儿尚未闭合的骨缝直接传播形成颅内外并发症。

（三）分类

近年来多将并发症分为两类，即颅外并发症和颅内并发症。

1. 颅外并发症 常见的有耳后骨膜下脓肿、颈部贝佐尔德（Bezold) 脓肿和 Mouret 脓肿、迷路炎、岩锥炎及周围性面瘫等。

2. 颅内并发症 脓液破坏骨壁后进入颅内形成硬脑膜外脓肿、硬脑膜下脑脓肿、蛛网膜炎、耳源性脑积水、脑膜炎、乙状窦血栓性静脉炎、脑脓肿及脑疝等。

（四）诊断

诊断耳源性并发症并不困难，需注意以下几点。

1. 详细询问病史 了解患者中耳炎的病史，自觉症状，一般病史都较长。

2. 仔细行耳部检查 清理外耳道分泌物，观察其颜色，有无臭味，有无血性分泌物，仔细观察鼓膜的穿孔部位，特别是有无边缘性穿孔、松弛部穿孔，或者小穿孔引流不畅者，有无慢性化脓性中耳炎急性发作，有无肉芽及胆脂瘤等。有些紧张部穿孔的患者可因鼓室隔阻塞、患者抵抗力下降及急性炎症期血行感染而出现并发症。

3. 颞骨和颅脑影像学检查 颞骨 CT 扫描观察上鼓室、鼓窦或乳突区有无骨质破坏，多数情况是看不到明显的骨质破坏，可观察密度不均匀的软组织阴影。颅脑 CT 扫描或 MRI 中对颅内病变具有重要的诊断价值，如硬脑膜外脓肿、硬脑膜下脓肿、脑积水、脑脓肿等。

4. 眼底检查 有助于了解有无颅内高压存在。

5. 脑脊液及血液的实验室检查 对诊断脑膜炎、脑脓肿等有重要参考价值。

6. 细菌培养 做脓液和脑脊液的细菌培养及药敏试验。

（五）治疗

1. 治疗原则 手术清除中耳乳突的病灶，通畅引流，应用足量广谱抗生素，颅内压高者首先以降颅压、抢救生命为主。

2. 常用治疗方法

（1）扩大乳突根治术：彻底清除中耳乳突的病变，探查天盖乙状窦板有无破坏，可疑者凿开检查，达到去除病灶通畅引流的目的。有脑脓肿者要穿刺引流脓液。如有面瘫者需行面神经减压术等。

（2）应用足量广谱：抗生素未做药物敏感试验之前用广谱强力抗生素，同时加用抗厌氧菌的药物，因此类患者多合并厌氧菌感染。

（3）支持疗法：补充水分和电解质，能量消耗大者可适当补血浆、氨基酸等。

（4）糖皮质激素：一般用地塞米松 10 ~ 20mg/d 静脉滴注。

（5）对症治疗：如颅内压高时可用高渗糖和甘露醇交替使用，同时注意水电解质平衡，遇有颅高压危象时，首先处理颅高压而后手术，或同时进行。

二、颅外并发症

1. 耳后骨膜下脓肿 耳后红肿、压痛，脓肿形成后有波动感，穿刺有脓。如果脓肿穿破骨膜及耳后皮肤则形成耳后瘘管，且可长期不易愈合。颞骨 CT 扫描有乳突骨质破坏表现。对急性乳突炎形成的耳后脓肿可行单纯乳突凿开术。对慢性化脓性中耳乳突炎者可行乳突根治术，尽量达到彻底引流。

2. 颈部贝佐尔德脓肿及颈深部脓肿 同侧颈部疼痛，运动受限，于下颌角至乳突部肿胀、压痛明显。颈深部脓肿有明显高热，颈部不能活动。此类脓肿解剖位置深，波动感不明显。行乳突根治术的同时，尽早进行颈部脓肿切开引流。

3. 迷路炎 是化脓性中耳乳突炎常见的并发症。根据其病理改变和临床表现可分为局限性迷路炎（亦称迷路瘘管）、浆液性迷路炎和化脓性迷路炎 3 个类型。可表现为不同程度的眩晕、恶心、呕吐，听力减退甚至全聋，检查可见眼震。化脓性迷路炎感染有向颅内扩散的危险。使用抗生素的同时行乳突根治术，前两类不需打开迷路，第三类需迷路切开引流，局限性迷路炎的瘘管应用小骨片或筋膜行修补术。

三、颅内并发症

（一）硬脑膜外脓肿

脓肿较小时无特殊症状，常于乳突手术中发现。脓肿较大时，可有头痛、微热、情绪易激动等，头痛不规则多为耳周局部持续性重压感，脓肿偶可向中耳溃破，出现中耳脓液突然增多，头痛反而减轻。行乳突根治术，彻底清除病灶，找到与脓肿相通的骨质破坏区，扩大并彻底暴露硬脑膜，探查脓肿部位，通畅引流，将脓液尽量排尽，刮除肉芽组织，直至看到正常的硬脑膜为止。

（二）乙状窦血栓性静脉炎

早期症状不典型，患者可有耳痛及剧烈头痛。当细菌侵入乙状窦内引起静脉系统感染，可出现寒战、高热（体温可达 39 ~ 40℃）、脉快、呼吸急促、重病容，体温呈弛张型，高热数小时后大汗淋漓，体温骤降，过数小时再高热，一日内可数次，当机体抵抗力很差时也可以无体温反应。小儿高热时常有抽搐，对患者体力消耗很大。因红细胞大量破坏，可有明显贫血现象，精神萎靡不振，甚至神志不清。如有血行扩散，可出现远隔脏器的化脓性病变及所波及脏器的伴随症状。

腰椎穿刺脑脊液多无异常，但压力可升高，可出现视乳头水肿，视网膜静脉扩张，压迫颈内静脉，眼底静脉无变化，表明颈内静脉有闭塞性血栓，此称为 Growe 试验阳性。压迫健侧颈内静脉，此时脑脊液压力迅速上升，可超出原压力的 1 ~ 2 倍；再压迫患侧颈内静脉，若乙状窦内有闭塞性血栓存在，此时脑脊液压力不升高或仅升高极微，称 Tobey-Ayer 试验阳性。治疗原则：手术治疗彻底清除病灶，通畅引流，应用强有力的抗生素，辅以支持疗法。在拟诊为该病后应急行乳突根治术，清除病灶并探查乙状窦，窦内的血栓一般不必取出。有乙状窦脓肿时应将窦内病变组织全部清除。

（三）耳源性脑膜炎

高热、头痛、呕吐为主要症状。起病时可有寒战、高热、体温高达 40℃左右，晚期可达 41℃。脉快，头痛剧烈，患者可因头痛惨叫不已，以枕后部头痛为重。呕吐呈喷射状。容易激动，全身感觉过敏，烦躁不安，四肢抽搐；晚期患者有嗜睡、谵妄，甚至昏迷。炎症累及脑部血管或脑实质时，可出现相应的中枢神经症状，甚至引起脑疝，呼吸循环衰竭而死亡。脑膜刺激征，轻者有颈部抵抗，随着病情加重，出现颈项强直，甚至角弓反张。出现病理性神经反射。脑脊液白细胞数显著增加，分类以多形核粒细胞增多为主，蛋白含量升高，糖与氯化物含量明显降低，细菌培养阳性。尽早进行乳突根治术，彻底清除病灶，通畅引流，但必须注意当颅内压特别高时，首先预防脑疝形成，急用降颅压药物，在降颅压的同时进行手术。

（四）耳源性脑脓肿

脓肿多发于大脑颞叶，其次为小脑。常为单发脓肿，当患者体质很差或感染细菌毒力强时，也可见到多发性脓肿。

由于脑脓肿的病理过程有几个阶段，在临床也可出现典型的四期。

1. 起病期　出现体温升高，畏寒、头痛、呕吐及轻度脑膜炎刺激征等症状，即为局限性脑炎或脑膜炎所致，此期脑脊液中细胞数稍高，蛋白量增高，血中白细胞数增多，以中性粒细胞为主，历时数天。

2. 隐伏期　多无明显症状，患者可有头痛、低热，食欲缺乏、便秘，有些年轻体壮的患者症状可不明显，但多有烦躁或抑郁少语，以及嗜睡等精神症状，该期可持续 10 天至数周不等。

3. 显症期　也是脓肿形成期。

（1）中毒症状：多在午后有低热、高热或体温正常，甚至有人体温低于正常。食欲缺乏或亢进，贪食。

（2）颅内高压症状：最显著的表现是头痛，轻者为患侧痛，重者为持续性全头痛或枕后痛，夜间症状加重，患者常因剧痛而惨叫不止，这是脑脓肿可作为诊断性的标志性症状。颅内高压的另一典型症状是喷射状呕吐，与进食无关，其他症状常见的有表情淡漠，嗜睡甚至昏迷，体温高而脉迟缓，打哈欠，有许多无意识的动作（如挖耳、触睾丸等），家属常反映患者性格及行为反常。

（3）局灶性症状：视脓肿在脑部的位置不同可出现不同的定位症状。

4. 终期　可形成脑疝。经过及时治疗，部分可治愈，但全身情况差及就诊晚者常因脑疝而导致突然死亡。颅脑 CT 扫描或 MRI 可显示脓肿的位置、大小、脑室受压的情况。治疗应在降低颅内压的前提下，以手术治疗为主，控制感染和支持疗法为辅。

第六节　耳神经疾病

一、面神经疾病

（一）贝尔面瘫

贝尔面瘫又称特发性面瘫，原因不明的急性周围性面瘫，可有冷风吹袭或病毒感染病史。发病年龄多见 20 ~ 40 岁者。70% ~ 80%可自愈。

1. 诊断标准

（1）临床表现。

1）症状：①起病突然，病情发展迅速，1 ~ 3 日内即出现单侧面瘫。②有听觉过敏。③可有患侧耳内、耳后或耳下疼痛，少数患者有面部、舌部麻木感，面部触觉异常感等。

2）体征：①为一侧周围性完全性或不完全性面瘫。双侧罕见。②乳突及乳突尖可有压痛。③鼓膜后部可轻充血。

3）排除神经系统疾病和内听道及后颅窝占位性疾病。

（2）辅助检查：确定面神经损伤部位镫骨肌反射等定位试验；确定面神经损伤程度神经电图、肌电图等。

2. 治疗原则

（1）保守治疗：包括激素治疗、血管扩张剂、维生素、ATP 及辅酶 A 类药物治疗、针灸及物理治疗，如红外线照射、局部按摩。

（2）手术治疗：根据面神经定位及损伤程度采用相应的手术入路及术式。面神经减压术适应证尚未缺乏有效证据，应鼓励符合伦理的探索。

（3）保护角膜：局部用药，必要时缝合瘫痪眼睑。

（二）亨特综合征

周围性面神经麻痹，耳部或口腔黏膜的条带状疱疹皮损，同时伴有耳鸣、听力下降、眩晕、眼球震颤、恶心、呕吐等系列症状。由水痘－带状疱疹病毒感染引起，发病率约为 0.005%，仅次于贝尔面瘫。

1. 分类 临床分为三型。

Ⅰ型：耳部带状疱疹。

Ⅱ型：耳部带状疱疹合并面瘫。

Ⅲ型：耳部带状疱疹并发面瘫及内耳功能障碍。可累及舌咽、迷走神经导致咽痛、耳痛、心动过缓、暂时性高血压等症。

2. 诊断标准

（1）临床表现：幼年多有水痘病史；严重耳痛；耳道、耳郭或口咽部疱疹；急性周围性面瘫。

（2）辅助检查：淋巴细胞增多；补体结合试验或特异性血清抗体检查呈阳性；神经电图最准确的检查时间是急性损伤 3 周内，可发现双相复合肌动作电位。

3. 治疗原则

（1）抗病毒治疗：可选用无环鸟苷、阿糖腺苷、干扰素及中药板蓝根等，严重者可应用含特异性病毒抗体的免疫球蛋白。

（2）类固醇激素治疗：可应用大剂量地塞米松，10 ~ 20mg/d，逐渐减量。

（3）对症处理：减轻疼痛，避免继发感染。

（4）手术治疗：尚存在争议。

（三）外伤性面瘫

最常见原因为颞骨骨折。颞骨骨折占颅骨骨折 15% ~ 48%。颞骨骨折后有 7% ~ 10% 的患者会出现周围性面瘫。骨折时面神经常见损伤部位依次为膝状神经节、鼓室段、迷路段、乳突段和内听道段。

1. 诊断标准

（1）临床表现：头颅外伤史；可伴有眩晕、耳漏或耳鸣；听力减退；单侧或双侧周围性面瘫；鼓膜、耳道损伤，血鼓室或脑脊液耳漏；可有眼震。

（2）辅助检查。

1）面神经电图：最好在伤后早期（6 天内）检查。

2）颞骨高分辨率薄层 CT（1mm）扫描。

3）面肌电图。

4）面神经损伤部位的定位试验。

2. 治疗原则

（1）一般治疗：目前关于颞骨骨折所致周围性面瘫治疗方式的选择尚有分歧，比较一致的观点是迟发性面瘫的保守治疗。在综合考虑患者的一般状态及排除禁忌后可给予泼尼松 1 ~ 2mg/kg，连续 7 天口服。对于是否手术干预，需结合病史及辅助检查综合考虑。如有以下情况可考虑行面神经减压和探查手术：①伤后即刻发生的面瘫；②早期面神经电图显示 90%以上功能丧失；③面肌电图显示轴索变性且没有恢复迹象；④颞骨 HRCT 显示面神经骨管有明显骨折线。

（2）手术入路选择及术后面神经功能恢复。

1）手术入路：经乳突，中颅窝联合进路或经迷路进路。进路的选择依赖患者听力情况。听力全部丧失的患者，可选择经迷路入路。

2）术后面神经功能恢复的相关因素：①手术干预的最佳时间为伤后 2 周内，最好不超过 3 个月。②面神经全程减压术后效果好于部分减压。③除非面神经完全离断，需一期行端端吻合或移植，否则与面神经损伤程度或骨折部位无关。

（四）医源性面瘫

医源性面瘫是指手术所致的面瘫，包括不可避免的面神经损伤和有可能避免但未能避免的损伤。临床常见于桥小脑角肿瘤、腮腺恶性肿瘤、淋巴管畸形、面神经肿瘤、乳突、中耳手术术后。特别是二次手术时解剖标志不清，面神经损伤风险较第一次手术明显增加（由 0.6% ~ 3．6%增加至 4% ~ 10%）。

1. 诊断标准

（1）临床表现：手术史；因手术部位不同可伴有其他手术部位相关症状如听力减退、眩晕、脑脊液耳漏或耳鸣；单侧周围性面瘫。

（2）损伤的评估：术中即刻评估；术后电生理评估　面肌电图，伤后早期（5 天内）可有明显变化；面神经电图检查，变性达 90%以上，预后可能不佳，若达 95%以上，应尽快手术探查；术后面神经功能 House-Brackman 评级。

2. 治疗原则

（1）术中发现面神经损伤应即刻修复。

（2）术后即出现面瘫且在术者意料之外，在给予激素、神经营养药物保守治疗时应积极行电生理检查。5 天内面肌电图下降至 10%或以下，立即打开术腔重新探查。

（3）术后即出现轻微的面瘫且在术者意料之中，如腮腺、中耳、乳突手术中面神经分支的牵拉伤，面神经的完整性未受破坏，可给予保守治疗并密切观察。

（4）术后超过 24 小时发生的迟发性、不完全面瘫，多因血肿压迫或填塞物压迫所致，可立即去除填塞物，保守治疗多可恢复，但有遗留并发症的可能。

（五）面神经肿瘤

面神经肿瘤主要为面神经鞘膜瘤和面神经纤维瘤。生长缓慢，极少恶变。肿瘤可发生于面神经的各阶段，以乳突段、鼓室段多见。

1. 诊断标准

（1）临床表现。

1）症状：①面瘫多呈进行性加重。面瘫前可有同侧的面肌痉挛。②听力下降可伴眩晕。③可伴有面部、耳部的疼痛。④腮腺内面神经瘤可有耳下肿块。

2）体征：①单侧面神经麻痹。②可能有外耳道肿块。③合并感染时有脓性分泌物。④腮腺内可触及肿块。

（2）辅助检查。

1）听力测试视肿瘤浸润部位出现传导性、感音性或混合性聋。

2）前庭功能检查。

3）神经系统检查。

4）颅脑CT、MRI检查：可见及鼓室内肿物阴影，面神经颅内段及颞骨全程病变。

2. 治疗原则

（1）观察、随访：对面神经功能正常或伴有轻微面瘫者，定期影像学随访。

（2）手术治疗：肿瘤切除，面神经端－端吻合或面神经移植。

（六）先天性面瘫

面神经的先天性异常多见于与耳部甚至全身其他畸形同时伴发的一些综合征，也有单独发生的面神经发育异常；其多为综合征的表现之一，往往双侧发生或伴其他脑神经损害性改变。先天性面部神经麻痹在儿童中发病率为0.21%。大多数遗传性面瘫包括其他畸形在出生时就已显现。

1. 诊断标准

（1）临床表现。

1）产伤：是新生儿面瘫的最常见的原因。①常见危险因素：分娩过程中使用产钳，产程延长，胎儿体重较大超过3500g。②主要表现：单侧完全面瘫、面部或颞部淤血、鼓室积血。

2）遗传综合征：除表现出面神经麻痹外，往往伴有其他身体发育畸形，这区别于产伤所引起的面神经麻痹。

（a）Melkersson–Rosenthal综合征：又称复发性唇面面瘫综合征，或巨唇－面瘫－皱襞舌综合征，是一种少见的非干酪性肉芽肿性疾病。特点：多在10岁之前发病，无性病别差异；面瘫多为单侧，多有反复，偶有双侧发生，大多数可以完全恢复。主要表现：反复出现面部肿胀、反复发生面神经麻痹、伴先天性的区域性裂纹舌三联症。

（b）Mobius综合征：又称先天性眼－面瘫，一种罕见的先天性脑神经麻痹综合征，先天性面神经核、外展神经核缺如所致。特点：男性多见，出生时或出生后不久发现。主要表现：先天性双侧面瘫，哭笑时强迫性面具面容；单眼或双眼外展不能；其他脑神经运动功能可能减弱，也可出现骨骼发育异常。

（c）Albers–Schonberg病：又称恶性常染色体隐性骨硬化病，一种罕见的以骨密度增高为主要特征的遗传性疾病。主要表现：进行性复发性面瘫，传导性聋，失明，贫血，肝脾肿大及血小板病。颞骨高分辨率薄层CT扫描：颞骨普遍增厚，面神经管小而不完整，中耳可见部分面神经疝。

（2）辅助检查。

1）确定面神经损伤部位：泪腺分泌试验，味觉试验，镫骨肌反射等。

2）确定面神经损伤程度：脑电图、神经电图、肌电图等。

3）影像学：头颅、颞骨X线片，必要时行颞骨高分辨率薄层CT及MRI检查。

4）听力检查。

2. 治疗原则

（1）保守治疗为主：支持治疗、眼睛保护、密切观察。

（2）手术治疗：对于产伤导致面瘫手术适应证仅限于如下。

1）出生时单侧完全性面瘫。

2）血鼓室合并颞骨骨折错位。

3）电生理检查：面神经所支配所有面肌自发和诱发性运动单位反应完全消失3～5天。

4）出生后5周时，临床上和电生理上面肌功能未恢复。

3. 预后 先天性面瘫无论病因如何，其自愈率接近90%，并且通常完全恢复。

（七）永久性面瘫

通常是由于颅内肿瘤压迫或神经受累，中耳、颞骨外伤和手术，颌面部外伤，腮腺手术等不可避免的损伤或手术需要切除面神经及其分支，从而导致的不可逆的面神经麻痹。少数贝尔面瘫经治疗无效，也可后遗永久性面瘫。

1. 诊断标准

（1）临床表现。

1）面部表情肌功能丧失。①鼻唇沟平浅或消失。②患侧口角下垂。③严重眼睑闭合不全、结膜暴露。④同侧额纹消失，不能蹙眉。⑤鼓腮、示齿患侧不能。

2）味觉减退。

3）泪腺及涎腺分泌减少。

4）结膜、角膜干燥，可并发结膜炎及角膜炎。

（2）辅助检查。

1）定位试验：泪液分泌试验、镫骨肌反射、味觉试验、下颌下腺流量试验。

2）电诊断法：感应电及直流电试验、神经兴奋性试验、最大刺激试验、神经电图、面神经潜伏期试验、肌电图、强度－时间曲线。

3）影像学检查：颞骨高分辨率薄层 CT 扫描，冠状位、矢状位和斜矢状位以及多平面重建（MPR），多平面曲面成像（CPR），脑部 MRI。

2. 治疗原则

（1）药物治疗：一般药物治疗无效。

（2）手术治疗。

1）面神经吻合术及改道吻合术。

2）面神经移植术。

3）神经吻合术：舌下－面神经吻合术，副－面神经吻合术。

4）面部整容术：面肌悬吊术、眼睑整形术等。

（八）面肌痉挛

面肌痉挛为面肌部分纤维运动亢进，临床表现为一侧面部肌肉反复性阵发性不自主抽搐。

1. 诊断标准

（1）临床表现。

1）面肌痉挛：反复性阵发性单侧面肌痉挛发作。①单侧发病，故又常称为“半面痉挛”，晚期可进展为双侧发病；②原发性面肌痉挛常从眼轮匝肌起病，进而扩展至面部其他肌肉和颈阔肌，继发性面肌痉挛可面部肌肉同时发病；③发病间歇期正常；④睡眠状态较少发作；⑤不受自己控制；⑥精神紧张、情绪激动、言笑等因素可诱发或加重发作。

2）面瘫：晚期可出现面肌无力甚至面瘫。面瘫和连带运动亦见于肉毒素治疗面肌痉挛后的患者。

3）面部感觉：正常，不伴有他神经受累，但部分患者可合并三叉神经痛。

4）听觉过敏。

5）味觉改变。

（2）辅助检查。

1）影像学检查：①颞骨高分辨率薄层 CT 扫描 排除内听道或中耳内肿瘤或其他疾病；②颞骨 MRI：排除内听道或桥小脑角肿瘤，并观察桥小脑角区小脑动脉与面神经有无压迫关系。

2）肌电图：可出现肌纤维震颤及肌束震颤波。无不同步放电。除面肌外，其他肌肉一般无异常。

3）脑电图：正常，无癫痫波。

2. 治疗原则

（1）药物治疗：镇静剂或抗癫痫药，如氯加巴喷丁（Gabapentin）、氯硝西泮、卡马西平和苯巴比妥等。

（2）肉毒素注射：常用 A 型肉毒素局部注射治疗面肌痉挛。

（3）手术治疗：目前微血管减压术疗效确切而被广为认同。面神经梳理或面神经梳理结合微血管减压术也有较好效果。面神经切断、面神经减压或药物注射面神经阻滞等方法现已较少应用。

（九）中枢性面瘫

中枢性面瘫即核上性面神经麻痹，为面神经运动核以上组织（包括皮质、皮质脑干纤维、内囊、桥脑等）受损时引起，出现病变对侧颜面下部肌肉麻痹，从上到下表现为鼻唇沟变浅，露齿时口角下垂（或口角歪向病变侧，即瘫痪面肌对侧），不能吹口哨和鼓腮等。

1. 诊断标准

（1）临床表现。

1）病史：①患者多有心脑血管病史；②最常见受损处是内囊，主要是因为颈内动脉系统闭塞，特别是大脑中动脉主干及分支闭塞更为多见；③也可以由颅内血管瘤或高血压性血管病变所致颅内出血，颅内肿瘤。

2）症状和体征：①病变对侧眼睑裂以下颜面表情肌瘫痪 闭眼、抬眉、皱眉均正常；静止时鼻唇沟变浅，口角下垂，示齿动作时口角歪向健侧；②常伴有与面瘫同侧的肢体瘫痪 如腱反射异常、Babinski 征等；③无味觉、泪液和唾液分泌障碍。

（2）辅助检查。

1）定位试验：①泪腺分泌试验；②味觉试验；③颌下腺流量试验。

2）电生理学检查：①神经电图；②肌电图；

3）影像学检查：颅脑 CT 检查，MRI、DSA 等检查，对诊断颅内病变具有重要意义。

2. 治疗原则 积极治疗原发疾病，避免引发后遗症。

（1）保守治疗：激素治疗；改善微循环；营养神经及能量合剂等；理疗、按摩，针刺疗法；中药治疗。

（2）其他治疗：必要时应考虑手术。早期康复训练、家庭指导。

二、后组颅神经病变

（一）神经鞘瘤

一般是指起源于周围神经 Schwann 细胞的良性肿瘤。

1. 诊断标准

（1）临床症状。

1）舌咽神经（Ⅸ）受累：同侧咽反射消失；同侧舌的痛温觉和舌后 1/3 味觉丧失。

2）迷走神经（Ⅹ）受累：同侧软腭及声带麻痹，同侧咽反射消失。

3）副神经（Ⅺ）受累：胸锁乳突肌麻痹致头不能转向对侧，斜方肌麻痹致不能耸肩。

4）舌下神经（Ⅻ）受累：同侧舌肌麻痹、萎缩，伸舌偏患侧。

（2）辅助检查。

1）颞骨高分辨率薄层 CT 扫描：CT 平扫病灶等密度或略低密度，也可因发生囊变、出血或坏死，呈低、略高密度影，或各种混杂密度；病灶边界清晰，周围水肿不明显。增强扫描病灶明显强化，但强化不均匀，发生囊变时呈环形强化。

2）MRI 检查：呈等、稍长 T1，等、稍长 T2 混杂信号，内有散在片状的较长 T1、T2 信号，肿瘤周围无或轻度水肿，增强后可见明显不均匀强化，较长 T1、T2 无强化。

2. 治疗原则

（1）手术治疗：经颈侧入路，多可切除肿瘤。对于位于颈静脉孔区的肿瘤，可采用颞下窝进路手术。

（2）γ 刀：对于无法手术切除的肿瘤，可应用 γ 刀治疗。

（3）随诊观察：对于肿瘤较小而且没有症状的患者，随诊观察。

（二）舌咽神经痛

舌咽神经痛是一种出现于舌咽神经分布区的阵发性剧烈疼痛。根据发病原因不同，分为原发性舌咽神经痛和继发性舌咽神经痛。

1. 诊断标准

（1）临床表现。

1）原发性舌咽神经痛：①疼痛部位：一侧咽部、扁桃体区，可放射至同侧舌、耳内及颈部；②发作情况：突发突止，持续数秒至数十秒；③疼痛性质：可呈刀割、针刺、撕裂、烧灼、电击样剧烈疼痛；④诱发因素：吞咽、说话、咳嗽或打哈欠；⑤扳机点：多位于咽后壁、扁桃体、舌根等处，少数可在外耳道；⑥其他症状：因吞咽痛不敢进食，可有消瘦、脱水、喉部痉挛感、心律不齐及低血压性晕厥等；⑦神经系统检查：正常。

2）继发性舌咽神经痛：①舌咽神经分布区区域疼痛：疼痛发作持续时间长或持续性，诱发因素及扳机点不明显，夜间为重；②舌咽神经损害症状：软腭麻痹、软腭及咽部感觉减退或消失，同侧舌的痛温觉和舌后 1/3 味觉丧失，咽反射减弱或消失，腮腺分泌功能异常；③临近脑神经痛及临近脑神经受累症状：可出现颈静脉孔综合征及 Horner 征，亦可有小脑桥脑角症候群出现；④若为鼻咽癌所致，可在鼻咽部发现肿物，颈部淋巴结肿大。

（2）辅助检查：CT、MRI 排除颅内肿瘤或茎突过长等激惹舌咽神经而引起的继发性舌咽神经痛。

2. 治疗原则

（1）药物治疗。

1）首选卡马西平 0.1 ~ 0.2g/d 开始增至 0.6 ~ 0.8g/d，极量 0.8 ~ 1.2g/d，疼痛停止后再调节至合适剂量维持。

2）苯妥英钠 0.3 ~ 0.4g/d。

3）维生素 B1、B12。

（2）神经阻滞：通过咽部入路和颈部入路，将穿刺针置于舌咽神经周围，注入药物损毁或营养神经，以减轻症状。药物可应用利多卡因、无水乙醇、酚甘油、维生素 B12 等。

（3）封闭疗法：头偏向健侧，在相当于乳突尖与下颌角之间连线中点为穿刺点，以 10% 普鲁卡因 5 ~ 10mg 垂直注射于皮下 1 ~ 1.5cm 处，即可止痛。

（4）手术治疗。

1）经皮射频热凝术：经皮穿刺颈静脉孔区，用射频热凝舌咽神经。

2）经颅外入路舌咽神经切断术。

3）经颅舌咽神经切断术：包括枕下入路、经口咽入路、经迷路后入路、经乙状窦后入路舌咽神经切断术等，目前应用最广泛的是乙状窦后入路，此手术方式简单有效、创伤小、术后并发症少，是较理想的手术入路。

4）舌咽神经微血管减压术：舌咽神经根进入脑桥处，即中枢与周围神经移行部，有一段神经缺乏雪旺细胞包裹，称为无髓鞘区。此部位血管受压可出现舌咽神经分布区的阵发性疼痛。适用于术中探查有明确血管压迫神经者。是唯一针对舌咽神经痛的病因进行治疗的方法。

5）CT 介导下的三叉神经束 – 核损毁术：将电极置入颅内三叉神经下降束核三叉神经脊束核，行射频热凝术。

三、岩尖病变

颞骨岩部分为基底部、尖部及 3 个面与 3 个缘。基底部向后外方，连接乳突部，以乳突小房与鳞部和乳突部相隔，尖部也叫做锥体尖，此处粗糙不平，嵌入枕骨底部与蝶骨大翼内缘，构成破裂孔的后外侧界，有颈动脉内口开口于此。此外岩尖有一指状压迹，叫做三叉神经压迹（Meckel 窝），容纳三叉神经半月节，外展神经与三叉神经第 1 支由此前行。岩尖常见的病变包括胆脂瘤，肿瘤如脑膜瘤、三叉神经纤维瘤等，由中耳炎或乳突炎继发岩尖炎症，以及外伤骨折。

（一）岩尖炎

岩尖炎是颞骨岩部气房和骨质因中耳炎扩展而引起的化脓性炎症。本病多发生于中年人，分为急性、慢性两种，急性者常为急性化脓性中耳炎的并发症，慢性者常伴发于慢性化脓性中耳炎或乳突炎术后。

1. 诊断标准

（1）临床表现。

1）头痛：为三叉神经眼支半月神经节受累所致。大多为患侧头前部针刺样疼痛，即在患侧眼内或眼部周围，可向周围放射。夜间为重，起始为阵发性，以后逐渐变为持续性。

2）耳流脓：急性化脓性中耳炎经药物治疗好转后，又有脓液外溢，或乳突手术后流脓复发，量多、持续不断者，应考虑岩尖炎的存在。

3）发热：可伴有低热、白细胞增多等全身症状。

4）岩尖综合征：三叉神经眼支分布区域的疼痛，展神经麻痹引起的斜视、复视，中耳流脓，或脑膜刺激征，称为岩尖综合征，为诊断岩尖炎的重要指征。外展神经麻痹较常见，而三叉神经痛较少见。

5）迷路周围炎症状：眩晕、眼震、恶心、呕吐。

6）面瘫：炎症可累及面神经出现同侧周围性面瘫。

（2）辅助检查。

1）影像学检查：早期可见岩部气房模糊、密度增加，晚期可见岩部骨质破坏。

2）前庭功能检查：多正常。

2. 治疗原则

（1）多数病例经乳突根治术并给予足量抗生素可痊愈。

（2）少数经抗感染及乳突手术，仍不痊愈者，须施行岩尖部手术引流。如岩尖部蓄脓，引流仍不愈者，应该行岩尖切除术，以彻底清除病变组织。

（二）岩尖胆脂瘤

根据来源分为先天性和获得性，前者发生率较后者低。获得性岩尖胆脂瘤继发于中耳乳突胆脂瘤，经迷路上、迷路、耳蜗下等途径获得。要指出的是，迷路上胆脂瘤有时可向乳突和颈内动脉管前方发展，难以区分是迷路内胆脂瘤或岩尖胆脂瘤，因此 Fisch 建议应用颞骨中部胆脂瘤这一名词。

1. 诊断标准

（1）临床表现：岩尖胆脂瘤的临床表现主要与骨质破坏影响颅神经和耳蜗、半规管、脑干等重要结构有关。

1）耳部症状：获得性岩尖胆脂瘤来源于中耳乳突胆脂瘤，故耳部症状类似，常有耳流脓、传导或感音神经性听力下降，迷路周围炎出现眩晕、眼震、恶心、呕吐，面神经受累出现面瘫。先天性胆脂瘤早期往往缺乏耳部典型症状。

2）颅内症状：继发脑膜炎、脑脓肿、血栓性静脉炎可引起发热、头痛、颈强直等颅内炎症表现。

3）岩尖综合征：包括三叉神经眼支分布区域的疼痛，外展神经麻痹引起的斜视、复视，中耳流脓。

（2）辅助检查。

1）影像学检查：CT 典型表现为清楚和光滑边缘的膨胀性病变，增强无变化，密度低于邻近脑组织。先天性岩尖胆脂瘤和胆固醇肉芽肿在 CT 常难以区别。MRI 岩尖胆脂瘤表现为 T1 低信号，T2 高信号，密度与脑脊液相同。MRI 胆固醇肉芽肿表现为 T1、T2 高信号。

2）听力学检查、前庭功能检查：与中耳乳突胆脂瘤类似，根据病情进展，而出现听力和前庭功能不同表现。

3）脑脊液检查：脑脊液可有细胞数增加、蛋白含量升高等颅内感染表现。

2. 治疗原则 岩尖胆脂瘤需要根治性手术完全切除病变。

3. 操作标准

（1）手术治疗：选择手术入路要考虑病变范围、部位的暴露、内耳功能的保留、面神经的保护、脑组织、颅神经的保护。大多数情况下完整切除病变比保存听力更重要。常用的入路为经迷路、耳蜗和经中颅窝入路。术中可应用面神经监测仪，对保存面神经功能有一定的帮助。

（2）药物治疗：术前、术后应用足量、可通过血脑屏障的抗生素治疗感染。

第十一章 鼻腔炎性疾病

第一节 急性鼻炎

急性鼻炎是鼻腔黏膜急性病毒感染性炎症，多称为“伤风”或“感冒”，但与流行性感冒有别。故又称为普通感冒。常延及鼻窦或咽部，传染性强，多发于秋冬行季气候变换之际。

一、病因

（一）致病原因

此病先系病毒所致，后继发细菌感染，亦有认为少数病例由支原体引起。在流行季节中，鼻病毒在秋季和春季最为流行，而冠状病毒常见于冬季。至于继发感染的细菌，常见者为溶血性或非溶血性链球菌、肺炎双球菌、葡萄球菌、流行性感冒杆菌及卡他球菌。这些细菌常无害寄生于人体的鼻腔或鼻咽部，当受到病毒感染后，局部防御力减弱，同时全身抵抗力亦减退，使这些病菌易侵入黏膜而引起病变。

（二）常见诱因

（1）身体过劳，烟酒过度以及营养不良或患有全身疾病，常致身体抵抗力减弱而患此病。

（2）受凉受湿后，皮肤及呼吸道黏膜局部缺血，如时间过久，局部抵抗力减弱，于是病毒、细菌乘机侵入而发病。

（3）鼻部疾病如鼻中隔偏曲、慢性鼻咽炎、慢性鼻窦炎、鼻息肉等，均为急性鼻炎诱因。

（4）患腺样体或扁桃体炎者。

另外，鼻部因职业关系常受刺激，如磨粉、制皮、烟厂工人易患此病；受化学药品如碘、溴、氯、氨等刺激。或在战争时遭受过毒气袭击，亦可发生类似急性鼻炎的症状。一次伤风之后，有短暂免疫期，一般仅 1 个月左右，故易得病者，常在 1 年之中有数次感冒。

二、临床表现

为一种单纯炎症变化，当病变开始时，因黏膜血管痉挛，局部缺血，腺体分泌减少继而发生反射性神经兴奋作用，很快使黏膜中血管和淋巴管扩张，腺体及杯状细胞扩大，黏膜水肿，分泌物增多而稀薄似水，黏膜中有单核细胞及多形核白细胞浸润。此后，白细胞浸润加重，大量渗出黏膜表面，上皮细胞和纤毛坏死脱落，鼻分泌物渐成黏液脓性或脓性，若无并发症，炎症逐渐恢复，水肿消除，血管已不扩张，表皮细胞增殖，在 2 周内即恢复至正常状态。

三、症状

1. 潜伏期 一般于感染后 1 ~ 3d 有鼻腔内不适感、全身不适及食欲减退等。

2. 初期 开始有鼻内和鼻咽部瘙痒及干燥感，频发喷嚏，并有畏寒、头胀、食欲减退和全身乏力等。鼻腔检查可见黏膜潮红，但较干燥。

3. 中期 初期持续 2 周后，出现鼻塞，流出多量水样鼻涕，常伴有咽部疼痛、发热；热因人而异，一般在 37 ~ 38℃，小儿多有高热达 39℃以上者。同时头重头痛，头皮部有痛觉过敏及四肢酸软等。此期持续 1 ~ 2d。鼻腔检查可见黏膜高度红肿，鼻道分泌物较多，为黏脓性。

4. 晚期 鼻塞更重，甚至完全用口呼吸，鼻涕变为黏液脓性或纯脓性。如鼻窦受累，则头痛剧烈，鼻涕量亦多。若侵及咽鼓管，则有耳鸣及听力减退等症。炎症常易向下蔓延，致有咽喉疼痛及咳嗽。此时检查可见下鼻甲红肿如前，但鼻道内有多量脓涕。此期持续 3 ~ 5d，若无并发症，鼻塞减退，鼻涕减少，逐渐恢复正常。但一般易并发鼻窦炎及咽、喉及气管等部位化脓性炎症，使流脓涕、咳嗽及咳痰等拖延日久。

5. 免疫期 一般在炎症消退后可有 1 个月左右的免疫期，之后免疫力迅速消失。

四、诊断

根据患者病史及鼻部检查，不难确定诊断，但应注意是否为其他传染病的前驱症状。此病应与急性鼻窦炎、鼻部白喉及变态反应性鼻炎相鉴别。

1. 急性鼻窦炎 多位于一侧，白细胞增多，局部疼痛和压痛，前鼻孔镜检有典型发现。

2. 变态反应性鼻炎 有变态反应发作史，无发热，鼻黏膜肿胀苍白，分泌物清水样，其中嗜酸性粒细胞增多。

3. 鼻白喉 具有类似症状，但鼻腔内常流血液，且有假膜形成，不难鉴别。

五、治疗

以支持和对症治疗为主，同时注意预防并发症。

（一）全身治疗

（1）休息、保暖，发热患者需卧床休息，进高热量的饮食，多饮水，使大小便通畅，以排出毒素。

（2）发汗疗法。

1）生姜、红糖、葱白煎汤热服。

2）解热镇痛药：复方阿司匹林 1 ～ 2 片，每日 3 次，阿司匹林 0.3 ～ 0.5g，每日 3 次或克感敏 1 ～ 2 片，每日 3 次等。

（3）中西合成药：板蓝根冲剂、吗啉胍等。

（4）合并细菌感染或有并发症可疑时，应用磺胺类及抗生素药物。

（二）局部治疗

（1）对鼻塞者可用 1% 麻黄碱液滴鼻或喷雾，使黏膜消肿，以利引流。对儿童用药须使用低浓度（0.5%）。

（2）针刺迎香、上星、神庭、合谷穴。

（3）急性鼻炎中期，应提倡正确的擤鼻法，切忌用力擤鼻，否则可引起中耳炎或鼻窦炎。

六、预防

患急性鼻炎后，可以产生短期免疫力，1 个月左右后可以再发病，应特别注意预防。预防原则为增强抵抗力、避免传染和加强治疗等几方面。

1. 增强机体抵抗力 经常锻炼身体，提倡冷水洗脸、冷水浴、日光浴，注意劳逸结合与调节饮食，节制烟酒。由于致病病毒种类繁多，而且相互间无交叉免疫，故目前尚无理想的疫苗用于接种。在小儿要供以足够的维生素 A、维生素 C 等，在流行期间，可采用丙种球蛋白或胎盘球蛋白或流感疫苗，有增强抵抗力以及一定的预防感冒之效。

2. 避免传染 患者要卧床休息，可以减少互相传染。应养成打喷嚏及咳嗽时用手帕盖住口鼻的习惯。患者外出时要戴口罩，尽量不去公共场所。流行期间公共场所要适当消毒等。

3. 加强治疗 积极治疗上呼吸道病灶性疾病，如鼻中隔偏曲、慢性鼻窦炎等。

第二节 慢性鼻炎

慢性鼻炎是鼻黏膜和黏膜下层的慢性炎症。临床表现以黏膜肿胀、分泌物增多、无明确致病微生物感染、病程持续 4 周以上或反复发作为特征，是耳鼻咽喉科的常见病、多发病，也可为全身疾病的局部表现。按照现代观点，慢性炎症反应是体液和细胞介导的免疫机制的表达，依其病理和功能紊乱程度，可分为慢性单纯性鼻炎和慢性肥厚性鼻炎，二者病因相同，且后者多由前者发展而来，病理组织学上没有绝对的界限，常有过渡型存在。

一、病因

慢性鼻炎病因不明，常与下列因素有关。

1. 全身因素

（1）慢性鼻炎常为些全身疾病的局部表现。如贫血、结核、糖尿病、风湿病以及慢性心、肝、肾疾病等，均可引起鼻黏膜长期淤血或反射性充血。

（2）营养不良：维生素A、维生素C缺乏，烟酒过度等，可使鼻黏膜血管舒缩功能发生障碍或黏膜肥厚，腺体萎缩。

（3）内分泌失调：如甲状腺功能低下可引起鼻黏膜黏液性水肿；月经前期和妊娠期鼻黏膜可发生充血、肿胀，少数可引起鼻黏膜肥厚。同等的条件下，青年女性慢性鼻炎的发病率高于男性，考虑可能与机体内性激素水平尤其是雌激素水平增高有关。

2. 局部因素

（1）急性鼻炎的反复发作或治疗不彻底，演变为慢性鼻炎。

（2）鼻腔或鼻窦慢性炎症可使鼻黏膜长期受到脓性分泌物的刺激，促使慢性鼻炎发生。

（3）慢性扁桃体炎及增殖体肥大，邻近感染病灶的影响。

（4）鼻中隔偏曲或棘突时，鼻腔狭窄妨碍鼻腔通气引流，以致易反复发生炎症。

（5）局部应用药物：长期滴用血管收缩剂，引起黏膜舒缩功能障碍，血管扩张，黏膜肿胀。丁卡因、利多卡因等局部麻药，可损害鼻黏膜纤毛的传输功能。

3. 职业及环境因素　由于职业或生活环境中长期接触各种粉尘如煤、岩石、水泥、面粉、石灰等，各种化学物质及刺激性气体如二氧化硫、甲醛及酒精等，均可引起慢性鼻炎。环境温度和湿度的急剧变化也可导致本病。

4. 其他

（1）免疫功能异常：慢性鼻炎患者存在着局部免疫功能异常，鼻塞可妨碍局部抗体的产生，从而减弱上呼吸道抗感染的能力。此外，全身免疫功能低下，鼻炎容易反复发作。

（2）不良习惯：烟酒嗜好容易损伤黏膜的纤毛功能。

（3）过敏因素：与儿童慢性鼻炎关系密切，随年龄增长，过敏因素对慢性鼻炎的影响逐渐降低。

二、病理

慢性单纯性鼻炎鼻黏膜深层动脉和静脉，特别是下鼻甲的海绵状血窦呈慢性扩张，通透性增加，血管和腺体周围有以淋巴细胞和浆细胞为主的炎细胞浸润，黏液腺功能活跃，分泌增加。而慢性肥厚性鼻炎，早期表现为黏膜固有层动、静脉扩张，静脉和淋巴管周围淋巴细胞和浆细胞浸润。静脉和淋巴管回流障碍，静脉通透性增加，黏膜固有层水肿；晚期发展为黏膜、黏膜下层，甚至骨膜和骨的局限性或弥漫性纤维组织增生、肥厚，下鼻甲最明显，其前、后端和下缘可呈结节状、桑葚状或分叶状肥厚，或发生息肉样变，中鼻甲前端和鼻中隔黏膜也可发生。二者病因基本相似，病理学上并无明确的界限，且常有过渡型存在，后者常由前者发展、转化而来，但二者临床表现不同，治疗上也有区别。

鼻黏膜的肿胀程度和黏液分泌受自主神经的影响，交感神经系统通过调节容量血管的阻力而调节鼻黏膜的血流，副交感神经系统通过调节毛细血管而调节鼻黏膜的血容量。交感神经兴奋时，鼻黏膜血管阻力增加，进入鼻黏膜的血流减少，导致鼻黏膜收缩，鼻腔脉管系统的交感神经兴奋性部分受颈动脉、主动脉化学感受器感受 CO2 的压力影响。副交感神经兴奋导致毛细血管扩张，鼻黏膜充血、肿胀，翼管神经由源自岩浅大神经的副交感神经和源自岩深神经的交感神经构成，分布于鼻腔鼻窦的黏膜，支配鼻腔鼻窦黏膜的血液供应，影响鼻黏膜的收缩和舒张。

鼻腔感受鼻腔气流的敏感受体主要位于双侧下鼻甲，这些受体对温度敏感，故临床上有时用薄荷醇治疗鼻塞，这也是下鼻甲切除术后鼻阻力与患者的自觉症状不相符合的原因所在。此外，下鼻甲前部也是组成鼻瓣区的重要结构，鼻瓣区是鼻腔最狭窄的区域，占鼻阻力的50%，下鼻甲前端的处理对鼻塞的改善具有重要作用。

三、临床表现

1. 鼻塞 鼻塞是慢性鼻炎的主要症状。单纯性鼻炎引起的鼻塞呈间歇性和交替性，平卧时较重，侧卧时下侧较重。平卧时鼻黏膜肿胀似与颈内静脉压力有关，斜坡位与水平位呈20° 时，静脉压几乎等于0，＜20° 时静脉压相应增加，静脉压增加对健康的鼻黏膜无太大影响，但患有鼻炎者则可引起明显的鼻塞症状。侧卧时下侧的鼻腔与同侧邻近的肩臂的自主神经系统有反射性联系。安静时鼻塞加重，劳动时减轻，是因为劳动时交感神经兴奋，鼻黏膜收缩所致。此外，慢性鼻炎患者鼻黏膜较正常鼻黏膜敏感，轻微的刺激使可引起明显的反应而出现鼻塞症状。肥厚性鼻炎的主要症状也为鼻塞，但程度较重，呈持续性，轻重不一，单侧阻塞或两侧阻塞均可发生。鼻黏膜肥厚、增生，呈暗红色，表面不平。呈结节状或桑葚样，有时鼻甲骨也肥大、增生，舒缩度较小，故两侧交替性鼻塞并不常见，严重时，患者张口呼吸，严重影响患者的睡眠。

2. 嗅觉障碍 慢性鼻炎对嗅觉的影响较小，鼻黏膜肿胀严重阻塞嗅裂时或中下鼻甲肿大使鼻腔呼吸气流减少可以引起呼吸性嗅觉减退或缺失；若长期阻塞嗅区，嗅区黏膜挤压致嗅区黏膜上皮退化或合并嗅神经炎时，则成为感觉性嗅觉减退或缺失。

3. 鼻涕 单纯性鼻炎鼻涕相对较多，多为黏液性，继发感染时可为黏脓性或脓性。肥厚性鼻炎鼻涕相对较少，为黏液性或黏脓性。

4. 头痛 鼻黏膜肿胀堵塞窦口可以引起负压性头痛；鼻黏膜发炎时鼻黏膜的痛阈降低，如挤压鼻黏膜常可引起反射性头痛。此外，若中鼻甲肥大挤压鼻中隔，由于接触处的后方吸气时负压较高，使其黏膜水肿及形成淤斑，这些局部改变对于敏感的人则可引起血管扩张性头痛。

5. 闭塞性鼻音 慢性鼻炎由于鼻黏膜弥漫性肿胀，鼻腔的有效横截面积明显减少，患者发音时呈现闭塞性鼻音。

6. 其他

（1）影响鼻窦的引流功能，继发鼻窦炎：慢性鼻炎时鼻黏膜弥漫性肿胀，特别是中下鼻甲肥大对鼻窦的通气引流功能具有重要影响。中鼻甲是窦口鼻道复合体中重要的组成部分，首先中鼻甲位于鼻腔的正中位、窦口鼻道复合体的前部，像一个天然屏障保护着中鼻道及各个窦口，鼻腔呼吸的气流首先冲击中鼻甲；此外，中鼻甲存在丰富的腺体，是鼻腔分泌型抗体的主要来源，因此中鼻甲病变影响窦口的通气引流，继发鼻窦炎。此外，下鼻甲肥大不仅影响鼻腔的通气，而且可以造成中鼻道的狭窄，影响鼻窦的通气引流，继发鼻窦炎。

（2）继发周围炎症：鼻涕流向鼻咽部可继发咽喉炎；若鼻涕从前鼻孔流出，可造成鼻前庭炎。若下鼻甲前端肥大明显可阻塞鼻额管，造成溢泪及泪囊炎；若后端肥大明显；突向鼻咽部影响咽鼓管咽口，可造成中耳炎。

7. 检查 慢性单纯性鼻炎双侧下鼻甲肿胀，呈暗红色，表面光滑、湿润，探针触诊下鼻甲黏膜柔软而富有弹性，轻压时有凹陷，探针移去后立即恢复；鼻黏膜对血管收缩剂敏感，滴用后下鼻甲肿胀即消退；鼻底、下鼻道或总鼻道内有黏稠的黏液性鼻涕聚集，总鼻道内常有黏液丝牵挂。而慢性肥厚性鼻炎鼻黏膜增生、肥厚，呈暗红色和淡紫红色，下鼻甲肿大，阻塞鼻腔，黏膜肥厚，表面不平，呈结节状或桑葚状，触诊有硬实感，不易出现凹陷，或虽有凹陷，但不立即恢复，黏膜对1%麻黄碱棉片收缩反应差。

四、诊断与鉴别诊断

依据症状、鼻镜检查及鼻黏膜对麻黄碱等药物的反应，诊断并不困难，但应注意与结构性鼻炎伴慢性鼻炎者相鉴别。鼻内镜检查及鼻窦 CT 能全面了解鼻腔鼻窦的结构及有无解剖变异和鼻窦炎。全面衡量结构、功能与症状的关系，正确判断病因及病变的部位，治疗才能取得较好的效果。

五、治疗

慢性鼻炎的治疗应以根除病因、改善鼻腔通气功能为原则。首先应该积极消除全身与局部可能致病的因素，改善工作生活环境条件，矫正鼻腔畸形，避免长期应用血管收缩剂。其次是加强局部治疗，抗感染，消除鼻黏膜肿胀，使鼻腔和鼻窦恢复通气及引流，尽量恢复纤毛和浆液黏液腺的功能。慢性鼻炎并发感染的，可用适合的抗生素溶液滴鼻。为了消除鼻黏膜肿胀，使鼻腔及鼻窦恢复通气和引流，可用血管收缩剂如麻黄碱滴鼻液滴鼻，但儿童尽量不用，即使应用不宜＞ 1 周，防止多用、滥用血管收缩剂。采取正确的擤鼻涕方法清除鼻腔过多的分泌物，有助于鼻黏膜生理功能的恢复，避免继发中耳炎。慢性单纯性鼻炎的组织病理改变属可逆性，局部治疗应避免损害鼻黏膜的生理功能。肥厚性鼻炎同单纯性鼻炎的治疗一样首先消除或控制其致病因素，然后才考虑局部治疗，但局部治疗的目的随各阶段的病理改变而异，在鼻黏膜肥厚、但无明显增生的阶段，宜力求恢复鼻黏膜的正常生理功能，如已有明显增生，则应以减轻鼻部症状和恢复肺功能为主。局部治疗的方法如下。

（一）局部保守治疗

适合于慢性单纯性鼻炎及慢性肥厚性鼻炎局部应用血管收缩剂尚能缩小者。

1. 单纯性鼻炎 以促进局部黏膜恢复为主，可利用 0.25% ~ 0.5% 普鲁卡因在迎香穴和鼻通穴做封闭，或做鼻匠或双侧下鼻甲前端黏膜下注射，给以温和的刺激，改善局部血液循环，每次 1 ~ 1.5ml，隔日 1 次，5 次为 1 疗程。此外，可以配合三磷腺苷、复方丹参、654–2、转移因子、干扰素、皮质类固醇激素等进一步加强局部的防御能力，以利于黏膜的恢复，但应防止视网膜中央动脉栓塞。预防措施：不提倡以乳剂或油剂做下鼻甲注射。下鼻甲注射前应常规做鼻甲黏膜收缩，乳剂或油剂中可加入 1 ∶ 1 的 50% 葡萄糖液稀释，注射过程中应边注边退。避开下鼻甲近内侧面与上面交界处进针。高新生在表面麻醉下用冻干脾转移因子粉剂 1ml 加生理盐水 2ml 溶解后于每侧下鼻甲内注射 1ml，每周 1 次，4 次为 1 疗程，总有效率 97.8%，其机制为转移因子是一种新的免疫调节与促进剂，可增强人体的细胞免疫功能，提高人体的防御能力，从而使鼻黏膜逐渐恢复其正常的生理功能。王立平利用三磷腺苷下鼻甲注射治疗慢性单纯性鼻炎 280 例也取得了 93.2% 的良好效果。陈仁物等对下鼻甲注射针头进行了研制和临床应用，具有患者痛苦小、药液分布均匀、见效快、明显缩短疗程、提高疗效等优点。其具体方法：将 5 号球后针头的尖端四面制成筛孔状的一种专用针头，分为Ⅰ、Ⅱ、Ⅲ 3 种型号。①Ⅰ号：2 个孔，孔距 4mm，适合下鼻甲肥大局限和青年患者；②Ⅱ号：3 个孔，孔距 5mm，适合下鼻甲前端肥大者；③Ⅲ号：4 个孔，孔距 5mm，适合弥漫性下鼻甲肥大及下鼻甲手术的麻醉。

2. 慢性肥厚性鼻炎 以促进黏膜瘢痕化，从而改善鼻塞症状为主，可行下鼻甲硬化剂注射。常用的硬化剂有 80% 甘油、5% 石炭酸甘油、5% 鱼肝油酸钠、50% 葡萄糖、消痔灵、磺胺嘧啶钠等。周全明等报告消痔灵治疗慢性鼻炎 300 例，治愈 291 例，有效 9 例。其方法：消痔灵注射液 1ml 加 1% 利多卡因 1ml 混合后行下鼻甲注射，每侧 0.5 ~ 1ml，7 ~ 10d1 次，3 次为 1 疗程，间隔 2 周后可行下一疗程。刘来生等利用磺胺嘧啶钠下鼻甲注射治疗慢性肥厚性鼻炎也取得了良好的效果，其机制为局部产生化学性反应，引起下鼻甲肥厚的黏膜组织萎缩从而改善鼻塞症状。

近年来，随着激光、微波、电离子治疗仪的普及，这方面治疗慢性肥厚性鼻炎的报道愈来愈多。已形成相当成熟的经验。Nd–YAG 激光是利用瞬间高热效应使肥厚的黏膜凝固或气化，造成下鼻甲回缩而改善鼻腔通气，不仅可以直接凝固、气化肥厚的黏膜，而且可以插入黏膜下进行照射，效果可靠；但是由于 Nd–YAG 激光水吸收性较低，破坏深度不易控制，而且该激光辐射能 30% ~ 40% 被反向散射，术中可造成周围正常黏膜较大面积的损伤，此外导光纤维前端易被污染，容易折断在黏膜下，术后反应重。微波不仅可以表面凝固黏膜，而且可以将探头直接插入黏膜下，利用微波的生物热效应而凝固黏膜下组织，具有可保持黏膜的完整性、不影响鼻黏膜的生理功能、恢复快、无痂皮形成等优点，另外无探头折断在黏膜下之忧，是治疗慢性肥厚性鼻炎较为理想的方法。电离子治疗仪利用其良好的切割性可以对重度慢性肥厚性鼻炎的肥厚黏膜进行切割而达到改善鼻腔通气的效果，而且术中不易出血，术后反应也轻;术中利用短火火焰凝固、汽化、切割组织，长火火焰凝固止血，但术中应充分收敛鼻黏膜，以防止伤及正常的鼻中隔黏膜。射频利用发射频率100 ~ 300kHz、波长0.3km的低频电磁波作用于病变的组织细胞，致组织细胞内外离子和细胞中的极性分子强烈运动而产生特殊的内生热效应，温度可达65 ~ 80℃，使组织蛋白变形、凝固，病变区出现无菌性炎症反应，血管内皮细胞肿胀，血栓形成而阻塞血管，组织血供减少，黏膜逐渐纤维化而萎缩从而达到治疗增生性病变的目的，并且具有无散射热效应、无火花、不损伤正常组织、深浅容易控制的优点。辛朝风利用射频治疗慢性肥厚性鼻炎56例取得了良好的治疗效果，认为慢性鼻炎的病理基础是鼻甲黏膜下组织增生伴血管扩张，是射频治疗的最好适应证。国外学者认为射频是在黏膜下形成热损伤而不破坏表面黏膜，可以避免术后出血、结痂、出现恶臭味、疼痛、嗅觉减退和鼻腔粘连的缺点，是治疗鼻甲肥大的一种安全而有效的方法。

（二）手术治疗

鼻腔结构复杂。鼻腔每一结构对鼻腔正常生理功能的维持都具有一定作用。正常人中鼻腔的每一结构都完全正常也是很少的。鼻部症状的产生原因是多方面的，或某一结构的形态或结构异常，或几种结构均明显异常，或几种结构轻度异常的协同作用。其中对于多结构的轻度异常和某一结构的形态异常（如下鼻甲过度内展，其本身并不肥大）等情况难以诊断，这种情况常笼统地被称为“结构性鼻炎”。临床上。我们也时常遇到有些人鼻腔某些结构明显异常，但却没有自觉症状；相反，无明显结构异常者，有时也会有明显的自觉症状。因此，在慢性鼻炎的手术治疗中，应仔细检查，全面衡量，解除引起症状的病因，方可获得满意的治疗效果。

1. 中鼻甲手术　中鼻甲手术包括传统的常规手术（中鼻甲部分切除术及中鼻甲全切除术）和中鼻甲成形术。传统的中鼻甲切除术虽然能解除鼻塞症状，但中鼻甲功能受损，并失去了再次手术的解剖标志，同时常规中鼻甲手术后中鼻甲周围的正常黏膜可以出现代偿性增生，导致症状的复发，同时也说明中鼻甲在保持鼻腔的生理功能方面具有重要的作用。目前常用的中鼻甲成形术则在解除症状的同时又避免了传统常规中鼻甲手术所造成的缺陷。

2. 下鼻甲手术　下鼻甲手术包括传统的下鼻甲部分切除术、下鼻甲黏骨膜下切除术，下鼻甲骨折外移术和下鼻甲成形术。最近许多学者对传统的下鼻甲手术进行了改进，并且利用先进的手术器械，对慢性鼻炎的治疗取得了良好的临床效果。下鼻甲黏膜血供丰富。术中极易出血。采用翼腭管注射法可以减少出血，又提高麻醉效果。下鼻甲的大小与鼻腔的阻力关系密切，尤其是下鼻甲的前端，故行下鼻甲手术时应正确估计切除的范围，以便获得满意的临床效果。

近年来，国外有学者报道仅做下鼻甲黏骨膜下分离，破坏黏膜下的血管网，肥厚的下鼻甲黏膜呈瘢痕化收缩，而达到改善鼻塞的效果。此方法仅适用于病变程度较轻者。由于引起鼻塞的因素很多，单一手段治疗效果较差，采用阶梯疗法综合治疗方可取得满意的效果，但也不能作为固定模式，可根据具体情况灵活掌握，可考虑优先采用操作简便、患者痛苦小、费用低、疗效好的方法。只有这样才能正确地选择合适的术式，从而达到满意的效果，避免多次手术。总之，慢性鼻炎的手术趋向应以解除患者的症状、创伤小、能保持鼻甲的生理功能为目的。此外，由于慢性鼻炎的病因解除后，肥大的下鼻甲可以转归，故尽量减少下鼻甲手术，特别是防止下鼻甲切除过多造成空鼻综合征。

第三节 萎缩性鼻炎

萎缩性鼻炎是一种发展缓慢的鼻腔慢性炎性疾病，又称臭鼻症、慢性臭性鼻炎、硬化性鼻炎。其主要表现是鼻腔黏膜、骨膜、鼻甲骨（以下鼻甲骨为主）萎缩。鼻腔异常宽大，鼻腔内有大量的黄绿色脓性分泌物积存，形成脓性痂皮，常有臭味，发生恶臭者，称为臭鼻症，患者有明显的嗅觉障碍。鼻腔的萎缩性病变可以发展到鼻咽、口咽、喉腔等处。提示本病可能是全身性疾病的局部表现。

一、病因

萎缩性鼻炎分为原发性萎缩性鼻炎和继发性萎缩性鼻炎 2 大类。

1. 原发性萎缩性鼻炎 可以发生于幼年，多因全身因素如营养不良、维生素缺乏、内分泌功能紊乱、遗传因素、免疫功能紊乱、细菌感染、神经功能障碍等因素所致。

2. 继发性萎缩性鼻炎 多由于外界高浓度工业粉尘、有害气体的长期刺激，鼻腔鼻窦慢性脓性分泌物的刺激，或慢性过度增生性炎症的继发病变，鼻部特殊性的感染，鼻中隔的过度偏曲，鼻腔手术时过多损坏鼻腔组织等所致。

本病最早由 Frankel 所描述，是一种常见的耳鼻咽喉科疾病，占专科门诊的 0.7% ~ 3.99%。我国贵州、云南地区多见，其原因不详，有报道可能与一氧化硫的刺激有关；还有报道可能与从事某些工种的职业有关。杨树棼曾报道灰尘较多的机械厂的调查发现，鼻炎 118 人中萎缩性鼻炎 35 人，占患患者数的 30%。国外报道本病女性多于男性，多发病于青年期，健康状况和生活条件差者易患此病。据报道我国两性的发病率无明显差别，以 20 ~ 30 岁为多。在西方，本病发病率已明显降低，但是在许多经济不够发达的国家和地区，发病率仍较高。

二、病理

疾病发生的早期，鼻腔黏膜仅呈慢性炎症改变，逐渐发展为萎缩性改变，假复层柱状纤毛上皮转化为无纤毛的复层鳞状上皮，腺体萎缩，分泌减少。由于上皮细胞的纤毛丧失。分泌物停滞于鼻腔，结成脓痂。病变继续发展，黏膜以及骨部的血管因为发生闭塞性动脉内膜炎与海绵状静脉丛炎，血管的平滑肌萎缩，血管壁纤维组织增生肥厚，管腔缩窄或闭塞。血液循环不良，导致腺体和神经发生纤维性改变，黏膜下组织变为结缔组织，最后发生萎缩以及退化现象。骨和骨膜也发生纤维组织增生和骨质吸收，鼻甲缩小，鼻腔极度扩大，但是鼻窦常常因为骨壁增殖硬化性改变，反而使窦腔缩小。

三、临床表现

1. 鼻及鼻咽干燥感 在吸入冷空气时，症状更加明显，而且还有寒冷感。

2. 鼻塞 与鼻内脓痂堆滞堵塞有关；没有脓痂，则与神经感觉迟钝有关，有空气通过而不能感觉到。

3. 头痛 部位常常在前额、颞侧或枕部，或头昏，多因为大量冷空气的刺激反射造成，或者伴发鼻窦炎之故。

4. 鼻内痛或鼻出血 多因鼻黏膜干燥破裂所致。

5. 嗅觉减退或者丧失 因为含气味的气味分子不能到达嗅区或者嗅区黏膜萎缩所致。

6. 呼气恶臭 因为臭鼻杆菌在鼻腔脓痂下繁殖生长，脓痂内的蛋白质腐败分解，而产生恶臭气味。也有人认为是因为炎性细胞以及腺细胞脂肪发生变性，脂肪转变为脂酸，易于干燥，乃产生臭味。妇女月经期臭味加重，绝经期则开始好转，但鼻腔黏膜没有好转。

7. 其他 鼻腔黏膜萎缩涉及鼻咽部，可能影响咽鼓管咽口，发生耳鸣和耳聋。涉及咽喉部则发生咽喉部干燥、刺激性咳嗽、声音嘶哑等症状。

四、诊断与鉴别诊断

根据患者的症状、体征，结合临床检查所见。主要根据鼻黏膜萎缩、脓痂形成情况以及可能具有的特殊气味等特点，诊断不难。但是应该与鼻部特殊的传染病，例如结核、狼疮、硬结病，或者鼻石、晚期梅毒、麻风等病症相鉴别。

少部分萎缩性鼻炎患者具有特殊的鼻部外形，如鼻梁宽而平，鼻尖上方轻度凹陷，鼻前孔扁圆，鼻翼掀起，如果儿童时期发病，可以影响鼻部的发育而成鞍鼻畸形。鼻腔内的检查，可以见到鼻腔宽敞，从鼻前孔可以直接看到鼻咽部。鼻甲缩小，有时下鼻甲几乎看不到或者不能辨认，如果因为慢性化脓性鼻窦炎而引起，则虽然下鼻甲看不到或不能辨认，但是中鼻甲却常常肿胀或肥大，甚至息肉样变。鼻腔黏膜常常覆盖一层灰绿色脓痂，可以闻及特殊恶臭。除去脓痂后下边常常有少许脓液，黏膜色红或苍白，干燥，或者糜烂，可有渗血。鼻咽部、咽部黏膜或有以上黏膜的改变，或有脓痂附着，严重者喉部也可以有此改变。轻症的萎缩性鼻炎，多只是在下鼻甲和中鼻甲的前端或嗅裂处可以见到少许痂皮，黏膜少许萎缩。

鼻腔的分泌物或者脓痂取出做细菌培养，可以检测到臭鼻杆菌、臭鼻球杆菌、类白喉杆菌或者白喉杆菌，但是后两者均无内毒素。

五、治疗

（一）药物治疗

药物治疗萎缩性鼻炎至今仍无明显进展，有学者对微量元素代谢紊乱是否为萎缩性鼻炎的病因进行了研究。文献报道测定 83 例上颌窦炎的血清铁含量，其中 47 例有萎缩性鼻炎，通过对照治疗，证实缺铁程度与鼻黏膜的萎缩程度成正比，故提出治疗时宜加用含铁制剂。但李忠如测定患者发样中的铜、锰含量明显低于对照组，而锌、铁含量正常。因此，微量元素是否与萎缩性鼻炎的发病有关尚待探讨。有报道应用羧甲基纤维钠盐软膏治疗萎缩性鼻炎 17 例，获得了一定的效果。因羧甲基纤维钠盐具有生理惰性，对组织无刺激性，亲水，可与多种药物结合并能溶于鼻分泌物中或炎症渗液中，易为鼻黏膜吸收而迅速产生药效。黄维国等报道应用滋鼻丸（生地黄、玄参、麦冬、百合各等份为丸）每次 15g，每日 2 次口服，同时加用鼻部蒸汽熏蒸，治疗数十例，效果满意。纪宏开等应用鱼腥草制剂滴鼻取得了一定的效果。肖涤余等用活血化淤片（丹参、川芎、赤芍、红花、鸡血藤、郁金、山楂、黄芪，党参）治疗萎缩性鼻炎也取得了一定的效果。

Sinha 采用胎盘组织液行中、下鼻甲注射 60 例，经 2 年的观察，临床治愈 76.6%，改善 11.6%，无效 11.4%；经组织病理学证实，萎缩的黏膜上皮恢复正常，黏液腺及血管增加，细胞浸润及纤维化减少 43.3%，形态改善 45%，无变化 11.7%。郝雨等报道采用复方丹参注射液 4ml 行下鼻甲注射，隔日 1 次，10 次为 1 疗程，或用复方丹参注射液迎香穴封闭，疗法同上，同时合并应用黄连素软膏涂鼻腔，73 例中治愈 40 例，好转 17 例，无效 6 例，总有效率 97%。钟衍深等报道，应用 ATP 下鼻甲封闭治疗萎缩性鼻炎 122 例，常用量 10 ~ 20mg，3d1 次，10 ~ 20 次为 1 疗程，88.5% 的患者症状改善，经 6 ~ 18 个月随访无复发。

（二）氦—氖激光照射治疗

有学者在给予维持量甲状腺素的同时，采用氦—氖激光鼻腔内照射治疗 87 例萎缩性鼻炎，激光照度 10mW/cm2，每次照射 3min，8 ~ 10 次为 1 疗程，7 ~ 8 次后，60% 的患者嗅觉改善，5 ~ 6 次后鼻血流图波幅增大，波峰陡峭，流变指数增大，脑血流图检查血流量也明显改善。经治疗后全身情况改善，痂皮消失，鼻黏膜变湿润，59 例嗅觉恢复。其作用机制是小剂量、低能量激光照射具有刺激整个机体及组织再生、抗炎和扩张血管的作用，改善了组织代谢的过程。

（三）手术治疗

1. 鼻腔黏软骨膜下填塞术 Fanous 和 Shehata 应用硅橡胶行鼻腔黏骨膜下填塞术，在上唇龈沟做切口，分别分离鼻底和鼻中隔的黏软骨膜，然后填入硅橡胶模条至鼻底或鼻中隔隆起，使鼻腔缩小，分别治疗 10 例和 30 例萎缩性鼻炎患者，前者 70% 症状明显改善，后者 90% 有效。硅橡胶作为缩窄鼻腔的植入物，优点是性能稳定，具有排水性，光滑软硬适度，容易造型，耐高压无抗原性，不被组织吸收，不致癌，手术操作简单，疗效较好，根据病情可分别植入鼻中隔、鼻底、下鼻甲等处。部分病例有排斥现象，与填塞太多、张力过大、黏膜破裂有关。

Sinha 应用丙烯酸酯在鼻中隔和鼻底黏骨膜下植入 60 例，切口同 Fanous 和 Shehata 的操作，36 例近期愈合，14 例好转，经 2 年的观察，由于植入物的脱出和鼻中隔穿孔，约 80% 的患者症状复原，20% 脱出者症状长期缓解，可能与植入物的稳定性有关，经临床比较效果逊于硅橡胶。

徐鹤荣、韩乃刚、虞竞等分别报道应用同种异体骨或同种异体鼻中隔软骨行鼻腔黏骨膜下填塞治疗萎缩性鼻炎，效果良好，未发现有软骨或骨组织吸收、术腔重新扩大的情况，认为同种异体骨或软骨是比较好的植入材料，但术后必须防止感染，虞竟报道有 4 例因感染、切口裂开而失败。

Sinha 报道应用自体股前皮下脂肪植入鼻腔黏骨膜下 4 例，2 例有效，2 例无效，可能与脂肪较易吸收有关。还有报道应用自体髂骨、自体肋软骨、自体鼻中隔软骨等行鼻腔黏骨膜下填塞，效果优于自体脂肪组织填塞，但均需另做切口，增加了损伤及患者的痛苦。

刘永义等采用碳纤维行下鼻甲、鼻中隔面黏骨膜下充填成型术，部分病例同时补以鼻旁软组织瓣或鼻中隔含血管的黏软骨膜瓣，总有效率达 90%，鼻黏膜由灰白色变为暗红色，干痂减少或消失，黏膜由干燥变为湿润。此手术方案可使下鼻甲、鼻中隔隆起，缩小鼻腔，并能改善局部血液循环，增加组织营养，促进腺体分泌，可从根本上达到治疗目的。

喻继康报道应用羟基磷灰石微粒人工骨种植治疗萎缩性鼻炎 10 例，效果满意。羟基磷灰石是骨组织的重要成分，为致密不吸收的圆柱形微粒，其生物相容性良好，无排斥反应，可诱导新骨生成，与骨组织直接形成骨性结合，细胞毒性为 0 级，溶血指数为 1.38%，是一种发展前景较好的填充物。

2. 鼻腔外侧壁内移术　亦称 Lautenslager 氏手术。这种手术有一定的疗效，能起到缩窄鼻腔的作用，但组织损伤多，患者反应大，有时内移之外侧壁又有复位。黄选兆为了解决这个问题，采用白合金有机玻璃片为固定物，克服了固定上的缺点，治疗 32 例 51 侧患者，疗效满意，术后经 5 ~ 15 年随访，有效率达 88.24%。此手术可使鼻腔外侧壁内移 5 ~ 8mm，严重者虽可在鼻腔黏膜下加填塞物，但术前鼻腔宽度＞ 9mm 者，效果较差。上颌窦窦腔小、内壁面积小或缺损者不宜行此手术。术前的上颌窦影像学检查可预知手术效果，而且十分必要。

3. 前鼻孔封闭术（Young 氏手术）　Young 采用整形手术封闭一侧或两侧鼻孔，获得了优于鼻腔缩窄术的效果。手术方法为在鼻内孔处做环行切口，在鼻前庭做成皮瓣，然后缝合皮瓣封闭鼻孔，阻断鼻腔的气流。封闭 1 年以上再打开前鼻孔，可发现鼻腔干净，黏膜正常。封闭两侧前鼻孔时，患者需经口呼吸，有些患者不愿接受。林尚泽、罗耀俊等经过临床手术观察，＜ 3mm 的鼻前孔部分封闭，不仅可以保留患者经鼻呼吸的功能，而且长期效果不亚于全部封闭者，但如前鼻孔保留缝隙＞ 3mm，则成功率下降。

4. 鼻前庭手术　Ghosh 采用鼻前庭手术，系将呼吸气流导向鼻中隔，减少气流对鼻甲的直接冲击，有效率达到 92%。这种手术一期完成，不需再次手术，患者容易接受。

5. 腮腺导管移植手术　腮腺导管移植手术系将腮腺导管移植于鼻腔或上颌窦内，唾液可使窦腔、鼻腔的萎缩黏膜上皮得以湿润，经过一段时间的随访观察，效果良好。手术方法几经改进，最后将腮腺导管开口处做成方形黏膜瓣，以延长导管长度，在上颌窦的前外壁造口后引入上颌窦腔。此手术方法的缺点是进食时鼻腔流液。且易发生腮腺炎。

6. 中鼻甲游离移植手术　聂瑞增报道治疗鼻炎、鼻窦炎、继发萎缩性鼻炎的病例，对有中鼻甲肥大而下鼻甲萎缩者，将中鼻甲予以切除，将切除的中鼻甲游离移植于纵形切开的下鼻甲内，使下鼻甲体积增大重新隆起，治疗 10 例患者，经 0.5 ~ 4 年的随访观察，患者症状消失或明显减轻，效果满意。

7. 上颌窦黏膜游离移植术　日本学者石井英男报道对萎缩性鼻炎患者先行唇龈沟切口，将上颌窦前壁凿开，剥离上颌窦黏膜并形成游离块，然后将下鼻甲黏膜上皮刮除。将上颌窦游离黏膜块移植于下鼻甲表面。经过对患者的随访观察，大部分患者症状改善。

8. 带蒂上颌窦骨膜—骨瓣移植术　Rasmy 介绍应用上唇龈沟切口，在上颌窦前壁凿开一适宜的上颌窦前壁骨膜—骨瓣，将带骨膜蒂移植于预制好的鼻腔外侧壁黏膜下术腔。使鼻腔外侧壁隆起，以缩小鼻腔，但在分离鼻腔外侧壁黏膜时，应注意防止黏膜破裂。15 例手术后随访，13 例鼻腔外侧壁隆起无缩小，

2 例缩小 1/4，干燥黏膜也趋于湿润，并渐恢复为假复层柱状纤毛上皮。

9. 带蒂唇龈沟黏膜瓣下鼻甲成形术 张庆泉报道应用上唇龈沟黏膜瓣下鼻甲成形术治疗萎缩性鼻炎。先在上唇龈沟做带眶下动脉血管蒂的唇龈沟黏膜及黏膜下组织瓣，长 2 ~ 5cm，宽 1cm，黏膜瓣的大小要根据鼻腔萎缩的程度来定。因为蒂在上方，所以黏膜瓣为 2 个断端，内侧端稍短，外侧端稍长，蒂长约 2cm，宽约 1cm，蒂的内侧要紧靠梨状孔，在鼻阈处做成隧道，隧道内侧端在下鼻甲前端，然后在下鼻甲表面做约 2cm 的纵行切口，稍做分离，使之成“V”形，将预制好的带蒂黏膜瓣穿经鼻阈处隧道，移植于做好的下鼻甲的“V”形创面上，使下鼻甲前端隆起，鼻腔缩小。这种手术方法，不仅缩小了鼻腔，还增加了鼻腔的血液循环，使鼻腔血流明显增加，萎缩黏膜营养增加，明显改善了临床症状，报道 20 例 33 侧，经过 4 年的随访观察，痊愈 18 例，好转 2 例。从症状消失的时间来看，鼻干、头昏和头痛、咽干等症状术后最先减轻或消失。术后鼻塞暂时加重，约 15d 后渐有缓解。术后鼻臭即有减轻，但完全消失需 1 ~ 3 个月痂皮消失时。黏膜渐变红润，潮湿，分泌物渐有增多。咽喉部萎缩情况恢复早于鼻腔。嗅觉减退者多数恢复较好，嗅觉丧失者多不能恢复。术前术后鼻血流图显示在术后短期无变化，6 ~ 12 个月复查鼻血流好转。术前术后鼻腔黏膜上皮变化显示，术后 1 ~ 2 年鼻腔黏膜均不同程度恢复为假复层柱状纤毛上皮。

10. 交感神经切断术 切断交感神经纤维或切除神经节以改善鼻腔黏膜血液循环。有人主张切断颈动脉外膜之交感神经纤维、切除蝶腭神经节，亦有提倡切除星状交感神经节者。这些手术操作复杂，效果亦不满意，故临床很少采用。

第四节 变应性鼻炎

变应性鼻炎是发生在鼻黏膜的变态反应性疾病，以鼻痒、喷嚏、鼻分泌亢进、鼻黏膜肿胀等为其主要特点。分为常年性和季节性，后者又称“花粉症”。变应性鼻炎的发病与遗传及环境密切相关。

一、病因

常年性变应性鼻炎的变应原和季节性变应性鼻炎的变应原不同，引起常年性变应性鼻炎的变应原主要为吸入物，临床上常见的主要的变应原有屋尘、螨、昆虫、羽毛、上皮、花粉、真菌等，其次是食物和药物。临床上引起花粉症者大多属于风媒花粉（靠风力传播的花粉）。

二、发病机制

本病发病机制属 IgE 介导的 I 型变态反应。

当特应性个体吸入变应原后，变应原刺激机体产生特异性 IgE 抗体结合在鼻黏膜浅层和表面的肥大细胞、嗜碱性粒细胞的细胞膜上，此时鼻黏膜便处于致敏状态。当相同变应原再次吸入鼻腔时，即与介质细胞表面的 IgE“桥连”，导致以组胺为主的多种介质释放，这些介质引起毛细血管扩张，血管通透性增加，平滑肌收缩和腺体分泌增多等病理变化，机体处于发敏状态，临床上则表现为喷嚏、清涕、鼻塞、鼻痒等症状。上述病理改变在缓解期可恢复正常，如多次反复发作，导致黏膜肥厚及息肉样变。

三、临床表现

1. 喷嚏 每日数次阵发性发作，每次＞ 3 个，甚至连续十几个或数十个。多在晨起或夜晚或接触过敏原后立即发作。

2. 鼻涕 大量清水样鼻涕，有时可不自觉地从鼻孔滴下。

3. 鼻塞 轻重程度不一，季节性变应性鼻炎由于鼻黏膜水肿明显，鼻塞常很重。

4. 鼻痒 季节性鼻炎尚有眼痒和结膜充血。

5. 嗅觉减退 由于鼻黏膜水肿引起，但多为暂时性。

四、检查

鼻镜所见，常年性者，鼻黏膜可为苍白、充血或浅蓝色。季节性者，鼻黏膜常呈明显水肿。如合并感染，则黏膜暗红，分泌物呈黏脓性或脓性。

五、诊断

1. 常年性变应性鼻炎 根据其常年发病的特点以及临床检查所见。但需与其他类型的非变应原性的常年性鼻炎相鉴别。

2. 季节性变应性鼻炎 发病具有典型的地区性和季节性，就某一地区的某一患者而言，其每年发病的时间相对固定。

六、并发症

主要有变应性鼻窦炎、支气管哮喘和分泌性中耳炎。

七、治疗

（一）非特异性治疗

1. 糖皮质激素 具有抗炎抗过敏作用。临床上分全身和局部用药 2 种，局部为鼻喷雾剂，是糖皮质激素的主要投药途径。局部不良反应主要是鼻出血和鼻黏膜萎缩。因此不论全身或局部用药都要掌握好剂量和适应证。

2. 抗组胺药 实为 H1 受体拮抗剂，可以迅速缓解鼻痒、喷嚏和鼻分泌亢进。传统的抗组胺药如氯苯那敏（扑尔敏）等，其中不良反应主要是嗜睡与困倦。新型的抗组胺药如阿司咪唑（息斯敏）、氯雷他定（开瑞坦）等，抗 H1 受体的作用明显增强，但临床使用要掌握适应证，权衡利弊，防止心脏并发症的发生。

（二）特异性治疗

（1）避免与变应原接触。

（2）免疫疗法：主要用于治疗吸入变应原所致的 I 型变态反应。

（三）手术治疗

（1）合并鼻中隔偏曲，变应性鼻窦炎鼻息肉者可考虑手术治疗。

（2）选择性神经切断术包括翼管神经切断、筛前神经切断等，是用于部分患者，不应作为首选治疗。

（3）可行下鼻甲冷冻、激光、射频、微波等可降低鼻黏膜敏感性。

第十二章 鼻窦炎

第一节 急性鼻窦炎

鼻窦炎是指鼻窦黏膜的感染性炎症性疾病，多与鼻炎同时存在，所以也称为鼻窦炎。按照症状体征的发生和持续时间可分为急性鼻窦炎(ARS)和慢性鼻窦炎(CRS)。

一、病因病理

（一）病因

多由病毒及细菌感染所致。常见感染病毒为鼻病毒和冠状病毒，其他如流感病毒、副流感病毒等亦可见；最常见的病原菌为肺炎双球菌、链球菌、葡萄球菌等化脓性球菌，亦可由大肠杆菌、变形杆菌、流感杆菌及厌氧菌等引起。但其发病常常有以下诱发因素。

（1）全身因素：过度疲劳、受寒受湿、营养不良、维生素缺乏引起全身及局部抵抗力低下，以及生活与工作环境不卫生等，是诱发本病的原因。急性传染病，特别是急性上呼吸道感染时，更易诱发本病。

（2）局部因素：阻碍鼻窦通气的各种鼻病及相关因素，如急、慢性鼻炎，鼻中隔偏曲，鼻腔异物、肿瘤，鼻外伤，鼻腔填塞物留置过久，鼻窦气压骤变和邻近器官的感染病灶的影响等，均可诱发鼻窦的急性感染。

（二）病理

急性鼻窦炎的病理学变化与致病微生物的种类、毒力强度、抗生素耐药性有密切关系。如肺炎双球菌多引起卡他性炎症，不易化脓、不侵及骨壁，较易治疗；葡萄球菌易引起化脓性炎症，治疗比较困难。病毒感染可引起炎症细胞浸润，加之过敏反应和其他因素，导致鼻黏膜上皮屏障破坏，杯状细胞增生及黏液清除功能减退，鼻窦黏膜肿胀，有利于细菌定植和生长。急性化脓性病变可分为三期。

（1）卡他期，主要为黏膜血管扩张充血，上皮肿胀，固有层水肿，多形核白细胞和淋巴细胞浸润，纤毛运动缓慢，腺体分泌亢进；

（2）化脓期，上述病理改变加重，上皮细胞与纤毛发生坏死与脱落，小血管出血，分泌物转为脓性；

（3）并发症期，少数病例可因炎症侵及骨质或经血道扩散而引起骨髓或眶内、颅内并发症。但上述病理分期仅为一般规律。

二、临床表现

（一）症状

1. 全身症状 因常继发于外感或急性鼻炎，故往往表现为原有症状加重，出现恶寒、发热、食欲减退、便秘、周身不适等。小儿还可发生呕吐、腹泻、咳嗽等消化道和呼吸道症状。

2. 局部症状

（1）鼻塞：多为患侧持续性鼻塞。如双侧同时患病，则可为双侧持续性鼻塞。因鼻塞可伴有嗅觉暂时性减退或丧失。

（2）多脓涕：鼻腔内大量脓性或黏脓性鼻涕，难以擤尽，脓涕中可带有少许血液。厌氧菌或大肠杆菌感染者脓涕有明显臭味(多为牙源性上颌窦炎)。脓涕可后流至咽喉部而产生刺激，引起发痒、恶心、咳嗽、咳痰等症状。

（3）头痛或局部疼痛：为常见症状。因脓性分泌物、细菌毒素和黏膜肿胀刺激和压迫神经末梢所致。可有明显的头痛和患窦局部疼痛。一般前组鼻窦炎引起的头痛多在额部和颌面部，后组鼻窦炎的头痛则多位于颅底或枕部。

（二）体征

1. 一般检查 与鼻窦部位相应的体表皮肤可有红肿，并伴有局部压痛及叩击痛。

2. 鼻腔检查 鼻黏膜充血、肿胀，尤以中鼻甲和中鼻道黏膜为甚。鼻腔内有大量黏脓性或脓性鼻涕，自中鼻道或嗅裂处流下。前组鼻窦炎之脓液积留于中鼻道，后组鼻窦炎之脓液积留于嗅裂。如鼻黏膜肿胀明显，不能明确脓液来源，宜先用黏膜血管收缩剂收缩，或加做体位引流后再行检查。

三、实验室及其他检查

1. 鼻内镜检查　应用管径较细的鼻内镜，或以纤维内镜行鼻腔检查，可以比较准确地判断脓液来源。

2. 影像学检查　X 线片可显示窦黏膜增厚。若有脓液积蓄，则可见窦腔密度增高，发生在上颌窦者可见液平面。CT 检查更可清晰显示病变范围与程度。

3. 上颌窦穿刺冲洗　须在患者无发热并在抗生素控制下施行。观察冲洗液中有无脓性分泌物，并做窦腔分泌物的细菌培养和药敏试验。

4. 血常规检查　外周血白细胞总数升高，中性粒细胞比例增加。

四、诊断与鉴别诊断

1. 诊断要点　根据急性发病、流脓涕、伴有发热等全身症状，以及局部疼痛、中鼻道或嗅裂积脓等特点，一般诊断不难。X 线鼻窦照片及 CT 扫描有助于确诊。

2. 鉴别诊断

（1）眶下神经痛：部位多较局限，与神经分布走向有关，无急性感染的局部与全身表现，鼻镜检查无典型体征，副鼻窦片无异常改变。

（2）三叉神经痛：疼痛发生于该神经支配区域，来去突然，疼痛难忍，但鼻部和其他检查都呈阴性。

（3）眼部疾病：角膜炎、虹膜睫状体炎等可以引起与急性鼻窦炎相似的症状，但有眼部阳性体征可资鉴别。

五、治疗

以全身治疗为主，合理应用抗生素，积极进行辨证论治。解除鼻腔与鼻窦引流和通气障碍；根除相关病灶，预防并发症，防其转变成慢性鼻窦炎。

1. 抗生素治疗　首选青霉素，应足量足疗程。对青霉素过敏或已产生耐药性者，可改用红霉素、磺胺类药物或其他广谱抗生素。明确为牙源性或厌氧菌感染者，同时应用替硝唑或甲硝唑。在应用抗生素之前，如能做细菌培养和药敏试验，对正确选择抗生素更有帮助。

2. 黏液促排剂　合理选用黏液促排剂，能够增强窦腔和鼻腔黏膜上皮细胞纤毛运动功能，稀化黏液，有助于窦腔内脓性分泌物的排出。

3. 局部治疗

（1）鼻部用药：血管收缩剂与抗生素滴鼻剂滴鼻，有利于促进鼻窦与鼻腔引流通畅，可以选用盐酸赛洛唑啉鼻喷剂或呋麻滴鼻液。应注意正确的滴鼻方法。可用1% 丁卡因加血管收缩剂混合液浸湿棉片，置于中鼻道前段最高处，每日 1 ~ 2 次，对引流和减轻头痛效果较好。局部用药中，可联合使用皮质类固醇激素。

（2）体位引流：目的是促进鼻窦内脓液的引流。

（3）物理治疗：局部红外线照射、超短波透热和热敷等物理疗法，对改善局部血液循环，促进炎症消退及减轻症状均有帮助。

（4）上颌窦穿刺冲洗：在全身症状消退和局部炎症基本控制后，可行上颌窦穿刺冲洗。此方法既有助于诊断，也可用于治疗。可每周冲洗 1 次，直至再无脓液冲洗出为止。并可于冲洗后向窦内注入庆大霉素 8 万 U、地塞米松 5mg 或双黄连粉针剂等。

六、预防与调护

（1）及时合理治疗感冒、急性鼻炎及邻近器官（如牙）疾病。

（2）注意鼻部清洁及正确的擤鼻方法，保持鼻腔通气良好。

（3）锻炼身体，增强体质，尽量避免急寒骤冷的刺激，以免诱发鼻窦炎急性发作。

第二节 慢性鼻窦炎

慢性鼻窦炎(CRS)是鼻窦黏膜的慢性炎症性疾病。急性鼻窦炎的鼻部症状持续超过12周而症状未完全缓解，即可认为已经进入慢性阶段。本病多因急性鼻窦炎反复发作未彻底治愈，迁延而致，以常流脓涕为主要特征。本病可单侧或单窦发病，但常为双侧或多窦同时或相继患病。当一侧或双侧各窦均患病时，称全鼻窦炎。

一、病因病理

1. 病因　多因急性鼻窦炎治疗不当或未彻底治愈，以致反复发作，迁延不愈而转为慢性。除了与感染、变态反应、鼻腔解剖异常有密切关系外，环境、遗传因素、骨炎、胃食管反流、呼吸道纤毛系统疾病、全身免疫功能低下等均可为诱因。

2. 病理　约半数慢性鼻窦炎患者病变黏膜固有层有显著的腺体增生（腺体型），小部分患者表现为固有层纤维组织增生（纤维型）及显著水肿（水肿型），其余患者表现为腺体增生、纤维组织增生及水肿同时存在（混合型）。不伴有鼻息肉患者没有显著嗜酸细胞浸润，而大多数为中性粒细胞浸润，同时伴有上皮细胞增生、杯状细胞增生、基底膜增厚及鳞状上皮化生。

二、临床表现

（一）症状

1. 全身症状 轻重不等，多数患者则无。较常见的为头昏，倦怠，精神不振，失眠，记忆力减退，注意力不集中等，尤以青年学生明显。

2. 局部症状 主要为鼻部症状。

（1）多脓涕：为本病的特征性症状。呈黏脓性或脓性，色黄绿或灰绿。前组鼻窦炎的脓涕易从前鼻孔溢出，部分可流向后鼻孔；后组鼻窦炎的脓涕多经后鼻孔流入咽部而表现为咽部多痰甚或频繁咳痰，此即“后鼻孔流涕”，是为“无声之嗽”的重要原因，仅闻主动的咯痰之声而无反射性咳嗽动作之声；部分慢性鼻窦炎患者有时可能仅仅表现为此类症状。牙源性上颌窦炎的鼻涕常有腐臭味。

（2）鼻塞：多呈持续性，患侧为重。鼻塞的程度随病变的轻重而不同，伴鼻甲肥大、鼻息肉者，鼻塞尤甚。

（3）头痛：不一定有，即使有头痛，也不如急性鼻窦炎那样明显和严重。一般表现为钝痛和闷痛，或头部沉重感。若出现明显的头痛，应小心并发症可能。

（4）嗅觉障碍：乃因鼻黏膜肿胀、肥厚或嗅器变性所致，多数为暂时性，少数为永久性。

（二）体征

鼻镜检查可见下鼻甲肿胀，少数患者也可表现为萎缩。或有中鼻甲息肉样变，钩突黏膜水肿（慢性鼻窦炎的重要体征），中鼻道变窄。前组鼻窦炎时，脓液多见于中鼻道，上颌窦炎者脓液一般在中鼻道后下段，并可沿下鼻甲表面下流而积蓄于鼻底和下鼻道；额窦炎者，脓液多自中鼻道前段下流。后组鼻窦炎脓液多位于嗅裂，或下流积蓄于鼻腔后段，或流入鼻咽部。

三、实验室及其他检查

1. 影像学检查　鼻窦X线平片和断层片是本病诊断之重要手段，可显示鼻腔大小、窦腔密度、液平面或息肉阴影等。必要时行鼻窦CT扫描及MRI检查，对精确判断各鼻窦，特别是后组筛窦炎和蝶窦炎，鉴别鼻窦占位性或破坏性病变有重要价值。

2. 上颌窦穿刺冲洗　对于慢性上颌窦炎，穿刺冲洗可用于诊断，也可用于治疗，其诊断价值可能优于鼻窦X线片。通过穿刺冲洗，可了解窦内脓液之性质、量、有无恶臭等，并便于做脓液细菌培养和药物敏感试验。

3. 纤维鼻咽镜或鼻内镜检查　可进一步查清鼻腔和窦口鼻道复合体病变性质、范围与程度。

4. 鼻阻力计检查　可客观记录鼻腔通气功能受损情况。

四、诊断与鉴别诊断

1. 诊断要点　本病病程长，症状时轻时重，多脓涕、鼻塞，既往有急性鼻窦炎发作史。鼻源性头部不适或伴有胀痛感为本病之重要病史和症状。鼻腔检查见中鼻道或嗅裂积脓，伴有比较明显的鼻腔黏膜病变，鼻窦影像学检查有阳性改变，全身症状多不明显。

2. 鉴别诊断

（1）慢性鼻炎：主要症状是鼻塞，多呈双侧交替性，病理改变多在下鼻甲，中鼻道和嗅裂中一般无脓液，也无息肉形成，鼻窦检查呈阴性。

（2）鼻腔、鼻窦恶性肿瘤：可有长期鼻塞及流脓血涕史。常为一侧鼻塞，呈进行性加重，鼻内疼痛，头痛头胀。鼻腔内可见肿块，色红，触之易出血。

五、治疗

现比较注重内科治疗。手术治疗的目的则重在通畅引流，不宜轻易剥除窦内健康黏膜。治疗的关键，在于合理地调治患者的病理体质，最大限度地恢复窦腔引流和鼻腔正常生理功能，并重视抗变态反应的处理，以利于提高远期疗效。

1. 局部予以鼻用糖皮质激素和全身合理应用抗生素　有急性发作迹象或有化脓性并发症者，应全身给予抗生素治疗。慢性鼻窦炎急性发作者，应合理选用敏感药物，用常规剂量，疗程不超过2周。不推荐局部使用抗生素。但是，由于大环内酯类（14元环）药物具有抗炎作用，可以小剂量（常规抗菌剂量的1/2以下）口服，疗程不少于12周。结合应用鼻用糖皮质激素已成为慢性鼻窦炎的基础疗法。

2. 局部治疗

（1）鼻腔用药：不推荐经常使用血管收缩剂；鼻塞严重者可以短期使用新型鼻用减充血剂如盐酸赛洛唑啉鼻喷剂（一般不超过7天），但应慎用。由于本病多与变态反应性因素有关，故必要时可于滴鼻液中适量加入类固醇类激素，或应用色苷酸钠等抗变态反应药物，或联合应用鼻用糖皮质激素。

（2）上颌窦穿刺冲洗：每周1～2次。必要时可经穿刺针导入硅胶管，留置于窦内，以便每日冲洗和灌注抗生素、激素或中药制剂。

（3）鼻窦负压置换疗法：用负压吸引法促进鼻窦引流，并将药液带入窦内，以达到治疗目的。本法尤适用于后组鼻窦炎及慢性全鼻窦炎。

3. 手术治疗

（1）鼻腔病变的手术处理：即以窦口鼻道复合体为中心的鼻窦外围手术，如鼻中隔偏曲矫正术，鼻息肉摘除术，以及咬除膨大的钩突与筛泡等。手术目的是解除窦口鼻道复合体区域的阻塞，改善鼻窦通气引流，促进鼻窦炎症的消退。

（2）鼻窦手术：应在正规的保守治疗无效后方可采用。包括传统手术和功能性鼻内镜手术两大类，现多趋向于开展功能性鼻内镜手术。合理选用黏液促排剂可增强呼吸黏膜上皮细胞纤毛运动功能，稀化黏液，有助于窦腔内脓性分泌物的排出。

4. 中成药　选用鼻炎康、千柏鼻炎片、鼻窦炎口服液、藿胆丸等，可同时配合应用补中益气丸、参苓白术丸等。合并有变态反应因素者，可以选用前药配合玉屏风颗粒口服。

5. 其他疗法　局部可配合应用红外线、微波、超短波及热敷等物理疗法。可经常用生理盐水或2% ~ 3% 高渗盐水冲洗鼻腔。

六、预防与调护

（1）慎起居，调饮食，锻炼身体，增强或改善体质。

（2）注意防寒，预防感冒，特别是要提高或改善患者对寒冷的适应能力。

（3）积极彻底治疗急性鼻窦炎，以免转为慢性。

（4）注意鼻腔清洁，保持鼻腔、鼻窦引流通畅。

第三节 儿童鼻窦炎

儿童鼻窦炎是儿童较为常见的疾病。可发生于幼儿，甚至发生于半岁左右婴儿。由于婴幼儿对局部感染常表现为明显的全身反应，或多见呼吸道及消化道症状，故常因去儿科就诊而延误专科治疗。其病因、临床表现、诊断和治疗有其特点，与成年患者不尽相同。各窦之发病率与其发育先后有关，上颌窦和筛窦发育较早，故常先受感染，额窦和蝶窦一般在 2 ~ 3 岁后才开始发育，故受累较迟。

一、病因病理

（一）病因

儿童鼻窦感染最常见的致病菌为金黄色葡萄球菌、肺炎球菌及流感嗜血杆菌；厌氧菌感染亦不少见，其次为卡他莫拉菌等；而慢性鼻窦炎患儿多见厌氧菌感染。其感染的发生，与其鼻窦解剖和生理特点、机能状况密切相关。由于鼻窦发育上的差异，新生儿即可患急性筛窦炎，婴儿期可患上颌窦炎，而且常可两窦同时发病。7 岁以后可发生额窦炎，但多见于 10 岁以后。蝶窦炎只发生在 10 岁之后。一般儿童鼻窦炎多发生于学龄前期及学龄期。

儿童鼻窦窦口相对较大，感染易经窦口侵入；鼻腔和鼻道狭窄，鼻窦发育不全，黏膜较厚，一旦感染致黏膜肿胀较剧和分泌物较多，极易阻塞鼻道和窦口引起鼻窦引流和通气障碍。

扁桃体或腺样体肥大，以及先天性腭裂和后鼻孔闭锁等影响正常鼻生理功能时，也易致鼻窦引流受阻。

儿童身体抵抗力和对外界的适应能力均较差，易患感冒、上呼吸道感染和急性传染病，鼻窦炎常继发于上述疾病。

内分泌机能障碍时，也对鼻窦黏膜产生不利影响。鼻变态反应与局部感染效应常互相叠加，为病程迁延或反复发作的重要原因。变态反应因素在儿童鼻窦炎发病中的作用远远超过成人。

（二）病理

急性者窦内黏膜改变与成人基本相同，黏膜充血肿胀明显，渗出较多，分泌物为黏液性或浆液性，引起窦口阻塞或分泌物潴留，并转为脓性，其感染更易向邻近组织扩散。慢性者，窦腔黏膜多表现为水肿型、滤泡型和肥厚型病变，纤维型病变罕见于儿童。

二、临床表现

1. 急性鼻窦炎　多继发于伤风感冒之后。早期症状与急性鼻炎或感冒相似，但全身症状较成人明显。局部症状以鼻塞、流脓浊涕为主，并可有局部红肿压痛。全身可见发热、恶寒、脱水、精神萎靡或躁动不安、咽痛、咳嗽、食欲不振或呕吐腹泻等。鼻腔检查可见鼻黏膜红肿，窦口部位尤为显著，鼻腔内有大量脓涕。前组鼻窦炎时脓涕自中鼻道流下，后组鼻窦炎则脓涕自嗅沟流下。

2. 慢性鼻窦炎　主要表现间歇性或经常性鼻塞，常张口呼吸，流多量黏液性或黏脓性鼻涕，常发鼻出血。鼻腔黏膜肿胀，中鼻道、嗅裂有脓。患儿可伴有支气管－肺部症状及消化道症状，表现为咳嗽声嘶、食欲减退、慢性腹泻、营养不良等，或同时存在慢性中耳炎、咽炎、腺样体病变等。小儿易感冒，或有低热、厌食、精神萎靡、注意力不集中、记忆力减退、智力低下、发育障碍等。

三、实验室及其他检查

鼻窦 X 线检查可供参考。但需注意的是，5 岁以下的幼儿鼻窦黏膜较厚，上颌骨内尚有牙胞，所以幼儿 X 线片显示上颌窦窦腔混浊并不一定意味着鼻窦炎。CT 扫描则具有诊断意义，儿童鼻窦炎的 CT 特征为：①范围广：由于儿童鼻窦黏膜的炎症反应重，一旦发生鼻窦炎，多数显示为全鼻窦密度增高。②变化快：经过恰当的药物治疗后，CT 显示的密度增高可在 1 ~ 2 个星期内转为正常透光。因此，在对慢性鼻窦炎儿童采用手术治疗之前，必须首先进行规范的药物治疗，手术前应再次行 CT 扫描。必要时，可对较年长患儿行鼻内镜检查，有助于诊断。6 岁以上患儿可行诊断性上颌窦穿刺冲洗术。

四、诊断与鉴别诊断

1. 诊断要点　在详细了解病史的基础上，结合临床症状和检查，不难做出诊断。如学龄前儿童感冒持续 1 周以上，脓涕不见减少甚至增多，以及症状加重者，应考虑合并鼻窦炎。

儿童鼻窦炎分三种类型，即急性鼻窦炎，症状持续时间不超过 8 周；急性复发性鼻窦炎，症状持续时间不超过 8 周，每年发作 3 次以上；慢性鼻窦炎，症状持续存在 12 周以上。

2. 鉴别诊断　急性期者，应与婴幼儿上颌骨骨髓炎相鉴别。该病全身症状明显且严重，局部皮肤红肿显著，并可累及结膜、龈及硬腭。

五、治疗

应强调根除病因，促进鼻窦引流，防止并发症发生。

1. 一般治疗原则　急性者，抗生素应用宜早而足量，疗程足够长；鼻腔局部可应用鼻用糖皮质激素和减充血剂，以利通气引流。慢性者，不可轻易进行手术治疗。手术对 9 岁以下儿童的颅面发育影响较大。因此，即使必须手术治疗，也宜选用功能性鼻内镜手术。可配合负压置换疗法，尽量避免应用耳毒性抗生素，禁用鼻眼净滴鼻。

2. 儿童鼻窦炎治疗模式与特点　由于儿童鼻窦炎与成年患者有很大的区别，所以有其特殊的治疗模式。目前，盲目滥用耐药性抗生素的情况较多，同时又未重视鼻用糖皮质激素的规范应用；长期使用鼻减充血剂造成鼻黏膜形态与功能的损害，加上手术适应证和手术时机选择不当，以致术后遗留许多临床难题。在抗生素的选用上，以青霉素类药物阿莫西林克拉维甲酸效果最好，头孢类可以选用二代及三代头孢产品。使用时间上，急性鼻窦炎和复发性鼻窦炎维持 2 ~ 4 周，或于脓性涕症状消退后继续用药 1 周；慢性鼻窦炎应用 4 周以上。鼻用糖皮质激素已成为第一线药物，急性鼻窦炎可用 4 ~ 8 周，慢性鼻窦炎用 3 ~ 6 个月。黏液促排剂可以使用 4 周以上。急性期可以短时间低浓度应用鼻减充血剂。应特别注重针对腺样体肥大、胃食管反流和免疫力低下等伴随性疾病的相应治疗。

六、预防与调护

（1）预防感冒，保持鼻腔通气无阻。

（2）儿童鼻窦炎急性期易并发上颌骨骨髓炎，眶内与颅内并发症等，应注意密切观察病情变化，及时给予处理。

（3）慢性儿童鼻窦炎常持久难愈，应坚持治疗。

第十三章　鼻部其他疾病

第一节　鼻外伤

一、鼻骨骨折

鼻骨位于中线两侧，突出于面部中央，易遭受外伤发生鼻骨骨折。鼻骨由于上部窄厚，下部宽薄，下方为鼻中隔和鼻腔，支撑薄弱，因而鼻骨骨折多累及鼻骨下部，并向下方塌陷。由于左右鼻骨在中线融合紧密，骨折时多同时受累。鼻骨骨折多单独发生，亦可是颌面骨折的一部分。

儿童鼻骨骨折由于其外鼻或鼻骨细小，且常伴有血肿淤斑和肿胀，诊断较成人困难。由于儿童鼻骨支架大部由软骨构成，仅部分骨化，外伤多造成不完全骨折或青枝骨折，可不伴有移位。X线检查易误诊。

（一）病因

鼻骨骨折是人体中最为常见的骨折，导致骨折发生的常见原因有鼻部遭受拳击、运动外伤，个人意外撞击和道路交通事故等。

（二）临床表现

1. 症状　依损伤程度和部位，可出现相应症状，局部疼痛。鼻腔黏膜撕裂可出现鼻出血，该症状最为常见。鼻中隔撕裂或脱位可出现鼻中隔血肿。皮下出血可发生淤斑或血肿。鼻梁歪斜、鼻背塌陷、畸形。鼻中隔明显偏曲、移位血肿形成，可造成一侧或双侧鼻塞。擤鼻时气体经撕裂的鼻腔黏膜进入眼及颊部皮下组织，可出现皮下气肿等。

2. 体征　鼻局部触痛，触之可感鼻骨塌陷和骨擦音，皮下气肿可触之有捻发音。鼻畸形常被肿胀所掩盖。可嘱患者 1 周后复诊，待肿胀消退后观察鼻背变形情况。若有中隔血肿，中隔黏膜向一侧或两侧膨隆。

3. 辅助检查

（1）X 线：鼻骨侧位片可显示鼻骨横行骨折线，上下有无移位，鼻颏位显示鼻背有无塌陷。

（2）CT：可明确显示骨折部位，三维重建 CT 可显示鼻骨骨折移位，疑合并眶、筛窦骨折者亦可行 CT 检查，以明确骨折程度和范围、有无颅底骨折等。

（三）诊断

依据外伤史、鼻部畸形、鼻腔通气度和鼻中隔的检查、鼻骨侧位 X 线片和触诊等可明确诊断，交通事故等高速撞击所致鼻骨骨折，应除外合并的其他颌面或颅底骨折。

（四）治疗

治疗原则为矫正鼻部畸形和恢复鼻腔通气功能。

1. 鼻骨骨折复位术　刚发生的闭合性鼻骨骨折，伴有明显鼻畸形，在充分检查和评估后，即刻行鼻骨复位术。若伤后就诊时鼻部已明显肿胀，为不影响复位效果，可嘱患者于外伤后 1 周左右，肿胀消退后复诊手术，不宜＞2 周，＞2 周由于骨痂的形成，增加了整复难度。

复位方法：小儿全麻、成人局部麻醉或全麻下手术。单侧鼻骨骨折伴塌陷时，先在鼻外沿鼻侧用鼻骨整复钳或骨剥离子量出鼻翼至双内眦连线的长度，并以拇指标示。然后将剥离子伸入塌陷的鼻骨下方，将其抬起复位，对侧拇指仔细向对侧上抬的鼻骨施加向下的压力，鼻骨复位时常能感到或听到骨擦音。双侧骨折时，用鼻骨复位钳伸入两侧鼻腔至骨折部位的下后方，向前上轻轻用力抬起鼻骨，用另一只手在鼻外协助复位。复位后仔细观察和触摸，确保鼻骨完全复位。

2. 鼻中隔血肿和脓肿手术　鼻中隔血肿宜尽早手术清除，以避免发生软骨坏死和继发感染。血肿切开可放置负压引流、脓肿切开引流后无需填塞，应用足量敏感抗生素控制感染，避免发生软骨坏死、鞍鼻畸形等并发症。

3. 开放鼻骨复位术和鼻中隔手术　外伤后数周或更长，鼻骨骨折端骨痂形成，鼻内复位困难，此时施行开放鼻骨复位及整形术。对于伴有明显鼻中隔偏曲，影响鼻腔通气者，可施行鼻中隔成形术或鼻中隔黏膜下部分切除术。

二、鼻窦外伤

额窦骨折多为直接暴力所致，根据其骨折部位可分为额窦前壁骨折、后壁骨折和底部骨折（鼻额管骨折），前壁骨折较为多见。根据骨折类型可分为线型骨折、凹陷型骨折和粉碎型骨折。而根据皮肤有无裂开，可分为单纯性骨折（无裂开）和复杂性骨折。额窦骨折常与眶、筛、鼻骨骨折同时发生。后壁骨折常伴有脑膜撕裂，可发生脑脊液鼻漏或颅内血肿。

（一）临床表现

前壁线型骨折，症状较轻，可仅表现为鼻出血、软组织肿胀和压痛。凹陷型骨折急性期额部肿胀，肿胀消退后则显现前额凹陷。粉碎型骨折可有眶上区肿胀、皮下积气、眶上缘后移、眼球向下移位。后壁骨折伴脑膜撕裂可出现脑脊液鼻漏、颅内出血，颅前窝气肿可继发严重颅内感染。

（二）诊断

根据颅面部外伤史和临床表现，辅以鼻额位和侧位 X 线片，可显示骨折部位。前壁的凹陷型骨折有时显示不明显，易忽略。CT 扫描可明确骨折部位和范围，亦可显示前颅底或眶内积气、框内血肿等。

（三）治疗

额窦骨折的治疗原则为整复骨折、恢复外形和功能，避免并发症。

（1）前壁线型骨折由于皮肤无裂开，无变形，一般无需特殊处理，以预防感染，应用鼻减充血剂，收缩鼻腔黏膜，保持鼻腔、鼻窦引流通畅，可自愈。

（2）前壁凹陷型或粉碎型骨折一经确诊，应及时手术。局部软组织有开放性伤口，应常规清创处理，清除异物和碎骨片、血块，充分止血。无开放性伤口者，自眉弓切口，直达骨壁，用剥离子或弯止血钳伸入额窦，挑起凹陷的骨折片使其复位。此方法适用于整块骨折片的复位。若复位困难，可自额窦底部钻孔或凿开，伸入器械进行复位。

（3）后壁骨折应明确有无脑膜撕裂、脑脊液鼻漏、颅内血肿或脑组织挫伤。密切观察病情变化，若出现颅内并发症，及时请神经外科协助处理。脑脊液鼻漏可经额前壁用筋膜或肌肉修复，合并颅内并发症，可经额开颅修复，同时处理颅内病变。

（4）额窦、额隐窝、鼻额管的处理：额窦黏膜大部分完好，鼻额管引流通畅，额窦可不予处理。轻度鼻额管狭窄，可放置 T 形扩张管，若额窦底部骨折、额隐窝、鼻额管严重受损，则需刮除额窦全部黏膜，常用自体脂肪行额窦填塞术。

三、筛窦骨折

筛窦位于筛骨内，上方的筛板和筛顶构成颅前窝的底，筛骨隔板菲薄，有若干细孔，其内有嗅神经和血管穿过，结构脆弱易骨折。筛窦外侧以纸样板为界，与眼眶毗邻。筛窦骨折可累及前颅底，出现脑脊液鼻漏，或累及紧贴筛顶行走的筛前动脉，可出现难以控制的鼻出血和眶内血肿。累及眼眶和眶尖，可出现眼球移位、视力障碍等。单纯筛窦骨折少见，多同时伴有鼻骨和眼眶损伤，即鼻眶筛骨折。

（一）临床表现

单纯筛骨骨折可仅表现为鼻出血，合并有眶、鼻骨、额窦骨折出现相应的症状，如鼻根部塌陷、内眦增宽、视力下降或失明、患侧瞳孔散大、直接对光反射消失，但间接对光反射存在（Marcus-Gunn 瞳孔）。

（二）诊断

常规鼻额部 X 线摄片，对出现视力障碍者行视神经管位摄片，可显示筛窦气房模糊，筛窦骨折和视神经管骨折，鼻窦 CT 可明确诊断。

（三）治疗

单纯筛窦骨折一般无需处理。严重鼻出血，填塞法无效，可行鼻外筛前动脉结扎术。合并有其他部位的骨折，进行相应治疗。对于伤后迅速出现的视力严重减退，应尽早施行视神经管减压术，以提高视力恢复概率。迟发或进行性视力减退，也是手术适应证。此手术可经鼻腔在鼻内镜下完成，或行鼻外筛窦切除术进路手术。

第二节 酒渣鼻

酒渣鼻为中老年人外鼻常见的慢性皮肤损害，以鼻尖及鼻翼处皮肤红斑和毛细血管扩张为表现，并有丘疹、脓疱。女性居多。

一、病因

发病原因不明，可能由于一些因素致面部血管运动神经失调，血管长期扩张所致。其诱因有嗜酒、浓茶及喜食辛辣刺激性食物；胃肠功能紊乱、便秘；内分泌紊乱，月经不调；精神紧张，情绪不稳定；毛囊蠕形螨寄生；鼻腔疾病等。

二、临床表现

好发于中老年，病情重者多为男性，病变以鼻尖及鼻翼为主，亦侵及面颊部，对称分布，常合并脂溢性皮炎。病程缓慢，无自觉症状，按病程进展可分为 3 期，各期间无明显界限。

（1）第 1 期（红斑期）：鼻及面颊部皮肤潮红，有红色斑片，因饮酒、吃刺激性食物、温度刺激或情绪波动而加重，时轻时重，反复发作，日久皮脂腺开口扩大，分泌物增加，红斑加深持久不退。

（2）第 2 期（丘疹脓疱期）：皮肤潮红持久不退，在红斑的基础上，出现成批、大小不等的红色丘疹，部分形成脓疱。皮肤毛细血管逐渐扩张，呈细丝状或树枝状，反复出现。

（3）第 3 期（鼻赘期）：病变加重，毛细血管扩张显著，皮肤粗糙、增厚，毛囊及皮脂腺增大，结缔组织增生，使外鼻皮肤形成大小不等的结节或瘤样隆起，部分呈分叶状肿大，外观类似肿瘤，称鼻赘。

三、诊断与鉴别诊断

根据 3 期的典型临床表现，诊断并不难。应与痤疮相鉴别，痤疮一般发生于青春期，病变多在面部的外侧，挤压有皮脂溢出，无弥漫性充血及毛细血管扩张，青春期后多能自愈。

四、治疗

（1）去除病因：积极寻找及去除可能的致病诱因及病因，避免易使面部血管扩张的因素，如热水浴、长时间受冷或日晒等；调理胃肠功能，禁酒及刺激性食物，调整内分泌功能；避免各种含碘的药物与食物。

（2）局部治疗：主要是控制充血、消炎、去脂、杀灭螨虫。查出有毛囊蠕形螨虫者，可服用甲硝唑 0.2g，每日 3 次，2 周后改为每日 2 次，共 4 周。病变初期可用白色洗剂（升华硫黄 10g，硫酸锌 4g，硫酸钾 10g，玫瑰水加到 100ml）或酒渣鼻洗剂（氧化锌 15g，硫酸锌 4g，甘油 2g，3% 醋酸铝液 15ml，樟脑水加到 120ml）。

丘疹、脓疱可用酒渣鼻软膏（雷锁辛 5g，樟脑 5g，鱼石脂 5g，升华硫黄 10g，软皂 20g，氧化锌软膏加到 100g），亦可用 5% 硫黄洗剂。每次用药前先用温水洗净患处，涂药后用手按摩，使其渗入皮肤，早晚各 1 次。

（3）全身治疗：丘疹、脓疱、结节及红斑性病变可口服四环素，每日 0.5 ~ 1.0g，分次口服。1 个月后，减至每日 0.25 ~ 0.5g，疗程 3 ~ 6 个月。其他如红霉素、土霉素、氨苄西林等也可应用。B 族维生素可用于辅助治疗。

（4）丘疹毛细血管显著扩张者，可用电刀、激光或外用腐蚀剂（如三氯醋酸），切断毛细血管。如已形成皮赘，可用酒渣鼻划破手术治疗，亦可用 CO2 激光行鼻赘切除术，对较大者，术后行游离皮片移植。

第三节 鼻中隔偏曲

凡鼻中隔偏离中线或呈不规则的偏曲，并引起鼻功能障碍，如鼻塞、鼻出血、头痛等，称为鼻中隔偏曲。如无鼻功能障碍的鼻中隔偏曲称为“生理性鼻中隔偏曲”。按鼻中隔偏曲的形态分类有“C”形或“S”形；局部呈尖锥样突起者称骨棘（矩状突）；由前向后呈条状山嵴样突起者称嵴。按鼻中隔偏曲方向有纵偏和横偏。按偏曲部位：则有高位、低位、前段、后段之别。一般前段偏曲、高位偏曲引起鼻功能障碍较显著。

一、病因

（1）鼻外伤：多发生在儿童期，外伤史多遗忘，因组成鼻中隔的各个部分尚在发育阶段，故儿童期鼻部症状多不明显。随着年龄增长，鼻中隔各部分的增长和骨化而出现鼻中隔偏曲。成人鼻外伤也可发生鼻中隔偏曲或鼻中隔软骨脱位。如鼻中隔软骨段均发生偏斜并偏向一侧则形成歪鼻。

（2）发育异常：鼻中隔在胚胎期由几块软骨组成。在发育生长和骨化过程中，若骨与软骨发育不均衡或骨与骨之间生长不均衡，则形成畸形或偏曲；在相互接缝处形成骨棘或嵴。常见的原因有腺样体肥大导致长期张口呼吸，日久发生硬腭高拱，缩短鼻腔顶部与鼻腔底部的距离，使鼻中隔发育受限而发生鼻中隔偏曲；营养不良影响鼻中隔发育和骨化，也可发生鼻中隔偏曲。

（3）鼻腔、鼻窦肿瘤、巨大鼻息肉等也可推压，形成鼻中隔偏曲。

二、临床表现

（1）鼻塞：为鼻中隔偏曲最常见的症状，多呈持续性鼻塞。“C”形偏曲或嵴突引起同侧鼻塞。久之对侧下鼻甲代偿性肥大，也可出现双侧鼻塞。“S”形偏曲多为双侧鼻塞。鼻中隔偏曲患者如患急性鼻炎，则鼻塞更重，且不容易康复。鼻塞严重者还可出现嗅觉减退。

（2）头痛：如偏曲部位压迫下鼻甲或中鼻甲，可引起同侧反射性头痛。鼻塞重，头痛加重。鼻腔滴用血管收缩剂或应用表面麻醉剂后，则头痛减轻或消失。

（3）鼻出血：部位多见于偏曲的凸面或棘、嵴处，因该处黏膜张力较大并且菲薄，加之鼻中隔前方软组织处血供丰富（易出血区），故较容易出血。如鼻出血发生在 50 岁以上年龄组，血管弹性差，软骨骨性化，则难以用凡士林纱条或其他填塞物填塞治愈，多需要手术切除、矫正偏曲部位。有时鼻出血也可见于鼻中隔凹面。

（4）邻近器官受累症状：如高位鼻中隔偏曲妨碍鼻窦引流，可诱发化脓性鼻窦炎或真菌感染。如影响咽鼓管功能，则可引起耳鸣、耳闷。长期鼻塞、张口呼吸，易发生感冒和上呼吸道感染，并可在睡眠时发生严重鼾声。

（5）患常年性或季节性变应性鼻炎、血管运动性鼻炎或支气管哮喘者，如同时伴有鼻中隔偏曲，在施行鼻中隔偏曲矫正术后，上述变应性疾病可能获得满意疗效。机制尚需进一步探讨。

三、诊断

（1）软骨段偏曲，诊断较为容易。鼻中隔后段或高位偏曲易被忽略，需用 1% 麻黄碱收缩鼻黏膜后，方可窥见、确诊。在诊断中应注意鉴别是否为肥厚的鼻中隔黏膜。用探针触之可出现明显凹陷者则为黏膜肥厚。

（2）鼻中隔偏曲的诊断较易确立，但应防止掩盖鼻腔、鼻窦、鼻咽等其他更为重要疾病的诊断。

如鼻咽癌、鼻窦真菌病等也有类似鼻中隔偏曲常见的鼻塞、头痛和鼻出血等症状。故在确诊鼻中隔偏曲的同时，尤其在施行鼻中隔矫正术以前，尚应排除鼻腔、鼻窦、鼻咽等处更为严重的疾病。

四、治疗

确诊为鼻中隔偏曲并出现明显症状者，均可施行鼻中隔黏膜下切除术或鼻中隔黏膜下矫正术，后者更适用于青少年患者。鼻中隔软骨段偏曲伴有歪鼻者，可采用“转门法”术式。

（一）鼻中隔黏膜下矫正术

鼻中隔黏膜下矫正术是耳鼻咽喉科常见的手术，也是符合鼻生理功能的较为实用的手术。亦有主张在鼻内镜下实施鼻中隔矫正术者，优点为视野清晰、解剖层次分明、出血少、矫正效果好等等。

1. 适应证

（1）鼻中隔偏曲影响呼吸，鼻塞严重者。

（2）高位鼻中隔偏曲影响鼻窦引流或引起反射性头痛者。

（3）鼻中隔骨棘或骨嵴常致鼻出血者。

（4）鼻中隔呈“C”形偏曲，一侧下鼻甲代偿性肥大，影响咽鼓管功能者。

（5）鼻中隔偏向一侧，而另一侧下鼻甲有萎缩趋向者或代偿性肥大者。

（6）矫正鼻中隔偏曲，作为某些鼻腔、鼻窦手术的前置手术。如施行内镜鼻窦手术前，有时需先行鼻中隔矫正术。

（7）鼻中隔被鼻腔、鼻窦肿瘤或鼻息肉压迫而偏曲，在完成肿瘤或息肉切除后，同时亦应矫正鼻中隔。

（8）变应性鼻炎和血管运动性鼻炎伴有鼻中隔偏曲者。

2. 禁忌证

（1）有凝血机制障碍者。

（2）头静脉压和动脉压升高尚未控制者。

（3）患严重糖尿病或结核病。

（4）急性肝炎期。

（5）妇女月经期。

（6）上呼吸道急性感染期。

（7）面部或鼻前庭有炎症尚未控制者。

3. 术前准备

（1）术前 1d 剃须、剪鼻毛。

（2）术前 0.5h 肌注安定 10 ~ 20mg。

（3）局麻者术前可进食。

4. 麻醉 多采用局部麻醉。

（1）鼻腔黏膜表面麻醉：用1%丁卡因加入适量的1‰肾上腺素或1%麻黄碱生理盐水纱条置入鼻腔，反复 2 ~ 3 次。置入鼻腔顶部麻醉筛前神经；置入中鼻甲后端麻醉蝶腭神经；置入鼻腔底部麻醉腭前、腭后神经。

（2）切口处注入 1% 利多卡因 2 ~ 3ml（内含 3 滴注射用 1‰肾上腺素）。

5. 手术步骤

（1）患者取半卧位，常规消毒铺巾。

（2）切口：手术者左手持窥鼻器，右手握刀（选用 15 号专用鼻中隔小圆刀片），一般多采用左侧鼻腔径路。切口上起鼻中隔前端顶部切开黏膜及软骨膜，然后向前、向下切在鼻中隔软骨前方游离缘后方并切开鼻前庭皮肤及软骨膜；再继续稍向内下延向鼻腔底（鼻阈处），切开鼻腔底的黏膜及黏—软骨和骨膜（骨性梨状孔边缘）。在切开黏—软骨膜、皮肤—软骨膜、黏—骨膜过程中，刀刃不离开切口，不能形成不整齐的多处切缘。

（3）分离鼻中隔左侧面及鼻腔底面的黏—软骨膜及黏—骨膜：用黏膜刀或鼻中隔剥离器进行分离时应始终在黏—软骨膜和黏—骨膜下进行，剥离器应紧贴软骨面及骨面，均匀地向上、向下、向后进行。在鼻中隔面的软组织与鼻腔底面软组织交会处，于上颌骨鼻（中隔）嵴处有较坚实的纤维结缔组织，应先用黏膜刀予以离断后方可继续分离，否则容易造成黏膜损伤。最后使鼻中隔黏—软骨膜面与鼻腔底的黏骨膜面汇合成一个大的游离术腔面。在分离中如遇出血，可用纱条或凡士林纱条压迫止血或用吸引器吸引。在骨棘或骨嵴未矫正前，因张力较大，术腔较易出血。

（4）分离鼻中隔对侧黏—软骨膜及黏—骨膜。

1）在鼻中隔软骨后缘与筛骨垂直板连接处进行离断。离断后在该缝隙处放置 1% 丁卡因纱条（一定要记得取出）于对侧黏骨膜下，再次进行筛前神经麻醉，并完成或对侧筛骨垂直板黏骨膜的分离。

2）在鼻中隔软骨下缘与上颌骨鼻（中隔）嵴连接处，由后向前条状切除嵌在上颌骨鼻（中隔）嵴内的鼻中隔软骨，并暴露上颌骨鼻（中隔）嵴槽，用黏膜刀刮断槽内的纤维结缔组织，然后再分离鼻（中隔）嵴对侧的黏骨膜，完全暴露上颌骨鼻（中隔）嵴。并向后分离犁骨、腭骨鼻嵴及犁骨对侧面的黏—骨膜。

（5）矫正偏曲的骨性部分：先用下鼻甲剪在筛骨垂直板最高处与鼻梁平行由前向后剪断，再用鼻中隔咬骨钳分次咬除偏曲的筛骨垂直板及犁骨。最后用鱼尾凿凿去偏曲的上颌骨（鼻中隔）嵴。如遇腭大动脉分支出血，可先用纱条压迫止血，亦可继续凿除鼻（中隔）嵴，直至与鼻腔底基本平齐，再将两侧鼻中隔黏骨膜及黏软骨膜复位、贴拢，两侧鼻腔用凡士林纱条压迫止血。如遇较剧烈的腭大动脉分支出血，可在吸引器帮助下用电凝刀或射频止血。

（6）鼻中隔软骨的处理：对侧的鼻中隔软骨的黏软骨膜不予分离，软骨应尽量保留。对偏曲的软骨可做条形切除，矫正后保留的软骨呈现田字形。对构成鼻小柱的鼻中隔软骨和与筛骨垂盲板最高处连接并与鼻梁平行的鼻中隔软骨均应保留，以防术后鼻尖下塌和鼻梁中部凹陷。对高龄患者已骨化的鼻中隔软骨可以较多的切除，但高龄患者纤维软骨膜弹性甚差，常易穿破，故鼻中隔手术穿孔率颇高，尤需注意。

（7）骨嵴和骨棘的处理：因嵴和棘处黏骨膜张力较大，分离时容易造成黏膜穿破，故应小心谨慎。在未完全分离起附在棘或嵴最尖锐处的黏骨膜时，可先分离对侧的黏骨膜。使棘或嵴大部分暴露后先用小凿轻轻凿断其基底部，在棘、嵴已松解的情况下，再分离最尖锐、最薄处的黏骨膜，可防黏骨膜损伤。只要完整保留一侧的黏骨膜，术后就不会遗留穿孔。

（8）术中两侧相对应的黏膜穿破的处理（一侧黏膜穿破可不予处理，不在同一部位、同一高度错位的黏膜穿破亦可不予处理）。

1）术侧黏膜错位法：沿切口向上、向后剪开鼻中隔软组织，使术侧鼻中隔黏膜瓣向下、向前或向后移位，使移位的黏膜瓣能完全遮盖对侧穿孔的全部边缘，再在切口处错位缝合并固定。

2）取大片颞肌筋膜（＞穿孔 2 倍），待置干后涂上生物胶，放入术腔，遮盖穿孔部位，并予以固定。

3）用取下之大片鼻中隔软骨放入鼻中隔术腔遮盖穿孔部位。

（9）切口缝合：在完成鼻中隔矫正术后，观察鼻中隔是否处在正中位，然后进行术腔清理，无明显出血及遗留纱条、碎骨的情况下，缝合切口。一般选用三角针，用 0 号丝线缝合鼻前庭皮肤切口 2 ~ 3 针。鼻腔底切口一般不予缝合，但遇唇裂修补术后患者行鼻中隔矫正术时，鼻腔底切口则应予以缝合。因该处有上唇动脉分支，唇裂术后该处常有瘢痕组织，不易收缩，易引起出血。

（10）鼻中隔矫正后，若还存在有下鼻甲肥大或中鼻甲肥大，应同时处理。对一侧代偿性肥大的下鼻甲应行部分切除或下鼻甲黏骨膜下切除术，否则术后下鼻甲肥大侧鼻塞更为严重。

（11）两侧鼻腔以凡士林纱条匀称填塞，或用膨胀材料对称填塞，手术完毕。

6. 术后处理

（1）术后患者采取半卧位，鼓励进软质饮食。

（2）24 ~ 48h 分次抽除鼻腔凡士林纱条。

（3）术后一般应用抗生素 5 ~ 7d。

（4）5d 左右拆除鼻中隔切口缝线。

（5）疼痛较剧者，可用止痛剂和镇静剂，常用双氯酚酸钠塞肛，效果较好。

（6）术腔干燥结痂者，滴用复方薄荷滴鼻剂和 1% ~ 3% 链霉素溶液；术腔反应以纤维蛋白膜为主者可用超声雾化吸入，适量服用地塞米松及抗组胺药。

（7）对有出血倾向者，应使用止血药。

7. 并发症

（1）鼻中隔血肿：发生原因有①鼻中隔矫正不彻底，仍有偏曲的骨或软骨存在，鼻中隔两侧的黏软骨膜或黏骨膜不能紧密贴合；②两侧鼻腔凡士林纱条填塞不均匀；③术前鼻腔急性炎症未控制；④术后用力擤鼻或打喷嚏；⑤凝血机制障碍。

处理方法：①重新打开切口，分离暴露鼻中隔术腔，用吸引器或刮匙清理术腔内陈旧性凝血块，矫正未完全矫正的骨或软骨；②充分止血后，在鼻中隔术腔内部放置一橡片引流条，外端露出鼻底，便于抽取，切口不予缝合或仅缝合切口上方；③双侧鼻腔以凡士林纱条加压均匀填塞；④术后加用止血药及足量抗生素；⑤防止擤鼻涕、打喷嚏或咳嗽。

（2）鼻中隔脓肿：多继发于鼻中隔血肿感染，较为少见。处理基本同鼻中隔血肿。但应彻底清除已坏死的鼻中隔软骨和切除可疑坏死的软骨，并用注射用水或抗生素溶液反复冲洗术腔，在冲洗前应取材将脓液送细菌培养＋药物敏感试验。术后用足量广谱抗生素或根据细菌药物敏感试验结果用药。

防治方法：及时处理鼻中隔血肿；在鼻中隔矫正术中，严格注意无菌操作；严禁在手术过程中将鼻腔填塞过的纱条用于鼻中隔术腔。

（3）鼻中隔穿孔：术后小穿孔半月内及时处理效果较好。

方法：按原切 13 进行分离，暴露鼻中隔术腔，取＞穿孔 2 ~ 3 倍的颞肌筋膜，待干燥后涂上生物胶，置于穿孔处，并使之固定。术后应用抗生素及微血管扩管药，并严密观察、防止感染。陈旧性鼻中隔大穿孔，修补的成功率较低。

（二）鼻中隔黏膜下切除术

鼻中隔黏膜下切除术的手术适应证、禁忌证、术前准备、麻醉方法、体位等均与鼻中隔黏膜下矫正术相同。

（1）切口：通常在鼻中隔左侧面，鼻阈处，即鼻前庭皮肤与黏膜交界处，做一略呈弧形的切口，上起自鼻中隔前端顶部，下至鼻中隔底部，并适当向鼻腔底延长，切开同侧黏软骨膜及黏骨膜和鼻腔底部的黏膜及黏骨膜。

（2）分离同侧黏骨膜及黏软骨膜：包括鼻中隔面及鼻腔底面。分离中注意事项同鼻中隔黏膜下矫正术。

（3）分离对侧黏骨膜及黏软骨膜：在切口后软骨上 2mm 处自上而下切开鼻中隔软骨，并将鼻中隔剥离器经软骨切口伸向对侧黏软骨膜下进行分离，分离范围与对侧一致，在做软骨切口时，必须防止将对侧的软骨膜切破。

（4）切除鼻中隔软骨：鼻中隔两侧黏软骨膜及黏骨膜分离后，将鼻中隔镜（鼻中隔黏膜撑开器）从软骨切口处放入并撑开两侧软组织，使鼻中隔软骨和骨部位于鼻中隔镜的两叶之间，用鼻中隔旋转刀沿软骨切口上端与鼻梁平行，由前向后推向后达筛骨垂直板前缘并向后下达犁骨，再向前沿犁骨前上缘及上颌骨鼻嵴上缘拉回。将鼻中隔软骨大部分切除。切除的软骨暂时保留，以备两侧软组织破损时将此软骨片削平后夹予其间，以防鼻中隔穿孔。

（5）切除鼻中隔骨部偏曲部分同鼻中隔黏膜下矫正术。

（6）其余步骤及术后处理均同鼻中隔黏膜下矫正术。

（三）再次鼻中隔矫正术

1. 导致鼻中隔未能矫正的原因 鼻中隔黏膜下矫正术后或鼻中隔黏膜下切除术后，鼻塞、鼻出血或头痛等症状仍未改善。检查发现仍有鼻中隔偏曲或骨棘（矩状突）、骨嵴存在，有的已有鼻中隔穿孔。在排除了鼻腔、鼻窦的其他疾患后，仍需施行再次鼻巾隔矫正术。导致鼻中隔未能矫正的可能原因有以下几种。

（1）首次手术者为初学者或经验不足。

（2）术前鼻中隔手术器械准备不足或不完备。

（3）鼻中隔手术过程中已发现鼻中隔黏膜穿破，唯恐继续手术会使穿孔更大．因而终止手术。或手术中出血不止，无法继续实施手术。

（4）术中患者配合欠佳，或血压突然升高、或发生一过性晕厥等原因而终止手术。

（5）鼻中隔术后并发鼻外伤再次引起鼻中隔偏曲。

2. 手术步骤 同鼻中隔黏膜下矫正术。但要求术者具有较丰富的临床实践经验和熟练的手术技巧。手术中应注意以下几点。

（1）用鼻中隔剥离器在表面麻醉后仔细探试偏曲部位的软骨和骨保留情况，并了解有无穿孔和穿孔大以。

（2）无正规的切口径路，只需在有软骨或骨的前方切开均可，切口的长短依软骨和骨存在大小、方位而定。

（3）分离：一定要在软骨膜下或骨膜下剥离，剥离的难度依前一次手术软骨膜和骨膜的完整与否而定。再次鼻中隔矫正分离时极易出血（少量），一定要在小吸头吸引器的帮助下，不断地吸引，在视野清晰下，在可见软骨和骨面的情况下进行分离。在极困难时不易分离的可予以搁置。在一侧软骨和骨丽分开后即可在其前方切开软骨和骨进入对侧软骨膜和骨膜下。尽量彻底分离对侧黏软骨膜和黏骨胰，原则上尽量多地切除偏曲的软骨和骨质。有时软骨膜和骨膜不易用剥离器分离。而需用15号小圆刀片仔细地切开，或用眼科小组织剪剪开。有穿孔处的软组织不能分离时应予以搁置。保证穿孔不再扩大。保证一侧黏膜的完整性，这是极其重要的。鼻中隔中央穿孔和后方穿孔多无功能障碍。

（4）其余步骤同鼻中隔黏膜下矫正术。

第十四章 咽炎

第一节 急性咽炎

急性咽炎是咽部黏膜、黏膜下组织的急性非特异性炎症，以咽部红肿疼痛为主要特征。常发生于秋冬及冬夏之交。

一、病因病理

（一）病因

（1）感染：病毒感染以柯萨奇病毒、腺病毒、副流感病毒多见；细菌感染以链球菌、葡萄球菌及肺炎双球菌多见。

（2）诱发因素：在高温、粉尘、烟雾、刺激性气体环境中停留过久，以及受凉、过度疲劳等，均可诱发本病。

（二）病理

咽黏膜充血肿胀，血管扩张，浆液渗出，黏膜下血管及黏膜腺体周围有白细胞及淋巴细胞浸润，甚至淋巴滤泡肿大，并有黄白点状渗出物。常有颈部淋巴结肿大。

二、临床表现

（一）症状

起病较急，初觉咽干、灼热、咽痒，继有咽微痛感，空咽时明显，并可放射至耳部。全身症状一般较轻，但因个体体质、免疫力、年龄及细菌、病毒毒力不同而症状表现轻重不一，可伴有恶寒、发热、头痛、四肢酸痛、食欲不振等。

（二）体征

咽部黏膜急性弥漫性充血、肿胀，悬雍垂及软腭水肿。咽后壁淋巴滤泡及咽侧索红肿，表面可见黄色点状渗出物。颌下淋巴结肿大、压痛。

（三）并发症

本病可引起急性中耳炎，鼻窦炎，喉炎，气管、支气管炎及肺炎。急性脓毒性咽炎可能并发急性肾炎，风湿热及败血症等。

三、实验室及其他检查

可行咽拭子培养和相关抗体测定，以利明确病原菌。

四、诊断与鉴别诊断

（一）诊断要点

根据外感病史，急起咽部疼痛（空咽时痛甚）的临床症状，以及咽黏膜充血肿胀、咽后壁淋巴滤泡及咽侧索红肿等体征特点，诊断不难。

（二）鉴别诊断

应与某些急性传染病的前驱症状相鉴别。在儿童患者尤为重要。

（1）麻疹：咽痛，发热，同时出现流泪畏光、喷嚏、流涕及干咳，两颊黏膜可见灰白色斑点（麻疹黏膜斑），发病 3 ～ 4 天后出现典型皮疹。

（2）猩红热：咽痛，高热，咽部黏膜弥漫性充血，扁桃体红肿，有脓性物，舌乳头红肿突起似杨梅，发病 24 小时后出现典型皮疹。

（3）流行性感冒：咽痛，高热，头痛。同时有鼻塞，流涕，喷嚏，干咳等上呼吸道症状。尤以该病的流行季节及流行状况为重要参考依据。

五、治疗

无全身症状，或全身症状较轻者，可以局部用药为主。对病情较重，伴有发热者，除局部用药外，可以辨证论治为主进行治疗。若有高热，也可选用抗生素和抗病毒药，必要时可以静脉途径给药，同时应注意休息，多饮水，进流质饮食，保持大便通畅。

1. 抗生素、抗病毒药物治疗　感染严重或有并发症者，常伴有高热，可根据血常规检查白细胞分类情况，选用抗生素或抗病毒类药。

2. 中成药　一般情况下可以服用黄连上清丸、喉咽清口服液（颗粒）、新癀片等中成药制剂；病情较重而表现肺胃热盛，上攻咽窍者，可以服用八宝丹。

3. 局部治疗

（1）含漱：具有清洁患部的作用。用复方硼砂溶液，或选用金银花、连翘、荆芥、薄荷等药物煎汤含漱。

（2）吹药：将中药制成粉剂，直接吹于咽部患处，以清热解毒、消肿止痛。可选用冰硼散、冰珠散、珠黄散、西瓜霜、双料喉风散等，每日 6 ~ 7 次。

（3）含药：将药物制成丸或片剂，含于口内，慢慢溶化，使药液较长时间润于咽部患处，起消肿止痛、清咽利喉作用。可选用华素片、溶酶菌含片、喉炎丸、六神丸、草珊瑚含片、新癀片等药物。

（4）蒸汽吸入或雾化吸入：可用地塞米松 5mg，庆大霉素 8 万 u，加入生理盐水 20mL，雾化吸入。或用银黄注射液、鱼腥草注射液、双黄连注射液等雾化吸入，每日 1 ~ 2 次，3 ~ 5 日为 1 个疗程。

六、预防与调护

（1）注意饮食有节，忌过食辛辣、肥甘厚味。

（2）注意防寒保暖，尤其在季节交替、气温变化时，宜及时增减衣物，防止受凉感冒。

（3）积极治疗邻近器官疾病，如急性鼻炎、慢性鼻炎、鼻窦炎、龋齿等，以防诱发本病。

第二节　慢性咽炎

慢性咽炎为咽部黏膜、黏膜下及淋巴组织的弥漫性炎症，常为呼吸道慢性炎症的一部分。多发生于成年人，病程较长，症状顽固。常反复发作，不易治愈。

一、病因病理

（一）病因

（1）急性咽炎反复发作转为慢性，此为主要原因。

（2）患有慢性鼻炎、鼻窦炎等，由于长期鼻阻塞，张口呼吸及鼻涕后流，刺激咽部；或患慢性扁桃体炎、牙周炎，均可引起慢性咽炎。

（3）长期烟酒过度，粉尘、有害气体刺激，嗜食刺激性食物等，均可引起本病。

（4）职业因素，如教师、播音员、歌唱家等，说话及用嗓过多，也易患慢性咽炎。

（5）全身因素，如贫血、心血管病、慢性支气管炎、支气管哮喘、便秘、内分泌紊乱、免疫功能低下及维生素缺乏等，都可继发本病。

（二）病理

（1）慢性单纯性咽炎：咽黏膜充血，黏膜下结缔组织及淋巴组织增生，血管周围淋巴细胞浸润，腺体肥大，黏液分泌增多。

（2）慢性肥厚性咽炎：咽黏膜充血肥厚，黏膜下有广泛的结缔组织及淋巴组织增生，形成咽后壁颗粒状隆起的淋巴滤泡。如咽侧索淋巴组织增生肥厚，则呈条索状隆起。

（3）干燥性咽炎与萎缩性咽炎：主要病理变化为腺体分泌减少，初见黏膜干且粗糙，继而萎缩变薄。初起黏液腺分泌减少，分泌物黏稠，黏膜干燥；继因黏膜下层慢性炎症，逐渐发生机化和萎缩，压迫黏液腺与血管，使腺体分泌减少，黏膜营养障碍，致黏膜萎缩变薄，咽后壁上可有干痂附着，或有臭味。

二、临床表现

（一）症状

一般无明显全身症状。咽部可有各种不适感觉，如异物感、干燥、灼热、发痒、微痛等。常有黏稠分泌物附着于咽后壁，晨起时可出现频繁的刺激性干咳，伴恶心，甚至咳出带血的分泌物。由于分泌物增多而黏稠，常有清嗓动作。萎缩性咽炎时咽干较重，有时可咳出带臭味的痂皮。

（二）体征

（1）慢性单纯性咽炎：可见咽黏膜弥漫性充血，血管扩张，色暗红，咽后壁有散在的淋巴滤泡，常有少许黏稠分泌物附着于黏膜表面。

（2）慢性肥厚性咽炎：可见咽黏膜充血肥厚，咽后壁淋巴滤泡增生，可散在突起，也可融合成片。咽侧索亦充血肥厚。

（3）干燥性咽炎及萎缩性咽炎：临床少见，常伴有萎缩性鼻炎。可见咽黏膜干燥，萎缩变薄，色苍白发亮，咽腔宽大，咽后壁颈椎椎体轮廓清楚，常附有黏稠的分泌物或带臭味的痂皮。

三、诊断与鉴别诊断

（一）诊断要点

（1）本病的病程一般较长，多有咽痛反复发作史。

（2）临床表现以局部症状为主，全身症状多不明显。咽部可出现异物感、干燥、灼热、发痒、微痛等多种不适症状。

（3）检查可见咽黏膜充血、肥厚，咽后壁淋巴滤泡增生，或咽黏膜干燥萎缩。慢性单纯性咽炎与慢性肥厚性咽炎的区别在于黏膜肥厚与淋巴滤泡增生的程度不同。

（二）鉴别诊断

（1）咽异感症：多见于中年女性。咽部感觉异常，如堵塞感、烧灼感、痒感、紧迫感、黏着感，患者常能指出存在咽部异物感的部位，空咽时明显，而进食时症状减轻或消失，一般无疼痛。症状随情绪起伏而波动，异常感觉也可以随时改变。咽部检查多无明显异常发现。病程较长者，常伴有焦虑、急躁和紧张等精神症状，其中以恐癌症较多见。

（2）茎突综合征：表现为一侧咽部刺痛、牵拉痛或咽部异物感，在扁桃体窝处可触及坚硬物，茎突 X 线拍片可确诊。

（3）咽部良性肿瘤和恶性肿瘤：一般都可出现咽部不适感觉。应详询病史，全面仔细检查。通过物理及咽喉镜检，CT、MRI 及病理检查，可以明确诊断。

四、治疗

（一）病因治疗

消除各种致病或诱发因素，如戒除烟酒等不良嗜好，保持室内空气清新，积极治疗口、鼻等邻近器官慢性炎症及其他全身相关性疾病。

（二）中成药

可以选用参麦胶囊、杞菊地黄丸、六味地黄丸等制剂。

（三）局部治疗

保持口腔、口咽清洁，常用复方硼砂溶液，或金银花、甘草煎汤含漱；含服华素片、碘喉片、六神丸等，或用双黄连雾化吸入。慢性肥厚性咽炎可配合应用电凝、冷冻、激光、微波、射频等治疗咽后壁淋巴滤泡增生；亦可局部涂用5%硝酸银，或配合中医灼烙法。干燥性咽炎与萎缩性咽炎可用2%碘甘油涂抹咽部，可改善局部血液循环，促进腺体分泌。口服维生素A、维生素B2、维生素C、维生素E等，可促进黏膜上皮生长。

五、预防与调护

（1）少食煎炒和辛辣刺激性食物。

（2）减少或避免长时过度用声等。

（3）改善工作和生活环境，避免粉尘和有害气体刺激。

（4）多食富有营养和具有清润作用的食物，改善消化功能，保持大便通畅。

第十五章 咽淋巴组织炎

第一节 急性扁桃体炎

急性（腭）扁桃体炎为腭扁桃体的急性非特异性炎症，通常简称急性扁桃体炎，往往伴有轻重程度不等的急性咽炎。是一种极常见的咽部疾病。多见于 10 ～ 30 岁的青少年，50 岁以上、3 ～ 4 岁以下患者较少见。春、秋两季气温变化时最多见。通常所称“咽峡炎”，多为本病的同义词，但“咽峡炎”有广义和狭义之分，前者指全部或部分咽淋巴环的急性炎症，后者指急性腭扁桃体炎。

一、病因

乙型溶血性链球菌为本病的主要致病菌。非溶血性链球菌、葡萄球菌、肺炎链球菌、流感杆菌及腺病毒等也可引起本病。细菌和病毒混合感染者亦较多见。近年来，还发现有厌氧菌感染病例。

上述病原体存在于正常人的口腔及扁桃体内而不会致病，当某些因素使全身或局部的抵抗力降低时，病原体方能侵入体内，或原有细菌大量繁殖而致病。而受凉、潮湿、疲劳过度、烟酒过度、有害气体等均可为诱因。

急性扁桃体炎的病原体可通过飞沫、食物或直接接触而传染，故有传染性。

二、病理

一般分为以下 3 类。

1. 急性卡他性扁桃体炎 多为病毒（腺病毒、流感或副流感病毒等）引起。病变较轻；扁桃体表面黏膜充血，为急性炎症表现，黏膜完整，无明显渗出物。

2. 急性滤泡性扁桃体炎 扁桃体充血、肿胀。其黏膜下出现较多大小一致的圆形黄白色点状化脓滤泡。而有的淋巴滤泡内只有白细胞增多。这些化脓的淋巴滤泡一般不隆起于扁桃体表面，但可透过黏膜表层窥见。这些散在的黏膜下脓泡均分布于各个隐窝开口之间。

3. 急性隐窝性扁桃体炎 扁桃体充血肿胀，隐窝内有由脱落上皮细胞、纤维蛋白、白细胞及细菌等组成的豆渣样物，且可逐渐增多，可从隐窝开口溢出，有时互相连成一片形似假膜，易于拭去。也有将急性腭扁桃体炎分为两类者，即急性卡他性扁桃体炎和急性化脓性扁桃体炎。而后者从病理上看已包括了急性滤泡性扁桃体炎及急性隐窝性扁桃体炎两种类型。

三、症状

3 型扁桃体炎的基本症状大致相似，只是急性卡他性扁桃体炎的全身症状及局部症状均较轻。

（一）全身症状

多见于急性滤泡性及急性隐窝性扁桃体炎。

（1）起病较急，可有畏寒高热。一般持续 3 ～ 5d。

（2）头痛，食欲差，疲乏无力，腰背及四肢酸痛。可有便秘。

（3）小儿患者可因高热而引起抽搐，呕吐及昏睡。

（二）局部症状

为主要症状。

（1）咽痛，为急性扁桃体炎的主要症状。初起多为一侧咽痛，继可发展至对侧。吞咽或咳嗽时咽痛加重。疼痛较剧者可致吞咽困难。也可引起耳部放射痛，此乃经迷走神经耳支或舌咽神经鼓室支反射所致。

（2）可表现为言语含糊不清，为软腭运动障碍引起。

（3）若炎症向鼻咽部发展，波及咽鼓管，则可出现耳闷、耳鸣及耳痛症状，有时还可引起听力下降。

（4）葡萄球菌感染者，扁桃体肿大较显著，在幼儿还可引起呼吸困难。

四、检查

（1）患者呈急性病容，面色潮红，高热，不愿说话或畏痛而惧怕做吞咽动作。口臭，伸舌时见有舌苔。

（2）咽部黏膜呈弥漫性充血，以扁桃体及两腭弓最严重。

（3）腭扁桃体肿大，在其表面可见黄白色点状滤泡（脓泡），或在隐窝口处有黄白色或灰白色点状豆渣样渗出物，可连成一片形似假膜，不超出扁桃体范围，易拭去，不易出血。

（4）下颌角淋巴结肿大，且有明显压痛。有时因疼痛而感到转头不便。

（5）血液学检验，白细胞总数升高，中性粒细胞增多。

上述症状及检查所见轻重程度因人而异，一般来说，成人症状较轻，儿童症状较重。

五、诊断

根据病史、典型症状及检查所见，诊断较易。对于急性隐窝性扁桃体炎来说，须与某些全身性疾病所引起的咽峡炎相鉴别。以免漏诊较严重的全身性疾病，如白血病、粒细胞缺乏症、猩红热、白喉等。

六、并发症

其并发症的危害性往往>急性扁桃体炎本身，由于抗生素的应用，其并发症已明显减少。可分局部并发症和全身并发症两类。

（一）局部并发症

较容易引起，为急性炎症直接侵犯邻近组织所致。

（1）颈深部感染：最常见者为扁桃体周脓肿，也可引起咽后脓肿及咽旁脓肿等。

（2）急性扁桃体炎向上蔓延可引起急性中耳炎、急性鼻炎及鼻窦炎；向下可引起急性喉气管炎、急性支气管炎，甚至可引起肺炎，颈内静脉血栓性静脉炎等。

（二）全身并发症

目前一般认为。全身并发症的发生与各个靶器官对链球菌所产生的Ⅲ型变态反应有关。

（1）急性关节炎：常侵犯肩、肘及膝关节，小关节受累较少。受累关节运动时感疼痛，仅当并发风湿性关节炎时方出现关节肿胀。

（2）风湿热：其症状常在急性扁桃体炎发作后1 ~ 3周出现。有时也可发生于急性炎症期间。

（3）循环系统疾病：可引起急性心包炎、急性心内膜炎、急性心肌炎或急性全心炎。在急性扁桃体炎后出现风湿热者，心脏并发症尤为多见。

（4）可引起急性肾小球肾炎，多在急性扁桃体炎后2 ~ 3周出现症状。另外，还可并发急性尿道炎、急性睾丸炎及附睾炎等。

（5）还可引起脓毒血症、弧急性甲状腺炎、急性腹膜炎、急性阑尾炎及急性胆囊炎等。

七、治疗

1. 一般疗法　因有传染性，最好能隔离患者或嘱戴口罩。需卧床休息，进流质饮食及多饮水，加强营养及疏通大便。咽痛较剧或高热时，可口服退热药及镇痛药。

2. 抗生素应用　为主要治疗方法。青霉素应属首选，根据病情的轻重，决定给药途径（静脉或肌肉）。一般用5 ~ 7d。若治疗2 ~ 3d后病情无好转，须分析其原因，改用其他种类抗生素。激素可酌情使用。

3. 局部治疗　可用复方硼砂溶液、醋柳酸水或1 ：5000呋喃西林液含漱。儿童可用温热糖水漱口。碱性含漱剂有溶化黏稠分泌物的作用，醋柳酸水漱咽部有止痛功效。喉片含服，也有消炎止痛的作用，能缓解症状，可选用碘喉片、杜灭芬喉片、华素含片、泰乐奇含片、健民咽喉片、露瓜霜含片及达芬拉露喷雾剂等。

八、预防

急性扁桃体炎的诱因甚多，故应采取多方面的预防措施方能奏效。对反复发作者，或已有并发症者，宜在急性期过后考虑施行扁桃体切除术。预防方法，基本同急性鼻炎。

第二节　慢性扁桃体炎

慢性扁桃体炎是临床上最常见的疾病之一，在儿童多表现为腭扁桃体的增生肥大，在成人多表现为炎性改变。

一、病因

反复发作急性扁桃体炎使抵抗力降低，细菌易在隐窝内繁殖，诱致本病的发生和发展，也可继发于某些急性传染病之后。如猩红热、白喉、流感、麻疹等。肥大型扁桃体炎常与体质有关，故可依家族性方式出现。

二、病理

可分为 3 型。

1. 增生型或称肥大型　为淋巴组织增生。凡见扁桃体显著肥大，突出于腭弓之外，色淡红，质软者，如见于儿童，多属生理性，至青春期后多萎缩，但尚保持一定大小。若因反复发炎而引起扁桃体肥大者，多有结缔组织增生，故较硬。

2. 纤维型或称萎缩型　扁桃体间质内纤维组织增生，继以纤维组织收缩，使扁桃体体积缩小，淋巴组织萎缩。

3. 隐窝型　主要病变深居扁桃体隐窝之内，扁桃体隐窝及淋巴滤泡有明显慢性炎症表现，如隐窝内有由大量脱落上皮、细菌、淋巴细胞和白细胞集聚形成脓栓；或隐窝口被瘢痕组织封闭引流不畅，以致隐窝明显扩大，形成小的囊肿或脓肿；或淋巴组织瘢痕化等。

三、症状

（1）有反复发作咽痛、易感冒或扁桃体周脓肿的病史，或伴有扁桃体源全身性疾病的症状。

（2）咽部经常不适或有口臭。若扁桃体隐窝内有大量豆渣样脓栓积留，或有大量厌氧菌生长，口臭更为严重。

（3）扁桃体具有丰富的末梢神经感受器，故在炎症时期容易产生各种反射失调现象。如阵发性咳嗽、咽异物感、刺痛感（多位于下颌角与舌骨大角之间）或各种感觉异常。

（4）扁桃体过于肥大，可引起呼吸困难、咽下困难，或言语含糊不清，但皆少见。有之，仅见于幼儿。

（5）隐窝脓栓被咽下，对胃肠敏感患者可引起消化障碍。

（6）由于毒素吸收，可引起头痛、四肢无力、易疲劳或低热。上述症状并非全部出现，也可全无自觉症状。

四、检查及诊断

（1）触诊扁桃体有硬实感如隐窝破坏过甚，则触之如海绵状。扁桃体表面不平或多白色网状细条络纹。隐窝口封闭，或被破坏而明显扩大，扁桃体和周围粘连。以上说明扁桃体内有纤维组织增生，瘢痕形成，为曾患炎症之征，但未足说明有无现行炎症、须结合症状进行分析。

（2）腭舌弓明显慢性充血常为临床诊断依据。扁桃体本身在慢性期常无明显充血。

（3）隐窝口处有黄白色脓栓当挤压腭舌弓时，如自隐窝口流出脓性分泌物，则常可确诊为细菌性感染。如只挤出豆渣样物，尚非确证。

（4）临床上常将扁桃体按其大小分为3度。即一度肥大：扁桃体不超过腭舌弓和腭咽弓；二度肥大：超出腭咽弓；三度肥大：两侧扁桃体接近中线或互相接触。除三度肥大较有诊断意义外，单凭大小以诊断慢性扁桃体炎是不可靠的。因3岁以下儿童其扁桃体可呈生理性肥大；成人的慢性扁桃体炎，扁桃体多呈萎缩型，体积虽小，有时危害更大。此外，尚有一种包埋型扁桃体，即扁桃体大部分深藏扁桃体窝内，只当患者恶心时，方能看清真实大小。病灶性扁桃体炎以一度肿大或包埋型者较多。

（5）一侧或两侧下颌角淋巴结肿大慢性扁桃体炎是否已成为一全身性疾病的病灶，其诊断问题仍在探讨中。目前通用下述方法加以推论。

1）根据病史：如病灶性疾病与扁桃体炎有相伴急性发作的病史。则可推知在病因上可能有所联系。

2）根据扁桃体有无慢性炎症的局部表现；此法只可用以诊断慢性扁桃体炎，而不能确诊是否已成为一病灶。

3）施行诊断性扁桃体切除术。但病灶性疾病并非皆可由此获得痊愈。

五、鉴别诊断

（1）隐性扁桃体结核须做病理检查方可确诊。扁桃体结核可为颈淋巴结结核的原发病灶。

（2）恶性肿瘤、淋巴肉芽肿和白血病引起的扁桃体肿大发展迅速，可为一侧性。若扁桃体肿大而有溃疡，须考虑有癌肿的可能。

（3）扁桃体角化症：在慢性隐窝型扁桃体炎，其隐窝口处的脓栓柔软，可以挤出或拭去。在角化症中，则角化物坚硬，附着牢固，用力拉之，常连同邻近组织取下，遗留出血创面。

六、并发症

慢性扁桃体炎在身体受凉受湿、全身衰弱、内分泌紊乱、自主神经系统失调或生活及劳动环境不良的情况下，容易形成病灶，引起许多严重疾病。如心血管系统疾病、肾脏疾病、关节疾病、阑尾炎、胆囊炎及毒性甲状腺肿等。此外，已有慢性炎症的扁桃体也是外界细菌侵入机体的重要门户。促使发生各种疾病或使原有疾病加重。儿童时期慢性扁桃体炎的反复发作，不但引起并发症的机会甚多，且可影响身体发育。

有关病灶发生机制的学说甚多，目前多数学者倾向于变态反应之说。即存在于病灶器官（如腭扁桃体）中的病原体或毒素可做为异体抗原，使体内产生特异性抗体。同时，病灶器官本身的实质细胞因感染而损伤，脱落离体，又可做为自体抗原，使体内产生自体抗体。此后，当再有抗原（如细菌）侵入或有更多的自体抗原形成时，则抗原与抗体结合而发生变态反应或副变态反应。此种反应尤易发生在某些抗体与其细胞紧密结合的器官或组织内，从而引起各种病灶性疾病，如风湿病、血管球性肾炎、风湿性心脏病等。近年来也有人认为，病灶性疾病的发生，可能与腺病毒感染或腺病毒和链球菌的混合感染有关。

七、治疗

（一）非手术治疗

（1）参加体育锻炼，增强体质和抗病能力。常服维生素C、鱼肝油及其他强壮剂，对于不宜施行手术的儿童甚为重要。

（2）其他如扁桃体隐窝的吸引和注洗法、深度X线照射法等，均有人试用，远期疗效尚待观察。

（二）手术治疗

扁桃体切除术即将全部扁桃体及其被膜一并切除，是治疗慢件扁桃体炎较好的方法。有挤切法和剥离法两种。前者适用于儿童，后者多用于成人。

第三节 腺样体肥大

腺样体因炎症的反复刺激发生病理性增生，称腺样体肥大。腺样体又称咽扁桃体，位于鼻咽顶后壁中线处，为咽淋巴内环的组成部分。腺样体出生后即存在，一般儿童腺样体都比较大，尤其是5岁左右时，如不影响鼻呼吸，属生理性肥大。8 ~ 10岁以后，腺样体逐渐萎缩。腺样体肥大主要见于儿童，在寒冷、潮湿、气候多变地区较多见。腺样体肥大者，往往合并有腭扁桃体肥大。

一、病因病理

1. 病因　鼻咽部炎症刺激，或患鼻炎、鼻窦炎时脓性分泌物长期刺激，使腺样体发生慢性炎症反应，逐渐增生肥大。肥大的腺样体堵塞后鼻孔，又可加重鼻及鼻窦炎症，对腺样体的刺激加剧，形成恶性循环。

2. 病理　肥大的腺样体表面黏膜由纤毛柱状上皮化生为鳞状上皮，淋巴组织增生，嗜酸性粒细胞增多，淋巴细胞浸润，血管壁增厚，纤维结构肿胀。

二、临床表现

1. 症状

（1）局部症状

①鼻部症状：鼻阻塞为主要症状，可有张口呼吸、闭塞性鼻音等。

②咽、喉及下呼吸道症状：因肥大的腺样体阻碍鼻呼吸，患儿常张口呼吸，睡眠不安，鼾声明显。由于分泌物的刺激，致咽部不适，声音改变，阵咳或呈支气管炎样表现。

③耳部症状：咽鼓管咽口受压而阻塞，可并发分泌性中耳炎、化脓性中耳炎，出现听力减退、耳鸣、耳闷、耳流脓、鼓室积液征等。

④腺样体面容：由于长期张口呼吸，影响颌及面颅骨发育，致上颅骨狭长，腭骨高拱变窄，牙列不齐，咬合不良，上下唇不闭合呈半张口状，表情淡漠，面容呆板，即所谓“腺样体面容”。

（2）全身症状：可有厌食，呕吐，消化不良，发育差，鸡胸，或出现贫血，消瘦，低热，反应迟钝，注意力不集中，头痛，夜惊，磨牙，遗尿等症。

2. 体征　咽部黏膜充血，咽后壁可附有脓性分泌物。鼻咽顶及后壁有明显增生的肥厚分叶状淋巴组织，形如半个剥了皮的橘子。鼻咽部指诊，可扪及柔软块状物。鼻镜检查可见肿大的腺样体下垂，与软腭背面相接触或接近，其间仅有少许空隙。

三、实验室及其他检查

1. 鼻内镜或电子鼻咽镜检查　可直接窥视腺样体的表面形态、体积及其对周围结构的影响。Ⅰ度阻塞：腺样体阻塞后鼻孔25%以下；Ⅱ度堵塞：腺样体阻塞后鼻孔26% ~ 50%；Ⅲ度阻塞：腺样体阻塞后鼻孔51% ~ 75%；Ⅳ度阻塞：腺样体阻塞后鼻孔76% ~ 100%。

2. 影像学检查　X线鼻咽侧位像及鼻咽CT扫描可显示腺样体形状及大小。

以腺样体最突出点至颅底骨面的垂直距离为腺样体厚度A，硬腭后端至翼板与颅底交点间的距离为鼻咽部的宽度N，$A/N \leq 0.60$属正常范围；A/N在0.61 ~ 0.70属中度肥大；$A/N \geq 0.71$属于病理性肥大。

四、诊断与鉴别诊断

1. 诊断要点　根据鼻咽检查，包括前鼻镜检查、后鼻镜检查、电子鼻咽镜检查、鼻咽部侧位片和鼻咽CT扫描，即可确诊。

2. 鉴别诊断

（1）鼻咽血管纤维瘤：多发于青少年。肿瘤生长缓慢，色红，大小不一，表面呈结节状，质地较硬。易出血，常有大出血史。肿瘤大者可将软腭向下推移。

（2）鼻咽部淋巴瘤：鼻咽部可见较大肿块堵塞，生长迅速，可有淋巴结转移。病理组织学检查为确诊的主要依据。

五、治疗

手术是治疗本病的有效方法。由于儿童腺样体在青春期后会逐渐萎缩消失，症状得以自行缓解，故应掌握好手术时机。如鼻咽阻塞症状严重，有听力障碍，保守治疗效果不佳，对心肺功能有较大影响时，应尽早施行手术。如鼻咽阻塞不是十分严重，鼾眠症状表现程度波动明显或患儿全身情况不适宜手术治疗，也可先用中药治疗，促使其肿胀消退或减轻，但应密切观察病情发展趋势，及时调整治疗方案。

1. 一般治疗　合理饮食，预防感冒，控制体重，避免接触过敏原。

2. 手术治疗　腺样体过度肥大时，应行"腺样体切除术"。

3. 局部治疗　鼻阻塞严重时可适当短时间应用低浓度麻黄素滴鼻液、盐酸赛洛唑啉鼻喷剂或中药滴鼻液鼻腔给药，以缓解鼻塞症状。以鼻用糖皮质激素喷鼻，有助于减轻症状，缩小腺样体体积，降低手术几率。

六、预防与调护

1. 注意营养，加强日常生活调护，多晒太阳，提高机体免疫力。

2. 本病与急慢性鼻炎、鼻窦炎及某些急性传染病等因果关系密切，可以形成恶性循环，故应积极治疗之。

3. 积极治疗慢性扁桃体炎。

第四节　咽部脓肿

咽部脓肿是指发生于咽部及其邻近颈部筋膜间隙的化脓性感染。最易受侵及的间隙有扁桃体周隙、咽后隙、咽旁隙。除扁桃体周隙外，其余间隙相互之间均有直接或间接沟通。因此，间隙感染可以相互蔓延。各间隙位于肌层深面，感染后局部引流不易，加之周围血管丰富，易发生菌血症或脓毒血症，致使症状较为严重。

一、扁桃体周脓肿

扁桃体周脓肿是发生于扁桃体周隙内的急性化脓性炎症。早期为蜂窝织炎（称扁桃体周炎），继之形成脓肿。好发于青壮年，秋冬季多见。

（一）病因病理

1. 病因　常见致病菌为金黄色葡萄球菌、乙型溶血性链球菌、甲型草绿色链球菌及厌氧菌等。本病大多继发于急性化脓性扁桃体炎，尤其多见于慢性扁桃体炎屡次急性发作者。

2. 病理　由于扁桃体隐窝、特别是上隐窝引流不畅，感染易向深层发展，穿透扁桃体被膜，进入扁桃体周隙，发生蜂窝织炎，继而形成脓肿。根据其发生部位，临床上可分为前上型和后上型，以前者多见。此时，在扁桃体被膜处，可见到贯通隐窝与脓腔的通道。镜下见扁桃体周围疏松结缔组织中大量炎性细胞浸润，继而组织细胞坏死液化，融合而成脓肿。炎症浸润及组织水肿妨碍局部血液循环，致患侧扁桃体邻近软腭充血肿胀，悬雍垂水肿。

（二）临床表现

1. 症状

（1）局部症状：初起为急性扁桃体炎表现，3 ~ 4 天后咽痛偏于一侧且逐渐加剧，并可放射至同侧耳颞部。因痛而不敢吞咽，致唾液滞留口中，甚至口涎外溢。吞咽困难，饮水易从鼻腔反流，言语含糊，张口困难，口臭。

（2）全身症状：可见高热，畏寒，乏力，肌肉酸痛，胃纳差，大便秘结等。

2. 体征　患者呈急性病容，表情痛苦，头部倾向患侧。患侧腭舌弓及软腭充血、肿胀。属前上型者，可见患侧软腭及悬雍垂红肿，悬雍垂向对侧移位，腭舌弓前上方隆起，扁桃体被遮盖且被推向内下方。属后上型者，腭咽弓肿胀，扁桃体被推向前下方，悬雍垂及软腭可无水肿。患侧下颌角淋巴结肿大。

3. 并发症　炎症可向咽旁隙扩散，发生咽旁隙脓肿；亦可向下蔓延，并发急性喉炎或喉水肿，出现呼吸困难；少数病例可发生败血症或脓毒血症。

（三）诊断与鉴别诊断

1. 诊断要点　发病 4 ~ 5 天后，张口受限，剧烈咽痛，扁桃体周围隆起明显，即可判定脓肿已形成。穿刺抽出脓液可确定诊断。

2. 鉴别诊断

（1）咽旁脓肿：咽部黏膜充血轻微，患侧颈部疼痛剧烈，并向同侧耳颞部放射，伴有局部压痛明显。患侧咽侧壁连同扁桃体被推向中线，但扁桃体本身无明显改变。

（2）智齿冠周炎：多发生于阻生的下颌智齿周围。牙冠上覆盖的牙龈红肿明显，触痛剧烈，挤压时有脓溢出。炎症波及腭舌弓，可发生吞咽和张口困难，但一般不累及扁桃体及悬雍垂。

（3）扁桃体恶性肿瘤：一侧扁桃体迅速增大或肿大的扁桃体伴有溃疡，一般不发热，应考虑扁桃体恶性肿瘤的可能。

（四）实验室及其他检查

血常规：外周血白细胞总数升高，中性粒细胞比例增高。

（五）治疗

根据脓肿形成与否决定治疗方案。脓肿形成之前，有效抗生素与中药联合运用，常可遏止病情发展，避免脓肿形成。脓肿一旦形成，切开排脓是最有效的治疗手段。协同应用中药，对减轻症状，促进病愈有良好作用。

1. 一般治疗　饮食要清淡，流食，及时补充水分，保持大便通畅。发热明显者应及时降温。本病有传染性，患者要注意隔离。

2. 抗生素的应用

（1）脓肿形成前：静脉给予足量抗生素，联用抗厌氧菌药物如甲硝唑类，并可配合适量类固醇激素。

（2）脓肿形成后：发病 4 ~ 5 天后，脓肿多已形成。于全身继续应用有效抗生素的同时，也可于脓腔内注入抗生素。

3. 脓肿排脓术

（1）穿刺抽脓：用以明确脓肿是否形成，同时也起治疗作用。2% 利多卡因黏膜表面麻醉及浅层组织浸润麻醉后，用 16 ~ 18 号粗针头，于脓肿最隆起处刺入。注意穿刺方位，不可刺入太深，以免误伤咽旁大血管。针进入脓腔时有空虚感，回抽即有脓液。抽尽脓液后，不拔针头，经此向脓腔内注入抗生素。

（2）切开排脓：局麻下，在穿刺获脓处，或选择最隆起处切开。若无法确定切口部位，可从悬雍垂根部做一假想水平线，从腭舌弓游离缘下端做一假想垂直线，两条线交点稍外即为适宜切口处。切口长 1 ~ 1.5cm，不宜过深。切开黏膜及浅层组织，插入血管钳，撑开软组织，直达脓腔，充分排脓。术后每日复查，用血管钳再次撑开切口排脓，直至无脓排出为止。

4. 局部治疗

（1）含漱：用漱口方类含漱液含漱，每日数次。

（2）含药：六神丸或新癀片含服，每日数次。

（3）敷涂药：颌下淋巴结肿痛者，紫金锭醋磨外涂，或用金黄散醋调外敷。

（六）预防与调护

1. 多饮水，注意休息。

2. 吞咽困难者，宜进流质、半流质饮食。

3. 密切观察病情变化。脓成者应及时切开排脓，谨防喉阻塞。

4. 对急性扁桃体炎应及早治疗，以免继发本病。因慢性扁桃体炎屡次急性发作引起者，病愈后宜行扁桃体摘除术。

二、咽后脓肿

咽后脓肿为咽后隙的化脓性炎症。中医称里喉痈。多因咽后淋巴结感染化脓所致，可分为急性、慢性两型。急性型最为常见，多发于3岁以下婴幼儿，慢性型较少见。

（一）病因病理

1. 病因　急性型多为咽后隙化脓性淋巴结炎引起。最初常因上感、流感、肺炎、腮腺炎，或耳、鼻、咽部的急性感染继发咽后淋巴结感染，继而形成蜂窝织炎，最后发展为脓肿。咽后壁异物及外伤后感染，或邻近组织炎症扩散进入咽后隙，也可发生咽后脓肿。慢性型多由颈椎结核病变所致。

2. 病理　急性型为咽后隙的急性化脓性炎症，间隙内发生明显炎性渗出和坏死，局部积脓。由于咽中缝的限制，脓肿偏于一侧。慢性型病变表现为结核性坏死，呈冷脓疡特征。因脓液积聚于椎前间隙内，故脓肿位于中央。

（二）临床表现

1. 症状　起病较急，初起有畏寒，发热，咽痛，吞咽困难，烦躁不安。婴幼儿多表现拒食，吸奶时吐奶，或奶汁反呛入鼻，有时可吸入气管引起呛咳。言语含糊如口中含物，睡眠时有鼾声，呼吸不畅。头常偏向患侧以缓解疼痛。脓肿较大时可有吸气性喘鸣及吸气性呼吸困难。

2. 体征　咽后壁一侧隆起，黏膜充血。脓肿较大者，可将患侧腭咽弓及软腭向前推移。结核性咽后脓肿系"冷脓肿"，常位于咽后壁中央，黏膜色泽较淡。检查时，压舌板宜轻轻用力，切不可用力强压，否则可能造成脓肿破裂，引起窒息。如于检查中突然发生脓肿破裂，应急速将病儿双足提起，头部倒置，以免脓液流入喉腔或下呼吸道。

3. 并发症　脓肿破裂，吸入下呼吸道，可引起肺炎甚至窒息；感染向下发展，可引起急性喉炎、喉水肿、纵隔感染等；脓肿侵犯咽旁间隙可导致咽旁脓肿，可侵蚀大血管，导致大出血。

（三）实验室及其他检查

（1）急性型患者白细胞总数升高，中性粒细胞比例增高。

（2）颈侧位X线片或CT检查，可见咽后壁软组织肿胀阴影，或见脓腔形成。

（四）诊断与鉴别诊断

1. 诊断要点

（1）婴幼儿出现咽痛拒食，吞咽困难，吸奶时吐奶，或奶汁反呛入鼻等典型症状，应首先考虑本病。

（2）颈部X线片可见颈椎前隆起的软组织影或液平面。颈椎结核病变时可见颈椎骨质破坏征，有助于诊断。CT检查准确性更好。

（3）穿刺抽脓可明确诊断，但必须非常小心，最好在仰卧垂头位下进行穿刺，以免脓肿破裂而引起窒息。

2. 鉴别诊断

（1）口底化脓性蜂窝织炎：初起为患侧颌下三角区肿胀，病侧舌下区后部黏膜水肿潮红，可有张口困难及吞咽疼痛。病变发展，蔓延及口底诸间隙包括颌下、舌下区发生广泛的肿胀，水肿可波及上颈部，口底肿胀致舌体抬高，口半张状，言语、吞咽均感困难。局部触诊如木板。

（2）咽后肿瘤：如咽后型颈内动脉瘤。其起病缓慢，无急性感染征，触诊有助诊断。

（3）颈椎畸形：也可引起咽后壁一侧凸起，触诊即可区别。

（五）治疗

一旦怀疑本病，所有诊疗活动都必须小心谨慎，尤其不能随意或强行搬动患儿，以免诱发脓肿破裂，发生意外。在确诊为急性型后，应及早切开排脓或穿刺抽脓，并结合抗生素和辨证论治等全身治疗。

1. 一般治疗　饮食要清淡，流食，及时补充水分，保持大便通畅。发热明显者应及时降温。

2. 切开排脓　急性型咽后脓肿者，取仰卧头低位行切开排脓术，用压舌板或直接喉镜轻压舌根，暴露口咽后壁，以长粗穿刺针穿刺抽脓。随后用尖刀在脓肿下部做一纵形切口，并用长血管钳撑大切口，排尽脓液。术中随时用吸引器吸出脓液。因术中患儿可突发窒息，故应备有氧气、气管切开包、直接喉镜及气管插管等器械，以便在出现意外情况时能随时使用。如切开排脓后又发生脓液引流不畅，应再用血管钳撑开切口排脓。若因设备所限不能施行手术，可考虑穿刺抽脓，并注入抗生素，但须反复多次施行。结核性咽后脓肿者，可在口内穿刺抽脓，脓腔内注入链霉素，切忌在咽部进行切开排脓。

3. 抗生素疗法　术后使用足量广谱抗生素控制感染。结核性咽后脓肿，或存在颈椎结核者，应辅以全身抗结核治疗。

（六）预防与调护

（1）对小儿发热，并有进食啼哭、拒食、食物反流、言语含糊如口内含物等症状者，首先应考虑到本病的可能，宜及早确诊。一旦疑及本病，宜做好各种应急准备后始行咽部检查，切忌盲目草率行事，也不宜随意粗暴搬弄患儿。

（2）密切观察呼吸情况，警惕喉阻塞的出现。

三、咽旁脓肿

咽旁脓肿是咽旁隙的急性化脓性感染。该间隙是头颈部最易受感染的间隙之一。

（一）病因病理

1. 病因　致病菌以溶血性链球菌为主，其次为金黄色葡萄球菌、肺炎双球菌。其感染途径有多种。

（1）临近组织的急性炎症，如急性咽炎、急性扁桃体炎、急性腺样体炎、急性鼻炎、急性鼻窦炎等，感染直接侵袭或经血行途径侵入咽旁隙。

（2）邻近组织的脓肿直接溃破或延展入咽旁隙，如扁桃体周脓肿、咽后脓肿、牙槽脓肿、腮腺脓肿、颞骨岩部脓肿及耳源性颈深部脓肿等。

（3）咽侧壁受异物及器械损伤而继发本病。咽或口腔手术（如扁桃体切除或拔牙）中，可经麻醉针头将细菌直接带入咽旁隙而引起感染。

2. 病理　本病是咽旁隙急性化脓性炎症，早期为蜂窝织炎，随后组织坏死溶解，形成脓肿。

（二）临床表现

1. 症状

（1）局部症状：咽旁及颈侧剧烈疼痛，可放射至耳部，患侧颈项强直，转动不利，张口困难。

（2）全身症状：可有精神萎靡，食欲不振，头痛，周身不适，持续高热，或伴寒战，病情严重时可发生虚脱。

2. 体征　患侧颌下区及下颌角后方肿胀，触诊时觉坚硬且有压痛。严重者，肿胀范围可上达腮腺，下沿胸锁乳突肌而达锁骨上窝。如已形成脓肿，则局部可能变软，但因脓肿部位较深，虽脓肿已成而常难以触及波动感。咽部检查可见患侧咽侧壁隆起，亦可能存在患侧扁桃体的异常改变。

3. 并发症　咽旁脓肿可能引起咽后脓肿、喉水肿、脑膜炎。若腐蚀颈部主要血管，则可能引起致命性大出血等严重并发症。

（三）实验室及其他检查

（1）外周血白细胞总数升高，中性粒细胞比例增高。

（2）B 超及 CT 检查可见液化腔，X 线颈部摄片可见咽侧软组织阴影加宽。

（四）诊断与鉴别诊断

1. 诊断要点　全身症状严重，咽侧及颈部疼痛剧烈、咽侧壁隆起明显等为诊断本病的重要依据。但由于脓肿位于深部，从颈外触诊不易摸到波动感，故不能以有无波动感作为主要诊断依据。

2. 鉴别诊断

（1）扁桃体周脓肿：多见于20～35岁成年人，常有急性扁桃体炎病史。脓肿多位于扁桃体前上方，患侧腭舌弓及软腭明显红肿突出。扁桃体红肿，被推向内下方。悬雍垂红肿并被推向对侧。

（2）咽后脓肿：脓肿突起于咽后壁一侧，软腭、腭咽弓无充血或稍充血，呼吸困难明显，发音含糊不清。

（3）咽旁肿瘤：起病缓慢，初起可无症状或症状轻微。如为恶性肿瘤，至溃疡出现，则有显著咽痛、口臭或咯血性分泌物，晚期可出现消瘦、衰竭等恶病质表现，局部查及肿块。

（五）治疗

脓肿形成之前，应用大剂量抗生素及辨证论治以控制感染，防止脓肿形成、感染扩散及发生并发症。脓肿一旦形成，应及时切开排脓。术后应继续应用抗生素，促使感染早日消退。

1. 一般治疗　饮食要清淡，流食，及时补充水分，保持大便通畅。发热明显者应及时降温。

2. 抗生素疗法　予大剂量敏感抗生素，疗程要足。以静脉途径给药为妥。

3. 切开排脓术　一般在局麻下经颈外径路切开排脓。以下颌角为中点，于胸锁乳突肌前缘做一纵行切口，血管钳钝性分离软组织进入脓腔，排脓后冲洗干净，放置引流条，缝合部分切口并包扎。每日换药1次，用抗生素液冲洗脓腔。

4. 局部治疗　含漱、吹药、外敷等。

（六）预防与调护

（1）应积极治疗可能引起咽旁隙感染的各种原发病。

（2）患者卧床休息，多饮水，进流质饮食。

（3）严密观察。预防并发症的发生。

第十六章 喉部疾病

第一节 急性喉炎

急性喉炎是喉黏膜的急性弥漫性卡他性炎症，以声音嘶哑，声带红肿为主要临床表现。本病占耳鼻咽喉科疾病的1% ~ 2%，无显著性别差异。冬春季发病率较高。成人症状较轻，且很快恢复，儿童则较重，易导致声门下喉炎和急性喉阻塞。

一、病因病理

（一）病因

（1）感染：常继发于急性鼻炎、急性咽炎，或与上述两病同时发生。常见的病菌有流感病毒、柯萨奇病毒以及肺炎球菌、链球菌、金黄色葡萄球菌等。受凉、疲劳等致机体抵抗力低下为常见诱因。

（2）过度用声：不当用声，如发声过高或过久，剧烈咳嗽等均可引发本病。

（3）其他因素：粉尘、有害气体的刺激，烟酒过度，外伤，喉部手术等，均可诱发本病。

（二）病理

喉黏膜弥漫性充血，多形核白细胞及淋巴细胞浸润。随着组织间隙内渗出液的聚集，喉黏膜发生水肿，以声带、室带、杓状软骨处显著，甚至可波及声门下腔。由于黏液腺分泌增加，声带表面可有稀薄的黏液附着。随着炎症的加重，分泌物可变为黏脓样。

二、临床表现

（一）症状

（1）局部症状：声嘶是急性喉炎的主要症状。初起时咽喉痒，微痛，异物感，很快出现声音低沉，逐渐加重，可致声嘶或失音。可伴有咳嗽、咳痰，但一般不严重，如伴有声门下喉炎或气管炎，则咳嗽、咳痰加重。可有喉部不适或喉部微痛，不影响吞咽。

（2）全身症状：较轻，可有周身不适或发热、畏寒等症，并伴有流涕等上呼吸道感染症状。

（二）体征

喉黏膜弥漫性充血，尤以声带明显，声带由白色变成粉红色或红色。有时可见声带黏膜下出血。声带因肿胀而变厚，两侧声带运动正常，但可有闭合不全。

三、实验室及其他检查

血常规：初起血象可无变化，继之可见白细胞总数略有增高。

四、诊断与鉴别诊断

1. 诊断要点　感冒或过度用声后出现声嘶，检查见声带弥漫性充血、肿胀。

2. 鉴别诊断

（1）急性声门下喉炎：多见于5岁以下儿童。声嘶较轻，具有典型的“空——空——”样咳嗽，以声门下充血肿胀为主，可伴有发热及呼吸困难，全身症状较重。

（2）过敏性喉水肿：起病急，发病快，可因水肿部位的不同而出现声嘶、咽痛或呼吸困难等症。可见声带水肿，黏膜色淡。患者多有过敏史，或有致敏原接触史。白细胞计数多正常，但嗜酸性粒细胞增加。

五、治疗

以抗炎、及时消除声带水肿为主要治疗原则。可予抗生素和糖皮质激素，并配合辨证论治。

1. 一般治疗　禁声而使声带得到休息。多饮水，禁烟、酒刺激，保持大便通畅。

2. 抗生素及糖皮质激素的应用　可根据病情，选用合适的抗生素。如声带充血肿胀较重，可予糖皮质激素口服。小儿急性喉炎病情较重且变化快，易引起呼吸困难，可给予地塞米松适量肌注。

3. 中成药　新雪丹颗粒、六神丸、新癀片、喉咽清口服液（颗粒），视病证选用。

4. 局部治疗

（1）超声雾化吸入：如庆大霉素液配地塞米松液，加生理盐水 15 ~ 20mL，超声雾化吸入；高压泵雾化吸入效果更佳。

（2）中药蒸气吸入：藿香、佩兰、苏叶、薄荷各适量，煎水，吸入其蒸汽。

（3）中药茶：取金银花、麦冬各适量，胖大海一枚，泡茶频饮。

六、预防与调护

（1）正确用声。尤其在气温骤降、上呼吸道感染期间或女性经期内，不宜过度用声或高声喊叫。

（2）忌烟酒过度，少食辛辣刺激性食物及寒凉之品。注意避免有害化学物质或粉尘刺激。

（3）积极治疗口、咽、鼻腔、鼻窦的急、慢性炎症，以防止感染下传。

（4）喉内镜检查时，注意谨慎操作，避免损伤声带。

第二节　小儿急性喉炎

小儿急性喉炎是小儿喉黏膜的急性炎症。因发病部位多在声门下区，故又名急性声门下喉炎。好发于 3 岁以下儿童，以发热、阵发性犬吠样咳嗽、声音嘶哑为主要症状，甚者出现呼吸困难。如不及时诊治，可危及生命。

一、病因病理

（一）病因

常继发于上呼吸道感染、急性鼻炎、急性咽炎等。多由病毒引起，最常见的是副流感病毒，约占 2/3；还有腺病毒、麻疹病毒等。小儿急性喉炎亦可为某些急性传染病的前驱症状。

（二）病理

炎症主要发生在声门下区，可向下发展延及气管。由于小儿喉腔较小，黏膜下层组织疏松，炎症时易发生黏膜下水肿，可致气道狭窄，出现呼吸困难。加之小儿抵抗力较弱，咳嗽机能差，喉腔分泌物不易排出，神经系统功能尚不稳定等，故受炎症刺激时，容易发生喉痉挛，出现喉阻塞。

二、临床表现

（一）症状

起病较急，主要症状为声音嘶哑，阵发性犬吠样咳嗽，吸气性喉喘鸣和吸气性呼吸困难。可伴有发热，全身不适、乏力等。严重者吸气时可出现锁骨上窝、胸骨上窝、肋间及上腹部的凹陷，又称“四凹征”。甚至面色苍白，发绀，烦躁不安、神志不清。如不及时治疗，可因呼吸、循环衰竭而死亡。

（二）体征

喉镜检查可见喉黏膜充血肿胀，尤以声门下区为著；声带充血，声门区有黏稠的分泌物附着；声门下黏膜肿胀隆起。由于小儿不合作和病情急重，在实际临床工作中很少对小儿行喉镜检查。

三、实验室及其他检查

血常规：白细胞总数升高，或可正常，或中性粒细胞减少，淋巴细胞升高。

四、诊断与鉴别诊断

（一）诊断要点

起病急，以犬吠样咳嗽，声嘶，发热，吸气性喉喘鸣，吸气性呼吸困难为本病的主要特征。

（二）鉴别诊断

（1）气管、支气管异物：有异物吸入史。异物吸入后立即出现剧烈呛咳，可有不同程度呼吸困难。气管内活动性异物可有阵发性呛咳。听诊时可闻及拍击声，或患侧肺呼吸音减弱。X线透视可协助诊断。

（2）小儿喉痉挛：多见于较小的婴儿。起病急，吸气性喉喘鸣，鸣声尖而细，发作时间短暂，症状可自行缓解。无发热及声嘶症状。

（3）喉白喉：起病较缓，多继发于咽白喉。一般全身中毒症状较明显。检查见有灰白色伪膜，不易擦去，强行剥去则易出血。分泌物涂片和培养可找到白喉杆菌。

五、治疗

小儿急性喉炎起病急，变化快。治疗以控制感染、防止和解除呼吸道阻塞为主要原则。适时配合应用中医辨证论治，有利于提高疗效。

1. 一般治疗　安静休息，减少哭闹，降低耗氧量。对危重患儿应加强监护，及时吸氧，做好气管切开术的相关准备。

2. 抗生素疗法　病情较轻者，可予足量青霉素类或头孢类抗生素静脉滴注。病情较重或耐药者，改用其他广谱抗生素，或联合应用多种有效抗生素。

3. 糖皮质激素的应用　糖皮质激素与足量有效抗生素联合应用，有利于促使喉黏膜肿胀迅速消退，改善呼吸阻塞状况，获得良好治疗效果。常用地塞米松 0.2 ~ 0.6mg/（kg・d），静脉滴注或肌内注射；强的松 1 ~ 2mg/（kg・d），口服。

4. 支持疗法　注意患儿的全身营养与电解质平衡状况，保护心肌功能，避免发生心力衰竭。

5. 气管切开术　呼吸困难症状不能在短时间内快速缓解者，宜及时行气管切开术。

6. 中成药　早期可口服喉咽清口服液（颗粒）、六神丸，病情严重者研服八宝丹。

六、预防与调护

（1）注意饮食调理，少食辛辣炙煿及鱼腥之品。

（2）积极治疗鼻窦炎、咽炎、扁桃体炎。

（3）传染病流行期间，尽量限制小儿外出，避免接触传染病原。

第三节　慢性喉炎

慢性喉炎是喉黏膜的非特异性慢性炎症，以声音嘶哑，讲话费力，日久不愈为主要临床表现，是喉科常见的慢性疾病。多由急性喉炎等治疗不彻底发展而成，亦可因长期不良因素刺激而发。

一、病因病理

（一）病因

病因尚不十分明了，可能与下列因素有关。

（1）急性喉炎治疗不当，或反复发作迁延而成。

（2）长期用声过度或发声不当，如教师、演员等职业用声者，以及长期在嘈杂环境中工作而需高声用语者，易发本病。

（3）吸烟饮酒过度，粉尘及有害气体的长期刺激。

（4）临近器官的慢性炎症，如鼻腔、鼻窦或咽部慢性炎症、慢性支气管炎等，均可直接或间接波及喉腔黏膜。

（二）病理

喉腔黏膜毛细血管扩张充血，炎细胞浸润，细胞间质水肿，黏液腺分泌增加。黏膜肥厚，多数病变向喉内肌层延展，使声带的振动与闭合受到影响，形成慢性单纯性喉炎。病变进一步发展，出现喉黏膜增厚，纤维组织增生，声带发生肥厚性改变。少数患者喉黏膜及黏膜下层纤维变性，柱状纤毛上皮渐变为复层鳞状上皮，腺体发生萎缩，形成慢性萎缩性喉炎。

二、临床表现

（一）症状

以不同程度的声音嘶哑为主要症状，初期为间歇性，一般用嗓愈多，则声嘶愈重，逐渐发展为持续性声嘶。自觉喉内有痰液黏附，因而常作“吭咯”之声以清嗓。常有喉部不适，如异物感、咽喉灼热、干燥、发声时疼痛等。

（二）体征

按病变性质可分三种类型。

（1）慢性单纯性喉炎：喉部黏膜弥漫性充血，轻度肿胀，声带由白色变为淡红色；黏膜表面常有黏液附着，声带运动、闭合尚可。

（2）慢性肥厚性喉炎：喉黏膜肥厚，以室带增厚更为明显，常遮盖部分声带；声带肥厚，边缘变钝，声门闭合不良。

（3）萎缩性喉炎：喉黏膜干燥萎缩，黏膜变薄，喉腔宽敞，光亮如涂蜡状；常有黄绿色痂皮附于声带后端及杓间区；声带变薄，张力减弱，声门闭合时常有梭形裂隙。

三、治疗

消除致病因素，避免不良刺激，注意声带休息为主要治疗原则。中医中药应为首选治疗方法，对于减轻黏膜炎症，改善发声都具有明显优势，配合局部治疗，可进一步提高疗效。

1. 一般治疗　积极治疗邻近器官的炎症，如鼻炎、鼻窦炎、咽炎、气管炎等，改善工作环境，戒除生活中不良习惯，避免过度用声，增强机体免疫力以减少急性发作。

2. 抗生素及糖皮质激素的应用　慢性喉炎急性发作时可适当加用抗生素、糖皮质激素，以促使炎症尽早吸收。一般情况下少用。

3. 含服药　铁笛丸、润喉丸、银黄含化片、草珊瑚含片等含服。

4. 中成药　黄氏响声丸、金嗓散结丸、清音丸等口服。

5. 局部治疗

（1）超声雾化吸入：庆大霉素注射液、地塞米松液，加 0.9% 生理盐水等放入超声雾化器中，雾化吸入。痰多者可加 α－糜蛋白酶。亦可选用金银花 20g，薄荷 10g，甘草 10g，煎汤，或取不同证型中药液 20mL，蒸汽吸入或超声雾化吸入。

（2）理疗：用超短波、音频电疗或直流电药物离子（碘离子）导入治疗，以改善局部的血液循环，促进炎症吸收。

四、预防与调护

（1）锻炼身体，增强体质，提高对外界气候的适应能力。

（2）积极治疗急性喉炎及邻近组织器官的炎症，降低急性发作频率。

（3）纠正不正确的发声方法，避免过度用声。

（4）改善工作和生活环境，避免有害气体、粉尘的长期刺激。

（5）戒烟限酒，少食辛辣炙煿及寒凉之品。

第四节 急性会厌炎

急性会厌炎又名急性声门上喉炎，是喉科的常见急性感染性疾病，以会厌充血肿胀、咽喉剧烈疼痛、吞咽困难、呼吸困难为主要临床表现。病情严重者，可因急性喉阻塞而窒息死亡。成人、儿童均可发病，但成人多于儿童，男性多于女性。全年均可发生，冬春季节多见。

一、病因病理

（一）病因

（1）感染：为最主要的病因。常见的致病菌为流感嗜血杆菌、溶血性链球菌、葡萄球菌、肺炎双球菌等，也可与病毒混合感染而发病，多经呼吸道途径而感染。

（2）变态反应：可继发于全身或局部变态反应发作期。可因细菌、病毒感染后继发，也可由单纯变态反应性炎症引起，导致会厌迅速水肿，由此引起喉阻塞的概率远高于感染因素。

（3）其他因素：误咽化学物质，吸入有害气体，颈部及喉部创伤及放射线损伤等均可引起会厌的急性炎症。也可因外伤或临近组织感染（如急性扁桃体炎、舌扁桃体炎、口底炎等）所致。

（二）病理

会厌舌面及杓会厌襞黏膜较疏松，声门上区的淋巴管极为丰富。因而会厌一旦发生感染，极易出现水肿，甚至发生急性喉阻塞而窒息死亡。

（1）急性卡他型：会厌黏膜急性弥漫性充血、肿胀，大量白细胞浸润。

（2）急性水肿型：会厌的变态反应性炎症以黏膜水肿为主，发病极为迅速，会厌肿胀呈球形。此型易引起喉阻塞。

（3）急性溃疡型：较少见，但病情较重，发展迅速，炎症波及黏膜下层及腺体组织，可有局部黏膜发生溃疡，或出血。

二、临床表现

（一）症状

（1）局部症状：咽喉疼痛较剧，吞咽时加重，咽下困难，口涎外溢，言语含混不清。局部症状虽较重，但因声带多无受累，故很少有声音嘶哑。

（2）全身症状：起病急，有畏寒发热，表现为急性痛苦面容。儿童及老年人症状多较严重。体温在38℃～39℃。

（二）体征

（1）会厌改变：口咽部无明显改变，但会厌明显红肿，多呈球形。若脓肿形成，表面可见黄白色脓点。会厌红肿多见于舌面，喉面较少见。由于肿胀会厌的后倾遮掩，喉镜检查时不易见到声带、室带。

（2）吸气性呼吸困难征：病情严重者，可出现不同程度的吸气性呼吸困难体征。

三、实验室及其他检查

1. 血常规　白细胞总数显著增加，中性粒细胞比例增加。

2. 电子喉镜检查　可明确诊断。

3. 喉部 X 线检查　喉侧位片可见到肿大的会厌。

四、诊断与鉴别诊断

（一）诊断要点

本病发病急，进展快，以咽痛、吞咽困难、言语不清为主症，多无声音嘶哑。喉镜检查可明确诊断。

（二）鉴别诊断

（1）小儿急性喉炎：好发于3岁以下儿童，主要症状为声嘶，可伴有发热，哮吼样干咳及吸气性呼吸困难。喉部检查，声带及声门下黏膜充血肿胀，会厌及杓状软骨正常。

（2）喉水肿：起病急，声音嘶哑，吞咽困难，呼吸困难。检查见会厌、杓状软骨黏膜高度水肿，但患者无明显咽喉疼痛。

（3）喉白喉：起病较缓，全身中毒症状明显，体温不高，呼吸困难呈进行性加重，声嘶，喉内可见假膜，涂片可查出白喉杆菌。

五、治疗

以抗感染、防止喉阻塞为基本治疗原则，可给予足量抗生素和糖皮质激素治疗。应严密关注患者的呼吸状态，如呼吸困难严重，应及时行气管切开术。

1. 一般治疗　应卧床休息，减少活动，保持安静，发热明显者应及时降温，保持大便通畅。

2. 抗生素疗法　全身应用足量抗生素，如青霉素类。病情严重及有耐药菌问题者，可联合应用足量头孢类抗生素静脉滴注。

3. 糖皮质激素的应用　糖皮质激素是消除局部水肿最迅速而有效的药物，一般宜早期与抗生素联合应用。成人可予以氢化可的松100～200mg/d或地塞米松5～10mg/d静脉滴注，儿童用量可酌减。

4. 保持气道畅通　是成功救治本病患者的关键。密切观察病情变化，对婴幼儿及年老体弱者尤宜加强观察。如为轻度呼吸困难，可给吸氧、雾化治疗。若病情急重，呼吸困难达Ⅲ度以上，宜行气管切开术。

5. 会厌脓肿的处理　会厌脓肿一般会自行破溃，无需特殊处理。但脓肿较大者，可在表麻下切开排脓。儿童患者取仰卧头悬垂位，经直达喉镜下切开，用吸引器吸脓，以防脓液误入气管引起窒息。

6. 局部治疗

（1）蒸气或雾化吸入：选用中草药清热解毒芳香之品，如金银花、紫苏、鱼腥草、薄荷等，制成煎剂蒸气吸入；或以庆大霉素加地塞米松或布地奈德混悬液超声雾化吸入。

（2）含服药：含化铁笛丸或新癀片，日数次。

六、预防与调护

（1）养成良好的饮食卫生习惯，防止吞咽过热食物，避免异物损伤咽喉部。

（2）避免吸入有害气体及过度烟酒刺激。

（3）患者应卧床休息，如有呼吸困难可取半卧位，保持室内安静。

（4）积极治疗，严密观察病情变化。吞咽困难明显者，应注意支持疗法。并适时做好气管切开术的准备。

第五节　声带小结与息肉

声带小结又称歌者小结、教师小结、声带结节，发生于儿童者又称喊叫小结，是一种微小的纤维结节性病变，是声带的慢性疾病之一，常发生于职业用声者，也可由慢性喉炎发展而来。

声带息肉是喉息肉的一种，亦是喉部慢性疾病，其发病与喉部的慢性刺激、发声过度、声带机械性损伤等因素有关，与过敏体质也有一定联系。

一、病因病理

（一）病因

（1）长期发声不当：用声过度或骤然高声喊叫，造成声带损伤，血管扩张、通透性增加，导致局部水肿。发声时的声带振动又进一步加重创伤，反复创伤终于导致小结或息肉的形成。

（2）上呼吸道病变：在有上呼吸道炎症存在的基础上（如感冒、急性喉炎、鼻炎等），滥用声带，容易诱发声带小结和息肉。

（3）变态反应：变态反应可使喉腔、声带黏膜发生水肿、渗出。若反复发作，日久可形成声带息肉。

（4）其他学说：有人认为声带息肉的发生与局部解剖因素有关，如舌短、舌背拱起及会厌功能差者，可使共鸣及构语功能受影响，导致声带损伤。此外还有血管神经障碍学说、内分泌功能紊乱及先天遗传学说等。

（二）病理

早期为上皮下层发生水肿，血管扩张，血浆渗出，毛细血管增生，纤维蛋白物沉着；晚期则为黏膜表面增厚，纤维组织增生或玻璃样变。从病理组织学上看，两者属同一病变发展过程中两个不同阶段的表现。

二、临床表现

（一）症状

早期主要表现为发声易疲劳，讲话不能持久，间歇性声嘶，逐渐发展成持续性音哑，发高音时更为明显。巨大息肉位于两侧声带之间者，可完全失音，甚至可堵塞声门，引起喉喘鸣及呼吸困难。

（二）体征

（1）声带小结：表现为声带游离缘前、中 1/3 交界处声带黏膜不同程度隆起，一般呈对称结节状，表面光滑，可有分泌物黏附。亦有声带小结呈广基梭形增厚者，致使声门闭合较差。

（2）声带息肉：多发于单侧，常位于声带前、中 1/3 交界处边缘，呈灰白色或粉红色，半透明状，表面光滑，多带蒂，大小如绿豆、黄豆不等，发声时可夹于两声带之间，也可上下活动。少数声带息肉呈弥漫性，单侧或双侧声带边缘黏膜呈梭形隆起，半透明状，形如卧蚕，致声门闭合不全。有时声带息肉隐伏于声门下，检查时易忽略。

三、实验室及其他检查

间接喉镜检查不易合作或暴露不清者，可行电子喉镜或动态喉镜检查。

四、诊断与鉴别诊断

（一）诊断要点

声嘶持久，声带边缘前中 1/3 交界处有对称性结节样突起，或一侧声带有带蒂或广基样半透明样赘生物，声门闭合不全。

（二）鉴别诊断

（1）喉乳头状瘤：多发于儿童，声嘶呈渐进性加重，随瘤体增大而声哑加剧，还可出现喘鸣和呼吸困难。喉镜检查时，见喉内肿瘤多发或单发，呈乳头状，粗糙不平滑，色苍白或淡红色。活检可以确诊。

（2）喉癌：多发于中年以上男性，声嘶呈渐进性加重，可有痰中带血，肿瘤堵塞声门可引起呼吸困难。喉镜检查见肿瘤多呈菜花样或结节状，可发于声带、室带或会厌等处，易引起声带固定。活检可以确诊。

五、治疗

声带小结早期，应适当注意声带休息，矫正发声方法或行语言训练，局部理疗；声带息肉和声带小结纤维化比较明显，或其体积过大者，则以手术摘除为主，术后辅以激素、抗生素及超声雾化吸入治疗。

1. 声带休息　早期声带小结，经过适当的声带休息，常可变小甚至消失；对于较大的小结，其声音亦可改善。若声带休息 2 ~ 3 周后，小结仍未明显变小，应采取其他治疗措施，因声带肌长期不活动反而对发声功能不利。

2. 发声训练　在专家指导下进行正规发声训练，矫正明显的不正当发声后，小结可能消失。发声训练的目的，主要是改变错误的发声习惯，减轻声带疲劳与创伤。

3. 抗炎治疗　声带小结与息肉早期，可适当选用抗生素和糖皮质激素口服治疗。一般用药 1 ~ 2 周。

4. 手术治疗　经电子喉镜或支撑喉镜切除小结或息肉，或行喉显微手术。术后应禁声 2 周，并用抗生素和糖皮质激素雾化吸入。

5. 中成药　可服金嗓散结丸、黄氏响声丸等。

6. 局部治疗

（1）超声雾化吸入。

（2）含服药：常以清咽滴丸、银黄含片、润喉丸、铁笛丸等含服。

六、预防与调护

（1）适当注意声带休息，职业用声者应注意正确的发声方法。

（2）戒烟酒，少食辛辣之品。

（3）切忌气急高喊，以免造成声带黏膜下出血或水肿。

（4）上呼吸道感染或妇女月经期间，应注意声带保护。

第六节　喉水肿

喉水肿又称急性喉水肿，为某些原因导致的喉黏膜下组织间液迅速积聚而引起呼吸困难的一种临床表现。由于其发病急骤，短时间即可造成窒息死亡，应高度重视并迅速有效抢救。

一、病因病理

（一）病因

喉水肿的发生，与以下因素有关。

（1）非感染性因素：变应性疾病，如荨麻疹、药物过敏反应等，可以并发喉水肿。常见的过敏药物有青霉素、碘化钾口服液、阿司匹林片等；也可见于食用海鲜等食品之后。其他如喉外伤，喉部受化学气体刺激，气管插管，高温蒸汽吸入等，也可引发本症。

（2）感染性因素：喉部或邻近组织炎症，如急性喉炎，咽或喉部脓肿，颈部感染，某些急性传染病（如麻疹、猩红热）、特殊性感染（如喉梅毒、结核），均可引起喉水肿。

（3）遗传性血管性水肿（hereditary angioedema，HAE）：常见的为遗传性血管神经性水肿，是多系统损害的遗传性血管神经性水肿，累及喉黏膜而出现喉水肿，是本病的主要死亡原因。系家族遗传性病变，为常染色体显性遗传病，存在遗传性补体缺陷。患者血清中 C1- 酯酶抑制因子 (C1-INH) 含量低甚至缺乏或功能缺陷，出现 C1 活化过度，C4 及 C2 过量裂解，补体激肽显著升高，微血管通透性增强，反复发作喉水肿，死亡率高。

（4）全身性疾病：最常见的为心脏病、肾炎、肝硬化，以及内分泌功能紊乱如甲状腺功能低下导致的黏液性水肿。

（二）病理

喉黏膜下组织较为疏松且富有淋巴与腺体，血管神经甚为丰富。喉腔为呼吸道的最狭窄处。喉黏膜一旦遭受不良刺激，尤其是小儿，极易发生显著的水肿，产生喉腔急性阻塞。早期多发生于杓会厌襞，继而迅速漫延至室带、声门下。变态反应性者，常发生血管性水肿，喉黏膜间质水肿，黏膜下渗出液为浆液性。感染性喉水肿渗出液为浆液脓性。

二、临床表现

发病急促，以变应性、遗传血管性者发作更快。患者常能具体指出接触某种药物、某种刺激后发病，迅速出现声嘶，语音含混，咽喉梗阻感，呼吸困难，喉鸣，甚至窒息。因杓会厌襞、杓间区肿胀，出现喉部异物感及吞咽困难。感染性喉水肿可在数小时内出现喉痛和相关症状，表现不同程度的吸气性呼吸困难及三(四)凹征。喉镜检查可见喉黏膜明显水肿、苍白，喉腔变窄显著，结构辨认不清；感染性者则见喉黏膜呈深红色水肿，黏膜发亮。

三、实验室及其他检查

1. 血常规　变应性者淋巴细胞增多，感染性者白细胞总数明显升高。

2. 影像学检查　喉部 X 线或 CT 扫描可显示声带增厚、声门区变窄情况。

四、诊断与鉴别诊断

（一）诊断要点

本病表现较典型，但重要的是鉴别明确喉水肿的病因属感染性或非感染性。详细询问病史，根据症状、必要的喉部与全身检查，即可确定诊断。变应性、遗传性血管神经性者多突然发作，有反复发作史。因本症患者死亡率可以高达 1/3，应力求迅速做出明确判断，以便及时采取针对性措施进行抢救。

（二）鉴别诊断

（1）喉异物：以呼吸困难就诊者，有时可能是喉异物。常有异物误吸史，喉镜检查可发现卡于喉部的异物。

（2）喉痉挛：喉部受刺激之际，如喉镜检查、汤水误吸入喉时，突然发生喉肌痉挛，表现为呼吸困难、喉鸣及发绀。本症可以自行缓解，但可反复发作。多见于过度紧张或高度敏感患者。

五、治疗

主要应针对病因进行治疗。本症一旦发生，应禁食，并随时清除咽喉分泌物以保持呼吸道通畅，间断吸氧，尽早建立输液通道以利于治疗方案的调整。立即做好气管切开的准备，备好急救用品。在未出现三度呼吸困难之前，尽快查出病因，采用对因治疗。

1. 糖皮质激素的应用　大剂量糖皮质激素静脉滴注，同时喉部喷入 1 ∶ 5000 的肾上腺素，雾化吸入糖皮质激素及抗生素，可迅速改善喉黏膜水肿。

2. 保持气道通畅　即时给氧，吸除呼吸道分泌物；因为本病对积极有效治疗的反应较快，即使呼吸困难非常严重者，也应优先考虑气管插管，尽可能避免实施气管切开术。只有出现极度呼吸困难而危及生命之际，方才考虑气管切开。

3. 抗生素的应用　感染性者，选用足量的广谱抗生素肌注或静脉滴注。

4. 原发病的治疗　查找引起喉水肿的原因，进行针对性治疗。

六、预防与调护

（1）密切注意病情变化，随时做好抢救准备。

（2）环境安静，半坐卧位卧床休息，暂禁食，少说话，以免加重呼吸困难。

（3）痰涎多者，随时吸痰，以保持呼吸道通畅。

第十七章 头颈外科疾病

第一节 颈部检查

一、颈部一般检查法

颈部检查是医生熟练掌握的基本技能之一，规范准确的体格检查可得出疾病的初步诊断。颈部一般检查包括：①颈部的外形、颈部血管、颈部皮肤和包块、颈部淋巴结；②甲状腺及气管的检查。

检查的技巧：颈部的检查应在平静、自然的状态下进行，被检查者最好取坐位，充分暴露颈部及肩部。检查时手法应轻柔。正常人颈部直立，两侧对称，男性甲状软骨比较突出，女性则平坦不显著，转头时可见胸锁乳突肌突起。头稍后仰，更易观察颈部有无包块、瘢痕和两侧是否对称。正常人在静坐时颈部血管不显露。

（一）颈部姿势与运动

正常人坐位时颈部直立，伸屈、转动自如，检查时应注意颈部静态与动态时的改变：如头不能抬起，见于严重消耗性疾病的晚期、重症肌无力、进行性肌萎缩等。头部向一侧偏斜称为斜颈，见于颈肌外伤、瘢痕收缩、先天性颈肌挛缩和斜颈。先天性斜颈者的胸锁乳突肌粗短，如两侧胸锁乳突肌差别不明显时，可嘱患者把头位复正，此时病侧胸锁乳突肌的胸骨端会立即隆起，为诊断本病的特征性表现。颈部运动受限并伴有疼痛，可见于软组织炎症、颈肌扭伤、颈椎结核或肿瘤等。颈部强直为脑膜刺激征，见于各种脑膜炎、蛛网膜下腔出血等。

（二）颈部皮肤与淋巴结

（1）颈部皮肤检查时注意有无蜘蛛痣、感染（疖、痈、结核）及其他局限性或广泛性病变，如瘢痕、瘘管、神经性皮炎、银屑病等。注意腮腺、颌下腺和甲状腺有无肿大。

颈部的分区：为描述和标记颈部病变的部位，根据解剖结构，颈部六个临床分区：第Ⅰ区（level Ⅰ）包括颏下区及颌下区淋巴结，分 A、B 两个亚区。第Ⅱ区（level Ⅱ）为颈内静脉：淋巴结上组，分 A、B 两个亚区。第Ⅲ区（level Ⅲ）为颈内静脉淋巴结中组。第Ⅳ区（level Ⅳ）为颈内静脉淋巴结下组。第Ⅴ区（level Ⅴ）颈后三角区，分 A、B 两个亚区。第Ⅵ区（level Ⅵ）为内脏周围淋巴结，或称中央区。

（2）颈部淋巴结的触诊顺序：为耳前、耳后、枕部、颌下、颏下、颈前、颈后、锁骨上淋巴结。检查时应注意其部位、数目、大小、质地、活动度、与邻近器官的关系和有无压痛等特点。检查者站在患者背后，用两手指滑动触诊耳前、耳后（乳突区）淋巴结。患者将头转向右侧或左侧，检查者用右手或左手触诊枕骨下区的枕后淋巴结。检查者用双手（翻掌）指尖触摸颌下及颏下淋巴结，双侧对比。用双手指在颈前三角区先沿胸锁乳突肌前缘触诊。再用双手指在颈后三角沿斜方肌前缘和胸锁乳突肌的后缘触诊。最后用双手指尖在锁骨上窝内由浅到深触摸锁骨上淋巴结。

正常的淋巴结直径多为 0.2 ~ 0.5cm，质软，光滑，很少触及。颈部淋巴结不仅接受头颈部器官的淋巴引流，也接受胸、腹、盆腔和四肢的淋巴引流。

淋巴结肿大可考虑：以淋巴结反应性增生，淋巴结炎最多见，其次为转移性癌，淋巴结核，淋巴瘤。根据淋巴结分区是判断转移部位和进一步检查和治疗的线索，在临床中具有重要的参考价值。

（三）颈部常见肿块

（1）先天性肿块：甲状舌管囊肿，鳃裂囊肿，囊性淋巴管瘤（淋巴水瘤），皮样囊肿和表皮样囊肿，喉气囊肿等。

（2）良性肿瘤：颈动脉体瘤，神经源性肿瘤（神经鞘瘤和神经纤维瘤，可发生于交感神经，迷走神经，颈丛神经），血管瘤，纤维瘤，脂肪瘤，甲状腺良性病变。

（3）恶性肿瘤：喉癌，下咽癌，甲状腺癌，颌面及口腔恶性肿瘤，转移性癌。

（四）颈部血管

（1）正常人立位或坐位时颈外静脉常不显露，平卧时可稍见充盈，充盈的水平仅限于锁骨上缘至下颌角距离的下 2/3 以内。在坐位或半坐位（身体呈 45°）时，如颈静脉明显充盈、怒张或搏动，为异常征象，提示颈静脉压升高，见于右心衰竭、缩窄性心包炎、心包积液、上腔静脉阻塞综合征，以及胸腔、腹腔压力增加等情况。

（2）颈静脉搏动可见于三尖瓣关闭不全等。平卧位时若看不到颈静脉充盈，提示低血容量状态。颈静脉与右心房的压力改变，右侧颈部较左侧颈部明显，可能是由于右无名静脉系上腔静脉的直接延续且较左无名静脉为短。单从左侧颈部推测静脉压可能导致错误。

（3）正常人颈部动脉的搏动，只在剧烈活动后心搏出量增加时可见，且很微弱。如在安静状态下出现颈动脉的明显搏动，则多见于主动脉瓣关闭不全、高血压、甲状腺功能亢进及严重贫血患者。因颈动脉和颈静脉都可能发生搏动，而且部位相近，故应鉴别。一般静脉搏动柔和，范围弥散，触诊时无搏动感；动脉搏动比较强劲，为膨胀性，搏动感明显。

（4）颈动脉体瘤在颈动脉分叉处单个肿块质地较硬，可左右活动但不能上下活动，可在表面扪及传导性波动，听诊可闻及杂音。此外，血管瘤、动静脉瘘，可检查 B 超，CT、颈动脉造影能清楚显示肿瘤与颈动脉的位置关系。

（五）甲状腺

甲状腺位于甲状软骨下方和两侧，正常为 15 ~ 25g，表面光滑，柔软不易触及。

甲状腺检查的步骤如下。

1. 视诊 观察甲状腺的大小和对称性。正常人甲状腺外观不突出，女性在青春发育期可略增大。检查时嘱被检查者做吞咽动作，可见甲状腺随吞咽动作而向上移动，如不易辨认时，再嘱被检查者两手放于枕后，头向后仰以便再进行观察。

2. 触诊 触诊更能明确甲状腺的轮廓及质地。触诊包括甲状腺峡部和甲状腺侧叶的检查。

（1）甲状腺峡部：甲状腺峡部位于环状软骨下方第二至第四气管环前面。站于受检者前面用拇指或站于受检者后面用示指从胸骨上切迹向上触摸，可感到气管前软组织，判断有无增厚，请受检者吞咽，可感到此软组织在手指下滑动，判断有无肿大和肿块。

（2）甲状腺侧叶：前面触诊：一手拇指施压于一侧甲状软骨，将气管推向对侧，另一手示、中指在对侧胸锁乳突肌后缘向前推挤甲状腺侧叶，拇指在胸锁乳突肌前缘触诊，配合吞咽动作，重复检查，可触及被推挤的甲状腺。用同样方法检查另一侧甲状腺。后面触诊：类似前面触诊。一手示、中指施压于一侧甲状软骨，将气管推向对侧，另一手拇指在对侧胸锁乳突肌后缘向前推挤甲状腺，示、中指在其前缘触诊甲状腺。配合吞咽动作，反复检查。用同样方法检查另一侧甲状腺。

3. 听诊 当触到甲状腺肿大时，用钟型听诊器直接放在肿大的甲状腺上，如听到低调的连续性静脉“嗡鸣”音，对诊断甲状腺功能亢进症很有帮助。另外，在弥漫性甲状腺肿伴功能亢进者还可听到收缩期动脉杂音。

（六）气管

正常人气管位于颈前正中部。检查时让患者取舒适坐位或仰卧位，使颈部处于自然直立状态，医师将示指与环指分别置于两侧胸锁关节上，然后将中指置于气管之上，观察中指是否在示指与环指中间，或以中指置于气管与两侧胸锁乳突肌之间的间隙，据两侧间隙是否等宽来判断气管有无偏移。

根据气管的偏移方向可以判断病变的性质。如大量胸腔积液、积气、纵隔肿瘤以及单侧甲状腺肿大可将气管推向健侧，而肺不张、肺硬化、胸膜粘连可将气管拉向患侧。

二、颈部特殊检查

（一）颈部细胞学及病理检查

由于颈部肿块发病部位复杂，病因众多，临床上仅依靠病史、体征及一般影像学检查难以确诊，所以明确肿块的病理性质，对指导临床治疗和判断预后尤为重要。

甲状腺结节细针穿刺细胞学检查（Fine-needle aspiration cytology，FNAC）是术前评价甲状腺结节性质的敏感度和特异度最高的诊断方法，在国内外指南中推荐级别 A。穿刺方法包括触诊穿刺方法和超声引导穿刺方法。

触诊穿刺适应于可以明确触及或直径大于 1.5cm 的实性结节或实性成分大于 50% 的囊实性结节。超声引导穿刺适用于：①结节不可触及或直径小于 1cm；②囊实性结节，囊性成分＞ 50%；③结节位于甲状腺背面；④首次穿刺结果为无法诊断，需再次穿刺。

操作技术步骤如下。

（1）触诊穿刺步骤：患者取仰卧体位肩下垫枕，头偏健侧。戴无菌手套，局部 0.5% 碘伏消毒，不做局麻。穿刺者左手固定结节，右手持针迅速经皮肤穿刺入结节。甲状腺无明显肿大时，穿刺针与皮肤角度约 45°；明显肿大时可将进针角度放大。进针深度凭术者手感，针尖穿刺至肿物中心部位，助手辅助拉回针栓，造成 34ml 左右负压。穿刺者将穿刺针于结节内反复抽吸 5 ~ 10 次后，当针座后孔见细胞碎屑后迅速拔出穿刺针。首先吹出注射器内混有组织的血液，立即涂薄片数张，穿刺处贴无菌辅料，并按压 10 分钟。

（2）超声引导下穿刺步骤：体位同触诊穿刺，首先超声探查甲状腺，明确待穿刺的结节，以及结节的位置与深度。局部 0.5% 碘伏消毒，戴无菌手套，1% 利多卡因局部麻醉。穿刺者左手持消毒后的超声探头，定位穿刺的结节。右手持针迅速经皮肤穿刺。进针角度与触诊穿刺相同。超声引导下将穿刺针刺入结节中心部位。余过程同触诊穿刺。

（二）颈部影像学检查

颈部影像学检查方法包括超声检查、普通 X 线片、CT、MRI 及 PET-CT 等。

（1）超声：是颈部软组织病变初查的首选检查方法，对诊断甲状腺、涎腺、甲状舌管囊肿、颈部淋巴结及其他颈部肿瘤性病变有重要价值。

（2）X 线片：主要包括颈部正、侧位相，正位相可观察气道是否狭窄、移位、软组织内是否有钙化。侧位片可以显示椎前软组织包括气道、甲状腺、喉的侧位表现。主要观察颈部骨质改变与含气腔的变化、软组织内的异常钙化、骨化、气体或不透 X 异物。

（3）CT 扫描（computed tomography，计算机体层显像）CT 扫描为颈部常规的影像学检查方法。以横断面扫描为基础。对于肿瘤患者应常规性冠状扫描、多平面重建及碘造影剂（离子型 / 非离子型）增强 CT 扫描。扫描范围自颅底到胸骨柄上缘，多采用横断面扫描，层厚 5mm，病变范围小时可用 1 ~ 3mm 薄层扫描。增强扫描是静脉注射造影剂后再按平扫方法进行扫描，其目的是提高病变组织与正常组织间密度差别，从而提高病变的显示率。对于某些血管丰富的肿瘤及病变，区别血管与淋巴结和确定肿瘤复发，具有较强的诊断和鉴别诊断价值。

（4）MRI（magnetic resonance imaging，磁共振成像）由于组织分辨率高，为颈部极有价值的检查方法。常规采用 SE：T1WI 及快速自旋回波（FSE 或 TSE）加脂肪抑制和（或）不加脂肪抑制的 T2WI。MRI 是在头颈部肿瘤的诊断中以软组织对比度好，能够明确显示肿瘤范围及侵犯深度，有利于观察肿瘤沿神经、肌肉蔓延，成为诊断鼻咽癌、喉癌、甲状腺癌、腮腺肿瘤，鉴别鼻咽癌放疗后改变与复发具有价值的检查方法。

（5）PET-CT：可同时反映病灶的病理生理变化和形态结构，明显提高诊断的准确性。由于肿瘤细胞代谢活跃，摄取显像剂能力为正常细胞的 2 ~ 10 倍，形成图像上明显的“光点”，因此在肿瘤早期尚未产生解剖结构变化前，即能发现隐匿的微小病灶（大于 5mm）。

PET-CT 能对肿瘤进行早期诊断和鉴别诊断，鉴别肿瘤有无复发，对肿瘤进行分期和再分期，寻找肿瘤原发和转移灶，指导和确定肿瘤的治疗方案、评价疗效。

（三）诊断

评价颈部软组织病变首先需明确病变的部位，不同部位常见病变不同。

颈部软组织病变影像学分析思路与诊断原则如下。

（1）先天性囊肿中鳃裂囊肿常见部位为颌下腺后方，胸锁乳突肌及颈动脉前方。

（2）甲状舌管囊肿为颈部中线囊性肿块，多位于舌骨周围。

（3）颈部动脉间隙病变：如位于颈动、静脉的前方、外侧、后方多为淋巴结病变。如位于颈动脉、静脉内侧则多为神经源性肿瘤。颈动脉体瘤位于颈动脉分叉处。颈静脉球瘤多位于颅底颈静脉孔处。

（4）椎旁间隙病变多为肌肉、骨骼、纤维瘤、骨肿瘤及神经源性肿瘤。椎旁的神经源性肿瘤多，常为椎管内外生长。

颈部软组织病变有不同的影像学特点，了解不同病变的特征性改变对于颈部病变的诊断及鉴别诊断至关重要。颈部软组织病变主要包括甲状舌管囊肿、鳃裂囊肿、反应性淋巴结增生、淋巴结结核、淋巴结转移癌、淋巴瘤、颈部神经源性肿瘤及副神经节瘤等。

（四）鉴别诊断

（1）鳃裂囊肿：临床表现为反复出现的颈部软组织肿物，多在上呼吸道感染后增大，经抗生素治疗后缩小。典型部位为颈动脉间隙的外侧。颌下腺后方、胸锁乳突肌前缘。非感染病变 CT 表现为黏液密度囊肿，壁薄光滑；感染的囊肿 CT 表现为不规则囊壁增厚，增强后有强化。

（2）反应性淋巴结增生：单发或多发淋巴结肿大，边界清楚，密度均匀。增强扫描多呈轻至中度均匀强化，有时可见淋巴结。

（3）颈部淋巴结结核：好发于儿童及青年，以青年女性多见。病变边缘模糊，结节或肿物边缘强化或内部有多个分隔，多个低密度区为其典型影像学表现。

（4）颈部淋巴结转移瘤：单侧或双侧淋巴结肿大，边缘可规则或不规则，增强 CT 扫描多有轻度、中度或明显强化，边缘不规则强化，内部低密度坏死为典型的头颈部鳞癌淋巴结转移的表现。

（5）淋巴瘤：以非霍奇金病占大多数。淋巴瘤在头颈部主要侵犯淋巴结、结外淋巴组织如咽淋巴环、结外非淋巴组织如鼻窦、鼻腔、眼眶等，亦可合并存在。CT 扫描常位于咽后、颈静脉链及颈后三角区淋巴结，大小不一，边缘较清楚，增强 CT 扫描无明显强化或轻度强化，密度多均匀，也可呈薄壁低密度改变。

（6）颈部神经源性肿瘤：位于颈动脉间隙时肿瘤处于颈动、静脉的内、后方，多使颈动、静脉向外侧或向前移位，茎突前移，咽旁间隙内的脂肪向前及内侧受压并变窄。

（7）颈动脉体瘤：位于舌骨水平，肿瘤使动静脉向外侧移位，亦可以突向咽旁间隙。肿瘤血供丰富，CT 增强扫描时强化明显，密度与血管相近。颈部血管造影检查可见肿瘤位于动静脉之间，呈“杯口征”，瘤周可见小的供血动脉。

第二节 腮腺肿瘤

一、腮腺的解剖与生理

腮腺是人体最大的一对涎腺，成人的腮腺重量约 30g，呈淡黄色，质地柔软。腺体外面包有一层由颈深筋膜浅层所构成的腮腺鞘膜。根据胚胎学的观点，腮腺为单叶性结构，但临床上常以面神经平面为界，将腮腺分为深、浅两部分，沿用传统的命名方法，分别称腮腺浅叶和腮腺深叶。在腮腺深浅两叶之间有一个潜在的间隙，若能沿这个平面分离，则很容易解剖出面神经。

（一）解剖

腮腺平均上下径约5.8cm，前后径约3.5cm。腮腺位于外耳道的前下方、乳突之前、颧弓之下、嚼肌表面、下颌支的后方。其下端在下颌角的后下方。腮腺区的上界是颧弓，后界是外耳道，茎突及其附着的肌肉组织、颈内动脉、颈静脉构成下界，颧弓根与外耳道的连线构成前界。腮腺浅叶较大，覆盖于咀嚼肌后部的浅面；腮腺深叶较小，上邻外耳道软骨，并绕下颌骨后缘向内延伸，紧邻咽旁间隙。腮腺形状不规则，大致呈楔形。腮腺有 5 个突起，3 个位于浅叶，2 个位于深叶。腮腺区是一个三角形区域，里面含有很多重要组织，包括面神经及其分支、感觉神经和自主神经、颈外动脉及其分支、下颌面（后面）静脉和腮腺淋巴管。因此，手术完整切除腮腺组织是非常困难的。

位于下颌支和二腹肌后腹之间的腮腺峡部，将腮腺的下颌后部分与其余部分联系起来。腺体的尾部覆盖于胸锁乳突肌上段的表面并向乳突方向延伸。大约有 20% 的人有副腮腺和副腮腺导管，副腮腺多位于咬肌表面。

腮腺导管长 4 ~ 6cm，直径约 5mm。腮腺导管从腮腺前面外唇上方伸出，体表位置大概在耳屏到口角连线的中上 1/3 段，越过嚼肌表面，在嚼肌前缘几乎成直角转向内侧，穿过颊脂垫及颊肌，开口在与上颌第二磨牙牙冠相对的颊黏膜，开口处形成腮腺乳突。

面神经主干行走于腮腺腺体内，于下颌后静脉和颈外静脉表面分为颞面干和颈面干。面神经主干分支变异比较大，主要分支有 5 个：颞支、颧支、颊支、下颌缘支和颈支。其中颞支、颧支和颊支之间常有交通支，有 4 种类型的面神经分支变异。面神经分支在腮腺前缘的位置变得表浅，比较容易被损伤。

腮腺的血液供应：主要由发自颈外动脉的颞浅动脉、颌内动脉的分支供应。

腮腺区域的淋巴回流：腮腺淋巴结有浅、深淋巴结之分。浅淋巴结位于腮腺表面和腮腺咀嚼肌筋膜的浅面，又分为耳前淋巴结和耳下淋巴结。耳前淋巴结位于耳屏前方，腮腺咀嚼肌筋膜浅面与腮腺之间。耳下淋巴结在腮腺下端，位于胸锁乳突肌前缘及面后静脉离开腺体处。耳下淋巴结亦可沿腮腺后缘伸到腮腺后方。耳下淋巴结常被胸锁乳突肌前缘的筋膜延伸所包绕，从而形成淋巴结鞘，以此与颈前淋巴结相隔。腮腺浅淋巴结收纳来自颞区、额区、耳廓、外耳道、上下眼睑外侧部及鼻根部的淋巴。其输出管入腮腺淋巴结和颈深上淋巴结。

（二）生理

腮腺的主要功能就是分泌唾液。唾液中的各种成分具有润滑口腔黏膜，保护口腔软、硬组织，抵抗微生物损害，帮助食物消化，以及清洁口腔环境、维持一定 pH 等多方面的功能。

二、腮腺肿瘤

腮腺是最大的涎腺，在涎腺肿瘤中，腮腺肿瘤的发生率最高，约占 80%，在腮腺肿瘤的初诊病例中良性肿瘤占 70% ~ 80%。而且 80% 以上的腮腺肿瘤发生在腮腺的浅叶，仅 15% 左右发生在深叶。另有极少数肿瘤发生在副腮腺。腮腺肿瘤可发生在任何年龄，男女均可患病。

（一）病因

腮腺肿瘤和其他涎腺肿瘤一样，病因目前仍不太明确。腮腺恶性肿瘤可能与接触放射线有关。另外，病毒感染、长期暴露在烟雾或灰尘中、接触化学物品等因素也与腮腺肿瘤的发生有一定关系。

（二）病理

腮腺肿瘤中绝大多数为良性肿瘤。一般情况下，发生在腮腺深叶的肿瘤，恶性肿瘤所占的比例略高于发生在腮腺浅叶的肿瘤。腮腺肿瘤的类型比较多，除少数好发于小涎腺的肿瘤外，其他涎腺易发的肿瘤均可发生在腮腺。在良性肿瘤中，混合瘤又称多形性腺瘤，最为常见。据报道，发生在腮腺的肿瘤 60% 为混合瘤，其次为腺淋巴瘤，又称乳头状囊腺瘤，约占腮腺良性肿瘤的 20%，而嗜酸性腺瘤、基底细胞腺瘤等则比较少见。在恶性肿瘤中，黏液表皮样癌最常见，鳞状细胞癌、腺癌、未分化癌、低分化黏液表皮样癌及乳头状囊腺癌等所占比例比较小。

（三）辅助检查

B超检查是最有效的诊断方法，尤其对于80%发生在腮腺浅叶的肿瘤，它不仅灵敏度高、分辨率好，而且方便、无创、便宜、患者接受度高。

B超在腮腺肿瘤诊断中的应用：B超尤其是高频彩色多普勒超声，是腮腺肿瘤首选检查方法。详细的超声检查可以排除腮腺炎（肿大）和涎石症，准确显示肿瘤的部位、范围、形状、大小，区分肿瘤的囊、实性甚至良恶性，观察其与毗邻组织及血管的关系及有无淋巴结转移，判断瘤体内及其周围有无大血管交通，有助于临床估计手术难易，确定手术方案。

不同组织学类型的腮腺肿瘤有不同的声像图特征，如腮腺混合瘤的声像图表现为形态较规则的回声均匀的低回声团块或结节，呈圆形或椭圆形，边界清晰，血流信号多不丰富，收缩期血流峰值流速及阻力指数均不高；腮腺癌的典型超声表现为腺体体积明显增大，肿块形态不规则，内部回声不均匀，边界不清，后方无回声增强效应，肿块内部或周边可检测到较丰富的高速高阻动脉血流信号，但是早期或低度恶性腮腺癌的超声表现不典型，与腮腺良性肿瘤难以区分；对腮腺区脂肪瘤，可探及椭圆形、形态规则、边界清、并可见包膜的回声光带，内部为低或略强回声，可为不均质性回声。

根据CT或MRI影像特征可分析肿瘤的性质、对肿瘤准确定位并分析其与周围组织、血管的关系，因此，下一步的辅助检查必然是CT或MRI，必要时可以增强。

CT、MRI在腮腺肿瘤诊断中的应用：CT或MRI检查有立体定位和定量的优点，可帮助鉴别诊断腮腺深叶较大的肿瘤与咽旁间隙及颈动脉鞘周围的占位病变（如神经鞘瘤，转移性淋巴结肿大等），以及腮腺良恶性肿瘤的鉴别诊断。腮腺深叶与包块之间的透亮脂肪线存在与否是区分腺内肿瘤与腺外肿瘤的重要依据，咽旁间隙所形成的低密度带也是鉴别腮腺深叶和咽旁肿瘤的重要标志之一。腮腺深叶病变一般位于茎突和茎突咽肌的外侧，引起咽旁脂肪间隙内移及颈动脉鞘向内后移位，而咽旁间隙病变一般位于茎突和茎突咽肌的前内侧，咽旁脂肪间隙向外移位。

肿瘤周围有无包膜及边缘是否清晰是鉴别良恶性肿瘤的重要依据，具有如下征象应高度怀疑腮腺恶性肿瘤：①腮腺深叶或跨叶生长的边缘不清肿块，周围正常结构破坏；②MRI检查T2W I信号较低；③周围有肿大淋巴结；④临床有面瘫表现。

对某些需要术前了解腮腺包块性质者，可行超声引导下细针穿刺活检，其对恶性肿瘤的确诊率达80%，对囊性病变确诊率高达100%。注意：不提倡粗针穿刺活检、术前切开活检以及术中剖开瘤体切取部分组织冰冻活检，应该将肿瘤完整切除后全部送检。

（四）临床表现

腮腺的良性肿瘤生长缓慢，常在无意中被发现。患者多因发现腮腺区无痛性肿块后就诊，其病史可长达数年甚至数十年。腮腺的良性肿瘤常以耳垂为中心生长，呈圆形或椭圆形，表面光滑或呈结节状，界限清楚，质地中等硬，活动而无粘连。腮腺混合瘤约有10%发生在腮腺深叶，由于肿瘤位置较深，不易被发现。腮腺肿瘤多无明显自觉症状，肿瘤较大者除有局部坠胀感、表面畸形外，一般无其他不适，很少引起功能障碍，也无面神经受侵犯的症状。腮腺浅叶的复发性良性肿瘤也比较常见，主要由于多形性腺瘤初次手术时术中肿瘤破裂造成瘤细胞种植所致，常表现为大小不等的多个结节，有的位于切口线上。

多形性腺瘤生长缓慢，如果短期内生长速度加快，肿块固定，与皮肤或深层组织发生粘连，疼痛并伴有面瘫时，应考虑有恶变的可能。

腮腺的恶性肿瘤生长速度较快，病程较短，肿块大多形态不规则，质地较硬，界限不清，与周围组织粘连，活动度差。患者早期的主要症状多为无痛性肿块，也有少数患者在发现时即有疼痛。约20%的患者可出现不同程度的面瘫，有的以面瘫为主诉就诊，经检查才发现为腮腺恶性肿瘤。肿瘤晚期可侵犯深部组织或皮肤，出现皮肤破溃、张口受限及颈部淋巴结转移等。

原发于腮腺深叶的肿瘤根据肿块所在的位置，临床上有以下3种类型的表现形式。

1．哑铃型 瘤体一端突向咽侧、软腭，另一端突向耳下区，呈哑铃状。因此，在耳垂下及咽侧均可见肿物，其特点是双手合诊时可感到瘤体活动。

2．咽侧突出型 肿瘤位于咽旁间隙，向咽侧及软腭突出，耳下区不易触及肿块。肿瘤常位于扁桃体上方，并向上伸入软腭，使悬雍垂偏向对侧。尽管肿物较大，但肿瘤表面黏膜光滑。由于肿瘤向咽侧和软腭突出，可使口咽缩小，出现呼吸或吞咽障碍、吞咽异物感。

3．颌后肿块型 最常见。瘤体在下颌支后缘与乳突间，或在耳垂稍下的颌后凹。耳下区可触及肿块，但咽侧无肿块突出。

（五）诊断

由于腮腺浅叶的解剖位置比较表浅，所以位于腮腺浅叶部分的肿瘤诊断并无困难。一般情况下，位于耳垂下或耳前区的类圆形或结节状肿块，活动，质地中等硬，无触痛，生长缓慢，无特殊不适者，多为良性肿瘤。而肿瘤生长迅速，肿块外形不规则，质地硬，固定，与周围组织粘连且伴有疼痛，甚至出现面瘫或颈淋巴结转移者，则多为恶性肿瘤。但是一些低度恶性肿瘤如高分化黏液表皮样癌及腺泡细胞癌，临床表现与多形性腺瘤相似，因此，不能仅凭临床经验就做出诊断，需要做进一步辅助检查协助诊断。例如，细针穿刺细胞学检查对腮腺肿瘤有较高的诊断价值；CT 检查、B 超检查及核素扫描等对腮腺肿瘤的诊断也能提供一定的帮助。

（六）治疗

腮腺肿瘤的治疗以外科手术为最有效的治疗手段，必要时手术后辅助放疗。腮腺的鳞状细胞癌、腺癌、未分化癌、低分化黏液表皮样癌及乳头状囊腺癌等，术后应常规放疗。其他恶性肿瘤，如估计手术中切除不彻底或术后病检边缘呈阳性时也应补做术后放疗。

由于面神经与腮腺解剖关系密切，并且肿瘤往往在某一部分或多或少地紧贴面神经，所以，腮腺肿瘤的外科手术最重要的原则是保护好面神经和避免肿瘤包膜破损，以免面神经受损或肿瘤包膜损伤而造成瘤细胞种植。面神经一旦误伤将导致患侧面神经全部麻痹。因此，手术时应仔细地分离面神经。分离解剖面神经要掌握一定技巧，以减少对其造成创伤。一般用蚊式血管钳沿面神经走向在其浅面分离（不能像分离、结扎血管那样分离面神经），这样术后反应较轻。

放疗在腮腺恶性肿瘤的治疗中占有重要地位。手术后放疗和单纯外科治疗相比，能改善局部控制效果和提高生存率。

放射治疗的适应证如下。

（1）临床分期为 T3、T4 期的患者。

（2）肿瘤大而固定无法进行手术者。

（3）组织病理提示为高度恶性肿瘤如未分化癌、鳞状细胞癌、涎腺导管癌及低分化型腺癌者。

（4）手术标本切缘阳性者。

第三节 咽旁间隙肿瘤

一、概述

咽旁间隙位于翼内肌、腮腺深叶和咽缩肌之间，向上至颅底，向下至舌骨水平，前界为翼下颌韧带，后界为椎前筋膜。茎突将其分为前后两部，后部间隙较大，走行有颈内动静脉、后组脑神经脑神经和颈深上组淋巴结，为咽旁间隙原发肿瘤的好发部位。

二、病因

原发咽旁间隙肿瘤较为少见，约占头颈部肿瘤的 1%。良性肿瘤占 70% ~ 80%，恶性肿瘤占

20% ~ 30%，最常见的肿瘤来源为唾液腺来源、神经来源和淋巴组织来源。

（1）唾液腺来源：唾液腺来源咽旁间隙肿瘤多位于咽旁间隙前部，占原发肿瘤的 40% ~ 50%。肿瘤可起自腮腺深叶、异位唾液腺组织或咽侧壁的小唾液腺体。多形性腺瘤为最为常见的病理类型，占总数的 80% ~ 90%。其他良性病变包括单型性腺瘤和嗜酸性腺瘤等。多形性腺瘤癌变和腺样囊性癌是咽旁间隙前部最为常见的的恶性病变。其他唾液腺来源恶性病变有肌上皮癌、腺癌及腺泡细胞癌等。

（2）神经来源：神经来源咽旁间隙肿瘤好发于茎突后的咽旁间隙内，良性的神经鞘膜瘤、副神经节瘤和神经纤维瘤是最常见的肿瘤，恶性病变包扩神经鞘膜肉瘤、恶性副神经节瘤等。

神经鞘膜瘤来源于包绕神经的 Schwann 细胞，是最常见的神经来源的咽旁肿瘤。其多发于迷走神经和颈交感神经。该类肿瘤生长较慢，因而一般很少发生相应神经麻痹。神经鞘膜瘤包膜多完整，组织学上与神经有一定界限，可行完整的外科切除。但由于刺激等原因，术后仍有相当部分患者出现神经麻痹。

神经纤维瘤的包膜一般不完整而且可包绕原发神经。其可呈多灶发病，比如神经纤维瘤病，在该类患者中，恶变的风险高。神经纤维瘤的手术多数需要断离原发神经。

副神经节作为化学感受器分部于颈动脉体、颈静脉球和迷走神经，按其来源副神经节瘤包括颈动脉体瘤、颈静脉球体瘤和迷走神经体瘤等。部分肿瘤为多源性发生，并有少数肿瘤可分泌儿茶酚胺，导致发作性症状，如高血压及面色潮红等。

（3）淋巴组织来源：淋巴组织来源肿瘤占咽旁肿瘤的 10% ~ 15%，包括原发和转移肿瘤，以及感染性疾病。淋巴瘤是最常见的恶性病变，其他常见的肿瘤包括来自鼻咽，扁桃体等的转移癌。

（4）其他少见咽旁间隙肿瘤。

三、病史及体格检查

引起颈部包块的病因包括原发性和继发性，颈侧区的肿大包块其可能的原发性疾病包括感染性、肿瘤性及风湿性疾病，继发性疾病为各型转移癌。因而对颈部包块患者的问诊及体格检查应围绕上述各种可能进行。

咽旁间隙位置隐蔽，早期不易发现，部分患者可于查体时发现而就诊，多数患者待肿物产生压迫症状或神经麻痹才求诊。颈部肿块和口咽部的膨隆是最常见的检查所见。不同位置的肿瘤可产生不同的症状。鼻咽口咽水平的肿瘤压迫可产生打鼾、耳部不适等，而口咽水平以下可有吞咽和呼吸的症状。因此追问详细的病史对于肿瘤的定位有很大意义。

体格检查包括咽部及颈部的视诊及触诊，范围包括扁桃体窝、口咽侧壁、后壁及软腭，可应用间接鼻咽镜和间接喉镜观察鼻咽及下咽区。早期肿瘤在查体中难以触及，较大者可于下颌缘下或口咽侧壁扪及，肿物的大小、质地、动度及搏动感可判断其性质。搏动性的包块应考虑血管来源的病变，如动脉瘤、动静脉畸形等。

四、临床表现

咽旁肿瘤的临床表现包括：颈部肿物、咽肿物；单侧的耳部症状，分泌性中耳炎或咽鼓管异常开放等；吞咽困难；呼吸困难；打鼾；言语含糊不清；后组脑神经脑神经症状（一侧舌肌麻痹、颈肩综合征等）；Horner 综合征；疼痛；张口受限；儿茶酚胺分泌症状（高血压，面色潮红等）。

追问病史，患者无疼痛、肿胀感，无发热、盗汗，无咯血，无关节疼痛，无黏膜下出血等，出示当地医院各项血液检查指标未见异常。专科查体可于其左下颌角处扪一质韧包块，表面光滑，活动，无触痛，并于口咽内可窥及左侧咽侧壁隆起，触诊质韧。

五、辅助检查

根据患者颈部包块发生的位置，位于咽侧壁及下颌骨深面，考虑咽旁间隙肿瘤的可能性大，为进一步明确包块的位置，大小，与周围结构的关系，可考虑行颈部强化 CT 和 MRI 检查。

几种常见咽旁间隙肿瘤的影像学表现如下。

（1）多形性腺瘤：CT 多呈中等密度，不均匀强化，MRI 短 T1 长 T2 信号。肿物位于咽旁间隙前部，下颌骨和茎突之间距离增大，二腹肌后腹向后推移，某些层面上可见其与腮腺深叶相连。

（2）神经鞘膜瘤：CT 及 MRI 表现与多形性腺瘤类似，但一般发生于咽旁间隙后部，茎突的后方，由于其好发于后组脑神经及颈交感神经，故可将血管移位。多数将颈内动脉推向内侧，颈交感来源的肿瘤可将颈内动静脉推向外侧，但由于后组脑神经于血管的毗邻位置不定，故其之间的关系仅能做辅助性的鉴别诊断。

（3）颈动脉体瘤：位于动脉分叉外侧，可将颈内外动脉分离，CT 见明显增强的包块，MRI 呈 T1 中信号，T2 中长信号，可见血管流空影。DSA 见丰富的血供。

（4）淋巴结转移癌：可发于咽旁间隙的各个水平，CT 中等密度，中央可有液性坏死暗区，中等强化，部分可有典型的环形强化。其他部位，如鼻咽、扁桃体等部位可找到原发病灶。

六、诊断

依据患者的病史、体征以及 CT、MRI 等影像学检查中肿物的位置，一般不难作出诊断，但咽旁肿瘤的诊断更应对肿瘤的性质及来源有所判断以进一步治疗。

根据患者体格检查及颈部强化 CT 表现肿瘤位于咽旁间隙后部，乏血流表现，基本可推断为神经来源的咽旁间隙肿瘤。

七、治疗

手术治疗仍是咽旁间隙肿瘤最佳的诊断性和治疗性手段，术式的选择应该基于肿瘤的大小、位置、同血管的关系和良恶倾向等。对于手术禁忌的患者，备选的还有放疗等综合治疗手段，部分患者可能选择带瘤生存。

（一）术前准备

咽旁肿瘤手术需要细致的术前准备，将风险和并发症控制到最低。肿瘤和颈部血管的关系通过术前影像学予以明确，避免术中无法控制的大出血，其可导致中风甚至危及生命。如果肿瘤呈波动性或在 CT 上等血管密度强化，应除外动脉瘤、动静脉畸形等血管来源病变。对于可能需要的动脉移植或旁路搭建，应同血管外科协作，共同制订手术方案，术前完成马塔实验等各项脑血管侧枝循环功能高低的评估。

患者的后组脑神经功能在术前需要详细的检查，同时应评估患者对后组脑神经功能的诉求，应明确告知术后可能出现的吞咽、嗓音等功能障碍。部分肿瘤如颈静脉球瘤等同时累及咽旁间隙、颅底甚至颅内，需由神经外科会诊。

术前的介入栓塞尚有争议，绝大多数的肿瘤应用超选择的术前栓塞可以起到减少术中出血和缩小肿瘤体积的作用，但其引起的炎性水肿不利于解剖间隙的分离，比如动脉体瘤的切除前一般不建议行该类手术。多数学者认为介入栓塞应在术前 24 小时内进行。

分泌儿茶酚胺的副神经节瘤术前准备类似肾上腺嗜铬细胞瘤的切除，需应用酚苄明和普萘洛尔预防术中发生致死性心律失常。

患者在全麻下行左颈侧切开咽旁间隙肿瘤切除术，术中于左下颌缘下切口分离组织至舌骨水平，于二腹肌后腹上进入咽旁间隙，探查见质韧包膜完整肿物，以手指沿包膜分离肿物，并将其完整取出，未见有明显包绕神经，术腔放置引流。术后未出现后组脑神经受损症状，术后 2 天拔除引流管，术后 7 天拆线出院，门诊随诊 2 年未见肿瘤复发。

（二）手术入路

（1）经口入路：经口入路的适应症较为局限，适用于口咽部较小的良性咽旁前间隙且血运比较差的肿瘤，如来源于咽侧壁小唾液腺的肿瘤。其缺点为肿瘤不易暴露、出血难以控制和肿瘤可能不能整块切除等弊端。近年来有学者开展内镜下的咽旁肿瘤切除获得不错的效果。

（2）经颈侧入路：颈侧入路适用于咽旁间隙后部肿瘤的切除，切口经过舌骨水平的平下颌缘切口，向深面于二腹肌后腹下进入咽旁间隙，将颈内动静脉向后外保护，同时向上拉开颌下腺、二腹肌后腹及茎突舌骨肌以充分暴露咽旁间隙的下部。由于下颌骨的阻挡，肿瘤切除多以手指沿肿瘤包膜剥离完成。由于多数咽旁间隙后部肿瘤为神经源性的神经鞘膜瘤和神经纤维瘤，沿其完整的包膜一般可完整地剥离肿瘤，而且术中一般可以避免致命性的出血。神经纤维瘤需要断离其原发神经。

（3）经腮腺入路：对于来源于腮腺深叶的肿瘤可将颈侧切口可向上延伸至腮腺区，解剖并保护面神经各支后行腮腺浅叶的切除，充分暴露腮腺深叶。将下颌骨向前牵拉或行下颌角至下颌切迹的下颌骨切除可进一步暴露咽旁间隙。

（4）下颌骨切开入路：颈侧切开结合下颌骨切开术可以获得咽旁间隙的最佳视野，颈侧的切口向上延续为颏正中切口至下唇。下颌骨切开的位置多为旁中位，位于颏孔前的骨切开术可避免下牙槽神经的损伤。然后切口沿口底向后延伸至扁桃体窝，越过翼下颌韧带，并将下颌骨外旋以充分暴露咽旁间隙。由于创伤较大，其适应证越来越局限。但对于巨大病变、累及咽旁间隙上部的血管性肿瘤、需要在该部位行血管操作的手术、以及恶性病变需要更为广泛地切除等，该入路仍有优势。术前需行前置性的气管切开术。

（5）颞下窝入路：颞下窝入路适用于累及颅底、颈静脉孔的恶性病变。Fisch A型多用于对颈静脉孔区的暴露，其可联合颈部的切口。FischB型和C型入路对颞下窝及咽旁间隙的暴露更加充分。术中分离颞下颌关节、断离颧弓以获得更宽敞的视野，对于颅内侵犯的病变需行中颅窝入路的开颅术。

咽旁肿瘤的切除需依据术前详尽的评估选相应地入路，但某些肿瘤可能需要两种或多种入路联合进行。

（三）术后处理

术后的负压引流至关重要，在未行气管切开的情况下，术后残腔内的渗出和出血可能引起窒息而危及生命。经腮腺入路和颞下窝入路可伤及面神经，导致面瘫，其他入路方式也可因牵拉面神经导致暂时性面瘫。后组脑神经中迷走神经是最易受损的神经，单侧的迷走神经麻痹多可代偿，但高位的迷走神经麻痹及合并Ⅸ、Ⅻ脑神经麻痹的患者可能出现吞咽困难及误吸等，因而鼻饲及吞咽训练对于患者的恢复至关重要。颈静脉孔区肿瘤的切除应注意脑脊液漏的情况，术中应用脂肪和肌肉填塞术腔，术后可行腰穿置管降颅压，对于量大的脑脊液漏只能以手术修补。

第四节 颈动脉体瘤

颈动脉体瘤是化学感受器肿瘤，较为少见。目前比较明确的病因是慢性缺氧，导致体内血液成分改变，刺激颈动脉体，使其代偿增大，最终形成的颈动脉体瘤来源于副神经节细胞，根据形态可分为二种如下。

（1）局限型：肿瘤位于颈动脉分叉部外鞘内，肿瘤有较完整的包膜，但与颈总动脉分叉部常有紧密粘连。

（2）包裹型：肿瘤位于颈总动脉分叉处，并包绕颈内动脉和颈外动脉生长，将血管包裹于其中。大部分颈动脉体瘤属于此型。

从组织学上很难鉴别颈动脉体瘤的良、恶性，一般恶性的根据是在区域淋巴结内找到颈动脉体瘤耳朵细胞或者手术切除后复发。恶性颈动脉体瘤转移最常见的部位是肺、骨、小脑，其次是甲状腺、气管、肾。

一、临床表现

（1）颈部下颌角下方、胸锁乳突肌内侧深面的搏动性肿物，无痛性；多为单侧，也可有双侧发病。

（2）肿物增大可累及第Ⅸ、Ⅹ、Ⅺ及Ⅻ对脑神经，引起吞咽困难、声音嘶哑，伸舌时舌尖向同侧移位，Horner 综合征等。

（3）于颈总动脉分叉部可触及卵圆形搏动性肿物，肿物沿动脉方向上下活动受限，而向水平方向可移动，质地中等，表面光滑可触及震颤。

（4）听诊可闻及血管杂音。

（5）压迫颈总动脉近端，肿瘤可缩小。

（6）肿瘤位置深在，可向咽部膨出，张口可见到患侧咽部饱满或隆起。口腔内触诊可触及隆起包块。

（7）少数病例可出现颈动脉窦综合征，因颈动脉窦过度敏感的反射，引起心脏功能下降，出现心跳缓慢，血压下降，可导致大脑缺血表现，如短暂昏厥、抽搐、乏力、声嘶、耳鸣等。

二、诊断要点

（1）颈部下颌角下方颈总动脉分叉处搏动性无痛肿物，上下活动受限，水平方向可移动。

（2）压迫颈总动脉近端，肿物可缩小，肿物部位可闻及血管杂音。

（3）较大的肿瘤压迫可出现吞咽困难、声音嘶哑、Horner 综合征。

（4）血管彩色多普勒超声检查：可显示被推开的颈总动脉分叉部和其间的肿物，准确诊断颈动脉体瘤的位置、大小及与颈内、外动脉的关系。

（5）CT、MRI：清楚显示颈动脉与肿物在不同层面的关系，肿瘤是否围绕颈动脉及其上下端的范围。MRI 可显示颈动脉体瘤的大小、位置及与颈总、颈内、颈外动脉的关系。

（6）选择性颈动脉造影：颈动脉穿刺或经腋动脉穿刺插管行颈动脉造影，这是确诊的主要方法。典型的特征有如下几点。

1）颈内、外动脉分支角度扩大呈杯状，其间夹着桃核样富血管性占位性病变。

2）肿瘤内有丰富的细小血管。

3）肿瘤的血供主要来自颈外动脉和颈总动脉分叉部。

（7）组织活检：可确诊。但因颈动脉体瘤血液循环丰富，活检常易引起大出血或形成粘连，给日后手术造成困难，如其他辅助检查可确诊时，应尽量避免作此项检查。

三、治疗

颈动脉体瘤的治疗以手术为主，一旦确诊，应尽早手术。目的在于切除肿瘤，避免神经损伤。

1. 术前准备

（1）Matas 试验：指压颈总动脉根部，每日压迫 1 ~ 2 次，由每次阻断数分钟逐步延长至 10 ~ 20 分钟以上，而不出现脑缺血现象，说明颅内已建立较丰富的侧支循环。

（2）脑血管超声、MR 或颈动脉造影检查、明确 Willis 环开放情况。在动脉造影时可栓塞瘤体旁的一些血管分支，以减少日后手术出血量。

（3）准备颈动脉内转流管，如有此管，可不必作 Matas 试验。

（4）术前预防性应用抗生素。

2. 手术方式

（1）颈动脉体瘤剥离术：适用于肿瘤较小或肿瘤虽大但不紧密包裹颈总、颈内及颈外动脉者。是最佳的手术方法，损伤小，术后并发症少。

（2）肿瘤切除十血管重建术：适用于颈动脉体瘤紧密包裹颈总动脉分叉部，动脉鞘外剥离困难，动脉壁受压薄弱或肿瘤疑有恶变。

1）肿瘤切除 + 颈总和颈内动脉吻合术。

2）肿瘤切除 + 颈外动脉移位术。

3）肿瘤切除 + 自体大隐静脉移植术。

4）肿瘤切除 + 人工血管移植术。

5）肿瘤切除 + 颈总、颈内、颈外动脉结扎术：适用于肿瘤包裹颈总、颈内、颈外动脉紧密而无法分离或可疑颈动脉体瘤恶变。除颈外动脉结扎可安全实施外，颈总、颈内动脉结扎必须谨慎，应尽量避免采用此术式而采用血管重建术。

3．注意事项

（1）术中阻断颈总动脉前应判断 Willis 环代偿情况，如代偿不良，应于颈总动脉和颈内动脉间放置颈动脉内转流管，以保证脑供血，避免因脑缺血而致偏瘫。判断 Willis 环代偿功能的方法有很多，如可用同侧颈静脉血氧浓度监测、脑电图描记监测、颈内动脉反流压力监测。也可在术中根据以下的情况判断。

1）患侧颈内动脉高度狭窄，而术前造影 Willis 环前后交通支开放良好。

2）开放颈内动脉时，反流血呈搏动性或喷射状。

3）颈内动脉反流压 >5.33kPa（40mmHg）。

术中须作颈总动脉和颈内动脉结扎术前，也应按照上述原则判断脑部血运代偿情况。

如行自体或者人工血管重建术，术后应予以抗凝治疗，如有血栓的形成，应予以溶栓的治疗。可用低分子的肝素，注意监测凝血功能。

术后应用抗生素，防止感染。

（2)脑血管营养药物：适用于术中阻断颈总动脉时间较长、脑供血减少较多的病人，可用胞二磷胆碱、脑活素等。

（3）术中血压监测：如术中切除肿瘤时切除了颈动脉窦，特别是双侧肿瘤切除时，术后可能出现高血压、心悸、脉快，应注意高血压的治疗。

第五节 头颈部恶性肿瘤

头颈部恶性肿瘤是指颅底到锁骨上、颈椎前这一解剖范围内的所有恶性肿瘤，一般不包括颅内、颈椎及眼内的恶性疾病。头颈部解剖复杂，各类器官密集，尽管其组织类型很多，但大部分为鳞癌(90%）。头颈部鳞癌是常见肿瘤之一，在世界范围内占成人恶性肿瘤的 8%。在传统上，手术和放疗是头颈部鳞癌的主要治疗手段。近 20 年手术、放射技术的改进使部分类型的早期头颈部肿瘤患者疗效明显提高，但 70% ~ 80% 的患者在就诊时已是局部晚期或晚期，对于这部分患者，手术、放射治疗的进步并未带来长期生存率的明显改善。在内科治疗与手术、放疗的综合治疗模式方面，已进行了广泛的研究，并且取得了一些令人鼓舞的结果。随着更多、更有效的抗癌药物的出现，尤其是铂类、紫杉类和分子靶向药物等抗癌药物的广泛应用，头颈部癌的内科治疗不再仅仅是一种姑息治疗，而是已经成为根治性治疗措施的有机组成部分，在诱导化疗、同步化放疗、辅助化疗等方面均显示出了一定的疗效。

一、治疗原则

头颈部癌的治疗原则必须根据肿瘤的临床分期和部位，结合影响预后的各种因素以及患者的耐受性综合分析，加以选择。生存期和生活质量始终是决定治疗手段的关键。对于鼻咽癌外的其他头颈部癌，Ⅰ期患者，手术或放疗是治愈性疗法，二者效果相似。为了尽可能保存器官功能及给患者比较满意的美容效果，可适当地做重建技术修复手术残缺，或者仔细地设计放射野。一般早期病变，单独选用手术或放疗，避免联合治疗，因一种方法无效后，可用另一种方法解救。Ⅲ、Ⅳ期患者需要多学科综合治疗，对于局部晚期可切除的头颈部鳞癌，可选择化疗后手术或放疗的新辅助化疗，术前和术后的同步化放疗。对于局部晚期无法手术的患者可采用同步化放疗。有远处转移者，通常以化疗为主，辅以放疗或手术治疗。对于鼻咽癌患者，放射治疗是主要的治疗手段，早期病例单纯放疗可以取得很好的疗效，对于中、晚期患者，以同时期放疗、化疗为主的综合治疗已成为标准治疗模式。

（一）晚期患者化疗

对于局部治疗后失败、复发或远处转移的晚期头颈部鳞癌，全身化疗是重要的治疗手段但疗效有限。复发或转移性头颈部鳞癌经单药化疗后缓解率（RR）为 15% ~ 30%，完全缓解（CR）率小于 5%，中位缓解期 3 ~ 5 个月，中位生存期 6 个月。这些单药包括顺铂（DDP）、5- 氟尿嘧啶（5-FU）、卡铂（CBP）、博莱霉素（BLM）、足叶乙苷（VP-16）、异环磷酰胺（IFO）和甲氨蝶呤（MTX）等。

含 DDP 的两药方案有效率为 30% ~ 35%，高于单一用药，但生存期较单药无明显延长。20 世纪 80 年代 Kish 等首次报道 PF(DDP，5-FU）方案治疗头颈部癌有效，其后该方案一直沿用至今。3 个大宗的多中心随机对照研究证实，采用 PF 方案的有效率为 31% ~ 32%，CR 率为 5% ~ 10%，中位生存期为 4 ~ 6 个月。

（二）晚期患者分子靶向药物治疗

西妥昔单抗已获得 FDA 的批准用于晚期头颈部鳞癌的治疗。研究中的药物包括吉非替尼、厄洛替尼、索拉非尼、尼妥珠单抗、贝伐珠单抗、重组人血管内皮抑制素、曲妥珠单抗、拉帕替尼、阿法替尼、伊马替尼、帕尼替尼、pertazumab、CCI-779、tinifanib 等。

1. 单抗类药物

（1）西妥昔单抗：是人鼠嵌合型抗表皮生长因子受体（EGFR）的单克隆抗体，可与天然配体竞争受体结合位点，阻断表皮生长因子与其受体结合，从而抑制配体介导的酪氨酸激酶活化，抑制细胞增生。头颈部鳞癌细胞通常表达 EGFR，且该受体的表达与预后较差相关。

（2）帕尼单抗：是人源化的 EGFR 单抗。帕尼单抗联合顺铂 /5-FU 方案与单纯顺铂 /5-FU 化疗方案的中位总生存分别为 11.1 个月（95%CI 9.8 ~ 12.2）和 9.0 个月（95%CI 8.1 ~ 11.2）（P=0.1403）。中位无进展生存分别为 5.8 个月（95%CI 5.6 ~ 6.6）和 4.6 个月（95%CI 4.1 ~ 5.4）（P=0.0036）。在预先设定的亚组分析中，HPV 阴性患者试验组中位总生存较对照组更长，分别为 11.7 个月和 8.6 个月（P=0.0115）。

（3）贝伐珠单抗：是 VEGF 的单克隆抗体。已进行其治疗复发 / 转移性头颈部鳞癌的一系列临床研究，联合使用的药物包括培美曲塞、厄洛替尼等。目前尚需期待 3 期临床研究的结果。

2. 酪氨酸激酶抑制剂　常用的酪氨酸激酶抑制剂包括吉非替尼和厄洛替尼，均为小分子的格拉非宁类化合物，是强有力的选择性酪氨酸激酶抑制，对肿瘤细胞的增殖、生长、存活的信号传导通道起阻断作用。

化疗仍是晚期或复发患者主要的治疗手段，但疗效有待改进。今后努力的方向包括与其他治疗手段的更好配合，新药的开发，靶向治疗与其他治疗方式的联合，高危患者的识别（包括运用分子遗传学技术）以更好地达到个体化治疗等。

三、化疗在头颈部鳞癌综合治疗中的作用

（一）诱导化疗

头颈部癌的诱导化疗在手术或放疗前进行。其原理为：①手术和放疗前病灶的血供未受影响；②采用诱导化疗可以更早清除远处的微转移；③诱导化疗较同步化放疗剂量更大，化疗药物更易起效。诱导化疗主要用于两种情况下，其一是治疗可切除病例，其主要目的是达到器官保全；其二是治疗不可切除病例，主要目的是提高生存率。

（1）可切除病例：多项随机研究证实诱导化疗使部分患者免于喉部等处的切除，而不降低生存率。部分研究未能重复出理想结果，可能与病例选择不当有关。PF 方案是器官保全性诱导化疗的标准方案。

（2）不可切除病例：诱导化疗在不可切除病例中的地位较可切除病例更为明确。对照研究证实，诱导化疗在此部分病例中可提高局部控制率，预防远处转移。

诱导化疗的临床研究中以 DDP/5-FU ± CF 应用最为广泛，虽缓解率较其他方案高，一些研究显示在

不可切除的局部晚期鳞癌总生存率和无病生存率有所改善，但尚不理想。需进一步探索新的方案以进一步改善近期疗效和长期生存。

诱导化疗不仅可以提高疗效，而且诱导化疗后的手术标本可以评价化疗敏感性，为后续的治疗提供指导。但与单纯放疗相比，诱导化疗增加治疗毒性，化疗无效可能延误放疗的时机。因此，应提倡多学科紧密配合，并注重临床医师的经验，诱导化疗时应尽量避免推迟开始放疗的时间；如果患者对化疗的耐受性差，应放弃诱导化疗而改为放疗，如果患者一般状况好、局部晚期或区域淋巴结受侵（如 T3，T4，N2b，N2c 或 N3），给予诱导化疗是合理的。

（二）同步化放疗

同步化放疗在放疗过程中加入化疗药物进行治疗。与诱导化疗相比，同步化放疗在理论上具有以下优势：利用化疗对放疗的增敏作用；在短期内完成整个治疗，从而减轻耐药和肿瘤再增殖。但其缺陷在于：毒性增加，并且因此常常减少放疗、化疗的剂量，可能降低各自的疗效。同步化放疗一般用于三种情况下，即不可切除病例的根治性治疗、可切除病例的器官保全，以及术后患者的治疗。具有放射增敏作用且能与放疗同步进行的药物有 DDP、5-FU、MTX、MMC、BLM 和新药 PTX、TXT、NVB 及靶向药物西妥昔单抗、尼妥珠单抗、吉非替尼、厄洛替尼。

(1) 不可手术切除病例的根治性治疗：对于不可手术切除的头颈鳞癌患者，同步化放疗在有效率、无病生存和总生存方面均优于单纯放疗。在同步化放疗中采用联合化疗，较单纯放疗相比，也能提高局部控制率和生存率，常用的联合方案为 5-FU 联合铂类。

吉非替尼联合放疗治疗局部晚期不能手术的头颈部鳞癌的临床研究亦有报道，Chen 等进行的Ⅰ期临床研究，在初治的局部晚期头颈部鳞癌患者中观察吉非替尼联合放疗或同步化放疗的安全性和毒副作用，结果表明吉非替尼联合加速放疗或同步化放疗（每周给予 DDP 方式）耐受性好，延长吉非替尼 250mg/d 用至 2 年也可较好耐受。

同步化放疗能明显提高疗效，但毒性较单纯化疗或单纯放疗也显著增加，因此必须注重支持和对症治疗，远期的毒性如下咽和近段食管狭窄、口腔干燥、喉功能异常也需要引起重视。

(2) 术后化放疗：既往一些较小的随机对照研究表明术后同步化放疗有望提高局部控制率与生存率，并且高危患者更有可能受益。

（三）辅助化疗

辅助化疗在头颈部癌中其实际作用尚有待于进一步证实。对Ⅲ和Ⅳ期晚期及高危头颈部癌的患者术后行辅助化疗理论上可能会带来收益，但目前且缺少充分的循证医学证据。有学者采用的辅助化疗的适应证为：①切缘阳性或肿瘤周围切除不足；② 2 个或 2 个以上区域淋巴结转移；③包膜外侵犯。化疗方案可采用 DDP 联合 5-FU、MTX 联合 5-FU 或 BLM 联合 MTX。

第十八章 口腔内科疾病

第一节 龋病

龋病是在以细菌为主的多种因素作用下，牙体硬组织发生慢性进行性破坏的一种疾病。致龋的多种因素主要包括细菌和牙菌斑、食物、牙所处的环境及细菌分泌物作用的时间，牙体硬组织基本变化是无机物脱矿和有机物分解。龋病是人类的常见病、多发病之一，在各种疾病的发病率中，龋病位居前列，龋病的发展可以引起一系列的并发症，严重影响全身健康。

一、诊断步骤

（一）病史采集要点

（1）浅龋一般无主观症状，可能只在体检时发现，中龋或深龋对外界的物理和化学刺激，如冷、热、酸、甜刺激时，有过敏反应。

（2）龋病发生是一个慢性过程，这种受外界刺激的反应，可能持续相当长的一段时间，1个月或几个月。

（3）这种刺激的反应随时间变化，渐渐加重。

（4）龋损的牙体硬组织可能因咀嚼时崩裂，这时患者来就诊。

（5）患者有时是因为食物嵌塞情况来就诊。

（二）体格检查要点

1．视诊　观察牙面有无黑褐色改变或失去光泽的白垩色斑点，有无腔洞形成，牙的边缘嵴有无变暗的黑晕。

2．探诊　利用尖头探针探测龋损部位有无粗糙，钩拉或插入的感觉。探测洞底或牙颈部的龋洞是否变软、酸痛或过敏，有无剧烈探痛。

（三）辅助检查要点

1．温度试验　对冷、热或酸甜刺激发生敏感甚至难忍的酸痛的牙齿进行冷热测试；亦可用电活力测定，看其活力是否正常。

2．X线检查　X线检查可以发现不易用探针查出的邻面龋、继发龋或隐匿龋等。

3．透照　用光导纤维装置进行，可直接看见龋损的部位，病变深度和范围，对前牙邻面龋很有效。

二、诊断对策

（一）诊断要点

1．病史　详细询问病史，有无冷、热刺激痛，是否食物进入龋洞时痛，疼痛持续多长时间，有无夜间痛及放射性痛等。

2．临床表现　仔细观察牙面的色泽变化，有无白垩色的斑点，有无腔洞形成，对邻面的病损要仔细探查，探针探测洞底有无酸痛或过敏，有无剧痛。

3．辅助检查　温度试验、X线检查、透照光检查等为诊断邻面断、继发龋或隐匿龋，提供依据。

（二）临床类型

临床上按龋病的病变程度分类分为浅龋、中龋和深龋。

1．浅龋　位于牙冠部的浅龋均为釉质龋，发生在牙颈部的则是牙骨质龋或（和）牙本质龋。牙冠浅龋可分为窝沟龋和平滑面龋。

（1）窝沟龋：发生在牙冠的窝、沟、点隙中，早期表现为龋损部位色泽变黑褐，其下方呈白垩色。

探针检查有钩住探针的感觉或粗糙感。

（2）平滑面龋：发生于牙冠的平滑牙面上，早期一般呈白垩色斑点，随着时间延长，变为黄褐色斑点。邻面的平滑面龋早期不易察觉，用探针或牙线仔细检查，配合X线片作出早期诊断。浅龋位于釉质内，患者一般无主观症状，受冷、热、酸、甜刺激亦无明显反应。

可借助荧光显示法，显微放射摄影法、氩离子激光照射法帮助诊断。

2．中龋　发生在牙本质的龋损牙齿可发现龋洞，患者对酸甜饮食敏感，过冷、过热饮食也能产生酸痛感觉，冷刺激尤为明显，但刺激去除后症状立即消失。龋洞中有软化的牙本质，食物残渣等。

由于个体反应不同，有的患者可完全没有主观症状；牙颈部的中龋因近牙髓症状较为明显。

3．深龋　发生在牙本质深层的龋为深龋，临床上可见很深的龋洞，易于探查到。位于邻面的深龋洞及隐匿性龋洞，外观仅略有色泽的改变，洞口很小，临床很难发现，应仔细探查，可借助X线照片，必要时可除去无基釉进行检查。

深龋洞洞口开放时，常有食物嵌入洞中，食物压迫增加了牙髓腔内部的压力，患者有疼痛的感觉。遇冷、热和化学刺激时，产生的疼痛较中龋剧烈。

（三）鉴别诊断

1．浅龋应与釉质钙化不全、釉质发育不全和氟牙症相鉴别

（1）釉质钙化不全：亦表现为白垩状损害，但其表面光洁，同时白垩状损害可出现在牙面的任何部位，而浅龋有一定的好发部位。

（2）釉质发育不全：是牙发育过程中，成釉器的某一部分受到损害，造成釉质表现不同程度的实质性缺损，甚至牙冠缺损。探诊时损害局部硬而光滑；病变发生在同一时期发育的牙，并具对称性；这些均有别于浅龋。

（3）氟牙症：受损牙面呈白垩色至深褐色，患牙对称性分布，而地区流行情况是与浅龋相鉴别的重要参考因素。

2．深龋与可复性牙髓炎和慢性闭锁性牙髓炎鉴别

（1）可复性牙髓炎：患者主诉对温度刺激一过性敏感，无自发痛的病史，可找到引起牙髓病变的牙体病损或牙周组织损害，如深龋、深契状缺损，深的牙周袋、牙隐裂、咬创伤。对温度试验呈一过性敏感，反应迅速，尤其对冷测试反应较强烈。与深龋对食物嵌入深龋洞引起疼痛不同。

（2）慢性闭锁性牙髓炎：可无自发痛病史或曾有过剧烈自发痛，有长期的冷、热刺激痛病史。洞内探诊患牙感觉较为迟钝，去腐后无肉眼可见的穿髓孔。对温度试验与电活力测验反应迟钝或迟缓性反应。患牙多有叩痛。

三、治疗

（一）治疗原则

龋病治疗的目的在于终止病变的发展，保护牙髓，恢复牙的形态、功能及美观，并维持与邻近软硬组织的正常生理解剖关系。

龋病的治疗原则是针对不同程度的龋损，采用不同的治疗方法。对于早期釉质龋采用保守治疗，有组织缺损时用修复性方法治疗。深龋时先采用保护牙髓的措施，再进行修复治疗。

（二）治疗计划

根据龋损的程度不同，制定不同的治疗计划。对于牙釉质龋可以用保守疗法，如化学疗法、再矿化法、窝沟封闭等；对于有龋损的患牙进行充填修复治疗；对深的龋洞先抚髓，如氢氧化钙糊剂衬垫，再修复治疗。

（三）治疗方案

1．保守疗法

（1）化学疗法：用化学药物处理龋损，使病变终止或消除的方法。该方法主要用于：①恒牙早期釉质龋、尚未形成龋洞者；②乳前牙邻面浅龋及乳牙面广泛性浅龋，1年内将替换者；③静止龋。常用的化学疗法的药物为氟化物（75%氟化钠甘油糊剂，8%氟化亚锡溶液，酸性磷酸氟化钠溶液，含氟凝胶及含氟涂料），硝酸银（10%硝酸银和氨硝酸银）。

1）操作方法：①用牙钻磨去牙表面的浅龋，暴露病变部位，大面积碟状龋损可磨除边缘脆弱釉质；②清洁牙面，去除牙石和菌斑；③隔湿，吹干牙面；④涂布药物：氟化物，将氟制剂涂于患区，用橡皮杯或棉球反复涂擦牙面 1 ~ 2 分钟。硝酸银，用棉球蘸药涂布患牙区，热空气吹干后，再涂还原剂，重复几次，直至出现黑色或灰白色沉淀。

2）注意事项：①氟化物有毒勿吞入；②硝酸银腐蚀性大，使用时严格隔湿，防止与软组织接触。

（2）再矿化疗法：用人工的方法使已经脱矿、变软的釉质发生再矿化，恢复硬度，使早期釉质龋终止或消除的方法称再矿化治疗。主要用于光滑面早期釉质龋和龋易感者的防龋。再矿化液主要由钙、磷和氟组成，应用方法主要为含漱法和局部涂擦法。

（3）窝沟封闭：用封闭剂使窝沟与口腔环境隔绝，阻止细菌、食物残渣及其酸性产物等进入窝沟，达到防龋的效果。主要用于窝沟可凝龋和无龋的深沟裂。窝沟封闭剂的主要成分为树脂——双酚 A 甲基丙烯酸缩水甘油酯，操作与复合树脂修复相同。

2. 修复性治疗　除早期釉质龋可用保守方法治疗外，一般说来，龋病都要用修复的方法治疗，即用手术的方法去除龋坏的组织，制成一定的洞形，然后用适宜的修复材料修复缺损部分，恢复牙的形态和功能。

（1）窝洞预备：用牙体外科手术的方法去除龋坏组织，并按要求备成一定的形状的洞形，以容纳和支持修复材料。

1）窝洞预备必须遵守以下基本原则。

a. 去净龋坏组织：龋坏组织即腐质和感染牙本质，其中含有很多的细菌及其代谢物，必须去净。“去净”一般根据牙本质的硬度和着色两个标准来判断。①硬度标准：即术者用挖器，探针及钻针磨时感觉牙本质的硬度。②着色标准：龋病发展过程中，最早的改变是脱矿，其后是着色，最后是细菌侵入。所以，临床上不必去除所有着色牙本质。如牙本质着色，但质硬，应予保留。急性龋很难判断是否去净龋坏组织，可用染色法来识别。如用 1% 酸性复红丙二醇溶液染色，龋坏组织被染色成红色，正常牙本质不被染色。

b. 保护牙髓组织：备洞过程中应尽量减少对牙髓的刺激，以避免产生不可复发性牙髓炎。应做到：清楚了解牙体组织结构，髓腔解剖形态及其增龄变化，磨除龋损组织时用间断操作，用锋利器械，用水冷却，不向髓腔方向加压。

c. 尽可能保存健康的牙体组织：保存的健康牙体组织不仅对修复固位很重要，而且使剩余牙体组织有足够的强度，承担咀嚼功能。因此洞形预备必须在到以下几点：①作最小程度的扩展，特别是颊舌径和牙髓方向；②龈壁只扩到健康的牙体组织；③不作预防性扩展。

d. 预备抗力形和固位形：为防止修复材料的松动、脱落和修复体及牙的折裂，备洞时应按机械力学和生物力学的原理预备固位形和抗力形。

2）窝洞的主要抗力形如下。

a. 洞深：一般洞深要求在釉牙本质界下 0.2 ~ 0.5mm。不同部位洞深要求不一同。面洞，承受咬力大，洞深应为 1.5 ~ 2mm；邻面洞，承受咬力小，洞深 1 ~ 1.5mm，不同修复材料要求洞深也不同，抗压强度小的要求洞的深度要深一些。

b. 盒状洞形：盒状洞形是最基本的抗力形，其特征是底平，壁直，占线角圆钝。

c. 阶梯的预备：双面洞的面洞底与邻面洞的轴壁形成阶梯，髓壁与轴壁相交形成的轴髓线角应圆钝。邻面的龈壁应与牙长轴垂直，深度不得小于 1mm。

d. 窝洞的外形：窝洞的外形呈圆缓曲线，避开承受咬力的尖、嵴。

e. 去除无基釉和避免形成无基釉：无基釉没牙本质的支持，受力易拆裂，应去除。侧壁应与釉柱方向一致，防止无基釉形成。

f. 薄壁弱失的处理：降低薄壁弱尖的高度，减少力。如外形扩展超过颊舌尖间距的 1/2 则需要降低牙尖高度，并做牙尖覆盖。

3）窝洞的基本固位形有以下几种。

a. 侧壁固位：要求窗洞有足够的深度，呈底平壁直的盒形。侧壁相互平行，且有一定的深度，使充填材料与侧壁之间的摩擦力产生固位作用，防止充填物翘动，脱落。

b. 倒凹固位：在侧髓线角或点角处平洞底向侧壁牙本质做出的潜入小凹，也有沿线角作固位沟。倒凹应做到釉牙本质界下，不超过 0.5mm，深度一般为 0.2mm，避开髓角的位置。

c. 鸠尾固位：多于双面洞，如后牙邻面洞，在面作鸠尾，前牙邻面洞在舌面作鸠尾，此固位形的外形似斑鸠的尾部，由鸠尾峡和膨大的尾部组成，峡部有扣锁作用，防止充填物侧向脱位。

鸠尾的预备须遵循以下原则：鸠尾大小与缺损大小相匹配；鸠尾要有一定深度；鸠尾应顺面的窝沟扩展，避开牙尖，嵴和髓角，鸠尾峡的宽度在后牙为颊舌尖间距的 1/4 ～ 1/3，前牙为舌方宽度的 1/3 ～ 1/2；鸠尾峡的位置应在轴髓线角内侧，面洞底的方。

d. 梯形固位：邻洞的邻面预备成龈方大于方的梯形。

（2）术区隔离：窝洞预备好后，为了防止睡液进入窝洞，必须将准备修复的牙与口腔环境隔离。常用方法如下。

1）简易隔离法。

①棉卷隔离：用消毒棉卷隔离患牙，将棉卷放置于唾液腺导管口处。

②吸唾器：利用负压，吸出口腔内的唾液，吸唾器常与棉卷隔湿配合使用。

2）橡皮障隔离法：利用橡皮的弹性紧箍牙颈部，使牙与口腔完全隔开。

3）选择性辅助隔离法。

①退缩绳：对于接近龈缘和深达龈下的牙颈部龋损，可以用浸有非腐蚀性吸敛剂的退缩绳塞入龈沟内，使龈缘向侧方和根方退缩，龈沟开放，龈液减少，术区干燥，视野清楚，便于手术操作。

②开口器：用开口器撑开口腔，以维持恒定的张口度，减轻患者张口肌的疲劳，方便术者操作。

③药物：必要时可用药物，如阿托品使唾液分泌减少。

（3）窝洞消毒：在修复前，选用适宜的药物进行窝洞的消毒。常用的消毒药有 25% 麝香草酚乙醇溶液，樟脑酚及 75% 乙醇。

（4）窝洞的封闭、衬洞及垫底：为了隔绝外界的刺激，保护牙髓，并垫平洞底，形成充填洞形，对深浅不一的窝洞做适当处理。

1）窝洞封闭：是在窝洞的洞壁涂一层封闭剂，以封闭牙本质山管，阻止细菌侵入，隔绝来自修复材料的化学刺激，增加修复材料与洞壁之间的密合性，减少微渗漏，常用的封闭剂有两种。

a. 洞漆：是一类溶于有机溶剂的天然树脂（松香或岩树脂）或合成树脂（硝酸纤维或聚苯乙烯）。涂洞壁 2 次可封闭 80% ～ 85% 的洞壁表面，洞漆不能用于复合树脂修复体充填的洞壁，因为洞漆与复合树脂之间起化学反应，影响复合树脂修复体的粘结作用。

b. 树脂粘接剂：能有效封闭牙本质小管，且不溶解，减少微渗漏的效果好，有取代传统洞漆的趋势。

2）衬洞：在洞底衬一层能隔绝化学和一定温度刺激且有治疗作用的洞衬剂，其厚度一般小于 0.5mm。常用的洞衬剂有氢氧化钙制剂、玻璃离子粘固剂和氧化锌丁香油酚粘固剂。

3）垫底：在洞底垫一层足够厚度（> 0.5mm）的材料，隔绝外界物理、化学刺激。常用的垫底材料有氧化锌丁香油酚粘固剂、磷酸锌粘固剂、聚羧酸锌粘固剂及玻璃离子粘固剂。

4）临床应用：浅的窝洞在洞壁涂洞漆或粘接剂后直接充填银汞合金，或用粘接剂处理后直接充填复合树脂。中等深度的窝洞可垫一层底，再涂封闭剂后充填。深的窝洞需垫两层底，第一层用氧化锌丁香油酚粘固剂或氢氧化钙；第二层用磷酸锌粘固剂。如用聚羧酸锌粘固剂或玻璃离子粘固剂垫一层即可。

（5）充填。

1）选择适当的修复材料，填入预备好的窝洞，恢复牙的外形和功能。

根据牙龋损的部位，承受咬力的情况，患者的美观要求及患牙在口内保存的时间，选择不同的修复材料。①前牙主要考虑美观，选用与牙颜色一致的牙色充填材料，如复合树脂、玻璃离子粘固剂。后牙主要考虑其机械强度和耐磨性，可选用银汞合金或后牙复合树脂。②后牙：面洞和邻面洞承受的咬力大，可选用银汞合金，前牙Ⅳ类洞选用复合树脂。牙颈部Ⅴ类洞可选用玻璃离子粘固剂或复合树脂。③根据患者的要求选用不同的材料。④患牙在口腔保留时间短的选用暂时修复材料，对牙有金属嵌体或冠的不用银汞合金，而且复合树脂。

2）恢复牙的形态和功能：选择好修复材料，按要求调制，选用适合的充填器材料充填入预备好的窝洞，使材料与洞壁密合，在规定的时间内雕刻外形、调整、打磨、抛光。

（6）银汞合金修复术。

1）适应证：①Ⅰ、Ⅱ类洞；②后牙Ⅴ类洞，特别是可摘局部义齿的基牙；③对美观要求不高患者的尖牙适中邻面洞，龋损未累及唇面者；④大面积龋损配合附加固位钉的修复；⑤冠修复前的牙体充填。

2）窝洞预备的要求：①窝洞必须有一定的深度和宽度；②要求窝洞为典型的盒状洞形，必要时增加辅助固位体；③洞面角成直角。

3）银汞合金的调制：按一定的比例调制银汞合金；调制的方法有手工研磨法和电动研磨法。

4）充填。

①护髓：在充填银汞合金前，应用洞漆或树脂粘接剂作窝洞封闭，中等深度以上的窝洞，要衬洞或（和）垫底。

②放置成形片和楔子：双面洞在充填前要安放成形片，以便于充填材料的加压，邻面生理外形的成形，建立与邻牙接触关系。在成形片颈部外侧的牙间隙中安放木制或塑料楔子。以便成形片与牙颈部贴紧。

③填充材料：用银汞合金输送器将调制好的充填材料小量，分次送入准备好的窝洞内，用小的银汞合金充填器将点、线角、倒凹和固位沟处压紧，再换较大的充填器向洞底和侧壁层层加压、使银汞合金与洞壁密合，随时剔除余汞，充填的银汞合金略高于洞缘，用较大的充填器与洞缘的表面平行加压，以保证洞缘合金的强度。双面洞一般先充填邻面洞部分，再充填面洞。

④雕刻成形：填充完成后，先用雕刻器除去面及边缘嵴多余银汞合金，取出楔子，松开成形片夹，取下成形夹，用镊子或手将成形片紧贴邻牙，从一侧邻间隙小心拉出成形片，取下成形片后，即行外形雕刻，雕刻面时，雕刻器的尖端置于裂沟处，刀刃总值发放在牙布，部分放在充填物上，紧贴牙面，沿牙尖斜度，从牙面向充填体雕刻。邻面洞，则从边缘嵴向面中份雕刻。邻面牙颈部需用探针检查有无悬突，如有应及时去除。

⑤调整咬合：让患者轻轻咬合，作正中及侧向咬合运动，检查有无高点。如有高点，用雕刻器除去。

⑥打磨抛光：银汞合金充填后24小时完全硬固后方可以打磨抛光。用细石尖或磨光钻从牙面向修复体方向打磨，邻面用磨光条磨光，最后用橡皮尖抛光。

5）银汞合金粘接修复术：是近年来发展起来的一种窝洞充填方法，是粘接技术在银汞合金修复的应用。

a. 粘接机理：新鲜调制的银汞合金压入尚未固化的粘接剂时，两者可相互掺合，固化后形成相互扣锁的混合层；粘接剂与牙之间粘接机制与复合树脂相同。

b. 粘接剂：常用的有：Amalgambond、All-Bond2、PanaviaEx、Scotchbond、Multipurpose及Super-bond等。

c. 粘接剂对银汞合金充填体的影响：粘接剂能增强银汞合金充填体的固位力和抗折力，改善充填体与洞壁的密合性，减少微渗漏。

d. 临床应用。

①适应证：牙体大面积缺损，不愿做冠修复者：龋坏至龈下，不宜做复合树脂修复的牙：牙冠的龈距离短，不宜做冠修复的牙：银汞合金充填体部分脱落患者。

②临床操作：去除龋坏组织及薄壁弱尖，牙体缺损大者仍需做机械固位形；酸蚀、冲洗、干燥；涂布底胶和粘接剂；在粘接剂尚未聚合前，充填银汞合金，雕刻外形。

（7）复合树脂修复术。

1）复合树脂特点：美观、颜色与牙匹配；与牙体有机械和化学粘结；洞形预备简单，磨除的牙体组织少；聚合收缩，耐磨性差。

2）适应证：未到达龈下的所用龋损；形态或色泽异常的牙的美容修复；冠修复前的牙体充填；大面积缺损的修复，必要时加附加固位钉或（和）沟槽。

3）窝洞预备特点：点、线角圆钝，倒凹呈圆弧形，有利于材料进入；不直接受力的部位可适当保留无基釉；龋损范围小者，不必制作固位形，减少牙体组织的磨除；Ⅰ、Ⅱ类洞应尽量避免置洞缘于咬接触处；洞缘釉质壁制成斜面。

4）粘接系统：牙釉质与牙本质的结构，成分不同其粘接系统也不同，分为牙釉质粘接系统，牙本质粘接系统。

a. 牙釉质粘接系统：包括酸蚀剂和粘接剂。①常用的酸蚀剂有 10% ~ 50% 的磷酸，2.5% 硝酸、10% 枸橼酸等。②粘接剂为不含无机填料的低黏度树脂。

b. 牙本质粘接系统：包括处理剂，底胶和粘接剂。①常用的处理剂：0.5mol/LEDTA、10% 磷酸、20% 聚丙烯酸，10% 马来酸。②底胶：为粘接促进剂，含有溶于有机溶剂的亲水单体，如甲基丙烯酸酯β 羧乙酯（HEMA）。③粘接剂：为不含无机填料的低黏度树脂。

5）粘接修复的操作步骤：牙体预备；色度选择：根据邻牙的颜色，选用合适色度的复合树脂；清洗窝洞、隔湿；护髓：中等深度以上的窝洞应衬洞（或）和垫底，一般垫一层玻璃离子粘固剂，深窝洞在近髓处衬一薄层氢氧化钙；牙面处理：用小棉球或小刷子蘸 30% ~ 50% 磷酸涂布洞缘釉质壁、釉质短斜面及垫底表面，酸蚀 1 分钟，然后用牙本质处理剂处理牙本质表面，处理完后，用水彻底冲洗。吹干牙面，可见牙面呈白垩色，否则再酸蚀一次；涂布底胶和粘接剂：用小棉球或小刷子蘸底胶涂布整个洞壁，用气枪轻吹，让其溶剂和水分挥发。而后涂布粘接剂，光固化 20 秒；充填复合树脂：放置成形片和楔子前牙一般用聚酸薄膜成形片，放置两牙间，用楔子固定；后牙用不锈钢成形片，用片夹固定。填充材料：化学固化复合树脂，一次取足调好的材料，从窗洞的一侧送入窝洞，用充填器快速送压就位、成形；光固化复合树脂，将材料分次填入窝洞，分层固化，每次光照 40 ~ 60 秒；修整外形；调整咬合；打磨抛光。

（8）后牙复合树脂嵌体修复术：直接法的主要步骤如下。

1）预备洞形：与嵌体洞形预备相同。

2）垫底：用玻璃离子粘固剂垫底，近髓处先用氢氧化钙盖髓。

3）洞壁涂分离剂。

4）充填复合树脂，光照固化。

5）取出嵌体，修整轴壁和洞缘，再放回窝洞，检查洞缘和邻接面。

6）取出嵌体，用分离剂包埋。

7）将嵌体置入光热烤箱中行二期光热处理，放 7 ~ 7.5 分钟，100 ~ 120℃。

8）9.5% 氢氟酸处理嵌体表现 1 分钟，冲洗、干燥。

9）30% ~ 50% 磷酸处理洞壁冲洗、干燥。

10）粘接剂粘接嵌体于窝洞内，调整、打磨。

（9）玻璃离子粘固剂修复术。

1）适应证：牙体缺损的修复：主要是Ⅲ、Ⅴ类洞和后牙邻面单面洞及乳牙各类洞的修复；根面龋的修复；衬洞和垫底材料；牙科粘固剂：粘固固定修复体，正畸附件及固位桩、钉等；窝沟封闭；其他如外伤牙折后，暴露牙本质的覆盖，松动牙的固定及暂时性充填。

2）窝洞预备特点：不必作倒凹，鸠尾等固位形，只需去除龋坏牙本质，不作扩展；窝洞的点、线角应圆钝；洞缘釉质不作斜面。

3）调制方法：临用时，按粉、液以3：1的比例（重量比），用塑料调刀于涂塑调拌纸或玻板上调拌，应在1分钟内完成。

4）修复操作步骤：牙体预备；牙面处理：用橡皮杯蘸浮石粉清洁窝洞，近髓处用氢氧化钙衬洞，用配套的处理液或乙醇处理牙面；涂布底胶和（或）粘接剂；充填材料：从一侧道入材料、压紧；涂隔水剂；修整外形及打磨。

（10）深龋的治疗。

1）治疗原则及注意事项。

a. 停止龋病的发展，促进牙髓的防御性反应：去除龋坏组织，消除感染源。原则上应去净龋坏组织，而不穿透牙髓。对近髓的少量软化牙本质不必去净，可以用氢氧化钙做间接盖髓术。

b. 术中必须保护牙髓，减少对牙髓的刺激。去软龋时，用挖器从软龋边缘开始水平于洞底用力，或用较大的球钻间断、慢速磨除，切勿向髓腔加压，用探针检查时，沿洞底轻轻滑动，勿施压力。双层垫底，隔绝外界及充填材料的刺激。

c. 正确判断牙髓状况：通过详细询问病史，结合临床检查，温度试验，牙髓电活力测验及X线检查，排除早期牙髓炎、慢性闭锁性牙髓炎、牙髓坏死等情况。

2）治疗方法。

a. 垫底充填一次完成：适用于无自发痛、激发痛不严重、无延缓痛、能去净龋坏牙本质的患牙。按窝洞预备的原则制备洞形，因深龋洞底近牙髓，所以此处的软化牙本质必须用挖器或球钻去除；窝洞预备完成后，一般需垫两层底后再充填。如果聚羧酸锌粘固剂或玻璃离子粘固剂可只垫一层底，如需作倒凹固位形，垫底后作。最后选择适宜的充填材料充填，恢复牙的外形和功能。

b. 安抚治疗：对于无自发痛而有明显激发痛的患牙，先进行安抚治疗。待症状消除后再作充填。

具体的作法是：窝洞干燥后，放丁香油酚棉球或抗生素棉球于窝洞内，用氧化锌丁香油酚粘固剂封闭窝洞口，观察1～2周。复诊时如一切正常，则可垫底充填。如有症状则作牙髓治疗。

对于能去净软化牙本质的窝洞，可直接用氧化锌丁香油酚粘固剂封洞，观察两周到一个月，第二次复诊时，如一切正常，则可去除部分氧化锌丁香油酚粘固剂，再垫底充填。

c. 间接盖髓术：对于不能一次去净软化牙本质，无明显主观症状的深龋，可以用间接盖髓术进行治疗。常用的盖髓剂有氢氧化钙制剂。

具体方法是：对急性龋，窝洞预备完成后，干燥，在洞底盖一薄层氢氧化钙制剂，然后垫底充填，如一次完成治疗把握不大，可以在盖髓后，垫底封洞，观察1～3个月，复诊如一切正常可去除部分暂时充填材料，垫底充填。对于慢性龋可在洞底盖一层氢氧化钙制后，封洞，观察3～6个月。复诊如一切正常，可去除全部的封物，去净软化牙本质，再盖髓、垫底、充填。如有症状，则作牙髓治疗。

（11）大面积龋损的治疗。

1）加固位钉的牙体修复术。

a. 适应证：大面积缺损如前牙的切角缺损，切缘缺损，后牙的一个或几个尖的缺损，龋损的范围大，如后牙邻、颊或舌面龋损，V类洞的近远中壁超过轴角。全冠修复的银汞合金或树脂核。

b. 固位钉的类型：粘固钉，摩擦固位钉，自攻螺纹钉。

c. 固位钉的设计：后牙选用直径大的；前牙选用直径小的。缺一个牙尖用一个钉。包埋在牙本质内的部分为2mm，在修复内的部分少于2mm。

d. 钉道的设计：钉道最好作在轴角处，避开髓角，钉道的方向与牙表面平行，3个以上的钉道，最好不要在一个平面上。

e. 操作步骤：牙体预备，去净龋坏组织，在保留的牙体上制备抗力形和固位形；在制作钉道的部位磨成平面，并用小球钻磨一小凹。用匹配的麻花钻制作钉道，慢速旋转，一般 300 ~ 500r/min，支点稳、一次完成，不要上下提插和中途停止，清洗、隔湿、干燥牙面和钉道，固位钉就位。垫底、充填。

2）沟槽固位与银汞合金钉技术。

a. 沟槽固位：用倒锥钻或小球钻在牙体本质上制作大小形状不一的水平沟槽。深度 0.5 ~ 0.75mm，宽度 0.6 ~ 1.0mm。长度 4 ~ 5mm。将银汞合金压入沟槽内，与充填修复体连为一体起固位作用。

b. 银汞合金钉：用细裂钻平行于牙表面在牙本质中作一深 2 ~ 3mm，宽 1 ~ 1.5mm 的纵行钉道，将银汞合金压入钉道内起固位作用。

四、并发症及处理

（一）意外穿髓

1. 以下原因造成意外穿髓

（1）对牙髓腔的解剖结构不熟悉；对每个牙的髓角的位置不清楚，心中无数，对乳牙、年轻恒牙的髓腔特点没有掌握。

（2）髓腔解剖结构的变异，如个别牙的髓角特别高，如第一磨牙的近颊髓角。

（3）操作不当；去软龋时，操作粗糙，使用器械不当。

扩展洞形时，只考虑底平，没有注意到髓角的位置，造成髓角穿通，打固位钉时没有掌握好方向和深度，有可能穿髓腔。

2. 处理　乳牙、年轻恒牙可行直接盖髓术，或活髓切断术；成年人如果穿髓孔小的可行直接盖髓术，穿孔大的就作根管治疗。

（二）充填后疼痛

1. 激发痛　充填后出现冷、热刺激痛，但持续时间短。

（1）常见原因如下。

1）备洞过程中对牙髓的物理刺激，如连续钻磨产热或钻牙的负压均激若牙髓，致牙髓充血。

2）未垫底或垫底材料选择不当。如中、深龋未垫底直接银汞合金充填，或复合树脂直接充填，或深龋用磷酸锌粘固剂单层垫底，使牙髓受材料的刺激，要充血。

（2）处理：症状轻的，可观察 1 ~ 2 周，如症状逐渐缓解可不处理，如症状未缓解，甚至加重则应去除充填物，安抚治疗后再充填。

2. 接触时疼痛　患者对颌牙接触时牙疼痛，分开时疼痛消失，是由于对颌牙为不同种金属，产生微电流作用引起。处理：去除银汞合金，用引导体类材料充填或作用类材料的嵌体。

3. 自发痛

（1）充填后出现阵发性、自发性疼痛、不能定位，温度刺激诱发或加重疼痛考虑牙髓炎的可能。处理：去除充填物，开髓引流，按牙髓炎治疗。

（2）充填后出现持续性自发痛，可定位，与温度刺激无关，咀嚼时加重，可能是术中器械伤及牙龈、牙周膜引起牙龈炎；可能是充填物在龈缘形成悬突刺激牙龈引起炎症，也可能是接触点不良，食物嵌塞引起龈乳头炎。处理：牙龈炎可冲洗、上碘甘油，有悬突的要去除悬突，不良接触点的要重新充填，或作嵌体，或固定修复，以恢复正常的接触关系。

（三）充填物折断、脱落

造成充填的折断、脱落有以下方面的原因。

1. 洞形预备方面　洞的深度不够或垫底太厚，使充填材料过薄。邻洞的鸠尾峡过宽、洞口大于洞底；或鸠尾峡过窄、轴髓线角锐利、洞底不平，邻面洞龈壁深度不够，或龈壁与轴髓壁之角大于 90°，使充填物易折裂。

2. 充填材料性能下降　由于调制比例不当；材料被唾液或血污染及调制时间过长，引起性能降低，造成折裂、脱落。

3. 充填方法不当　没有严格隔湿、充填压力不够，材料未填入倒凹或有气泡。

4. 过早承担咬力　在材料完全固化前，受到咬力的作用易折裂。

处理：去除原残存充填物，寻找原因，有针对性的改进。如修改洞形、增加固位装置、按正规操作调制材料和完成窝洞充填，告诉患者不要过早咬该牙。

（四）牙折裂

主要由于牙体组织本身的抗力不足所致。

1. 常见原因

（1）制洞时未去除无基釉，脆弱牙尖未降低咬。

（2）过多磨除牙体组织。

（3）窝洞的点、线角太锐，应力集中。

（4）充填体过高、过陡，引起创伤。

（5）充填材料过度膨胀。

2. 处理

（1）部分折裂者可去除部分充填物，修整洞形，重新充填。如抗力和固位不够，可行粘接修复术，附加固位钉修复术，嵌体或冠修复。

（2）完成折裂至髓底者，根据具体情况考虑去、留。

（五）继发龋

充填后，在洞缘、洞底或邻面牙颈部发生龋坏。

1. 主要原因

（1）备洞时未去净龋坏组织。

（2）洞壁有无基釉，破碎后洞缘留下缝隙。

（3）洞的边缘在滞留区内，或在深的窝沟处。

（4）充填材料与洞壁间有微渗漏。

（5）羽毛状边缘和承受咬力部位洞缘短斜面上的充填体受力破碎，出现缝隙。

2. 处理　去除原充填物及继发龋，修整洞形，重新充填。可用洞漆和粘接剂降代微渗漏。

五、疗效判断及处理

龋病的治疗对于浅、中龋大多数患者疗效是确切的，对于深龋的患者需要密切观察。如有症状随时复诊。

龋病治疗后要求患者每半年到1年复查1次，并进行全面口腔检查，有条件的可以进行菌斑检查，了解患者的菌斑控制情况；检查有无继发龋，对发现新的早期浅龋或继发龋，即进行治疗。

第二节　牙髓病学

一、病因学

（一）微生物感染

微生物尤其是细菌感染是使牙髓病发生发展的主要因素。能够引发牙髓组织感染的细菌毒力因子相当广泛和复杂，目前被研究得较多的包括胞壁成分、可溶性因子、以及毒素等。

1. 脂多糖（LPS）　LPS的生物活性相当广泛，它所引起的细胞信号级联反应多样而复杂，有关

LPS 的研究已经持续了数十年，但仍在被广泛研究。目前所知，LPS 的信号转导首先通过与其受体（如 CD14，巨噬细胞清道夫受体，β 整合素等）结合，将信号转导至细胞内。LPS 结合蛋白（LPS）参与 LPS 与受体的结合及其在细胞膜的分子锚定，BPI（杀菌性 / 渗透性增加蛋白）、RSLA（降解脱酰的 R . shpaeroidesLipidA）则调节着 LPS 信号的细胞内转导。在细胞内，LPS 不仅调节着多个细胞因子（ILs，TNFst 等）的生物学活性，也通过激活细胞内重要的转录因子（NF-κB，Cbf-α 等）参与广泛的细胞活动。

2. 细菌胞外膜泡（ECV） ECA 是细菌外膜向外膨出呈芽状，在形成独立成分游离进入周围微环境的一种泡状膜结构，它是许多革兰氏阴性菌的一种适应性或功能生物学特征。ECA 作为毒力成分的载体，有完整的膜结构，在毒理学和免疫学特征上与细菌本身相似，所以在某程度上具有细胞样特性。然而它体积小（30 ~ 300nm），可透过微小间隙、解剖屏障，故又具有大分子样作用，它在形成过程中包容并浓缩了许多细菌固有的成分，游离出来以后，扩展了细菌毒力作用的范围和强度。如 PgECA 能到达深层组织造成远层破坏作用。

3. 细菌及其毒力因子的感染途径

（1）经牙体缺损处感染。

1）深龋：近髓或已达牙髓的龋洞是最常见的途径。根据研究，当覆盖牙髓的牙本质厚度小于 0.2mm 时，髓腔内就可能找到细菌，有时细菌未进入髓腔，但其细菌毒素可通过牙本质小管进入髓腔引起牙髓炎症。正常的牙髓对龋病的反应是在相应的髓腔壁上沉积修复性牙本质，以阻止病变波及牙髓，但当龋病进展快于修复性牙本质沉积速度时，易致露髓，细菌可直接感染牙髓。

2）近髓或已达到牙髓的楔状缺损，多发生在尖牙或前磨牙。

3）畸形中央尖折断或被磨损露髓，多发生在下颌前磨牙。

4）畸形舌侧沟和畸形舌侧窝。

5）隐裂深达髓腔。

6）重度磨损已近髓或露髓。

7）外伤性牙折露髓和钻磨牙体时意外露髓。

（2）通过牙周袋：微生物及其毒素可通过根分叉处和根旁侧的侧根管、根尖孔管处，侵入牙髓，这种感染，临床上常称为逆行性感染，因其牙髓病变一般从根髓开始，继而上升至冠髓及至整个牙髓组织。

（3）血源感染：经过血液而侵入牙髓，但这种途径十分罕见。在其他脏器患急病性感染时，可产生菌血症或败血病，微生物及其毒素有可能经过血液侵入牙髓，引起牙髓炎症、这种感染称为血源性牙髓炎。临床发现健康人血液循环中有菌血症的占 10%。牙体、牙龋手术及其他手术如拔牙等此百分率更高，所以，相当多的人带有短暂的菌血症。

（二）化学刺激

1. 药物刺激　在进行牙体修复时，如果选用的消毒物不当，可以对牙髓组织造成严重损伤。硝酸银、酚类、醛类药物对牙髓组织都有很强的刺激性。

2. 修复性刺激　如深洞直接用磷酸锌水门汀热垫底；残留牙本质较薄的洞形和复合树脂修复；酸蚀剂使用不当等。

（三）物理刺激

1. 温度刺激　制洞时如使用气涡轮机必须喷水降温，否则导致牙髓充血引起炎症。

2. 电流刺激　口腔内如有两种不同金属的修复物接触，通过唾液可产生电位差，对牙髓有一定刺激。

3. 气压变化的影响　在高空飞行或深水潜泳时，气压变化可导致牙髓病变急性发作。

4. 创伤　包括咬创伤、外伤等。

5. 全身因素　有报道糖尿病等可引起牙髓退变，但血源性感染引起的牙髓病极少见。

二、分类与转归

（一）组织病理学分类

牙髓在组织学上变异很大，所谓“正常牙髓”和各种不同类型的“病变牙髓”常存在着移行阶段和重叠现象。因此，即使采用组织病理学的方法，要将牙髓状况的各阶段准确地进行分类有时也是困难的。临床医师可以根据患者提供的症状及各种临床检查结果来推测患牙牙髓的病理损伤特点。从临床治疗的角度来看，对于那些需做摘除牙髓的病理学表现的诊断实际上只对选择治疗方法起一个参考作用，因而无需准确作出牙髓疾病的组织学诊断。而对那些需要保存活髓的患牙，却需对牙髓的病理状态及恢复能力作出正确的估计。

（二）临床分类

根据牙髓病的临床表现和治疗预后分类。

（1）可复性牙髓炎。

（2）不可复性牙髓炎：急性牙髓炎（包括慢性牙髓炎急性发作）；慢性牙髓炎（包括残髓炎）；逆行性牙髓炎。

（3）牙髓坏死。

（4）牙髓钙化：髓石；弥漫性钙化。

（5）牙内吸收。

（三）转归

牙髓为疏松结缔组织，被包裹在四周皆为坚硬的牙本质壁内，一旦发生炎症，其组织解剖特点决定了髓腔内的炎性渗出物无法得到彻底引流，局部组织压增高，使感染容易很快扩散到全部牙髓，并压迫神经产生剧烈疼痛。因为牙髓与机体的联系主要是借助于狭窄的根尖孔与根尖周围组织相通连，所以，在发生炎症时组织几乎不能建立侧支循环，严重地限制了其恢复能力，使其易于走向坏死。牙髓炎病变过程随着外界刺激物及机体抵抗力的变化，可有 3 种趋向。

（1）当外界刺激因素被消除后，牙髓的炎症受到控制，机体修复能力得以充分发挥，牙髓组织逐渐恢复正常。此种情况多见于患牙根尖孔较为粗大，牙髓炎症较轻微，全身健康情况良好时。

（2）当外界刺激长期存在，刺激强度并不很强或刺激减弱，或牙髓炎症渗出物得到某种程度的引流时，牙髓病变则呈现慢性炎症表现，或成为局限性化脓灶。

（3）外界刺激较强且持续存在，致使牙髓的炎症进一步发展，局部组织发生严重缺氧、化脓、坏死，以至全部牙髓均失去生活能力。

三、牙髓病的临床表现及诊断

（一）可复性牙髓炎

可复性牙髓炎是牙髓组织以血管扩张、充血为主要病理变化的初期炎症表现，它相当于牙髓病的组织病理学分类中的“牙髓充血”。由于“充血”是炎症全过程中自始至终的一种病理表现，因而，严格地讲“牙髓充血”既不能构成一种组织学诊断，也更谈不上作为临床诊断用语了。在临床实际工作中，若能彻底去除作用于患牙上的病源刺激因素，同时给予患牙适当的治疗，患牙牙髓是可以恢复到原有的状态。基于这一临床特点，将其称为“可复性牙髓炎”更符合实际。但若外界刺激持续存在，则牙髓的炎症继续发展，患牙转成不可复性牙髓炎。

1. 临床表现

（1）症状：当患牙受到冷、热温度刺激或甜、酸化学刺激时，立即出现瞬间的疼痛反应，尤其对冷刺激更敏感，刺激一去除，疼痛随即消失。无自发性疼痛。

（2）检查。

1）患牙常见有接近髓腔的牙体硬组织病损，如：深龋、深楔状缺损，或可查及患牙有深牙周袋，也可受累于咬创伤。

2）患牙对温度测验表现为一过性敏感，且反应迅速，尤其对冷测反应较强烈。

当去除刺激后，症状仅持续数秒即缓解。进行牙髓活力电测验时，患牙亦呈一过性敏感反应。

3）叩诊反应同正常对照牙，即为阴性。

2. 诊断要点

（1）主诉对温度刺激一过性敏感，但无自发痛的病史。

（2）可找到能引起牙髓病变的牙体病损或牙周组织损害等病因。

（3）对牙髓活力测验的反应阈值降低，相同的刺激，患牙常可出现一过性敏感。

3. 鉴别诊断

（1）深龋：患有深龋的患牙对温度刺激也敏感，但往往是当冷、热刺激进入深龋洞内才出现疼痛反应，且其刺激去除后症状并不持续。在实际临床检查时，深龋与可复性牙髓炎有时很难区别，此时可按可复性牙髓炎的治疗进行处理。

（2）不可复性牙髓炎：可复性牙髓炎与不可复性牙髓炎的区别关键在于前者绝无自发痛病史，后者一般有自发痛史，且温度刺激去除后，不可复性牙髓炎的疼痛反应持续时间较长久，有时可出现轻度叩痛。在临床上，若可复性牙髓炎与无典型自发痛症状的慢性牙髓炎一时难以区分时，可先采用诊断性治疗的方法即用氧化锌丁香油酚粘固剂进行安抚治疗，在观察期内视是否出现自发痛症状再明确诊断。

（3）牙本质过敏症：患有牙本质过敏症的患牙往往对探、触等机械刺激和酸、甜等化学刺激更敏感。而可复性牙髓炎主要是对冷、热温度刺激一过性敏感。

（二）不可复性牙髓炎

不可复性牙髓炎是一类病变较为严重的牙髓炎症，可发生于牙髓的某一局部，也可能涉及全部牙髓，甚至在炎症中心部位已发生不同程度的坏死。上述发生在牙髓组织中的炎症的范围和性质在临床上很难得以准确区分，而且此类牙髓炎症自然发展的最终结局均为全部牙髓坏死，几乎没有恢复正常的可能，临床治疗上只能选择摘除牙髓以去除病变的方法。所以，将这一类牙髓炎症统称为不可复性牙髓炎。但按其临床发病和病程经过的特点，又可分为急性牙髓炎（包括慢性牙髓炎急性发作）、慢性牙髓炎、残髓炎和逆行性牙髓炎。

1. 急性牙髓炎　急性牙髓炎的临床特点是发病急，疼痛剧烈。临床上绝大多数属于慢性牙髓炎急性发作的表现，龋源性者尤为显著。无慢性过程的急性牙髓炎多出现在牙髓受到急性的物理损伤、化学刺激以及感染等情况下，如手术切割牙体组织等导致的过度产热、充填材料的化学刺激等。

必须加以说明的是应该对临床上表现出来的急性症状与组织病理学上的急性炎症区分开来。真正意义上的急性牙髓炎很少引起疼痛，因为从组织病理学的角度来看，所谓的急性炎症过程是短暂的，很快就会转为慢性炎症或因得到引流而使急性炎症消退。但是，由炎症引起的急性症状却可持续较长时间，给患者造成巨大痛苦。出现疼痛的牙髓炎症多数为慢性炎症，而且炎症常已存在了相当长的时间。例如在深龋的进展过程中，牙髓早已有了慢性炎症，而此时，在临床上可能还未出现典型的急性症状。疼痛症状的出现常与作为渗出物引流通道的冠部开口被堵塞有关。因此，在临床诊断时，可将有急性疼痛症状出现者视为慢性炎症的急性发作。

（1）临床表现。

1）症状：急性牙髓炎（包括慢性牙髓炎急性发作）的主要症状是剧烈疼痛，疼痛性质具有下列特点。

a. 自发性阵发性痛：在未受到任何外界刺激的情况下，突然发生剧烈的自发性尖锐疼痛，疼痛可分为持续过程和缓解过程，即所谓的阵发性发作或阵发性加重。在炎症的早期，疼痛持续的时间较短，而缓解的时间较长，可能在一天之内发作二三次，每次持续数分钟。到炎症晚期，则疼痛的持续时间延长，可持续数小时甚至一整天，而缓解时间缩短或根本就没有疼痛间歇期。炎症牙髓出现化脓时，患者可主诉患牙有搏动性跳痛。

b. 夜间痛：疼痛往往在夜间发作，或夜间疼痛较白天剧烈。患者常因牙痛而难以入眠，或从睡眠中痛醒。

c. 温度刺激加剧疼痛：冷、热刺激可激发患牙的剧烈疼痛。若患牙正处于疼痛发作期内，温度刺激可使疼痛更为加剧。如果牙髓已有化脓或部分坏死，则患牙可表现为所谓的"热痛冷缓解"。这可能是因为牙髓的病变产物中有气体，受热后使其膨胀，致使髓腔内压力进一步增高，遂产生剧痛。反之，冷空气或凉水可使气体体积收缩，减小压力而缓解疼痛。临床上常见到患者携带凉水瓶就诊，随时含漱冷水进行暂时止痛。

d. 疼痛不能自行定位：疼痛发作时，患者大多不能明确指出患牙。疼痛呈放散性或牵涉性，常常是沿三叉神经第二支或第三支分布区域放射至患牙同侧的上、下颌牙或头、颞、面部。但这种放散痛绝不会放散到患牙的对侧区域。

2）检查。

a. 患牙可查及极近髓腔的深龋或其他牙体硬组织疾患，有时也可见牙冠有充填体存在，或可查到患牙有深牙周袋。

b. 探诊常可引起剧烈疼痛，有时可探及微小穿髓孔，并可见有少许脓血自穿髓孔流出。

c. 温度测验时，患牙的反应极其敏感或表现为激发痛。刺激去除后，疼痛症状要持续一段时间。也可表现为热测激发痛，冷测则缓解。进行牙髓活力电测验时，患牙的牙髓若处于早期炎症阶段，其反应性增强；若处于晚期炎症，则表现为迟钝。

d. 牙髓的炎症处于早期阶段时，患牙对叩诊无明显不适；处于晚期炎症的患牙，因牙髓炎症的外围区已波及根尖部的牙周膜，因此可出现垂直方向的轻度叩痛。

（2）诊断要点。

1）典型的疼痛症状：自发痛、夜间痛、冷热激发痛、放散痛。

2）患牙可被查到有引起牙髓病变的牙体损害或其他病因。

3）牙髓活力测验，尤其温度测验结果以及叩诊反应可帮助定位患牙。对患牙的确定是诊断急性牙髓炎的关键。

（3）鉴别诊断：急性牙髓炎的主要症状为剧烈的牙痛。因此，在临床上遇到因牙痛主诉就诊的患者，应注意与那些可引起牙痛症状的其他疾病进行鉴别。

1）三叉神经痛：三叉神经痛的发作一般有疼痛"扳机点"，患者每触及该点即诱发疼痛。患者在诉说病史时，往往忽略此点，应特别加以详细询问。再者三叉神经痛很少在夜间发作，且冷、热温度刺激并不引发疼痛。

2）龈乳头炎：龈乳头炎也可出现剧烈的自发性疼痛，但疼痛性质为持续性胀痛，对温度测验的反应为敏感，一般不会导致激发痛，患者对疼痛多可定位。检查时可发现患者所指示的部位龈乳头有充血、水肿现象，触痛极为明显。患处两邻牙间可见有食物嵌塞的痕迹或可问及食物嵌塞史。一般不能查及可引起牙髓炎的牙体硬组织损害及其他疾患。

3）急性上颌窦炎：患有急性上颌窦炎时，患侧的上颌后牙可出现类似牙髓炎的疼痛症状。这是因为上颌后牙根尖区的解剖部位恰与上颌窦底相邻接，且分布于该区域牙髓的神经是先经过上颌窦侧壁或窦底后再进入根尖孔内的。因此，上颌窦内的急性炎症可牵涉到相应上颌后牙的牙髓神经而引发"牙痛"，此时疼痛也可放散至头面部而易被误诊。但通过仔细检查，可发现在急性上颌窦炎时所出现的疼痛为持续性胀痛，患侧的上颌前磨牙和磨牙可同时受累而致二三颗牙均有叩痛，但无引起牙髓炎的牙体组织疾患。上颌窦前壁可出现压痛，同时，患者还可能伴有头痛、鼻塞、脓涕等上呼吸道感染的症状。

2. 慢性牙髓炎　慢性牙髓炎是临床上最为常见的一型牙髓炎，有时临床症状很不典型，容易误诊而延误治疗。

（1）临床表现：慢性牙髓炎一般不发生剧烈的自发性疼痛，但有时可出现不甚明显的阵发性隐痛或者每日出现定时钝痛。慢性牙髓炎的病程较长，患者可诉有长期的冷、热刺激痛病史。因此，炎症容易波及全部牙髓及根尖部的牙周膜，致使患牙常表现有咬不适或轻度的叩痛。患者一般多可定位患牙。

根据组织病理学的检查结果，视髓腔是否已被穿通而将慢性牙髓炎分为慢性闭锁型牙髓炎和慢性开放型牙髓炎。前者患牙的牙髓尚未暴露，而后者髓腔已与外界相通。由于牙髓的血液供应等条件的不同，髓腔呈暴露状的牙髓所表现出来的组织反应也不同，因而又有了溃疡型和增生型之分。在临床上，这3型慢性牙髓炎除了具有慢性牙髓炎共同的表现之外，无论是患者主诉的症状还是临床检查的体征又各自有其特点，现分述如下。

1）慢性闭锁型牙髓炎。

a. 症状：无明显的自发痛。但曾有过急性发作的患者或由急性牙髓炎转化而来的患者则可诉及有剧烈自发痛的病史，也有无自发痛症状者。几乎所有患者都有长期的冷、热刺激痛病史。

b. 检查：①查及深龋洞、冠部充填体或其他近髓的牙体硬组织疾患；②洞内探诊患牙感觉较为迟钝，去净腐质后无肉眼可见的露髓孔；③患牙对温度测验和电测验的反应多为迟缓性反应，或表现为迟钝；④多有轻度叩痛（+）或叩诊不适感（−）。

2）慢性溃疡型牙髓炎。

a. 症状：多无自发痛，但患者常诉有当食物嵌入患牙洞内即出现剧烈的疼痛。另一典型症状是当冷、热刺激激惹患牙时，会产生剧痛。

b. 检查：①查及深龋洞或其他近髓的牙体损害。患者由于怕痛而长期废用患牙，以至可见患牙有大量软垢、牙石堆积，洞内食物残渣嵌入较多；②去除腐质，可见有穿髓孔。用尖锐探针探查穿髓孔时，浅探不痛，深探剧痛且见有少量暗色血液渗出；③温度测验表现为敏感；④一般没有叩痛，或仅有极轻微的叩诊不适。

3）慢性增生性牙髓炎：此型牙髓炎的发生条件是患牙根尖孔粗大，血运丰富以及穿髓孔较大，足以允许炎症牙髓增生呈息肉状并自髓腔突出。因此，慢性增生性牙髓炎多见于青少年患者。

a. 症状：一般无自发痛，有时可有患者诉说进食时患牙疼痛或有进食出血现象。因此长期不敢用患侧咀嚼食物。

b. 检查：患牙大而深的龋洞中有红色的肉芽组织，即牙髓息肉，它可充满整个洞内并达面，探之无痛但极易出血。由于长期的废用，常可见患牙及其邻牙有大量牙石堆积。

当查及患牙深洞处有息肉时，临床上要注意与牙龈息肉和牙周膜息肉相鉴别。牙龈息肉多是在患牙邻面出现龋洞时，由于食物长期嵌塞加之患牙龋损处粗糙边缘的刺激，牙龈乳头向龋洞增生所形成的息肉样物体。牙周膜息肉系于多根牙的龋损发展过程中，不但髓腔被穿通，而且髓室底亦遭到破坏，外界刺激使根分叉处的牙周膜反应性增生，息肉状肉芽组织穿过髓底穿孔处进入髓室，外观极像牙髓息肉。在临床上进行鉴别时，可用探针探查息肉的蒂部以判断息肉的来源。当怀疑为牙龈息肉时，还可自蒂部将其切除，见出血部位位于患牙邻面龋洞龈壁外侧的龈乳头位置即可证实判断。对牙髓息肉和牙周膜息肉进行鉴别时，应仔细探查髓室底的完整性，摄X线片可辅助诊断。

（2）诊断要点。

1）可以定位患牙，有长期冷、热刺激痛病史和（或）自发痛史。

2）可查到引起牙髓炎的牙体硬组织疾患或其他病因。

3）患牙对温度测验的异常表现。

4）叩诊反应可作为很重要的参考指标。

在临床上诊断慢性牙髓炎可以不再细分为闭锁型、溃疡型及增生型。这是因为临床对洞底是否与髓腔穿通的检查结果与实际的组织学表现常有出入，再者从治疗方法的选择上这3种类型也无区别。因此，临床仅对患牙明确诊断出“慢性牙髓炎”即可。还有一点需要注意的是当无典型临床表现的深龋患牙，在去净腐质时发现有露髓孔，甚或在去腐未净时已经露髓，亦即诊断为“慢性牙髓炎”。

（3）鉴别诊断。

1）深龋：无典型自发痛症状的慢性牙髓炎有时与深龋不易鉴别。可参考温度测验结果进行判断。深龋患牙往往是当温度刺激进入洞内才出现敏感症状，刺激去除后症状立即消失；而慢性牙髓炎对温度刺激引起的疼痛反应会持续较长时间。另外，慢性牙髓炎可出现轻叩痛，而深龋患者对叩诊的反应与正常对照牙相同，即为阴性。

2）可复性牙髓炎见本节可复性牙髓炎鉴别诊断。

3）干槽症患侧近期有拔牙史。检查可见牙槽窝空虚，骨面暴露，出现臭味。

拔牙窝邻牙虽也可有冷、热刺激敏感及叩痛，但无明确的牙髓疾患指征。

3. 残髓炎 残髓炎属于慢性牙髓炎，因其发生在经牙髓治疗后由于残留了少量炎症根髓或多根牙遗漏了未作处理的根管，所以命名为残髓炎。由于残髓炎在临床表现及诊断上有一定特点，所以将它单列叙述。

（1）临床表现：残髓炎的临床症状与慢性牙髓炎的疼痛特点相似，常表现为自发性钝痛、放散性痛、温度刺激痛。因炎症发生于近根尖孔处的根髓组织，所以患牙多有咬不适感或轻微咬痛。患牙均有牙髓治疗的病史。

（2）诊断要点。

1）有牙髓治疗史。

2）有牙髓炎症状表现。

3）强温度刺激患牙有迟缓性痛以及叩诊疼痛。

4）探查根管有疼痛感觉即可确诊。

4. 逆行性牙髓炎 逆行性牙髓炎的感染来源于患牙牙周病所致的深牙周袋。袋内的细菌及毒素通过根尖孔或侧、副根管逆行进入牙髓，引起根部牙髓的慢性炎症，也可由局限的慢性牙髓炎急性发作。因为此型牙髓炎的感染走向与通常由冠部牙髓开始、逐渐向根部牙髓进展的牙髓炎方向相反，故名逆行性牙髓炎。感染通过近牙颈部和根分叉部侧支根管引起的牙髓发炎多为局限性牙髓炎，疼痛并不非常剧烈。而由根尖方向引起的逆行性牙髓炎对牙髓血运影响极大，临床上可以急性牙髓炎表现出来。逆行性牙髓炎是牙周牙髓联合征的一型。

（1）临床表现：患牙可表现为自发痛，阵发痛，冷、热刺激痛，放散痛，夜间痛等典型的急性牙髓炎症状。也可呈现为慢性牙髓炎的表现，即冷、热刺激敏感或激发痛，以及不典型的自发钝痛或胀痛。患牙均有长时间的牙周炎病史，可诉有口臭、牙齿松动、咬无力或咬疼痛等不适症状。

（2）检查。

1）患牙有深达根尖区的牙周袋或较为严重的根分叉病变。牙龈水肿、充血、牙周袋溢脓。牙可有不同程度的松动。

2）无引发牙髓炎的深龋或其他牙体硬组织疾病。

3）对多根患牙牙冠的不同部位进行温度测验，其反应可为激发痛、迟钝或无反应。这是由于同一牙不同根管内的牙髓病理状态不同所致。

4）患牙对叩诊的反应为轻度疼痛（+）~ 中度疼痛（++）。

5）X 线片显示患牙有广泛的牙周组织破坏或根分叉病变。

（三）牙髓坏死

牙髓坏死常由各型牙髓炎发展而来，也可因外伤打击，正畸矫治所施加的过度创伤力，修复治疗对牙体组织进行预备时的过度手术切割产热，以及使用某些修复材料（如硅酸盐粘固剂、复合树脂）所致的化学刺激或微渗漏而引起。当牙髓组织发生严重的营养不良及退行性变性时，由于血液供应的严重不足，最终可发展为牙髓坏死，又称为渐进性坏死，多见于老年人。坏死的牙髓组织有利于细菌的定植，即所谓的引菌作用，因此，它比健康的牙髓更易于被细菌所感染。牙髓坏死如不及时进行治疗，病变可向根尖周组织发展，导致根尖周炎。

1. 临床表现

（1）症状：患牙一般没有自觉症状，也可见有以牙冠变色为主诉前来就诊者。变色的原因是牙髓组织坏死后红细胞破裂致使血红蛋白分解产物进入牙本质小管。常可追问出自发痛史、外伤史、正畸治疗史或充填、修复史等。

（2）检查。

1）牙冠可存在深龋洞或其他牙体硬组织疾患，或是有充填体深牙周袋等。也可见有完整牙冠者。

2）牙冠变色，呈暗黄色或灰色，失去光泽。

3）牙髓活力测验无反应。

4）叩诊阴性（–）或不适感（±）。

5）牙龈无根尖来源的窦道。

6）X 线片显示患牙根尖周影像无明显异常。

2. 诊断要点

（1）无自觉症状。

（2）牙冠变色、牙髓活力测验结果和 X 线片的表现。

（3）牙冠完整情况及病史可作为参考。

3. 鉴别诊断 慢性根尖周炎：患有慢性根尖周炎的病牙也可无明显的临床自觉症状。有瘘管的慢性根尖周炎在进行临床检查时，可发现牙龈上有由患牙根尖来源的瘘管口。拍照 X 线片，若发现有根尖周骨质影像密度减低或根周膜影像模糊、增宽，即可以此作出鉴别诊断。

（四）牙髓钙化

当牙髓的血液循环发生障碍时，会造成牙髓组织营养不良，出现细胞变性，钙盐沉积，形成微小或大块的钙化物质。牙髓钙化有两种形式，一种是结节性钙化，又称作髓石，髓石或是游离于牙髓组织中、或是附着在髓腔壁上。另一种是弥漫性钙化，甚至可造成整个髓腔闭锁。后者多发生在外伤后的患牙，也可见于经氢氧化钙盖髓治疗或活髓切断术后的患者。

1. 临床表现

（1）症状：髓石一般并不引起临床症状。个别情况出现与体位有关的自发痛，也可沿三叉神经分布区域放散，一般与温度刺激无关。

（2）检查。

1）患牙对牙髓活力测验的反应可异常，表现为迟钝或敏感。

2）X 线片显示髓腔内有阻射的钙化物（髓石）或呈弥漫性阻射影像而致使原髓腔处的透射区消失。

2. 诊断要点

（1）X 线检查结果作为重要的诊断依据。

（2）需排除由其他原因引起的自发性放散痛的疾病后，且经过牙髓治疗后疼痛症状得以消除，方能确诊。

（3）有外伤或氢氧化钙治疗史者可作为参考。

当临床检查结果表明患牙是以其他可引起较严重临床症状的牙髓疾病（如牙髓炎、根尖周炎等）为主，同时合并牙髓钙化性病变时，则以引起牙髓症状的牙髓疾病作为临床诊断。

3. 鉴别诊断 与三叉神经痛鉴别。髓石引起的疼痛虽然也可沿三叉神经分布区域放射，但无扳机点。主要与体位有关。用 X 线检查的结果可作为鉴别诊断的参考。而经诊断性治疗（牙髓治疗）后，视疼痛是否消失得以鉴别。

（五）牙内吸收

牙内吸收是指正常的牙髓组织变为肉芽组织，其中的破牙本质细胞从髓腔内部开始吸收牙体硬组织，使髓腔壁变薄，严重者可造成病理性牙折。

牙内吸收的原因尚不明了，但多发生于受过外伤的牙、再植牙及作过活髓切断术或盖髓术的牙。

1. 临床表现

（1）症状：一般无自觉症状，多在X线片检查时偶然发现。少数患者可出现自发性阵发痛、放散痛和温度刺激痛等牙髓炎症状。

（2）检查。

1）内吸收发生在髓室时，肉芽组织的颜色可透过已被吸收成很薄的牙体硬组织层而使牙冠呈现为粉红色。有时可见牙冠出现小范围的暗黑色区域。内吸收发生在根管内时，牙冠的颜色没有改变。

2）患牙对牙髓测验的反应可正常，也可表现为迟钝。

3）叩诊阴性（-）或出现不适感（±）。

4）X线片显示髓腔内有局限性不规则的膨大透影区域，严重者可见内吸收处的髓腔壁被穿通，甚至出现牙根折断线。

2. 诊断要点

（1）X线片的表现作为主要依据。

（2）病史和临床表现作为参考。

第三节　根尖周组织疾病

一、概论及病因学

根尖周组织包括根尖部的牙槽骨、牙周膜和牙骨质。根尖周组织疾病（简称根尖周病）是牙髓病的继发病。牙髓病变所产生的刺激，特别是牙髓中的感染通过根尖孔，作用于根尖周组织，引起根尖周病。病变主要表现为炎症，在机体抵抗力较强时、或经不彻底的治疗时，可转化为慢性炎症；当机体抵抗力低时，又可由慢性炎症转化为急性炎症。急性根尖周炎有剧烈的疼痛、肿胀，甚至伴有全身反应，使患者十分痛苦。慢性炎症的病理变化特点是骨质破坏，在根尖部破坏骨质的区域形成炎症肉芽组织，还可能存在脓灶。骨质破坏区逐渐增大，骨质也受到更多的破坏。这种慢性炎症灶可以成为病灶感染，引起远隔器官的疾病，对患者危害严重。

（一）根尖周组织解剖生理特点

根尖周组织是牙齿根尖部的牙周组织。牙周组织与牙髓的联系在此处最为密切，是全身与牙髓联系的通道。营养牙髓的血运、牙髓的神经支配都要从根尖周组织通过根尖孔达牙髓中，同时牙髓的病变也通过根尖孔、蔓延到根尖周组织中。

1. 牙根尖解剖结构　牙齿的根尖部有根尖孔通向根尖周组织，这里不但有较粗大的主根管的根尖孔，并且还有许多侧支根管和通向根尖周组织的侧孔，使根尖部牙髓有来自根尖周丰富的血运，因而根尖部的牙髓对刺激有相对较强的耐受力；但是牙髓腔内的感染和其他刺激也容易通过这些通道扩散到根尖周组织。

2. 根尖周组织的血运供给　根尖周组织是牙周组织的一部分，牙周膜和牙槽骨的血运极为丰富，牙周膜的血管有三个来源。

（1）通过牙槽骨的营养孔到达牙周膜。

（2）齿槽动脉在进入根尖孔之前分支到牙周膜。

（3）牙龈血管有分支到牙周膜。这些血管在牙周膜中吻合交叉成网状，对于增加根尖周组织的抗病能力和病变的修复能力是十分有利的。

3. 根尖周的神经支配　根尖周的神经主要来源于三叉神经的第二支和第三支，有粗纤维和细纤维，神经终末呈结节状、襻状、或游离神经纤维末梢。也有交感神经支配血管。根尖部牙周膜神经的功能主要为触觉，有精细的触觉感受器，从而能调节咀嚼压力，并且对疼痛能定位。

4. 根尖周牙周膜的功能 根尖周牙周膜主要有四种功能。

（1）形成根尖部的牙骨质和牙槽骨，并能吸收和重建牙骨质和牙槽骨。

（2）承受咀嚼力和缓冲外来的力量，以避免牙槽骨直接受力。

（3）维持牙槽骨的代谢活力。

（4）对外来刺激发出相应的组织学反应。

5. 牙槽骨对刺激的反应 牙槽骨是最可变的骨组织，在生理状态下，受咀嚼压力的部位往往有牙槽骨的吸收，而受牵引的一方则有骨质增殖。在处于病态时，牙槽骨因所受刺激的强弱而发生不同的反应。例如受感染的刺激，感染很强则可造成牙槽骨坏死；刺激较强则引起骨吸收；轻微的刺激引起骨质增生。这些反应还和机体的抵抗力有关，抵抗力较强的个体，抗病力较强，骨质的病理反应也较轻。

（二）病因学

根尖周病继牙髓病而来，所以凡能引起牙髓病的因素都能直接或间接地引起根尖周病。

1. 感染 根尖周病的主要致病因素是牙髓和根管中的感染，包括细菌和细菌产物。过去认为根管内的组织液及其分解产物也是致病的刺激物，但近年来的研究结果表明，单纯的牙髓坏死在无菌情况下不引起根尖周病。同时还发现在有细菌存在的环境里，暴露的牙髓由于炎症而坏死，引起根尖区感染，而暴露牙髓保持无菌状态时，只发生轻微炎症，并可有牙本质桥形成。

关于根管内细菌的种类，20 世纪 50 年代前由于未采用厌氧菌培养技术，只能从根管中分离出需氧菌和少数兼性厌氧菌，当时发现多数细菌是链球菌。60 年代以后，采用严格的厌氧菌培养技术，发现根管内有大量的厌氧菌。有许多研究表明厌氧菌所占比例相当高，占根管内细菌的 70% 以上。有人从 18 例感染根管中共分离出 88 种细菌，其中 83 种为专性厌氧菌。在密封的根管中，专性厌氧菌占优势，在开放的根管中，则有较多的兼性厌氧菌和一些需氧菌。越靠近根尖取样培养，专性厌氧菌所占比例越大。专性厌氧菌中，产黑色素类杆菌尤其是其中的牙髓类杆菌对导致根尖周病起重要作用。有专性厌氧菌的细菌群比兼性厌氧菌细菌群引起更重的炎症。有研究发现，从急性根尖周炎的根管中分离出牙髓类杆菌，而慢性根尖周炎的根管中则不存在这种细菌。

定量分析的结果显示感染根管含细菌量为 108 个 /g。在感染根管中有人认为不存在螺旋体，也有人观察到有螺旋体，但其数量低于 10%。目前尚未发现病毒。感染不但存在于主根管中，还存在于侧支根管和牙本质小管中，其深入牙本质小管的深度约为 0.25mm。离根管口越近的地方，细菌入侵牙本质小管的深度也越深，而近根尖处则牙本质小管内的感染较表浅。

感染根管中的专性厌氧菌多为革兰阴性菌，其产物内毒素为脂多糖，是致病的主要物质。内毒素为非特异性弱抗原，不易被抗体中和，能激活补体系统，对中性粒细胞产生趋化作用。并能使肥大细胞分解和释放肝素和组织胺，组织胺使血管通透性增高，而且在内毒素和组织胺同时存在时，明显地抑制蛋白质的合成。内毒素能刺激巨噬细胞释放白细胞介素，还能激活 Hageman 因子，形成缓激肽，缓激肽是作用很强的疼痛介质，有疼痛症状时，根尖区内毒素的含量较高。

产黑色素类杆菌是根管中常见的病原菌，为革兰阴性菌，有荚膜和纤毛，有较强的抗吞噬作用和附着能力。骨和结缔组织的细胞间质为基质和胶原两种成分组成，产黑色素类杆菌能产生透明质酸酶和胶原酶，能同时破坏这两种成分，具有较强的破坏力。产黑色素类杆菌能合成磷酸酯酶，参与前列腺素介导骨吸收过程。它不但具有很强的致病力，对机体的防御系统还有很强的抵抗力。但是单独的产黑色素类杆菌不能引起化脓性感染，在其他细菌的协同作用下才引起弥散的化脓性感染。

感染根管中常见的革兰阳性细菌有链球菌、丙酸菌和放线菌，其细胞壁成分包括肽葡聚糖和脂磷壁酸，能激活补体，并能刺激巨噬细胞和淋巴细胞。淋巴细胞释放淋巴毒素，如破骨细胞激活因子、纤维母细胞激活因子和前列腺素，与炎症和骨质破坏有关。

2. 创伤 创伤常常是引起急性根尖周炎的诱发因素。例如在慢性根尖周炎的基础上，患牙在受到碰撞、猛击的暴力时，常引起急性根尖周炎。创伤造成牙髓坏死或炎症时，如夹杂感染，即引起根尖周炎。此外，在进行牙髓治疗时，若操作不当，如扩大根管时用力过猛，使根尖周组织承担过重的压力；或将器械刺穿根尖孔损伤根尖周组织，根管充填时器械或根充物超出根尖孔，均能引起根尖周炎，预备根管时，器械穿过根尖孔不但造成机械刺激，同时还可能将感染带到根尖周区。

3. 化学刺激 在治疗牙髓病和根尖周病时，若使用药物不当，将造成化学性刺激，引起根尖周炎。在行牙髓失活时，封砷剂时间过长，药物继续作用在根尖周组织，引起炎症和坏死。在行牙髓塑化治疗时，将塑化剂导入根尖周区，或选择适应证不当，对根尖孔粗大的患牙做塑化治疗，使塑化剂由粗大的根尖孔流失到根尖区，塑化剂刺激根尖周组织引起炎症。根管治疗时，使用强刺激的消毒剂封入根管，并使其作用穿过根尖孔，例如用蘸有甲醛甲酚合剂饱和棉捻充满在根管内的封药法，便会有甲醛穿出根尖孔，激发根尖周炎。

操作不当时，往往造成多因素的刺激，如机械预备根管使根尖孔被扩大，器械损伤根尖周组织，并可将感染带出根尖孔，这时若再于根管内封入强烈消毒剂，就使根尖周组织承受了感染和化学刺激与机械刺激，这种复杂的刺激因素造成的炎症较难治愈。

4. 免疫学因素 根尖周组织被牙槽骨所包围，虽然血运丰富，且根尖周有较多的血运循环，但这一道硬组织屏障也可以作为抗原长期停留的区域。由于咀嚼压力的影响，使少量抗原进入到淋巴或血循环中，激发抗体的形成以及局部淋巴结产生淋巴细胞，同时也使根尖周组织致敏，逐渐产生病变。微生物及其成分作为抗原与机体之间的相互作用即构成免疫学反应，根尖周病的组织反应基本体现了免疫学现象。

除微生物及其产生的毒素可以作为抗原外，在牙髓治疗中一些常用的低分子化学药物，如酚类、醛类等可以成为半抗原，这些药物在体内与组织内的蛋白质结合成为全抗原，激发引起变态反应，产生过敏性炎症。此外根管充填用的氧化锌、预备根管用的EDTA和过氧化氢，局部麻醉剂以及抗生素（特别是青霉素）都有可能引起变态反应。

二、分类、临床表现及诊断

（一）急性根尖周炎

1. 病理变化 急性根尖周炎的初期，表现为浆液性炎症变化，即牙周膜充血，血管扩张，血浆渗出形成水肿。这时根尖部的牙槽骨和牙骨质均无明显变化。炎症继续发展，则发生化脓性变化。有多形核白细胞溢出血管，浸润到牙周膜组织中。牙周膜中的白细胞被细菌及其产生的毒素所损害而坏死，坏死的细胞溶解、液化后形成脓液。脓液最初只局限在根尖孔附近的牙周膜中，炎症细胞浸润主要在根尖附近牙槽骨的骨髓腔中。若炎症继续发展，则迅速向牙槽骨内扩散，脓液通过骨松质达牙槽骨的骨外板，并通过骨密质上的营养孔而达到骨膜下；脓液在骨膜下积聚达到相当的压力时，才能使致密结缔组织所构成的骨膜破裂，然后脓液流注于黏膜之下，最后黏膜破溃，脓液排除，急性炎症缓解，转为慢性炎症。当机体抵抗力减低、或脓液引流不畅时，又会发展为急性炎症。

急性根尖周炎的发展过程，大多按上述规律进行，但并非都是如此典型。当脓液积聚在根尖附近时，可能有三种扩散途径。

（1）通过根尖孔经根管从龋洞排脓：这种排脓方式对根尖周组织的损伤最小，但是只有根尖孔粗大且通畅以及龋洞开放的患牙才容易循此通路扩散；或者在脓液尚未扩散到牙槽骨骨松质时，经开髓、拔髓的治疗措施，促使脓液由此通路排出。

（2）通过牙周膜从龈沟或牙周袋排出：这种情况多发生在有牙周病的患牙，因根尖脓灶与牙周袋接近，脓液易突破薄弱的牙周膜从此途径排出；常造成牙周纤维破坏，使牙齿更加松动，最后导致牙齿脱落，预后不佳。儿童时期乳牙和年轻恒牙发生急性根尖周炎时，脓液易沿牙周膜扩散由龈沟排出，但是因处于生长发育阶段，修复再生能力强，且不伴有牙周疾病，当急性炎症消除并经适当的治疗后，牙周组织能愈合并恢复正常。

（3）通过骨髓腔突破骨膜、黏膜向外排出：这种排脓方式是急性根尖周炎最常见的典型发展过程，脓液必然向较薄的骨壁突破，破口的位置与根尖周组织解剖学的关系密切。一般情况上颌前牙多突破唇侧骨板及相应的黏膜排脓。上颌后牙则颊根尖炎症由颊侧排脓，腭根由腭侧突破。下颌牙齿多从唇、颊侧突破。牙根尖弯曲时，排脓途径变异较大。脓液突破骨膜后，也可以不突破口腔黏膜而是皮下突破颌面部皮肤排脓。下面是几种可能发生的排脓途径。

1）穿通唇、颊侧骨壁：唇、颊侧的骨壁较薄，脓液多由此方向穿破骨的外侧壁在口腔前庭形成骨膜下脓肿、黏膜下脓肿，破溃后排脓于口腔中。破溃于口腔黏膜的排脓孔久之则形成瘘管，叫做龈瘘。有少数患者不在口腔内排脓，而是穿通皮肤，形成皮瘘。下切牙有时可见在相应部位下颌骨的前缘穿通皮肤；上颌尖牙有时在眼的内下方穿透皮肤形成皮瘘。

2）穿通舌、腭侧骨壁：若患牙根尖偏向舌侧，则脓液可由此方向穿破骨壁及黏膜，在固有口腔内排脓。上颌侧切牙和上颌磨牙的腭根尖常偏向腭侧，这些牙的根尖脓肿多向腭侧方向扩张。但腭黏膜致密、坚韧，脓肿不易自溃。下颌第三磨牙舌侧骨板较薄，因此脓液常从舌侧排出。

3）向上颌窦内排脓：多发生于低位上颌窦的患者，上颌双尖牙和上颌磨牙的根尖可能突出在上颌窦中，尤其是上颌第二双尖牙和上颌第一、二磨牙。不过这种情况较为少见，如果脓液排入上颌窦时，会引起上颌窦炎。

4）向鼻腔内排脓：这种情况极为少见，只有上中切牙的牙槽突很低而牙根很长时，根尖部的脓液才能穿过鼻底沿骨膜上升，在鼻孔内发生脓肿并突破鼻黏膜排脓。

排脓孔久不愈合，特别是反复肿胀破溃者，在急性根尖周炎转为慢性时，便形成瘘管。瘘管的位置多在患牙根尖的相应部位，但有时也可以出现在远离患牙的其他牙齿的根尖部，有的瘘管还可以出现在近龈缘处，或与患牙相邻缺失牙的牙槽嵴处。

急性根尖周炎的组织学观察在镜下可见根尖部牙周组织中显著充血，有大量渗出物渗出，并伴有大量中性粒细胞浸润。在脓肿的边缘区内可见有巨噬细胞、淋巴细胞集聚，周围有纤维素沉积形成包绕屏障。当脓液到达骨膜下时，局部有较硬的组织浸润块。脓液从骨质穿出后，相应部位的软组织出现肿胀，即疏松结缔组织发生炎症，称为蜂窝组织炎。如上切牙可引起上唇肿胀；上颌双尖牙及磨牙可引起眶下、面部胀肿；下颌牙齿则引起颏部、下颌部胀肿；有时下颌第三磨牙的根尖周化脓性炎症可引起口底蜂窝组织炎。

2. 临床表现 急性根尖周炎是从根尖周牙周膜有浆液性炎症反应到根尖周组织的化脓性炎症的一系列反应过程，由轻到重，由小范围到大范围病变的连续过程，实际上在病程发展到高峰时，已是牙槽骨的局限性骨髓炎，严重时还将发展为颌骨骨髓炎。病损的进行虽然为一连续过程，但由于侵犯的范围不同，可以划分为几个阶段。每一不同发展阶段都有基本的临床表现，可以采用不同的治疗措施以求取得良好的效果。

（1）急性浆液期（急性浆液性根尖周炎）：这一阶段常表现为一短暂时期，如果接受适当治疗，则急性炎症消退，症状缓解。否则炎症很快即发展为化脓性炎症。开始，只在咬时患牙有轻微痛，患者反映咬紧患牙时，能缓解疼痛。这是因为咬压力暂时将充血血管内的血液挤压出去之故。但很快即发展为持续性的自发性钝痛，咬时不能缓解而是加重疼痛，因为这时牙周膜内充血和渗出的范围广泛，牙周间隙内的压力升高，咬时更加大局部压力而疼痛。自觉患牙有伸长感，咬时即有疼痛。

（2）急性化脓期（急性化脓性根尖周炎或急性牙槽脓肿）：急性牙槽脓肿可根据脓液集中的区域再划分为三阶段。

1）急性根尖脓肿：由于根尖部牙周间隙内有脓液聚集，得不到引流，故有剧烈疼痛。患牙的伸长感加重，以至咬时首先接触患牙，并感到剧痛，患者更加不敢对。患牙根尖部黏膜潮红，但未肿胀，扪时痛。所属淋巴结可以扪及，有轻微痛。全口牙列除下颌切牙及尖牙影响颏淋巴结外，其他牙齿均影响颌下淋巴结。

2）骨膜下脓肿：由于脓液已扩散到骨松质，且由骨松质内穿过骨壁的营养孔，在骨膜下聚集，骨膜是致密、坚韧的结缔组织，脓液集于骨膜下便产生很大压力，患者感到极端痛苦，为持续性、搏动性跳痛。病程发展到此时，疼痛达最高峰，患者感到难以忍受。患牙浮起、松动，轻触患牙时，如说话时舌、颊接触患牙亦感到疼痛。牙龈表面在移行沟处明显红肿，移行沟变平，有明显压痛及深部波动感。所属淋巴结肿大，压痛。因颌面部形成蜂窝组织炎而肿胀，引起面容的改变。病情发展到这一阶段，逐日加剧的疼痛，影响到睡眠及进食，患者呈痛苦面容，精神疲惫。此时多伴有全身症状，白细胞增多，计数多在 1 万 ~ 1.2 万 /mm。体温升高达 38℃左右。若白细胞、体温继续升高，则应考虑并发颌骨骨髓炎或败血症。

3）黏膜下脓肿：如果骨膜下脓肿未经切开，在脓液压力加大时可穿透骨膜流到黏膜下。由于黏膜下组织较松软，脓液达黏膜下时的压力大为减低，疼痛也随之减轻，患牙的松动度和咬痛也明显减轻。这时所属淋巴结仍可扪及，有压痛。白细胞计数和体温升高也有所缓解。

3. 诊断　主要根据症状，患牙多有牙髓炎病史，叩诊患牙时疼痛较剧烈，温度试验或电活力试验患牙无反应或极为迟钝。若为牙髓炎合并急性根尖周炎时，则兼有牙髓炎和根尖周炎的症状，如温度刺激引起疼痛，同时叩诊疼痛较重。

若为急性化脓性根尖周炎诊断则主要根据疼痛的程度；患牙多有松动而不存在牙周袋，有触痛、浮起；根尖部牙龈潮红或有黏膜下脓肿，扪及根尖肿胀处疼痛、并有深部波动感；叩诊时轻叩即引起疼痛；一般牙髓已失去活力等。

4. 治疗原则　治疗原则是消除急性炎症以缓解疼痛，然后采用根管治疗或牙髓塑化治疗。这时消除急性炎症的措施为可开髓、拔髓，使渗出液通过根尖孔沿根管引流，开放根管。同时给予抗生素或其他全身消炎药物，以及维生素支持疗法。

若为骨膜下脓肿或黏膜下脓肿，开放根管已不足以使脓液排出，故还应切开脓肿处的骨膜或黏膜以引流。为了减轻咬痛，可磨低对颌牙尖。一般在 1 ~ 2 日后复诊，最好在切口未愈合前进行根管治疗或牙髓塑化治疗。

急性根尖周炎从浆液期到化脓期的三个阶段是一连续的发展过程，是移行过渡的，不能截然分开，只能相对地识别这些阶段，选用对应的消炎措施。例如骨膜下脓肿的早期，也可能是根尖脓肿的晚期，如未发现明显的深部波动感时，则不应采用切开引流的治疗法，还应尽量采用从根管引流的方法。此外，在急性根尖周炎的各阶段都可采用超短波治疗以辅助消除急性炎症。但是在脓肿切开的当天，不论是切开前还是切开后都不能施行超短波治疗，以免因组织高度充血而发生出血不止的情况。

急性根尖周炎可以由牙髓病继发而来，也可以由慢性根尖周炎转化而来，后者又称为慢性根尖周炎急性发作。二者的鉴别主要依靠 X 线检查，由慢性根尖周炎转化来的，在 X 线像上可见根尖部有骨质疏松区；多有反复肿胀的历史；疼痛的剧烈程度略轻。慢性根尖周炎急性发作的治疗原则与急性根尖周炎同。

（二）慢性根尖周炎

慢性根尖周炎多无明显的自觉症状，有的患者可能在咀嚼时轻微痛，有的患者则无任何异常感觉。有的患者在身体抵抗力降低时易转化为急性炎症，因而有反复疼痛、肿胀的病史。

1. 病理变化　由于根管内存在感染和其他病源刺激物，根尖孔附近的牙周膜发生慢性炎症反应，主要表现为根尖部牙周膜的炎症，并破坏其正常结构，形成炎症肉芽组织。在肉芽组织的周围分化破骨细胞，并逐渐吸收其邻近的牙槽骨和牙骨质。炎症肉芽组织中有大量淋巴细胞浸润，同时成纤维细胞也增多，这种反应也可以看作是机体对抗疾病的防御反应。慢性炎症细胞浸润可以吞噬侵入根尖周组织内的细菌和毒素；成纤维细胞也可以增殖产生纤维组织，并常形成纤维被膜，防止和限制感染及炎症扩散到机体的深部。但是这种反应不能达到彻底消除根管内的病源刺激物，因根管内的血运早已断绝。慢性炎症反应可以保持相对稳定的状态，并可维持较长时间；当身体抵抗力较强或病源刺激物的毒力较弱时，则肉芽组织中的纤维成分增加，可以在肉芽组织的周围形成被膜；牙槽骨吸收也暂时停止；甚至可以产生成骨细胞，在周围形成新生的骨组织，原破坏的骨组织有所修复，病变区缩小。相反，当身体抵抗力降低，或病源刺激物的毒力增强时，则肉芽组织中的纤维成分减少，炎症成分增多，产生较多的破骨细胞，造成更大范围的骨质破坏，骨质破坏的地方为炎症肉芽组织取代。由于炎症肉芽组织体积增大，从血运来的营养难以达肉芽组织的中心部，在根尖孔附近的肉芽组织可发生坏死、液化，形成脓腔，成为慢性脓肿。发育期间遗留的牙周上皮剩余，经慢性炎症刺激，可以增殖为上皮团块或上皮条索。较大的上皮团的中心由于缺乏营养，上皮细胞发生退行性变、坏死、液化，形成囊肿。

概括以上所述，慢性根尖周炎的主要病理变化是根尖周有炎症组织形成，破坏牙槽骨。这种组织变化过程不是单一的破坏，是破坏与修复双向进行的，但是如果不清除病源刺激物，则虽有骨质修复过程，根尖病变区只能扩大、缩小交替进行，不能完全消除。

另外，在身体抵抗力强的患者，患牙接受的刺激又极微弱时，根尖部牙槽骨不发生吸收，而是增殖在局部形成围绕根尖周的一团致密骨，称为致密性骨炎。

（1）根尖肉芽肿：根尖肉芽肿是根尖周受到来自感染根管的刺激产生的一团肉芽组织。镜下可见有坏死区，肉芽组织中有慢性炎症细胞浸润，主要是淋巴细胞和浆细胞，成纤维细胞也增多。毛细血管在病变活动时增多，接近纤维化时减少。肉芽组织的周围常有纤维被膜，被膜与牙周膜相连。

肉芽肿的形成与从根尖孔、侧枝根尖孔来的感染刺激紧密相关，因而可发生在与这些部位相应的地方，可发生在根尖，也可以发生在根侧，磨牙可以发生在根分叉处。

（2）慢性根尖脓肿（慢性牙槽脓肿）：慢性根尖脓肿可以由根尖肉芽肿转化而来，也可由急性牙槽脓肿转化而来。肉芽肿中央的细胞坏死、液化，形成脓液，脓液中多是坏死的多形核细胞。肉芽组织周围缺乏纤维被膜。

慢性牙槽脓肿有两型，即有瘘型和无瘘型。无瘘型在临床上难以和根尖肉芽肿鉴别，有瘘型则有瘘管与口腔黏膜或颌面部皮肤相通连。

瘘管可能是急性牙槽脓肿自溃或切开后遗留的，也可能是根尖部脓液逐渐穿透骨壁和软组织而形成的。瘘管壁有上皮衬里，上皮可来源于肉芽肿内的上皮团，也可由口腔黏膜上皮由瘘管口长入。上皮下的结缔组织中有大量炎症细胞浸润。

（3）根尖囊肿：根尖囊肿可以由根尖肉芽肿发展而来，也可由慢性根尖脓肿发展而来。在含有上皮的肉芽肿内，由于慢性炎症的刺激，上皮增生形成大团块时，上皮团的中央部得不到来自结缔组织的营养，因而发生变性、坏死、液化，形成小的囊腔。囊腔中的渗透压增高，周围的组织液渗入，成为囊液。囊液逐渐增多，囊腔也逐渐扩大。肉芽组织内的上皮也可以呈网状增殖，网眼内的炎症肉芽组织液化后形成多数小囊肿，小囊肿在增大的过程中互相融合，形成较大的囊肿。

囊肿也可由慢性脓肿形成，即脓肿附近的上皮细胞沿脓腔表面生长，形成腔壁的上皮衬里而成为囊肿。根尖囊肿由囊壁和囊腔构成，囊腔中充满囊液。囊壁内衬以上皮细胞，外层为致密的纤维结缔组织，囊壁中常有慢性炎症细胞浸润。囊液为透明褐色，其中含有含铁血黄素；由于含有胆固醇结晶漂浮其中而有闪烁光泽。囊液在镜下直接观察时，可见其中有很多菱形或长方形的胆固醇结晶，是从上皮细胞变性分解而来。

由于慢性炎症的刺激，引起细胞变性、坏死，囊液中含有这些内容而使渗透压增高，周围的组织液渗透入囊腔中；囊腔内液体增加的同时，囊腔也逐渐增大。囊肿增大的压力压迫周围牙槽骨，使其吸收，同时在颌骨的外表则有新生骨质补充，因此有些较大的囊肿往往在表面膨隆处尚有较薄的一层骨质。囊肿再增大时，最终可使其周围某一处骨壁完全被吸收而长入软组织中，这时囊肿就会发展很快。由于囊肿的发展缓慢，周围骨质受到这种缓慢刺激而形成一种致密骨板。

从慢性根尖脓肿发展而来的囊肿囊液中含有脓液，较为混浊。根尖囊肿可以继发感染，形成瘘管，或表现为急性炎症。

（4）致密性骨炎：致密性骨炎表现为根尖周局部骨质增生，骨小梁的分布比周围的骨组织更致密些。骨髓腔极小，腔内有少许纤维性的骨髓间质，纤维间质中仅有少量的淋巴细胞浸润。有时硬化骨与正常骨组织之间并无明显分界。

2. 临床表现 慢性根尖周炎一般无自觉症状，由于是继发于牙髓病，且有些患者可转化为急性炎症，故多有牙髓病史、反复疼痛，或有反复肿胀史。患牙多有深龋洞、无探痛，牙体变为暗灰色、有瘘型慢性根尖脓肿在相应根尖部有瘘管，有时瘘管口呈乳头状，瘘管也可出现在离患牙较远的地方。大的根尖囊肿在患牙根尖部有半球形膨隆，黏膜不红，扪时不痛，有乒乓球感。有的患牙在咀嚼时有不适感。

3. 诊断 诊断慢性根尖周炎是根据有反复疼痛、肿胀的病史、牙体变色、牙髓失去活力或反应极其迟钝，或已出现瘘管或局部无痛膨隆等临床表现时，比较容易作出诊断。但是要辨别属于何种类型则较困难，从X线像所显示根尖透射区形貌的特点可以鉴别。

根尖肉芽肿在X线片的特点是：根尖部有较小的、规则的圆形或椭圆形透射区，边界清晰，周围骨质影像正常或略致密，透射区的直径一般不超过0.5cm。肉芽肿和小囊肿在X线像上不易区别，若透射区周围有致密骨形成的白线，且透射区与非透射区的色度反差大，则应怀疑为小囊肿；若开髓时有囊液从根尖孔引流出来则可证实为囊肿。慢性根尖脓肿除可能发现瘘管外，在X线像片上的影像也有其特点，透射区边界不清，形状不规则，透射区周围的骨质影像模糊，因为周围骨质有进行性破坏的缘故。根尖囊肿在X线片上的影像一般范围较大（其直径超过1cm），为圆形，边界清楚有白线围绕。除X线上的表现外，大囊肿可见相应部位有半球形隆起，扪时不痛，有乒乓球感。

X线诊断慢性根尖周炎时，必须结合临床症状及其他诊断指标才能和那些非根尖周炎的根尖区病损鉴别，例如非牙源性的颌骨内囊肿和其他肿物，在X线像上呈现与各型慢性根尖周炎极为相似的影像，这些病损与慢性根尖周炎的主要鉴别是牙髓活力正常，缺乏临床症状，并且仔细观察时可见根尖区牙周间隙与其他部位的牙周间隙呈连续的、规则的黑线影像。根旁囊肿时，囊肿的透射影像与侧支根管感染造成的慢性根尖周炎者极为相似，但患牙牙髓活力正常。有些解剖结构，如颏孔、门齿孔等，其影像易与相应部位牙齿的根尖区重叠，但是这些牙齿牙髓活力正常，牙周间隙影像连续、规则。

4. 治疗 治愈根尖周病的主要原理是消除病源刺激物，促使根尖周组织愈合、恢复健康。根尖周炎主要的病源刺激物来自感染根管，因此消除根管内的感染，是治愈根尖周病的首要条件。由于牙髓坏死，根管内已失去血液及淋巴循环，为一储存坏死组织、感染物质的死腔，不能为机体的自身免疫能力所消除，故必须依靠相应的治疗措施才能除去病源。根尖周骨质的破坏、肉芽组织的出现可以看作是机体对抗病源的防御性反应，但是这种反应不能消除病源，只能相对地防止感染的扩散。一旦病源被除去后，病变区的炎症肉芽组织即转化为纤维结缔组织，从而修复已破坏的牙槽骨和牙骨质，并使牙周膜重建。消除病源的措施目前有多种方法，概括而言主要是：①清创的原则，以根管治疗为代表，彻底清除感染根管内的有害物质，封闭死腔（防止再感染），达到消除病源的目的；②无害化原则，以牙髓塑化治疗为代表，将根管内的感染物质用塑化剂使其塑料化而固定、包埋在根管中，成为无害物质，同样达到消除病源的目的。

在消除病源的前提下，病变才有可能治愈。病变是否能被修复，还受一些因素的影响，病变的性质、病变范围及部位、患者年龄和全身健康情况等都与病变的愈合有密切关系，因此制订治疗方案时，必须考虑这些因素，采取相应的措施才能治疗成功。破坏范围较小的、局限于根尖部的病变，预后较好，采用根管治疗或牙髓塑化治疗均易取得成功的效果。病变范围较大、发生在根分叉处者，预后较差。较大的根尖囊肿，单纯的根管治疗或牙髓塑化治疗是难以治愈的，一般应加用根尖外科手术除去病变才能成功。全身健康不佳的患者在治疗时容易并发急性炎症，治疗后病变愈合慢或恢复较困难，治疗时应加以注意。如果患有风湿病或神经、眼、心脏等疾病而怀疑患牙病变为病灶时，应当即时拔除患牙，以免造成病灶感染的蔓延。另外，对于病变严重破坏牙槽骨，或牙冠严重破坏而难以修复者，则应拔除患牙。

慢性根尖周炎或急性根尖廊炎消除急性炎症后的治疗方法主要为根管治疗和牙髓塑化治疗，病变大的或久治不愈的患者还可以附加根尖手术治疗。

第四节 牙周病

牙周病是指发生在牙周支持组织（牙龈、牙周膜、牙槽骨和牙骨质）的疾病，包括牙龈病和牙周炎两大类，牙龈病是指发生在牙龈组织的疾病，而牙周炎则是累及牙龈、牙周膜、牙槽骨和牙骨质的炎症性、破坏性疾病。牙周病是人类最普遍罹患的疾病之一，为中老年人失牙的主要原因，在世界范围内均有较高的患病率。调查资料显示儿童和青少年牙龈炎的患病率可达 70% ~ 90%，到青春期达高峰；而牙周炎一般从 35 岁以后患病率明显增高，到 50 ~ 60 岁时达高峰。随着我国进入老龄化社会，牙周病将成为更加突出的保健问题。口腔医务工作者应本着对患者负责的态度，运用各种牙周病的防治知识对人们进行健康教育，使大家真正了解防治牙周病的重要性，提高群体的口腔健康水平和自我保健意识，并且对牙周病早诊断、早治疗，使牙周病得到有效的预防和控制。

一、牙周病的危险因素

危险因素是经流行病学研究后，得到证实的一些与疾病发生有关的因素，如个人行为或生活方式、遗传特征或某些环境因素等。牙周病的常见危险因素有以下几点。

1. 口腔卫生情况　牙菌斑、牙石量与牙周病有极其明显的正相关。
2. 年龄　老年人的牙周附着丧失重于年轻人，单纯的牙龈炎多见于年轻人和儿童。
3. 性别　牙周病的患病率和严重程度均为男高于女。
4. 种族　牙周病虽然为全球性的疾病，但其中青少年牙周炎有较明显的种族倾向，黑种人患病率较高。
5. 社会经济状况　高收入和受教育程度高者患病率较低。
6. 吸烟　是一个牙周病发生和牙丧失的独立危险因素。
7. 某些全身疾病　如糖尿病、代谢综合征等。
8. 某些微生物　如牙龈卟啉单胞菌、伴放线杆菌、福赛坦菌、中间普菌的感染等。
9. 病史　过去有牙周炎的病史，且不能定期接受治疗者。
10. 某些基因背景　如白细胞介素 -1 基因多态性等。

二、牙周病的检查

（一）牙体及牙周组织的检查

牙周组织的检查器械除口镜、牙科镊、光滑探针外，尚须备有牙周探针、牙线、咬合纸。检查通过望诊、扪诊、叩诊、探诊及摄 X 线牙片等方法进行。

1. 牙松动和移位 正常情况下，牙均有生理性松动。牙周病时，由于炎症、创伤、牙周支持组织的破坏，而使牙动度超过生理范围，出现病理性牙松动。

衡量牙松动度的方法，常用牙科镊子夹持前牙切缘和用镊尖抵住后牙 面的窝沟，向颊舌向或近远中向摇动，记录方法如下。

（1）Ⅰ度松动：仅有颊舌向松动，或松动幅度小于 1mm。

（2）Ⅱ度松动：颊舌向和近远中向均松动，或松动幅度在 1 ~ 2mm 间。

（3）Ⅲ度松动：颊舌向、近远中向和垂直向均松动，或松动幅度大于 2mm。

2. 口腔卫生状况　首先观察口腔卫生，然后用菌斑显示剂、探针、牙线等检查菌斑、软垢、牙石等沉积情况，并检查有无口臭。

3. 牙龈状况　牙龈是否有炎症，可通过观察牙龈色、形、质的变化和探诊后是否出血来进行判定。正常牙龈呈粉红色，边缘菲薄，紧贴在牙颈部，牙龈质地坚韧而富有弹性，用探诊探测龈沟时不会出血；牙龈发炎时，龈色变暗红或鲜红色，质地松软失去弹性，牙龈肿胀，边缘厚钝，甚至肥大增生，促使菌斑积聚，更加重了牙龈炎症。在作探诊检查时，牙龈易出血。目前临床上常采用牙龈指数、出血指数、龈沟出血指数、探诊是否出血等来进行临床记录，有利于比较准确客观的判断牙龈炎症的程度。

4. 牙周探诊　牙周探诊是牙周炎诊断中最重要的检查方法，其主要目的是了解有无牙周袋或附着丧失，并探测牙周袋的深度和附着水平。牙周袋是指龈缘至袋底的距离，附着水平是指釉牙骨质界至袋底的距离。

牙周探针带刻度，每个刻度为1mm或2～3mm。工作端为圆柱形，尖端逐渐变细，利于插入，尖端处为钝头，直径为0.5mm。

牙周探测要能反映牙周袋在牙面的分布，常在牙齿的颊（唇）、舌侧牙颈部的近中、中、远中6点测量探诊深度，再作记录。

（二）合与咬合功能的检查

1. 合检查　下颌行使各种运动时，上、下颌牙的接触称为合或咬合，这种接触关系称为合关系或咬合关系。观察牙列是否完整；当上下牙弓相对时，覆合、覆盖关系是否正常，有无深覆合或开合、对刃合、锁合等；上下前牙的中线是否一致；有无拥挤、错位等。

2. 合位检查　合位是指下颌对上颌的关系，牙周病患者的合位检查主要涉及牙尖交错位，即正中合位。检查时患者端坐，两眼目视前方，不说话，不咀嚼，不吞咽，此时下颌的位置称为下颌姿势位，也称息止颌位。然后下颌向上，至上、下牙轻接触为止，此时下颌的位置称肌位。在此位置，上、下颌牙广泛接触，表示牙位与肌位一致。如仅个别牙接触，表示牙位与肌位不一致，牙尖交错也不正常。

3. 食物嵌塞的检查　因为正常时牙齿有近中向的移位，所以邻面的接触关系非常重要。异常的接触关系，可造成中切牙之间中线的移动，上颌尖牙唇向移动，后牙颊或舌向错位和边缘嵴的高低不等。相邻牙接触关系不良或失去接触，是食物嵌塞的常见原因。

检查接触关系是否良好，常用的方法是取一段牙线放在合面加压通过接触区压向龈缘，若牙线能无阻挡地通过邻面接触区，表示接触区不紧密；若通过有一定阻力，则表示接触区紧密。牙线还可查明邻接区的位置和大小。根据检查结果，可作适当处理。

4. 早接触与合干扰检查　正常的合位应在下颌水平运动时，有多个牙广泛接触，使合力分布均匀。前牙切缘相对时，后牙应无接触；工作侧接触时，非工作侧应无接触。如在正中颌位时，只有少数或个别牙接触，而不是牙尖交错、广泛接触，称为早接触。如果非工作侧有接触或前伸合时，后牙有接触，称为合干扰。

5. 合检查的方法及步骤　合创伤就是因早接触、合干扰等使牙承受的合力过大或产生侧向力，而使牙周组织损伤，因为过大的合力会超出牙周组织的适应能力，而侧向力可使牙周组织承受不均匀的压力或张力，两者均可使牙周组织发生病理性改变，并成为牙周炎的促进因素。因此，对咬合的检查是牙周病诊断中的重要内容，通过调整异常的咬合关系和功能，消除咬合创伤，有利于减轻牙的松动度和促进牙周组织的修复再生，巩固牙周病的疗效。

（1）视诊：咬合、颌位、早接触或合干扰等均可用视诊初步确定部位，再用其他方法准确定位。

（2）扪诊：将手指指腹放在上颌牙的唇颊面，嘱患者作咬合动作，手指有较大动度或震动的牙，可能有早接触存在。

（3）咬合纸法：擦干牙面，将咬合纸放于下牙合面上，让患者作正中合位的咬合，合面蓝色印迹较均匀为正常；如个别处蓝点深，甚至将纸咬穿，该处即为早接触点。

（4）蜡片法：用厚度均匀的薄型蜡片，烤软后放在被检查牙的合面，令患者作正中咬合，待蜡片冷却后取出，然后对光透照检查蜡片上的咬合印迹。若有菲薄透亮甚至穿孔区，即为早接触点。

（5）研究模型：对难确定的创伤性合，可先取上、下颌印模，制备模型，将合关系转移到合架上，进行模型分析。

（三）其他检查

1.X 线片检查　X 线摄片检查对牙周病的诊断、预后和疗效的评价是很有价值的。它是临床检查的一种重要手段，但不能取代临床检查。只凭 X 线片，没有临床检查是不能作出正确的诊断的。X 线影像是在牙齿、牙槽骨和软组织的相互重叠下产生的。因此，必须要正确地辨认正常的牙槽间隔高度和形态；硬板存在或消失；牙周间隙的宽度；牙槽骨的致密度以及牙槽骨破坏的形式。

牙槽骨吸收的程度一般分为三度。

（1）Ⅰ度：牙槽骨吸收在牙根的颈 1/3 以内。

（2）Ⅱ度：牙槽骨吸收超过根长 1/3，但在根长 2/3 以内，或吸收达根长的 1/2。

（3）Ⅲ度：牙槽骨吸收占根长 2/3 以上。

2. 微生物学检查　牙周炎是以厌氧菌为主的感染性疾病。普遍认为不同类型的牙周炎，其菌斑微生物的组成不同，微生物检测技术的迅速发展，为进一步确定牙周致病菌创造了条件。

3. 龈沟液检查　龈沟液是来自牙龈组织的渗出液，其成分来源于血清和局部牙龈结缔组织。正常情况下龈沟内液量极少，当牙龈有炎症时液量增加，其成分也发生变化。所以，龈沟液的检查作为牙周炎诊治中的辅助手段，对于牙周炎的诊断、疗效的观察和预测疾病的发展有重要意义。

龈沟液的定量方法：先用一定宽度和长度（一般为 2mm × 8mm 或 2mm × 10mm）的滤纸条放入龈沟中一定时间（一般为 30 秒），然后测定滤纸条上的龈沟液量。而其中以龈沟液仪的测量最为精确而方便。龈沟液取样简单、方便、无创伤，易被患者接受。

4. 基因检测　与遗传有关的宿主易感性是牙周炎发病的主要决定因素之一，能影响和改变宿主对微生物的反应，并决定疾病的进展速度和严重程度。目前有研究发现，某些基因的多态性与炎症和免疫反应密切联系，因此对炎症介质及其他成分的基因多态性的检测，可早期预测个体对牙周炎的易感性。此项发现还有待进一步的研究。

三、基础治疗

牙周病的基础治疗可将牙周炎症程度减轻到最低，并为下一阶段的治疗做准备。

（一）控制菌斑

控制菌斑是日常清除牙菌斑并防止其在牙面及邻近牙龈表面上继续形成，是治疗和预防牙周病的必需措施，是牙周病基础治疗的重点。控制菌斑的方法很多，有机械的方法和化学的方法，目前仍以机械的方法清除菌斑的效果最为确切。常用的机械方法有刷牙、使用牙线和牙签、根面平整等。

（二）龈上洁治术

龈上洁治术是指用洁治器械去除龈上牙石、龈上菌斑和色渍，并磨光牙面，以延迟菌斑和牙石再沉积，是牙周病治疗的最基本的措施。牙菌斑和牙石是牙周病最主要的局部刺激因素，洁治术是去除龈上菌斑和龈上牙石的最有效方法。目前，龈上洁治术包括手用器械洁治术及超声波洁牙机洁治术。

1. 手用器械洁治术

（1）手用洁治器：常规应用的洁治器械有以下几种类型，其基本结构均相同，可分为三部分，即工作端、颈部、柄部。

1）镰形洁治器：分前牙和后牙各 2 件，其工作端的外形如镰刀，刀口的横断面为等腰三角形，使用的有效刀刃是镰刀前端的两侧刃口，较细的尖端亦可伸进牙周袋内，刮除浅在的龈下牙石。前牙镰形器柄与工作端在同一平面，相交成小弯形，用于刮除前牙邻面的龈上菌斑和龈上牙石。后牙镰形器柄与工作端不在同一平面，相交成大弯形，用于刮除后牙邻面的龈上菌斑和龈上牙石。

2）锄形洁治器：工作端外形如锄，左右成对，刃口一端成锐角，使用时锐角置于内侧的龈沟内，刮除龈上牙石及浅层龈下牙石，主要用整个刃口刮除光滑面上的色素、菌斑和牙石。

3）磨光器：洁治后牙面并不光滑，常有刻痕并遗留色素和细小的牙石，必须用磨光器将牙面打磨光滑，常用的磨光器有橡皮杯、环状刷、细砂片等。

（2）基本方法。

1）握持器械：握持器械的方法为改良握笔法，即以中指的指腹放于洁治器的颈部，同时以中指或中指加无名指置于被洁治牙附近的牙为支点，以腕部发力刮除牙石。

2）洁治：工作端前部的刃口 1 ~ 2mm 应放在牙石的根方且紧贴牙面。刀刃与牙面呈 80° 角左右，使用腕部发力，向合面方向用力将牙石整块从牙面刮下，避免层层刮削。拇指和示指将器械转动，以保持工作端前部始终与牙面接触，尤其是进入邻间隙时，避免工作端尖部刺伤龈乳头。洁治顺序是先上颌前牙、下颌前牙，再上颌后牙、下颌后牙六个区段进行。

（3）抛光：洁治完毕后，用抛光杯蘸抛光膏磨光牙面。

2．超声波洁牙机洁治术和刮治术

（1）超声波洁牙机：由超声波发生器（主机）和换能器（手机）组成，发生器发出电磁震荡，并将功率放大，换能器将高频电能转换为超声振动，振动频率达 2 万 ~ 4 万赫兹，通过换能器上工作端的高频震荡将附着于牙面上的牙石去除。超声洁牙机的工作端有多种形状，如尖圆形和扁平形等，还有专门设计用于龈下超声刮治的细长的工作端，可根据牙石的大小部位等来选择工作头。此外，超声洁牙机上还带有喷水系统，减少工作端热量，并冲洗牙面。

（2）超声洁治方法：开机后检查器械的工作情况，踩动开关，见工作端有水雾喷溅说明已发生超声振动。然后调节功率和水量，功率的大小应根据牙石的厚薄而定。用握笔或改良握笔法轻持器械，用手指轻巧地支在口内或口外，将工作端的前端与牙面平行或小于 15° 角，轻轻接触牙石，不可用重的侧向压力，通过工作端的超声振动而将牙石击碎并从牙面上震落。操作时工作端的动作要短而轻，并保持工作端来回移动，可采用垂直、水平或斜向重叠的动作。在洁治后应进行抛光处理，冲洗上药。应注意严重的心脏病或安装心脏起搏器的患者不宜使用超声洁治。

（3）超声龈下刮治术：超声洁牙也可用于龈下洁治。首先探明牙周袋深度和形态、根分叉深度或根面的凹陷及牙石的量和部位。应选择细长的工作端，功率不宜太大，刮治动作是水平向的有重叠的迂回动作，从冠方向根方逐渐移动，并随时探查根面是否已刮净。洁治完成后用 3% 过氧化氢溶液深入牙周袋内冲洗。

（三）龈下刮治术及根面平整术

龈下刮治术是用比较精细的龈下刮治器刮除位于牙周袋内根面上的牙石和菌斑。研究证明，龈下牙石的一部分会嵌入到牙骨质的表层，而且龈下菌斑产生的内毒素还会侵入到表层牙骨质内，因此在做龈下刮治时，必须同时刮除牙根表面受到毒素污染的病变牙骨质，从而去除引起牙龈炎症的刺激物，形成光滑、平整的根面，称之为根面平整术。龈下刮治术与根面平整术难以截然分开，只是程度不同而已，在临床上往往是在同一过程中完成的。

1．龈下刮治器械

（1）匙形刮治器：是龈下刮治术的主要工具。工作端为匙形，断面为半圆形，两侧或单侧为刃缘，两侧缘在末端汇合，形成圆形的顶端。刮治器的工作端弯曲成弧形，使得工作端能更好地与根面贴合，能深入到牙周袋内，不会损伤软组织。刮治器颈部的长度和角度以及工作刃的尺寸有多种，以适应不同的区域。匙形刮治器包括通用型刮治器和专用型刮治器。通用型刮治器的特点是工作端的两个侧缘等长，都是工作刃，两个工作刃构成的工作面与器械颈部最下端的角度为 90° ，颈部和工作端弯曲成不同的角度，以利于不同区域的治疗。专用刮治器是为适用于不同牙齿、不同牙面的形状而设计的，工作端的两个侧缘中只有一个是工作刃，工作面有一定的倾斜角度，与颈部最下端的角度为 70° ，只适用于牙齿的某一特定区域。

（2）龈下锄形刮治器：喙部薄而窄小，刃部与颈部相交成 100° 角，刀叶末端变薄形成线形刀口，分成近远中面和颊舌面的 2 对。适用于刮除较松的深牙周袋内的牙石。操作时，刀刃置于牙石根方的牙面，器械与牙面应成两点接触，向冠方用力，连续地刮除牙石。现已少用。

（3）根面锉：工作端的一面有细锉，另一面光滑，前端圆钝。在刮除龈面牙石后，可用锉伸入袋内，锉平根面，使根面平整光滑。临床上已很少使用。

2. 龈下刮治术操作要点

（1）龈下刮治操作时，用改良握笔法握持器械，并建立稳固的支点。通常用口内支点，因为口内支点最稳固，以中指与无名指紧贴在一起作支点或单用中指作支点，指腹支点放在邻近牙齿上。

（2）将刮治器工作端轻轻放入袋底处牙石的基底部，放入时刮治器的工作面要与根面平行，使刮治器进入袋底位置，即将刮治器的工作面与牙面形成 45° ~ 90° 角，以 70° ~ 80° 角为最佳。

（3）在做刮治动作时，先向根面施加侧向压力，使刃紧贴牙面，借助前臂和腕部的转动发力，力传至刮治器的工作端，产生向冠方的运动，将牙石整体刮除，避免层层刮削牙石。方向以垂直向冠方为主，在牙周袋较宽时，也可斜向冠方或水平方向。

（4）每一下刮治的动作幅度不要过大，工作端由袋底向冠方移动，不要超出龈缘。每一动作的刮除范围要与前次有部分重叠，连续不间断，并有一定次序，不要遗漏。各牙刮治完毕后，冲洗牙周袋并上碘甘油。

（四）食物嵌塞的治疗

造成食物嵌塞的原因很多，要消除食物嵌塞，首先要找出原因，针对原因进行处理。食物嵌塞有两类：即水平型和垂直型食物嵌塞，下面介绍治疗垂直型食物嵌塞的方法。

1. 重建或调整边缘嵴　合面的过度磨损和边缘嵴高度不一致，均可造成食物嵌塞。可用小砂石尖或刃状砂轮尽可能磨出边缘嵴并使之斜向 面，或使相邻两牙边缘嵴的高度尽可能一致。

2. 重建食物溢出沟　后牙合面磨损严重时，可使原有的食物溢出沟消失，食物易嵌入邻面间隙中。此时可用薄刃状砂轮，尽可能磨出发育沟形态，使食物有溢出的通道。

3. 恢复牙尖的生理形态　磨牙的不均匀磨损常形成高陡锐利的牙尖，可成为充填式牙尖而在咀嚼运动中将食物挤压入对颌牙的牙间隙。此时应将牙尖磨低并尽可能恢复到正常生理外形以消除不规则牙尖的楔力作用。

4. 加大外展隙　由于邻面的过度磨损而使接触区过宽，颊舌侧的外展隙也随之变窄，使食物易于塞入邻面。此时可用刃状砂轮将邻面和轴面角磨改以加大外展隙、缩小过宽的邻面接触区，利于食物流出。

（五）合治疗

合治疗是指通过多种手段达到建立起平衡的功能性咬合关系，有利于牙周组织的修复和健康。创伤性咬合是牙周炎重要的促进因素，在牙周炎发展过程中，一般都是炎症与咬合创伤并存的状态，所以合治疗在牙周病治疗时具有非常重要的意义。合治疗的方法包括牙冠形态修整（选磨法）、牙体修复、牙列修复、正畸治疗、正颌外科手术、松动牙固定及合垫等。选用何种手段取决于患者的咬合关系和牙列情况，尽量选择简便、省时而经济的方法。在此简单介绍选磨法。

选磨法即用砂石轮等磨改牙齿外形以消除创伤合的方法。适用于个别牙或一组所存在的程度不重的早接触或合干扰，也常用于治疗食物嵌塞。由于此种方法是不可逆地改变牙齿的形态和咬合关系，因此选择此法，必须慎重。

1. 选磨原则

（1）指导患者作正中合和非正中合位咬合：通过视诊、扪诊、咬蜡片和记存模型研究等方法找出早接点或合干扰点，确定需选磨的患牙。

（2）早接触点的选磨原则。

1）若正中合有早接触而非正中合正常，应磨改牙尖对应的窝，即上牙的舌面窝或磨牙的合面窝。

2）若正中合正常而非正中合有早接触，应磨改与牙尖对应的斜面，即上前牙的舌面窝至切缘或牙尖间的斜面，上颌磨牙颊尖的舌侧面或下颌磨牙舌尖的颊侧面。

3）正中合与非正中合均有早接触，应磨改有早接触的牙尖或下前牙的切缘。

（3）合干扰的选磨原则。

1）前伸合时，多个前牙保持接触，后牙应无接触，若有接触，可磨改上颌磨牙舌尖的远中斜面与下颌磨牙颊尖的近中斜面上的 干扰点。

2）侧向合时，工作侧有多个牙接触，非工作侧一般无接触，若有接触，可调磨上牙舌尖或下牙颊尖合斜面的干扰点。合干扰点均位于磨牙的功能性牙尖上，调磨不要降低牙尖高度。

2．选磨方法

（1）选择形态合适的砂轮或砂石尖，在水冷却的情况下进行磨改，转速不宜过高，以免刺激牙髓。

（2）一般先磨改正中合位的早接触点，尽量保留功能牙尖高度，边查边磨，防止出现新的早接触点，少量多次，避免过度磨削。

（3）对于松动牙的磨改，术者应以左手手指固定松动患牙，减少磨改时的不适和创伤。

（4）调合应分次进行，以免患者肌疲劳后，咬合运动失调，影响正确的咬合运动。

（5）调磨后应抛光牙面，以免因牙面的粗糙而使患者有不适感。同时，减少菌斑聚集。对暴露的敏感牙本质也可进行脱敏处理。

（六）松牙固定术

牙周炎的主要临床症状之一是牙的松动，松动的原因可以是支持组织的不足、牙周组织的炎症以及合创伤。牙周炎松动牙的固定是通过牙周夹板将松动的患牙连接，并固定在健康稳固的邻牙上，形成一个咀嚼群体，当其中某一颗牙受力时，合力就会同时传递到被固定的相邻牙的牙周组织，从而分散了合力，减轻了患牙的负担，调动了牙周组织的代偿能力，为牙周组织的修复和行使正常的功能创造了条件。临床上根据固定时间的长短，将夹板分为暂时性夹板和永久性夹板两类。

1．适应证

（1）牙周炎松动牙经牙周治疗，组织愈合后，牙松动仍较明显且有咀嚼不适等症状。

（2）因外伤而松动的牙，用夹板固定后，有利于牙周组织的修复，一般固定 8 周后便可拆除。

（3）重度牙周病患者，口内多数牙特别是前后牙均有松动的情况。

2．牙周夹板的种类和制作方法

（1）暂时性夹板：是指利用栓结、粘接等简单方法将松动牙暂时固定，一般只维持几周至几个月或更长。当 X 线片显示牙周有骨组织修复时，可拆除夹板或换永久性夹板。此法的优点是操作简便，价格低廉。

（2）永久性夹板：由固定式或可摘式修复体制成。其特点是耐用，能长期保持。更适用于前后牙均有松动者，其临床效果比暂时性夹板好。

3．注意事项

（1）松牙固定时，应保持患牙原来的位置，不能对其产生牵拉力量而导致牙齿移位，从而形成新的损伤。如发现松牙固定后有早接触的存在，必须及时调合。

（2）强化对患者的口腔卫生指导并教会患者如何保护牙周夹板。

（七）牙周病的药物治疗

由于牙周病致病菌不能确定，发病机制也不十分清楚，因此应用药物对牙周病的治疗，目前仅限于作为控制牙周组织炎症的辅助治疗。但根据长期的临床实践证明，无论是全身用药治疗或局部用药治疗，对于消除牙周组织的急性炎症都是不可缺少的。

1．牙周病的全身用药

（1）硝基咪唑类药物。

1）甲硝唑：又名灭滴灵，为常用的治疗厌氧菌感染的药物。甲硝唑能有效地杀灭牙龈卟啉单胞菌、中间普菌、具核梭杆菌、螺旋体及消化链球菌等，改善牙龈出血、牙周袋溢脓等症状，对 HIV 相关性牙周炎急性期症状的控制有效。甲硝唑是一种高效价廉、能杀灭专性厌氧菌的药物，不易引起菌群失调，也不易产生耐药菌株，它与大多数常用的抗生素无配伍禁忌。其治疗牙周炎的常规用量为每次口服 200mg，每日 3 ~ 4 次，连续服用 5 ~ 7 日为一疗程。

2）替硝唑：是咪唑类衍生物，与甲硝唑相比，具有疗效更高、半衰期更长、疗程更短的优点，但其不良反应的发生率也较高。主要不良反应是消化道不适、头痛等，与甲硝唑相似。其用法为首日顿服 2g，以后每日 2 次，每次 0.5g，连续服用 3 日为一疗程。

（2）四环素族药物：此类药物为广谱抗生素，对革兰阳性菌、革兰阴性菌及螺旋体均有抑制其繁殖的作用。四环素族药物的广谱抗菌作用、抑制胶原酶活性及对骨组织的高亲和力等特点，非常有利于对牙周病的治疗。四环素族药物的不良反应包括消化道反应，肝、肾功能损害，牙齿着色等。孕妇及 6 ~ 7 岁以前的儿童禁用。

用法：四环素口服剂量为每次 250mg，每日 4 次，连续服用 2 周为一疗程。

（3）青霉素类药物：牙周治疗中最常用的青霉素类药物为阿莫西林。又名阿莫仙，是半合成的广谱青霉素，对革兰阳性菌、革兰阴性菌有强力杀菌作用。该药与甲硝唑联合使用治疗侵袭性牙周炎，可增强疗效。本药不良反应少，偶有消化道反应、皮疹和超敏反应。对青霉素过敏者禁用。阿莫西林口服剂量为每次 500mg，每日 3 次，连续服用 7 日为一疗程。阿莫西林克拉维酸钾片每次口服 750mg，每日 3 次。

（4）大环内酯类抗生素：牙周治疗中最常用的是螺旋霉素，对革兰阳性菌抑菌力强，对革兰阴性菌也有一定的抑制作用，它能有效地抑制黏放线菌、产黑色素拟杆菌群体等。螺旋霉素进入体内后，在唾液腺及骨组织中储存的时间长达 3 ~ 4 周，缓慢释放，非常有利于牙周病的治疗。该药毒性小，不良反应小，偶有消化道不适反应。其用法为每次口服 200mg，每日 4 次，连续服用 5 ~ 7 日为一疗程。与抗厌氧菌药物联合使用，具有协同作用。

2. 牙周病的局部用药　局部用药是牙周病药物治疗的首选方法，局部用药治疗可避免全身用药的诸多不良反应，并具有较高浓度的药物直接作用于病变部位的优点。牙周局部用药的方法很多，包括含漱、涂布、局部冲洗以及牙周袋内缓释和控释药物的使用等。

（1）含漱药物。

1）0.12% ~ 0.2%氯己定液：氯己定又名洗必泰，是双胍类化合物，为广谱抗菌剂，对革兰阳性菌、革兰阴性菌和真菌都有较强的抗菌作用，是目前已知效果最确切的抗菌斑药物。使用 0.2%氯己定液每日含漱 2 次，每次 10mL，含漱 1 分钟，能明显减少菌斑的形成，并能阻止实验性龈炎的发生；牙周手术后含漱可减少菌斑形成，有利组织愈合；对因某些原因暂时不能行使口腔卫生措施者，采用氯己定液含漱能有效控制菌斑。

2）3%过氧化氢液：过氧化氢是一种氧化剂，对厌氧菌有良好的抑制作用，在进行超声波洁治前嘱患者先用 3%过氧化氢液或 0.2%氯己定液含漱 1 分钟，可大大减少洁治时喷雾中的细菌数，减少对诊室环境的污染。

（2）涂布收敛药物。

1）碘甘油：为刺激性较小的药物，含碘化钾、碘、甘油等，具有一定的抑菌、消炎收敛作用。复方碘甘油含碘化锌、碘片及甘油等，其收敛和杀菌作用比碘甘油强，需由医师将药置入袋内。

2）碘伏：是一种低毒、安全、刺激性小的消毒剂，可置于脓肿引流后的牙周袋内，有较好的消炎作用。

（3）冲洗药物。

1）常用的冲洗器具及冲洗方法：①注射器加弯曲的钝针头，冲洗时针头进入龈下 2 ~ 3mm，将药物送到牙周袋深度的70%～90%，操作应由专业人员进行，操作时必须保持针孔通畅，并注意避免过度压力；②家庭用电动加压冲洗器：是近年来用于家庭个人口腔卫生保健的器具，由患者自行使用，冲洗器的工作端不能达到龈下，对龈下菌斑无作用。

2）常用的冲洗药物。①3%过氧化氢液：过氧化氢液一旦与组织、血液或脓液中的过氧化氢酶接触，立即释放出新生态氧，产生大量气泡，有止血，灭菌等作用，并可改变牙周袋内的厌氧环境，抑制厌氧菌的生长。用于治疗急性坏死性溃疡性龈炎和急性牙周感染有较好的疗效。②5%聚维酮碘液：对各种革兰阳性菌、革兰阴性菌、病毒、真菌、螺旋体等均有杀灭作用。刺激性小，着色轻。据报道，0.5%聚维酮碘液用于牙周冲洗时，其效果与氯己定液相似，还可改善局部牙龈状况。

（4）缓释抗菌药物。

1）米诺环素：米诺环素的缓释剂型有可吸收的2%的米诺环素软膏和不可吸收的5%米诺环素薄片，目前国内市场已有成品销售，2%米诺环素软膏商品，名为派丽奥。是一种可吸收型的软膏状缓释剂，药物贮存于特制的注射器内，通过纤细的针头可将软膏导入牙周袋的深部，软膏遇水变硬形成膜状，可在牙周袋内缓慢释放其药物成分，并在较长时间内保持局部较高的药物浓度。在牙周袋内注入2%盐酸米诺环素软膏后，有效抗菌浓度可维持约1周的时间，需重复放置4次。

2）甲硝唑：25%的甲硝唑凝胶和甲硝唑药棒是常用的甲硝唑的缓释剂型。甲硝唑缓释剂商品名牙康，是国内生产的一种牙周局部缓释剂，对牙周脓肿和深牙周袋的治疗效果好，但袋的治疗内有效药物浓度维持时间短，为2～3日。

四、手术治疗

牙周病的手术治疗是牙周病总体治疗计划的第二阶段，是牙周病治疗的重要组成部分。对于在牙周基础治疗后，仍存在深牙周袋、根分叉病变等病灶的患者，需要通过手术的方法对牙周软、硬组织进行处理，从而保持牙周组织健康，延长患牙在口腔内的寿命，维持牙列的完整性，促进全身健康。

（一）牙龈切除术及牙龈成形术

牙龈切除术是用手术方法切除增生肥大的牙龈组织或后牙某些部位的中等深度牙周袋，重建牙龈的生理外形及正常的龈沟。牙龈成形术与牙龈切除术相似，只是其目的单一，是用手术方法修整牙龈形态，重建牙龈正常的生理外形。在临床实施过程中，两者常合并使用。

1．适应证

（1）牙龈纤维性增生、药物性增生等牙龈增生性病损，经牙周基础治疗后牙龈仍肥大、增生、形态不佳，全身健康无手术禁忌证者。

（2）浅牙周袋，骨吸收未超过牙根的1/3。

（3）备洞或冠桥修复时，牙龈覆盖过多，影响修复者。

（4）冠周龈片覆盖在阻生牙 面上，而该阻生牙的位置基本正常，切除龈片有利于牙的萌出。

2．禁忌证

（1）深牙周袋，袋底超过膜龈联合。

（2）牙槽骨缺损及牙槽骨形态不佳，需行骨手术者。

3．手术方法

（1）麻醉：可采用传导阻滞麻醉和（或）局部浸润麻醉。一般多用含肾上腺素的阿替卡因，可达到减少术中出血的效果；尽量在手术区根方的龈颊沟部作浸润麻醉，腭侧则行切牙孔或腭大孔阻滞麻醉，避免直接注入手术切除部位，否则会影响手术切除的准确性。

（2）消毒：患者在术前用0.12%氯己定液含漱，以清洁口腔。口腔周围皮肤用乙醇消毒，铺消毒巾。术者戴无菌手套。

4．标定手术切口的位置　牙周探针和牙周袋印记镊在牙龈表面做标记。

5. 切口　使用15号刀片或斧形龈刀，在已定好的切口位置上，将刀刃斜向冠方，与牙长轴呈45°角切入牙龈，直达袋底下方的根面。一般做连续切口，使龈缘成扇贝状外形，然后使用柳叶刀或11号尖刀，在邻面牙间处沿切口处切入，将牙龈乳头切断，从而将增生的牙龈切除下来。

6. 修整牙龈　用小弯剪刀或龈刀，修剪创面边缘及不平整的牙龈表面，使牙龈形态与牙面呈45°角，并形成逐渐向边缘变薄、扇贝状的正常生理外形。

7. 处理创面　生理盐水冲洗创面，纱布压迫止血，检查创面，外敷牙周塞治剂。

8. 术后处理　24小时内手术区不刷牙，可进软食。5 ~ 7日复诊，除去牙周塞治剂。若创面较大，尚未愈合，必要时可再敷牙周塞治剂1周。

（二）翻瓣术

翻瓣术是用手术方法切除部分牙周袋及袋内壁，并翻起牙龈的黏膜骨膜瓣，在直视下刮净龈下牙石和肉芽组织，修整牙槽骨，然后将牙龈瓣复位、缝合、达到消除牙周袋，或使牙周袋变浅的目的。

1. 适应证

（1）深牙周袋或复杂性牙周袋，经基础治疗后牙周袋仍在5mm以上，且探诊后出血者。

（2）牙周袋底超过膜龈联合界，不宜做牙周袋切除者。

（3）有骨下袋形成，需作骨修整或需进行植骨者。

（4）根分叉病变需直视下平整根面者。

2. 手术步骤

（1）常规麻醉、消毒、铺巾。

（2）应根据手术的目的、需要暴露牙面及骨面的程度、瓣复位的水平等因素来设计切口。

1)水平切口：指沿龈缘附近所做的近远中方向的切口，一般应包括术区患牙，加左右各1颗健康牙齿。先做内斜切口，即在距龈缘0.5 ~ 2mm处进刀，向根方切入，直达牙槽嵴顶或其附近。使用11号或15号刀片，刀片与牙面成10°角，从术区唇面（或舌面）的一端开始，刀片以提插方式移动，每次插入均达骨嵴顶。目的是将欲切除的袋壁组织与牙面分离。最后做牙间水平切口，将刀片与牙面垂直，水平切断已被分离的袋壁组织。除颊、舌面外，重点深入邻间隙，从颊舌向将欲切除的牙间乳头断离牙面。

2）纵行切口：为更好的暴露牙根和骨面，常在水平切口的近中端或两端做纵行切口，切口位于邻牙轴角处的附着龈或超过膜龈联合。一般将龈乳头包括在龈瓣内，以利于术后缝合及愈合。

（3）翻瓣：龈瓣的种类包括全厚瓣和半厚瓣。将骨膜连同龈瓣一起翻起，称全厚瓣。如果龈瓣只包括表面上皮及下方的浅层结缔组织，而深部的结缔组织连同其下方的骨膜仍覆盖于牙槽骨上，即称为半厚瓣。翻瓣术中使用的多为全厚瓣，暴露病变区后，刮除根面和病变处的肉芽组织，然后在直视下刮除根面的牙石，仔细平整根面。

（4）龈瓣复位：修剪掉龈瓣内面尤其是龈乳头内侧残留的肉芽组织和上皮，生理盐水冲洗伤口，将龈瓣复位。根据手术的目的不同，可将龈瓣复位于牙颈部、牙槽嵴顶处及牙槽嵴顶的根方。

（5）缝合：牙周手术后缝合方法的类型较多，应根据有利于组织愈合和要能紧贴牙根和牙槽骨面而选择适当的缝合方法。常用的缝合方法有以下几种。

1）牙间间断缝合：用于两侧牙龈高度一致，张力相当时。缝合两侧相邻的创缘，先缝游离端，再缝固定端，进针时要等宽等距，然后打结。

2）悬吊缝合：适用于颊舌侧龈瓣高度不一、两侧张力不等者，以及仅在牙的一侧有龈瓣者。常用的手术方式有：①单个牙的双乳头悬吊缝合：利用手术牙来固定其近中和远中两个龈乳头，可用于单侧翻瓣或双侧翻瓣时；②连续悬吊缝合：可分为单侧和双侧连续悬吊缝合。当术区涉及多个牙，且颊舌两侧的龈瓣复位高度不一致时，可用单侧连续悬吊缝合法，将颊舌侧瓣分别固定于各自水平。当颊舌侧龈瓣高度一致时，可用双侧连续悬吊缝合，缝线应在近、远中两端的牙上环绕一周，以加强悬吊作用而避免拉扯对侧龈瓣。

3）褥式缝合：用于两侧牙龈相距较远、张力较大或切口较长，能使组织边缘更密合。分水平褥式缝合和交叉褥式缝合两种。

4）锚式缝合：将最后一个磨牙远中的龈瓣或缺牙间隙处的龈瓣以锚样的固定方式固定在邻近的牙齿上。适用于最后一个磨牙远中楔形瓣的缝合，或与缺牙间隙相邻处的龈瓣闭合，在缝合时进针应尽量靠近牙齿，以使龈瓣紧贴牙面，避免愈合后在牙齿邻面的牙龈形成一个V形缺口。

（6）牙周塞治：牙周敷料或牙周塞治剂是用于牙周手术后的特殊敷料，用牙周塞治剂覆盖术区表面，可以保护创面，并能起到压迫止血、止痛和固定龈瓣的作用。由于其具有止血作用，有时也可用于牙龈出血。

塞治剂分为含丁香油和不含丁香油两大类。

1）含丁香油塞治剂：由粉剂与液剂组成。粉剂含氧化锌和松香，液剂含丁香油和麝香草酚。使用时分别取适量粉剂和液剂放于干燥无菌的玻璃板上，用调拌刀将粉剂分次小量逐渐加入，与液体调匀，直至硬面团状，即可使用。虽然氧化锌略有杀菌和收敛作用，但由于丁香油气味过于浓郁，临床多改用不含丁香油塞治剂。

2）不含丁香油塞治剂：不含丁香油的塞治剂分装在两个软管内，分别含有氧化锌和脂肪酸，将两者分别挤出等长，混合后使用。操作方便，对牙龈组织无刺激，在固化后仍有一定的韧性，患者感觉舒适。

3. 术后护理　翻瓣术后的护理同样要遵循防止出血、减轻组织水肿、控制菌斑、防止感染、促进组织愈合的原则。术后24小时内，手术相应部位的面部尽量冷敷，不剧烈运动。刷牙勿刷手术区，可含漱0.12%或0.2%的氯已定溶液，并适当应用抗生素。1周后拆线。术后6周内勿探测牙周袋，以防破坏新附着。

4. 翻瓣术后的愈合过程　翻瓣术后24小时内，龈瓣与牙面（或骨面）之间由血凝块连接。术后1～3日，上皮爬行至龈瓣边缘并达到牙面。术后1周，长结合上皮形成并附着于牙根面，瓣下方的血凝块已被来自牙龈结缔组织、骨髓腔或牙周膜细胞形成的肉芽组织所替代。术后2周，胶原纤维形成，并与牙面平行。术后3～4周时，上皮和结缔组织的重建均已完成，龈沟内有正常上皮衬里，结合上皮形成，牙槽嵴以上的牙龈纤维也已呈功能性排列。

（三）切除性骨手术

牙周炎会导致牙槽骨的吸收破坏使得骨高度降低，骨形态改变，失去其原有的生理外形。进而影响到牙龈正常的生理外形。因此，要恢复牙周组织的正常生理外形，需对患牙实施切除性骨手术。切除性骨手术是用手术的方法修整病变区的牙槽骨，使之恢复正常的形态和生理功能，包括骨成形术和骨切除术，其手术目的都是对牙槽骨的外形和边缘进行修整，从而建立或恢复牙槽骨正常的生理外形。骨成形术强调修整骨外形而不去除支持骨，骨切除术则是切除一部分起支持作用的牙槽骨。临床上，这两种方法往往同时使用，很难严格区分。

1. 适应证

（1）浅的一壁骨袋或浅而宽的二壁骨袋难以有新骨修复者。

（2）邻面凹坑状骨吸收，骨再生的可能性较小时，可采用切除性骨手术。

（3）骨边缘线高低不齐、邻面骨嵴低于颊舌面骨嵴、牙槽嵴顶圆钝肥厚或突出呈壁架状以及颊侧骨面牙根之间的纵沟外形消失等，都要进行骨的修整成形，必要时切除少量支持骨，以建立正常的外形。

（4）Ⅱ度根分叉病变伴有附着龈窄或Ⅲ度根分叉病变，再生性治疗难以成功，多采用根向复位瓣术合并骨成形手术，术中修整分叉区的根间骨缘，形成薄而有根间纵凹的外形，使牙龈附着后具有良好的外形。

（5）邻近缺牙区的牙齿如果向缺牙区倾斜，在缺牙侧常形成窄而深的骨下袋，可通过牙周骨手术，将骨修整成逐渐移行的长斜面，以消除牙周袋。

2. 手术方法

（1）手术是在翻瓣术的基础上进行的，完成切口后，常规翻瓣，彻底刮除根面的菌斑、牙石及肉芽组织，充分暴露骨的外形。

（2）使用骨凿或涡轮手机上的圆钻进行牙槽骨的修整。使用涡轮手机时，常使用8号圆钻，轻轻、断续地磨除骨质，在去骨过程中必须有冷却水，并且要避免损伤牙齿。

（3）龈瓣复位时，应将骨面完全覆盖，以减少日后的骨吸收。

（4）其余步骤同翻瓣术。

（四）磨牙远中楔形瓣切除术

上下颌末端的磨牙远中常有垂直性骨吸收及窄而深的牙周袋，难以治疗。此时需在内斜口基础上，在磨牙远中作楔状切口，翻瓣后去除远中过度增生的牙龈组织，并通过骨修整消除远中骨下袋，修整复位龈瓣后行锚式缝合，此方法称为远中楔形瓣切除术。

1．适应证　适用于最后一个磨牙的远中牙周袋，也适用于缺牙区间隙近、远中牙周袋，尤其伴有骨下袋。

2．手术方法

（1）常规消毒麻醉。

（2）在牙齿的颊、舌面按常规方法作内斜切口，两切口到达磨牙远中后再向远中延伸，汇合形成楔形切口，切口直达骨面。通过楔形切口，形成三角形瓣，底边在最后磨牙的远中面，尖朝向磨牙后垫的远中端。

（3）将楔形病变组织与下方骨组织分离，用组织镊或止血钳夹持已切除并分离的组织垫，稍提起后用手术刀将其整块切除，直达骨面。彻底刮除炎症肉芽组织及袋上皮，并进行根面平整。

（4）对颊、舌侧瓣进行修剪、削薄，使其复位在覆盖牙槽骨面的水平上，使龈瓣与骨面紧密贴合后，颊、舌侧瓣恰好对接。在此位置上进行锚式缝合固定，放置牙周塞治剂。

（5）1周后去除牙周塞治剂，拆除缝线。

（五）再生性手术

牙周组织再生是指由牙周炎导致的已丧失的牙周组织得以重建，形成新的牙骨质和牙槽骨以及新的牙周膜纤维，且新形成的结合上皮位于治疗前牙周袋底的冠方。目的在于获得牙周组织再生的手术治疗方法称为再生性手术。包括引导组织再生术和植骨术。

1．引导组织再生术　是在牙周手术中利用膜性材料作为屏障，阻止牙龈上皮及结缔组织与根面的接触，并提供一定的空间，引导具有形成新附着能力的牙周膜细胞先附着在根面上，以形成新的牙骨质，并有牙周膜纤维埋入，形成牙周组织的再生，即形成新附着。

（1）适应证。

1）窄而深的骨下袋，尤其是三壁骨袋和二壁骨袋。

2）Ⅱ度根分叉病变，且牙龈有足够高度者。

3）仅涉及唇面的牙龈退缩，且邻面无牙槽骨吸收、龈乳头完好者。

（2）手术步骤。

1）麻醉与消毒：术前患者用0.12%氯己定液含漱1分钟，常规局部麻醉、消毒和铺巾。

2）切口：设计应尽量保存牙龈组织，内斜切口切入的位置应在龈缘处，水平切口应向患牙的近、远中方向延伸1 ~ 2颗牙。如果需要增加瓣的移动性，可在颊侧作垂直切口，以充分暴露骨病损。

3）翻瓣、清创及根面平整：翻起全厚瓣，清除袋内所有的肉芽组织，彻底刮净根面的牙石等刺激物，平整根面。

4）膜的放置和固定：用于再生性手术的膜可分为不可吸收性膜和可吸收性膜。可根据缺损的状况，选择大小、形状合适的膜，必要时可对膜进行适当修剪，使膜能够覆盖全部缺损区，并超过其边缘至少2 ~ 3mm。

5）瓣的复位和缝合：在膜放置固定后，将龈瓣复位。龈瓣必须将膜完全覆盖，且其张力不能过大，必要时可做冠向复位。缝合时应在龈乳头处做垂直褥式缝合，以保证邻面颊、舌侧瓣的闭合；放置牙周塞治剂。

6)取屏障膜：若使用不可吸收膜，术后6～8周应做第二次手术将膜取出，并注意不要损伤新生组织。

7）术后护理：术后1～2周内全身使用抗生素预防感染，0.12%氯己定液含漱4～12周；术后8周内每1～2周复查一次，简单洁治；定期复诊，进行常规的牙周维护。

2．牙周植骨术或骨替代品的植入术　是采用骨或骨的替代品等移植材料来修复因牙周炎造成的牙槽骨缺损的方法。适用于二壁及三壁骨下袋，或Ⅱ度根分叉病变，牙龈瓣能覆盖骨面及根分叉者。

（六）根分叉病变的手术治疗

由于根分叉区的特殊解剖条件，洁治和刮治术很难彻底清除根分叉区的牙石、牙菌斑，很难进行长期有效的牙菌斑控制，因此往往需要进行手术治疗。手术治疗的基本目标是去除根分叉区的菌斑、牙石，促使根分叉病变愈合以及建立牙周附着。不同程度的根分叉病变应选用不同的手术方法。

1．根分叉病变的治疗方法

（1）Ⅰ度根分叉病变：使用洁治、刮治、根面平整治疗；如果根分叉区有深牙周袋或骨外形不良，在刮治和根面平整后还可采用翻瓣术和骨成形术，从而使牙周袋变浅，并通过骨外形的修整，形成良好的牙龈外形，利于菌斑控制，达到长期维护牙周健康的目的。

（2）Ⅱ度根分叉病变：下颌磨牙的Ⅱ度根分叉病变可考虑植骨术或骨替代品植入术、引导性组织再生术或二者联合治疗，以期获得新附着。难以获得新附着性愈合的深Ⅱ度根分叉病变可考虑根向复位瓣术等，以消除牙周袋，暴露分叉区，建立利于自我菌斑控制的良好的解剖结构。

（3）Ⅲ度根分叉病变：常用截根术、半牙切除术或分根术治疗，也可拔除患牙。

2．截根术　是指将多根牙中患根分叉病变最严重的一或两个牙根截除，以消除病变，同时保留牙冠和其余的牙根，继续行使功能。常用于磨牙的Ⅲ度或Ⅳ度根分叉病变。

（1）适应证。

1）多根牙的某一个或两个根（上颌磨牙）的牙周组织破坏严重，且有Ⅲ度或Ⅳ度根分叉病变，而其余牙根病情较轻，牙齿松动不明显者。

2）磨牙的一个根发生纵裂或横折，而其他根完好者。

3）磨牙的一个根有严重的根尖病变，根管不通或器械折断不能取出，影响治疗效果的。

（2）手术方法。

1）常规下局部麻醉翻瓣，充分暴露分叉区，彻底清创、根面平整。

2）用灭菌的高速涡轮手机配裂钻，在分叉的水平将患根截断并取出，修整截根面外形，形成流线形斜面。

3）在断面的根管处备洞，用银汞合金倒充填。

4）将根分叉深部及拔牙窝内的病变组织刮净，修整不规则的骨嵴外形。

5）清洗创面后，将龈瓣复位缝合，尽量覆盖截根区的创面。放置牙周塞治剂。

（3）截根术后的护理及并发症。

1）截根术后嘱患者尽量不用患牙咀嚼，3～4周后患牙将恢复至术前稳固度。

2）截根术后最可能发生的并发症是余留牙根的牙周破坏继续加重或根折。

3．分根术　仅用于下颌磨牙，是将下颌磨牙冠根沿颊舌向从正中截开，使其分离为近中、远中两部分，形成两个独立的类似单根牙的牙体。这样能较彻底地清除根分叉区深在的病变组织，消除该处的牙周袋及原有的根分叉病变，有利于菌斑控制和自洁。被切割后暴露的牙本质和牙骨质部分，可用全冠修复体覆盖，以减少患龋率。

（1）适应证。

1）下颌磨牙根分叉区Ⅲ度或Ⅳ度病变，局部的深牙周袋不能消除者。

2）患牙两个根周围有充分的骨支持，牙无明显松动。

（2）手术方法。

1）术前常规根管治疗，髓室内用银汞合金充填。

2）内斜切口尽量保留龈缘组织尤其是根分叉处，以利于形成术后两个单根牙间的龈乳头。可在近中、远中做垂直切口。

3）翻开全厚瓣，充分暴露分叉区，并刮除病变组织。

4）使用涡轮钻，正对根分叉部位沿患牙牙冠的颊舌向发育沟切开，形成两个独立的单根牙，修整外形。

5）彻底清创，刮除深部的病变组织。冲洗、止血，龈瓣复位、缝合。放牙周塞治剂。

6）伤口愈合期间应制作暂时冠，以利形成牙间乳头，待6～8周后进行牙冠修复。

4. 牙半切除术 是将下颌磨牙的牙周组织破坏较严重的一个根连同该侧牙冠一起切除，而保留病变较轻或正常的半侧，成为一个单根牙，从而消除根分叉病变。

（1）适应证。

1）下颌磨牙根分叉病变，其中一侧受累较重，另一侧较健康，有支持骨，不松动，并能进行根管治疗者。

2）经过半切除术后，可留作基牙的患牙。

（2）手术方法。

1）术前常规根管治疗，髓室内用银汞合金充填。

2）切口翻瓣同截根术。

3）使用高速涡轮钻，将患牙自牙冠向根分叉部位分为近中、远中两部分，切割的位置可稍偏向患侧，以多保留健侧的冠根。

4）拔除患侧冠根，刮净拔牙窝及原根分叉区的病变组织，必要时做骨修整，以形成良好的牙体外形。

5）复位缝合。

6）伤口痊愈后，进行牙体或牙列修复。

第十九章 口腔正畸

第一节 牙拥挤

一、概述

牙拥挤是错颌中最为常见的一种类型，占错颌的60% ~ 70%。牙拥挤是牙量（牙的总宽度）与骨量（齿槽弓总长度）的不调，即为牙量大于骨量而引起，牙弓的实际长度不能容纳全部的牙齿，主要表现为牙的错位和拥挤。牙拥挤可分为单纯拥挤和复杂拥挤。单纯拥挤可表现为牙间隙不足而排列错乱，并因此影响到牙弓形态和咬合关系，单纯拥挤可视为牙性错颌，一般不伴有颌骨及牙弓间关系不调，也少有口颌系统功能异常，磨牙关系中性，面形基本正常。复杂拥挤时，除牙量不调造成的拥挤之外，还存在颌骨、牙弓之间关系不调，并影响到患者的面部形态，有时还伴有口颌系统功能异常。复杂拥挤时，拥挤本身只是一个症状，并不是错颌的主要表现。

（一）病因

1. 遗传因素 牙拥挤具有明显的遗传特征。牙的数目、大小、形态受遗传的控制较强，颌骨的大小、位置、形态，在一定程度上也受遗传的影响，并可在亲代和子代之间有相同的表现。这种遗传特征是客观存在的，但遗传机制还不十分清楚。

2. 替牙期障碍 乳恒牙的替换障碍是造成牙拥挤的常见病因。如乳牙早失，特别是第二乳磨牙早失，将造成邻牙向缺隙倾斜或移位，导致牙弓长度的减小，恒牙萌出时因间隙不足而发生错位或阻生。另外，乳牙滞留，造成后继恒牙萌出错位而呈现拥挤。

3. 颌骨发育不足 颌骨发育不足导致骨量相对小，牙量相对大，牙量骨量不调，牙不能整齐地排列在牙槽骨内，而造成牙错位和牙拥挤。

4. 牙量过大 由于牙的近远中径过大，导致牙量骨量不调，牙量大于骨量，造成牙的排列拥挤错位。多生牙的存在，也会因占据了牙弓间隙而造成正常恒牙拥挤错位。

5. 不良习惯 某些口腔不良习惯，如儿童吮指、口呼吸等可造成牙弓狭窄或影响颌骨发育而致牙列拥挤。另外，长期咬下唇可造成下前牙舌倾，合并拥挤。

（二）临床表现

1. 牙拥挤与错位 牙齿呈不同方向重叠排列，牙弓形态不规则。上前牙唇向错位可导致覆盖过大，舌向错位可使前牙呈反颌关系；高位或低位可导致覆颌过深或无咬合接触。后牙拥挤错位可造成后牙反颌等。

2. 牙体、牙周组织变化 牙拥挤可导致上下牙弓咬合紊乱，影响正常口腔功能。因牙自洁作用差，容易诱发龋病、牙髓炎、根尖周炎；还可引起牙龈红肿、出血，牙结石；严重时可伴有咬合创伤，形成牙周袋、牙槽骨吸收、牙松动脱落等。

3. 面部形态的改变 单纯性牙拥挤对患者的面部突度及高度均无明显的影响。但是，牙拥挤若与其他类型错颌同时存在或上颌尖牙严重唇向移位时，面部形态可有不同程度的改变。

（三）诊断

1. 牙拥挤的分度 根据拥挤的严重程度或间隙不足的差距大小分为轻、中、重三度。

（1）轻度拥挤（Ⅰ度拥挤）：拥挤程度轻，每个牙弓差 2 ~ 4mm 间隙。

（2）中度拥挤（Ⅱ度拥挤）：拥挤程度较重，每个牙弓差 4 ~ 8mm 间隙。

（3）重度拥挤（Ⅲ度拥挤）：拥挤程度严重，每个牙弓差 8mm 以上间隙。

2. 牙拥挤度的确定 牙拥挤度的确定依赖模型的测量，直接由牙弓应有弧形长度与牙弓现有弧形长度之差，或可用间隙与必需间隙之差得出，即为牙弓的拥挤程度。

二、矫治方法

（一）替牙期牙拥挤

替牙期牙拥挤的治疗，常采用的是预防性矫治和阻断性矫治，治疗的重点是对乳恒牙的替换过程进行监控，促进牙列与颌的正常发育。主要包括：①乳牙龋病的预防和治疗。②口腔不良习惯的破除。③对暂时性拥挤的观察。④多生牙、埋伏牙、外伤牙的处理。⑤乳牙早失的间隙保持。⑥乳牙滞留的适时拔除。⑦第一恒磨牙前移时的间隙恢复。⑧严重拥挤时的序列拔牙。⑨影响颌骨发育之错颌（如前牙反颌）的早期矫正，防止拥挤的发生。

（二）恒牙期牙拥挤

恒牙期牙拥挤的治疗原则是以增大骨量或减小牙量来达到牙量与骨量的协调，从而为解除拥挤、排齐牙列创造条件，同时兼顾牙、颌、面的协调、稳定和美观。减小牙量的方法有：邻面去釉、拔牙、矫治扭转牙；增加骨量的方法有：扩大腭中缝以增加牙弓宽度和长度，采用口外力和功能性矫治器刺激颌骨和牙槽骨生长，应用牵张成骨术刺激牙槽骨生长。不管是通过增加骨量或是减小牙量，拥挤牙必须在获得足够间隙的基础上，才能开始受力矫治，这是取得矫治成功的重要条件。

1. 轻度牙拥挤　轻度拥挤的矫治原则为扩大牙弓，增加骨量。若伴有颌骨或牙弓前突，则需考虑减数矫治。推磨牙向远中、宽度扩展和唇向移动切牙均能起到扩大牙弓的作用。

（1）牙弓长度扩展。

1）推磨牙向远中：向远中移动上颌第一磨牙，一般每侧可以获得 2 ~ 4mm 的间隙；使下颌磨牙直立，每侧可获得 1mm 的间隙。推磨牙向远中的适应证：①由于第二乳磨牙早失，导致第一磨牙近中移位而造成的轻度牙拥挤。②磨牙远中关系。③第二恒磨牙未萌出或初萌尚未建颌。④无第三磨牙。

a. 可摘矫治器：可摘矫治器由腭基托、改良箭头卡环和指簧构成。每次指簧加力 100 ~ 125g，磨牙向远中倾斜移动。为了减小磨牙移动阻力，可以在前牙腭侧增加一薄层平面导板，使后牙脱离咬合约 1mm，可获得 3mm 的间隙。

b. 固定矫治器：固定矫治器口外牵引装置与可摘矫治器基本相同。不同点是在后移磨牙上黏附有颊面管的带环，使用时将口外唇弓插入圆管内即可。推磨牙向远中的口内固定矫治器中，以“摆”式矫治器最有代表性，其后移磨牙的弹簧曲由 β 钛丝制成，并用腭基托增加支抗，不需使用口外唇弓。远中直立下颌磨牙有多种方法，如固定矫治器的磨牙后倾曲、螺旋弹簧、下唇唇挡等。以上这些方法常需配合使用 III 类颌间牵引，以防止由此导致的下颌切牙唇侧倾斜。

2）唇向移动切牙：由于唇向移动切牙可导致切牙唇倾，牙弓的突度增加，覆颌变浅，故临床仅用于切牙舌倾、深覆颌的患者。使用固定矫治器时应在前牙段弯制数个垂直开大曲，利用垂直开大曲的作用使前牙唇移；或用高弹性弓丝末端欧米加曲，使弓丝的前段离开前牙唇面约 1mm 的距离，将弓丝结扎入托槽后，利用弓丝的弹性使前牙唇移；对于上前牙闭锁，可采用摇椅形弓丝，加大上颌补偿曲线，使内倾的上切牙轴直立，同时增加牙弓的长度；使用可摘矫治器时，在切牙舌侧放置双曲舌簧使切牙唇移，增加牙弓的长度。

（2）牙弓宽度扩展：宽度扩展适用于牙弓宽度不足而导致的牙拥挤，使用扩大基骨和牙弓的方法获得间隙，以排齐拥挤的牙。宽度扩展有 3 种类型：矫形扩展、正畸扩展、被动扩展。矫形扩展即为上颌腭中缝扩展。临床使用最多的是腭中缝扩展矫治器（Hass 和 Hyrax 矫正器）。矫形扩展的适应证主要为严重拥挤或严重宽度不调、后牙反颌等患者。上颌发育不足进行前方牵引的安氏Ⅲ类错颌可以合并腭中缝开展，8 ~ 14 岁的替牙晚期和恒牙早期的患者可使用此方法。年龄越小，骨缝扩开的作用越明显，牙周并发症的可能性越小。成年患者在使用此方法时，必须配合颊侧骨皮质切开术。

1）矫形扩展：上颌腭中缝扩展的速度有快速、慢速之分。快速腭中缝扩展法是矫治力的大小与施力的速度超过了机体的反应速度，其方法是每日将螺旋器开大 0.5 ~ 1mm（每日旋转 2 ~ 4 次，每次 1/4 圈），连续进行 2 ~ 3 周；力的积累可达 2000 ~ 3000g，使腭中缝迅速打开，然后用原矫治器保持 3–4 个月，以使新生骨组织在扩大的腭中缝内沉积。慢速扩展其加力的方式更缓慢一些，力量也较小，每周将螺旋器打开 1mm（每周 4 次，每次旋转 1/4 圈），螺旋产生的力为 1000 ~ 2000g，在 2 ~ 3 个月内逐渐使腭中缝扩大；去除扩大器后要使用可摘矫治器保持一年以上，或者立即采用固定矫治器继续治疗。快速和慢速扩弓都可以获得相同的作用效果，但慢速扩弓更符合骨的生理反应。乳牙期和替牙期的腭中缝开展，多采用四角圈簧矫治器进行矫治。

2）正畸扩展：当腭中缝骨改建效应缺乏时，通过扩弓器释放的力作用于两侧后牙，使其向颊侧倾斜移动而扩大牙弓。此为正畸扩展，常用于恒牙期的青少年或成人，每侧可得到 1 ~ 2mm 间隙。上颌常用螺旋扩弓分裂基托矫治器，一般每 1 ~ 2 周加力 1 次，每次将分裂基托的裂缝加宽 1 ~ 1.5mm、3–4 个月则可达到扩大牙弓的目的。下颌多用金属支架式可摘矫治器。

3）被动扩展：使用功能调节器，由于颊屏去除了颊肌对牙弓的压力，在舌体的作用下牙弓的宽度得以开展，牙弓的宽度增加可达 4mm。此种治疗方法往往需要从替牙早期开始并持续到青春快速期。

2. 中度牙拥挤 中度拥挤处于拔牙或不拔牙矫治的边缘患者，应结合颅面软组织形态，选择合适的手段，能不拔牙者尽可能不拔牙。在严格掌握适应证和遵循规范操作程序的前提下，也可以采用邻面去釉的方法，此法不同于传统的片切或减径的方法。邻面去釉一般是针对第一恒磨牙之前的所有牙，而不是某一两颗牙。邻面去除釉质的厚度为 0.25mm，在两侧第一恒磨牙之间的各牙邻面去釉，总共可获得 5–6mm 的牙弓间隙。

（1）适应证。

1）轻、中度牙弓间隙不足（间隙不足，每个牙弓差 4 ~ 6mm），特别是低角患者。

2）牙较宽大或上、下牙弓牙的比例大小失调。

3）口腔健康状况良好，少有龋坏。

4）成年患者。

（2）治疗程序：邻面去釉须遵循正确的程序并规范临床操作。

1）固定矫治器排齐牙列，使邻牙之间接触点关系正确。

2）根据拥挤的程度确定去釉的牙数，去釉的顺序从后向前。

3）使用粗分牙铜丝或开大型螺旋弹簧，使牙的接触点分开，便于去釉操作。

4）使用弯机头，用细钻去除邻面 0.2 ~ 0.3mm 釉质，再做外形修整，同时对两颗相邻牙的邻面去釉。操作时，在龈乳头上方颊舌向放置直径 0.51mm（0.020in）的钢丝，保护牙龈和颊、舌组织。去釉面涂氟。

5）在弓丝上移动螺旋弹簧，将近中的牙向已去釉获得的间隙移动。复诊时近中牙的近中接触点被分开，重复去釉操作。

6）随着去釉的进行，牙逐渐后移，并与支抗牙结扎为一体。整体过程中不再拆除弓丝，当获得足够间隙后前牙则可排齐。

7）整个治疗时间为 6 ~ 12 个月。

3. 重度牙拥挤 矫治原则主要以减少牙量为主。一般采用减数方法配合可摘或固定矫治器进行治疗。

（1）拔牙矫治的原则：对正畸拔牙应采取慎重态度，确定是否拔牙要经过细致的模型和 X 线头影测量分析，必要时还可进行试验性治疗，决定是否减少牙数。同时还要尊重患儿及家长的要求。对于必须拔牙矫治的患者应遵循下列原则。

1）拔牙前应在全口曲面断层 X 线片上对牙周、牙体全面进行评估，并确定是否存在埋伏牙、多生牙、先天缺失牙、短根等，如有病变应尽量拔除患牙。

2）拔牙时还应注意中线与 X 对称性减牙的问题。上颌中线是对美观影响较大的因素，如上颌中线过于偏向一侧（偏移在一个中切牙冠宽度的 1/3 以上），将对面形美观有较明显的影响而表现出上颌前牙左右不对称，一般情况下拔牙应遵循"等量对称"的原则；下颌4个切牙大小相近，又有上切牙覆盖，拔除一个切牙时一般不影响牙弓的对称性，对美观的影响也不明显。

（2）拔牙部位的选择：在选择拔牙矫治时，除一些严重病变牙无法保留或牙冠及牙根严重畸形必须拔除外，临床一般以第一前磨牙作为减数对象。原因如下。

1）第一前磨牙位于牙弓的中段，可以为矫治就近提供间隙。

2）口腔内的咀嚼中心位于第一恒磨牙附近，拔除第一前磨牙对咀嚼功能的影响较小。

3）第一前磨牙位于口角线后面，对美观无明显影响。

4）第一前磨牙龄面沟窝相对较多，龋患率较高。

（3）常用拔牙模式：临床上常用的拔牙模式有下列5种形式。

1）拔除4个第一前磨牙：为临床上最常用的拔牙模式。可为前牙拥挤、前突提供最大限度的可利用间隙。

2）拔除4个第二前磨牙：常用于牙拥挤或牙弓前突较轻的安氏Ⅰ类边缘患者，特别是前牙开颌或有前牙开相倾向时。

3）拔除上颌2个第一前磨牙：适用于安氏Ⅱ类第一分类及下前牙排列位置基本正常的患者。

4）拔除上颌2个第二前磨牙：下颌2个第一前磨牙：适用于安氏Ⅲ类错颌，患者上前牙拥挤不堪严重者。

5）拔除下切牙：适用于单纯性下前牙拥挤患者。

（4）矫治器与矫治方法：拔牙减数矫治可采用指压法、可摘矫治器、固定矫治器进行治疗。

1）指压法：对于生长发育期儿童，上颌尖牙唇向近中错位，若牙根方向正常，减数拔除上颌第一前磨牙后，间隙充足，可不必戴用矫治器而采用指压法排齐尖牙，患者可以用拇指抵住尖牙的近中面，向远中施加力量，解除与侧切牙的重叠后再向腭侧施力，挤压错位尖牙入牙列，每日挤压3次，每次5 ~ 6min（或压40 ~ 50次）。

2）可摘矫治器：利用牙弓内所有的前牙和后牙作为抗基。加强固位装置，移动尖牙向远中，直至排齐。如在上颌两尖牙唇侧近中部位黏结牵引钩，改良箭头卡上焊接拉钩，用弹力橡皮圈牵引上颌2个尖牙向拔牙间隙移动。

3）固定矫治器：固定矫治器是拔牙减数矫治中最常采用的方法。减数后，首先应使牙向拔牙间隙移动，以解除拥挤，排齐错位牙。固定矫治器不仅能保证充足的支抗，而且能较好地控制矫治牙的移动方向，使其建立正常的磨牙关系及前牙的覆颌、覆盖关系。

第二节 前牙反颌

一、概念

前牙反颌是指在正中咬合时，前牙呈反覆颌、反覆盖关系，俗称"地包天"，是我国儿童中较为常见的一种错颌。前牙反颌不仅造成口腔功能异常，而且对颜面的美观及心理健康也有严重影响。

前牙反颌的临床表现比较复杂：①根据牙列情况可分为乳牙反颌与恒牙反颌。②根据反颌牙数的多少可有个别前牙反颌和多数前牙反颌；个别前牙反颌常合并牙拥挤，多数前牙反颌指3个以上的前牙呈反颌关系。③根据发病机制可分为牙性、功能性及骨性反颌。

前牙反颌时，磨牙关系多数为近中关系，为安氏分类Ⅲ类错颌；少数情况下磨牙关系中性，为安氏Ⅰ类错颌。磨牙关系不同，前牙反颌的程度也有差别，但治疗原则大致相同。

（一）病因

1. 遗传因素　安氏Ⅲ类错颌有明显的家族倾向。据有关资料统计，近50%的患者一至三代的血缘亲属中有类似错颌存在，同时也会受到环境因素的影响。因此，临床不能通过简单的询问家族史来区别反颌的类型并估计预后。

2. 先天性疾病 先天性唇、腭裂是安氏Ⅲ类错颌的重要病因之一。由于唇、腭裂造成了上颌骨发育不足、下颌骨发育正常或过度发育，而导致前牙反颌或全牙列反颌。另外，其他一些先天性疾病也可能是安氏Ⅲ类错颌的病因，如先天性梅毒可引起颌骨发育不足，先天性巨舌症可造成下颌发育过大，上颌恒牙先天缺失也常伴有前牙反颌等。

3. 后天原因 后天因素的影响，也是造成前牙反颌的因素之一。

（1）全身性疾病：脑垂体功能亢进所导致的肢端肥大症，可表现为肢端肥大、下颌明显突出、前牙或全牙列反颌。佝偻病、甲状腺功能亢进都能导致严重的前牙反颌。

（2）呼吸道疾病：慢性扁桃体炎、腺样体增生肿大所致的呼吸道不畅，导致舌体常向前伸并带动下颌向前，形成前牙反颌、下颌前突。

（3）乳牙及替牙期局部障碍：乳牙与替牙期局部障碍是前牙反颌形成的一个重要的后天原因。

1）乳磨牙的邻面龋：使牙冠的近远中径减小，牙的位置发生改变，形成早接触和辑干扰。而乳牙期颌关系不稳定，下颌关节形态未发育完成，变动范围大，神经肌肉反射易于改变，早接触和赖干扰极易诱发下颌关闭路径向前，或者向前侧方改变，形成前牙反颌或前牙与一侧后牙反颌。

2）上颌乳切牙早失：该部位的牙槽骨发育受到影响，恒切牙萌出时位置常偏舌侧与对颌牙产生早接触，诱发下颌关闭时向前移位，造成前牙反颌。

3）多数乳磨牙早失：导致咀嚼发生困难，患儿被迫使用前牙进行咀嚼，日久形成下颌前突、前牙反颌。

4）上颌乳切牙滞留：致使恒切牙腭侧萌出，与对颌牙形成了反颌关系。

5）乳尖牙磨耗不足：导致早接触，迫使下额前伸，形成前牙反颌或前牙及一侧后牙反颌。

（4）口腔不良习惯：咬上唇习惯、下颌前伸习惯、吮指习惯及不正确的人工喂养都可以造成前牙反颌、下颌前突。

（二）临床表现

1. 颌关系异常 前牙反颌多数情况下涉及6个上前牙或4个切牙，磨牙呈近中关系。反颌涉及一侧后牙时可表现为下颌偏斜。上颌前牙排列呵呈腭向倾斜，并有不同程度的拥挤。下牙弓一般较上牙弓发育大，特别是在矢状方向，下前牙较少拥挤，程度也较轻。

2. 颌骨发育与颅面关系异常 前牙反颌的锁骨与颅面关系异常可表现如下。

（1）下颌生长过度，尤其是下颌体长度的增加；下颌形状的发育异常，表现为下颌角开大，颏角减小，下颌整体位置前移。

（2）上颌向前发育不足，长度减小，位置后缩；上颌与题颌关节的位置相对聚拢，面中部紧缩。

（3）上下颌关系异常，呈现安氏Ⅰ类骨面形。

（4）后颅底相对于前颅底向前向下倾斜，颅底位置异常促进了下颌前突。

（5）上中切牙唇向倾斜，下前牙舌向倾斜，以代偿前牙反颌关系。

3. 面部软组织 前牙反颌时，面部软组织厚度的发育基本正常，并可见到唇部、颏部软组织的厚度改变以代偿相应部位的骨骼畸形。由于参与代偿的部位和代偿的量都有限，不能够掩盖异常的颌骨异常关系，侧面观软组织仍是明显的安氏Ⅲ类面形。

4. 口颌系统功能 前牙反颌时，可出现咀嚼肌活动不协调，造成咀嚼节律紊乱，咀嚼效能减低，咀嚼次数和咀嚼时间明显增加。严重时可致颞颌关节的功能紊乱。

（三）诊断

按致病机制不同，可将前牙反颌分为牙源性、功能性及骨源性，其诊断要点如下。

1. 牙源性（牙性） 由于牙的萌出或牙在替换过程中的局部障碍，而导致上下切牙的位置异常，此类为牙源性前牙反颌。此类错颌，磨牙关系多为中性，其颌骨的形态、大小及颜面的发育基本正常，矫治容易，预后良好。

2. 功能性（肌性） 指由后天因素，如咬合干扰和早接触、口腔不良习惯、不正确哺乳姿势、扁桃体肥大等原因致下颌向前移动形成前牙反颌，称为功能性安氏Ⅲ类错颌或假性安氏Ⅲ类错颌。功能性前牙反颌，磨牙关系多呈轻度近中错，一般反覆盖较小，反覆颌较深，下颌骨大小、形态基本正常，但位置前移，显示出轻度的下颌前突和安氏Ⅲ类骨面形。下颌后退时可至上下前牙的对刃关系，下颌后退或处于姿势位时，ANB 角明显增大，侧貌比正中颌明显改善。功能性前牙反颌的治疗反应较好，预后良好。

3. 骨源性（骨性） 骨性的前牙反颌又称真性安氏Ⅲ类错颌或真性下颌前突。主要由遗传、疾病等因素的影响，引起上下颌骨生长不均衡，下颌发育过度，上颌发育不足，造成颌间关系异常。磨牙表现为近中关系，安氏Ⅲ类骨面形明显，下颌前突常常不能后退至前牙对刃关系。矫治困难。

二、矫治方法

由于前牙反颌有随生长逐渐加重的趋势，因此，其矫治原则是尽早去除致病因素。无论是哪种类型的前牙反颌，在矫治时首先要解除反颌的锁颌关系，通过上下前牙的移动纠正前牙反颌，使颌面部向正常方向发育。

（一）乳牙期

临床上乳前牙反颌的患者中，以牙性和功能性反颌较常见，颌骨畸形一般不明显。

1. 乳牙期的矫治原则

（1）恢复下颌正常咬合位置，改善骨面型。

（2）解除前牙反颌，促进上颌发育、抑制下颌过度生长。

2. 乳牙反颌矫治的最佳时间 通常在 3 ~ 5 岁，疗程一般为 3 ~ 5 个月。少数骨性安氏Ⅲ类错颌比较明显的患者治疗比较复杂，需要配合使用口外力量，疗程较长。

3. 乳牙反颌的矫治 常用的矫治方法有以下几种。

（1）调磨乳尖牙：乳牙反颌的患者，乳尖牙常常磨耗不足，分次磨改乳尖牙牙尖，可以纠正乳前牙的反颌，达到矫治目的。

（2）上颌颌垫式矫治器：为临床上常用的矫治器，可以单独使用，也可以与其他矫治装置（如固定矫治器、颏兜等）结合使用。

（3）下前牙塑料联冠式斜面导板矫治器：适用于乳牙期以功能因素为主的前牙反颌的患者，患者的反覆颌较深，反覆盖不大，不伴有拥挤。

（4）功能调节器 III 型（FR—III 型）：此矫治器属于功能性矫治器，适用于功能性反颌和伴有轻度上颌发育不足、下颌发育过度的患者。由于该矫治器不直接作用于牙，对于乳切牙即将替换的患者，其他类型矫治器又很难发挥作用时，功能调节器Ⅲ型，有其独特的作用。

（5）头帽颏兜：常作为一种矫治手段与其他矫治器合并使用，具有抑制下颌骨生长的作用，改变下颌的生长方向，改善患者的骨面形。

（6）上颌前方牵引矫治器：适用于乳牙期上颌发育不足为主的骨性前牙反颌。

（二）替牙期

替牙期的前牙反颌在整体上的表现为功能性和骨性的混合，因此要区别患者现有错颌类型并估计其发展趋势。

1. 治疗原则

（1）对功能性反颌患者，原则上不拔牙，但有时为了舌向移动下前牙以解除反颌，需要对下颌乳尖牙进行减径或拔除。

（2）对有骨性反颌趋势，下颌生长超过上颌者，可在观察期中使用头帽颏兜，以抑制下颌向前生长；对于上颌发育明显不足的患者亦可采用前方牵引矫治，反颌的解除常需要最终拔除两侧下颌第一前磨牙。

（3）替牙期反颌并伴有拥挤或有拥挤趋势的患者，只要拥挤不影响反颌的矫正不要急于减数，特别是上颌的减数。如上颌牙弓拥挤明显，不拔牙不能解除拥挤的患者，尽管下颌牙弓并不拥挤，也必须拔除4个前磨牙。

2. 矫治方法 与乳牙期反颌相同，上颌颌垫式矫治器，功能调节器Ⅲ型、头帽颏兜、上额前方牵引矫治器也适用于替牙期前牙反颌的矫治。肌激动器是一种能够改进颜面部肌功能的功能性装置。主要适用于替牙期，以功能因素为主的前牙反颌患者。

（三）恒牙期

恒牙早期颌骨与牙的发育已基本完成，即使起初是功能性反颌，此期也或多或少伴有骨畸形，很难通过改变生长来调整颌骨关系，移动颌骨的可能性也不大。因此，一般不常使用口外力，只能通过改变牙的位置建立适当的覆颌覆盖关系，以掩饰已存在的骨畸形。

1. 减数的选择 恒牙期前牙反颌的矫治，临床常需要减数，减数的选择取决于2个因素。

（1）拥挤程度：上牙弓不拥挤，矫治前牙反颌而不考虑磨牙关系调整时，可拔除下颌2个前磨牙或者一个下切牙；如上颌牙弓明显拥挤，生长潜力较小，可以拔除4个前磨牙，在矫治前牙反颌的同时调整磨牙关系。

（2）牙弓突度：对双牙弓前突型的前牙反颌患者，即使牙弓内不存在拥挤也需要拔除4个前磨牙，在矫正前牙反颌的同时减小牙弓突度，调整磨牙关系。恒牙早期严重的骨性安氏Ⅲ类错颌患者，常需要在成年后配合正颌外科手术治疗。

2. 矫治方法 恒牙期前牙反颌常用的矫治方法如下。

（1）上下牙弓平面颌垫式矫治器：适用于恒牙期上下牙弓排列整齐，功能性或轻度骨性前牙反颌及下颌前突畸形，下颌不能退至前牙对刃龄关系，前牙反覆盖不大的患者。

（2）肌激动器：适用于恒牙早期上颌切牙舌向倾斜、下颌切牙唇向倾斜的牙性反颌患者。

（3）固定矫治器：适用于恒牙早期需要拔除4个前磨牙矫治前牙反颌的患者。固定矫治器对于建立适当的前牙覆颌、覆盖关系，纠正前牙反颌，调整磨牙关系是一种较好的选择。治疗时可使用安氏Ⅲ类颌间牵引，但由于安氏Ⅲ类牵引有使上颌磨牙伸长的作用，故对高角型患者应慎重使用。

三、反颌的矫形治疗

（一）矫形颏兜治疗反颌

矫形额觉多用于乳牙列期和混合牙列期的Ⅲ类错颌，是最古老的矫形治疗方法，反颌治疗效果比较明显。此装置以头颅部为支抗，通过领觉的牵引使髁状突向后牵引，下颌骨向后移动，同时抑制下颌生长，从而达到矫正反颌的目的。它主要用矫形力来治疗，引起下颌向后方或后下方旋转，使上下切牙长轴发生变化，下颌骨的形态发生改变，如下颌角变小，下颌升支后缘、下颌体下缘及下颌外形线发生变化。同时下颌升支高度减小，髁状突受到向后牵引力会发生形态上的改变，同时下颌骨的形态、位置、功能都要发生改变以适应新的位置环境。

1. 适应证

（1）乳牙列咬合已建立、8–12岁后牙替牙期的Ⅲ类反颌。

（2）乳牙列下颌前突。

（3）需要抑制下颌生长的下颌前突患者。

（4）可与其他矫治器联合应用，如与Ⅲ类颌间牵引应用效果更佳。

（5）用于保持性抑制下颌生长。

（6）可以用于预防下颌前伸。

2. 分类 总的来说可以分成两类。

（1）枕部牵引式颏兜适用于轻度和中度的下颌前突患者。对于那些在正中关系位时，上下切牙能达到接近于切缘相对位置的患者，这种治疗方法的成功率最高。由于这种治疗可以使前下面高有所增加，所以对于那些由于前下面高过短而接受治疗的患者特别有效。

（2）垂直牵引式颏兜适用于下颌平面角过陡、下前面高较长的患者。

3. 作用机制

（1）抑制髁突生长与下颌体伸长，使下颌骨生长缓慢。

（2）改变下颌生长方向，对于高角患者使下颌向上旋转，对于低角患者使下颌向前下旋转。

（3）促进上牙弓前移和上颌生长发育，使上下颌骨形态位置发生改变或代偿性移位。

4. 牵引的 3 种形式

（1）垂直高位牵引主要牵引方向位于髁状突的前方，使下颌生长方向由前下改为前上，产生旋转（主要针对高角患者）。

（2）水平低位牵引主要牵引方向位于髁状突的后方，下颌向前下旋转（主要针对低角例）。

（3）斜向牵引主要牵引方向通过髁状突的中心，主要作用是限制下颌生长。如果颏兜的牵引力指向髁突下方，其矫治力将使下颌骨向下后方转动。如果不需要增大下颌平面角，则应当使矫治力通过髁突中，从而限制下颌骨的生长。如果不需要增加前下面高，可选用垂直牵引式颏觉。使用垂直牵引式颏兜可以减小下颌平面角和下颌角，并使后面高有所增加，这种类型的口外牵引适用于Ⅲ类错颌患者和那些不需要增加前部垂直距离的患者。

5. 矫治方法 颏兜矫治方法可以单独应用，也可以联合固定矫治器矫治反颌，而后者在临床上十分常用。

（1）颏兜牵引方向：根据不同的矫治目的选用不同的方向。

（2）颏兜牵引的力值：垂直高位牵引一般为 300 ~ 1000g/ 侧，水平方向牵引 800g/ 侧，斜向牵引大于 500g/ 侧。牵引力值调节通过牵引皮筋的长短控制，定时更换皮筋。睡觉时使用 8–10h。

6. 颏兜矫治下颌过度生长 下颌生长过度型Ⅲ类错颌分两种亚型：第一种是下颌向前过度生长、低角或平均值角面型。治疗以内收下牙列，展开上牙列矫正前牙反颌；促进后牙齿槽骨生长，使下颌骨产生向下向后旋转，矫正下颌前突。第二种是下颌向前向下过度生长，高角型，前牙开颌，面下 1/3 较长。治疗应配合颏兜垂直高位牵引，并以颌垫压低磨牙，使下颌向前上旋转，拔牙患者较多见。对于这种错颌有时单纯正畸治疗是不能达到解除反颌的目的，而必须进行正颌手术。

7. 注意事项

（1）颏兜牵引有严格的适应证，只适用于轻中度的下颌前突错颌，且无明显的颞颌关节症状。

（2）枕部牵引式和垂直牵引式颏兜都会对颞下颌关节区域产生一定压力。留心观察使用颏兜（或使用面具）的患者有无不断进展的颞下颌关节紊乱综合征的症状和迹象，一旦发现，矫形治疗应立即停止，以免发生意外，另外应注意颈部有无不适。

（3）颏兜牵引最佳年龄为 7–9 岁，一般 6 岁的儿童使用头帽 3–6 个月即有效果，变化较大，3–6 个月后应考虑髁突的发育受到影响。

（4）颏兜对患者的合作要求较大，需要家长配合。

（5）对于年龄小的严重骨性前突也应等到成年后手术治疗。

（二）矫形面具前方牵引治疗骨性反颌上颌

骨发育不足一般可引起前牙反颌或前、后牙均反颌，往往采用前方牵引器治疗，使用口外的牵引方法使上颌骨、上牙弓向前生长发育，前牵上颌的同时抑制了下颌的生长发育，使上下颌的生长发育协调一致，这是一种积极的治疗方法。若患者有一定的生长潜力，则应使用前方牵引装置前移上颌骨或上牙列，若无生长潜力只能前移上牙列，内收下牙列来解除前牙反颌，掩饰上下颌骨的长度不调，若上颌后缩非常严重，则只能正颌手术治疗。前方牵引器最具有广泛的应用价值，它能在最短时间内产生最显著的疗效，因此在对大多数混合牙列早期和乳牙列晚期的骨性错颌治疗中，采用矫形面具已成为常规方法。

1. 适应证

（1）适用于乳牙期或替牙期，有时亦用于恒牙早期患者。

（2）上颌发育差的反颌，其尚有生长潜力的患者。

（3）下颌无前突或略前突。

（4）唇腭裂患者的上颌发育不足、前后牙均反颌者，需配合上颌扩弓治疗。

（5）成人骨性反颌多考虑外科治疗。

2. 前方牵引器的构成 矫形面具由 3 个基本部分组成：面具、上颌活动或固定矫治器、弹力圈。矫形面具是一种口外装置，由额托、颏兜以及连接它们的一根或两根牢固的钢制支撑杆所组成，另有一个卄字弓（橡皮圈即附着其上，对上颌骨产生一个向前下方的弹性牵引力）与支撑杆相连，呈“卄”字形。额托和卄字弓的位置可通过螺丝钮调节。

3. 上颌前方牵引的作用机制 利用口内活动或固定矫治器将上颌牙弓连为一体，使用橡皮筋与口外前方牵引器连接，通过上颌前方牵引刺激上颌骨及其周围骨缝发生改建，促进上颌骨的发育，由于骨缝的方向为前上至后下，引起上颌骨向前下增生，骨缝分开增宽，缝间新骨沉积。随着上颌骨牵引方向的改变，上颌骨可以旋转。如下颌平面角较小，反覆颌较深，可在上颌磨牙区牵引，使后牙槽突垂直生长，增加高度；反之，如下颌平面角较大，反覆颌较浅，可将牵引力点移至上颌尖牙的近中，使上颌前移，上颌平面向前下倾斜。也可前移上牙列，纠正磨牙关系。同时，由于上颌前方牵引以额部和颌部为支抗，下颌受巨作用力可向后向下顺时针旋转生长，使前下面高有所增加，下切牙舌向倾斜。面具能产生以下一种或多种疗效。

（1）矫治正中颌位和正中关系位的不一致，通常对于假性Ⅲ类错颌患者，耀关系能迅速得以调整。

（2）上颌骨前移：常常比原来前移 1–2mm。

（3）上颌牙列的前移。

（4）下切牙舌向倾斜，有前牙反颌的患者更是如此。

（5）促进下颌骨向下后方生长，使前下面高有所增加。

4. 前方牵引器的使用方法

（1）前方牵引的时机：上颌前方牵引的最佳年龄是 6–8 岁，治疗时间应愈早愈好。一般男孩子 14 岁之前均有机会将上颌牵出，女孩在 13 岁之前也有机会将上颌牵出，超过此年限的多数是将上颌牙弓牵出，以此恢复前牙的覆颌、覆盖。

（2）前方牵引的方向：因为上颌矢状向生长方向为向前向下（与崎平面呈 37°），所以前方牵引的方向为向前、向下，与上颌生长方向一致。对于反覆盖较大的患者方向应与开平面一致。但由于某些畸形特征不同，牵引的方向及着力点应适当改变，其目的是使作用力线与上颌阻力中心构成不同的位置关系，可使上颌骨向前移动或在向前移动的同时产生一定的顺时针或逆时针的旋转，以达到矫治目的。从尖牙斜向下与颌平面呈 37°，牵引线既经过上颌牙弓的阻力线也经过上颌复合体的阻力中线，沿此方向牵引上颌牙弓和上颌复合体将沿牵引线平动而无旋转，牵引线经过上颌复合体的阻力中线，位于上颌牙弓阻力中心的前方，牵引角度小于 37°，沿此方向牵引上颌牙弓和上颌复合体将沿牵引线平动并且向前方旋转，牵引线经过上颌复合体的阻力中线，位于上颌牙弓阻力中心的后方，牵引角度大于 37°，沿此方向牵引上颌牙弓和上颌复合体将沿牵引线平动并且向后方旋转，所以应根据矫治的目标调节牵引线和阻力中心的位置关系。

（3）前方牵引的力值：单侧 300–1500g 不等，乳牙列一般为 300–500g，混合牙列为 500–1000g，恒牙早期为 1000–1500g。

（4）前方牵引的时间：开始的 4–6 个月中几乎需要全天戴（每天约 20h），此后可以仅在晚间戴作为辅助治疗。一般来说，每天 12–16h。每日牵引的时间的长短直接影响牵引的效果。

（5）前方牵引的周期：3–6 个月。可配合扩弓如螺旋扩弓器、四眼簧扩弓器等，应用于方丝弓一般加舌弓以保持牙弓形态。

5. 注意事项

（1）前方牵引解决颌骨异常，前牵结束后再行牙齿的矫正。有时也可以同时进行。

（2）下颌的反作用力对于低角患者和平均角患者比较有利，而对于高角患者则需使用高位头帽颏兜牵引，控制其旋转，以避免成为长面型。

（3）乳牙列注意前牵的方向以及着力，并适当减小牵引力。

（4）面具持续地使用 9–12 个月以上是不妥当的。

（5）反覆颌较深的反颌要配合颌垫（多为非解剖式颌垫或半解剖颌垫）。

（6）替牙期若有乳牙松动则以第 1 磨牙和恒切牙固定牙弓，进行前方牵引。

（7）恒牙列固定矫治器的方丝应加上切牙的冠舌向转距，以控制切牙的唇倾。

（8）前牵结束后应继续戴前方牵引器保持一段时间，保持的方法有简易的保持器，FR Ⅲ型矫治器或颏兜。

第三节 前牙深覆盖

一、概述

前牙深覆盖是指上前牙切缘至下前牙唇面的水平距离超过 3mm 者。前牙深覆盖是一种常见的错颌症状。前牙深覆盖时磨牙关系多为远中关系，并常伴有前牙深覆颌。前牙深覆盖、磨牙关系中性的情况较为少见。

（一）病因

造成前牙深覆盖的原因是上下颌（牙弓）矢状关系不调，上颌（牙弓）过大或位置向前，下颌（牙弓）过小或位置向后。上下颌骨（牙弓）关系不调，常受遗传与环境两方面因素的影响。

1. 遗传因素 前牙深覆盖与其他错颌类似，一般与遗传因素有关。牙的大小、数目、位置受遗传因素的控制较强。严重的骨骼畸形，如上颌发育过大，下颌发育过小也受遗传因素的。

2. 环境因素

（1）局部因素：包括口腔不良习惯和替牙期障碍。

1）某些口腔不良习惯：如长期吮拇指、咬下唇及舔上前牙都可给上前牙长期施以唇向压力，导致上前牙唇向倾斜；同时使下前牙舌向倾斜、拥挤，从而造成前牙深覆盖。

2）下颌乳磨牙早失：可使下牙弓前段变小，导致前牙覆盖增大。

3）萌出顺序异常：如上颌第一恒磨牙早于下颌第一恒磨牙萌出，或上额第二恒磨牙早于下颌第二恒磨牙萌出，或上颌第二恒磨牙早于上颌尖牙萌出，均可能造成远中错，使前牙呈深覆盖。

4）下前牙先天缺失：可造成下颌牙弓前段变小，下颌牙弓后缩，前牙深覆盖。

5）上颌前牙区多生牙：可使牙弓变大或引起上颌切牙唇向错位，导致前牙深覆盖。

（2）全身因素：鼻咽部疾病造成上气道部分阻塞而形成口呼吸，口呼吸时头部前伸，下颌连同舌下垂、后退，久之形成下颌后缩畸形。口呼吸时，由于上前牙唇侧和上后牙腭侧失去了正常压力，两侧颊肌被拉长压迫牙弓，可形成上牙弓狭窄、前牙前突、腭盖高拱，最终表现出前牙深覆盖，磨牙呈远中关系。

（二）临床表现

前牙深覆盖由于病因，机制不同，临床表现也有所不同。单纯性前牙深覆盖，上颌无前突，磨牙关系为中性。上颌前突不明显，下颌后缩，前牙深覆盖。上前牙唇向倾斜、突出，后牙为轻度远中开关系，前牙深覆盖。上颌明显前突，后牙为完全远中颌关系，前牙深覆盖过大。前牙深覆盖常伴有前牙深覆颌。畸形较轻的患者表现为上牙弓前突，口唇闭拢困难；畸形较重的患者表现上唇翻卷、短缩并出现开唇露齿。

（三）诊断

1. 前牙深覆盖的分度 前牙深覆盖根据其深覆盖量的多少可将其分为三度。

（1）Ⅰ度深覆盖：上前牙切缘至下前牙唇面的水平距离在 3 ~ 5mm。

（2）Ⅱ度深覆盖：上前牙切缘至下前牙唇面的水平距离在 5 ~ 8mm。

（3）Ⅲ度深覆盖：上前牙切缘至下前牙唇面的水平距离大于 8mm。

2. 前牙深覆盖的分类 按其病因机制可分为 3 型。

（1）牙性：主要是由于上下前牙的位置或数目异常造成，如上前牙唇向、下前牙舌向错位，上颌前部多生牙或下切牙先天缺失等。常见于混合牙列及恒牙列，磨牙关系呈中性，上下颌骨之间以及颅面关系一般较为正常。本型治疗简单。

（2）功能性：由于神经肌肉反射引起的下颌功能性后缩，异常的神经肌肉反射可以因口腔不良习惯引起，也可为颌因素所致。

（3）骨性：主要是颌骨发育异常导致上下颌处于远中错颌关系。功能性和骨性前牙深覆盖，远比单纯牙性者多见，被称为安氏Ⅱ类第一分类错颌。根据家族史，个人史及患者的健康状况，分析错颌的病因机制，再根据牙、颌、颌面的检查及头影测定出的错颌的类型，将二者结合起来综合分析，做出正确的诊断。

二、矫治方法

（一）前牙深覆盖的矫治目标

一前牙深覆盖的矫治目标如下：①解除牙拥挤，排齐牙列。②减小前牙深覆盖。③纠正前牙深覆颌。④矫正远中错颌关系。

（二）前牙深覆盖的矫治方法

前牙深覆盖的矫治方法包括早期矫治及综合性矫治。

1. 早期矫治 对于因口腔不良习惯及替牙障碍、全身因素等引起的牙型及功能型前牙深覆盖应早期进行矫治。

（1）尽早去除病因：破除各种口腔不良习惯，及时治疗全身性疾病，如佝偻病、呼吸道疾病等。

（2）对牙性深覆盖的矫治：主要根据错颌的表现，采用不同方法进行矫治。

1）上前牙唇向错位引起的深覆盖：如上前牙无间隙，前突症状较轻者可采用扩弓，邻面去釉等方法获得间隙，然后内收上前牙减小覆盖；对于上前牙前突无间隙或中度以上拥挤，可采用减数治疗。若上前牙唇向错位有间隙，可用附有双曲唇弓的可摘矫治器内收前牙，关闭间隙。若需同时纠正不良习惯时，可在矫治器上附加唇挡丝、腭刺、腭屏等。若伴有前牙深覆颌，应先矫治深覆颌，然后再关闭间隙以减小覆盖。若上前牙过于唇向倾斜，可在双曲唇弓上焊接中切牙切端钩，防止双曲唇弓加力后向龈方移动或将双曲的近中弯制成相对的 2 个拉钩，在两拉钩之间使用橡皮圈牵引，橡皮圈通过切牙的切 1/3 处，每 2 ~ 3d 更换 1 次橡皮圈，以内收上前牙矫治深覆盖。

2）下前牙舌向错位所致的深覆盖：如上颌牙弓正常，下前牙舌向错位无间隙的患者，可采用可摘或固定矫治器矫治下前牙的位置，扩大下牙弓前段，与上前牙建立正常的覆盖关系。若下前牙拥挤程度较重可采用减数法矫治，排齐下前牙，恢复正常的覆盖关系。对于先天性下颌切牙缺失、牙弓小伴有散在间隙的患者，可采用可摘或固定矫治器扩大下颌牙弓，推下前牙向唇侧并将下颌散在的间隙集中在下牙弓的适当部位，然后进行修复治疗。

3）上下前牙唇向错位所致的深覆盖：若上下前牙均有间隙，应先缩小下颌牙弓，再矫治上颌牙弓；若上下前牙无间隙，前突畸形较轻的成年人，可利用邻面去釉的方法，邻面去釉的部位常在尖牙和第一前磨牙。若上下颌前牙均前突并伴有严重拥挤的患者，应采用减数矫治的方法，减数的部位为 4 个第一前磨牙，最好选用固定矫治器进行矫治。

（3）对骨性深覆盖的矫治：骨性往往存在上下颌骨关系不调，早期进行矫形治疗可以影响颌骨的生长。

1）促进下颌向前生长：从替牙期到恒牙早期，下颌要经历一个生长快速期。在这个阶段时，下颌骨总长度及下颌相对于颅底的高度均有较明显的增大。对于因下颌后缩导致的安氏Ⅱ类错颌的患者，应在此阶段进行早期治疗。临床可采用功能矫治器（如肌激动器、FR-II 型），矫正前牙深覆盖，恢复正常的辑关系。也可采用简单的功能矫治器，如上颌斜面导板矫治器、前庭盾进行治疗。

2）抑制上颌向前生长：对于上颌前突或有上颌前突倾向并伴有下颌后缩的安氏Ⅱ类错颌患者，在生长发育的早期进行矫治，可以限制上颌骨的向前生长，使下颌向前发育，最终建立上下颌正常的覆盖关系。临床上常采用口外弓来限制上颌的发育。口外弓仅能抑制上颌向前生长，但不能向远中移动上颌，矫治进程中由于下颌的向前发育，使得上下颌矢状关系的不调得到矫正。

3）控制后部牙槽骨的高度：安氏Ⅱ类错颌除颌骨矢状关系不调外，常伴有颌骨垂直关系不调。采用口外唇弓通过改变牵引力的方向，对后部牙、牙槽骨高度的控制能起到较好的作用。高角患者应使用高位牵引，低角患者应使用低位牵引，面高协调者使用水平牵引。对于功能性矫治器，如肌激动器，在使用过程中不仅能增加后部牙槽骨的高度，而且常会出现下颌平面角增大的情况，因此对以下颌后缩为主，下颌平面角较大的安氏Ⅱ类高角患者，应将高位牵引口外唇弓与肌激动器联合使用。

2. 综合性矫治　上述矫治方法，虽能对上下颌的生长发育起到一定的影响，但其影响是有限度的，临床大多数有颌间关系不调的安氏Ⅲ类第一分类前牙深覆盖的患者，往往需要在恒牙早期进行二期综合性治疗。恒牙早期前牙深覆盖的患者，大多数为安氏Ⅱ类第一分类错颌，同时伴有不同程度的颌骨及颅面关系不调。

（1）综合矫治原则：轻度或中度颌骨关系不调时，正畸治疗常需减数拔牙。在关闭间隙的过程中，通过上下牙、前后牙的不同移动，代偿颌骨的发育异常。对于处于青春生长迸发期前或刚刚开始的部分患者，可掌握最佳治疗时间，进行矫形生长控制。严重的骨骼异常要在成年后进行正畸治疗。

（2）矫治中的拔牙问题：对于需要减数的患者，拔牙主要有几个作用：①解除上下牙弓的拥挤。②在上牙弓，可为前牙后移提供间隙。③在下牙弓可为颌间牵引、矫正远中磨牙关系提供间隙；临床常拔除 4 个第一前磨牙，或者上颌左右第一前磨牙及下颌左右第二前磨牙，有时也可拔除下颌切牙。

（3）正畸治疗方法：恒牙期对于拔除 4 颗前磨牙的安氏Ⅱ类第一分类的患者多采用固定矫治器，如方丝弓矫治器、直丝弓矫治器，贝格矫治器等进行治疗。矫治的过程可分为 3 个阶段：①排齐和整平牙弓。②关闭拔牙间隙，同时矫正前牙深覆盖与远中磨牙关系。3 个阶段治疗中以第 2 阶段最为重要，以方丝弓矫治器为例简单介绍。

1）颌间牵引远中移动上尖牙：使尖牙与第二前磨牙靠拢。如果要使上前牙最大限度内收，可配合使用口外唇弓，以增加上颌磨牙支抗。下颌尖牙一般不需要单独向远中移动。

2）内收上前牙、减小覆盖：为矫正前牙深覆盖的主要方法。如上前牙需要较多的后移，应当使用方丝弓，对上切牙进行转矩移动，在内收七前牙的同时进行根舌向、冠唇向控制。上前牙内收时，由于“钟摆效应”，前牙的覆颌将会加深，使原本在第一阶段已经控制或矫正的深覆颌重新出现。因此，可在弓丝上的关闭曲前后弯制“人”字形曲，在内收的同时，继续压低下颌切牙。对于需要较多后移上切牙的患者，在内收上前牙的时候，应当进行支抗控制，可以使用安氏Ⅱ类牵引，必要时也可配合口外唇弓。

3）磨牙关系的矫正：安氏Ⅱ类第一分类错颌，磨牙常为远中关系，在矫治过程中，达到磨牙关系中性是正畸治疗的目标，但并非每一个患者均能达到，特别是年龄较大的患者。在矫治过程中，如果条件许可，应尽量争取达到后牙中性关系。条件有限时，可形成尖窝相对的远中关系。治疗后的磨牙尖对尖关系，对牙的功能和稳定均是不利的。若患者上颌骨体较大，能使上后牙有较多的远中移动，配合使用颌间牵引力或口外牵引力，可使磨牙达到中性颌关系。对于上下颌拔除 4 个第一前磨牙的患者，由于上颌的尖牙及切牙是分两阶段向远中移动，下颌尖牙及切牙则是同时向远中移动，使得下颌磨牙的近中移动将比上颌磨牙多，另外，口外唇弓及安氏Ⅱ类颌间牵引的使用将控制上颌磨牙的近中移动，而下颌磨牙向近中移动，最终由于下磨牙近中移动而形成中性关系。

（三）支抗控制

1. 最小支抗 适用于下颌磨牙近中移动，可占据拔牙间隙1/2以上者。Ⅱ类患者比Ⅰ类患者需要更强的支抗，所以上颌前牙需要口外弓配合内收。如果患者不能够每天佩戴口外弓12–14h，就需要改变力量的使用，比如加强Ⅱ类颌间牵引。上颌使用口外弓内收上颌前牙，上颌磨牙的位置不需要特别保持，要达到磨牙Ⅰ类关系时，可通过下颌磨牙的近中移动获得。患者能配合治疗，口外弓使用较好，上颌前牙内收和下颌后牙近中移动较多，对支抗的要求较低。

2. 中等支抗 适用于只允许下颌磨牙近中移动1/4–1/2的拔牙间隙。Ⅱ类患者需要中等强度的支抗时，一般均需要使用口外弓加强支抗。需要中等强度的支抗时，有必要先进行支抗的预备。在治疗的第1阶段，使用口外弓，加上Ⅲ类颌间牵引开始移动下颌前牙，根据支抗要求的程度，决定是否进行磨牙的远中倾斜。在第2阶段，使用口外弓和Ⅲ类颌间牵引移动上颌前牙远中移动，下颌磨牙近中移动。如果患者的下颌生长方向不好，潜力不足，即使使用口外弓也不一定能够达到治疗目标。

3. 最大支抗 下颌磨牙只能近中移动1/4的拔牙间隙者需要最大支抗。口外弓常规使用较长时间，内收上颌前牙，改善磨牙远中关系。治疗的效果取决于患者佩戴口外弓的程度及下颌是否具有较好的前方生长趋势。

一般使用口外弓长期抑制上颌的生长发育，依靠下颌的近中向的生长来纠正Ⅲ类颌间关系。骨性Ⅱ类关系较明显时，或者拔牙间隙关闭后Ⅲ类关系没有完全纠正时，就需要远中移动上颌磨牙。这时可以考虑在以下情况下使用口外弓：①拔除上颌第3磨牙后，远中移动上颌第2磨牙；②拔除上颌第2磨牙后，远中移动第1磨牙；③上颌第1磨牙拔除后，远中移动上颌牙列。Ⅱ类患者需要最大支抗时，治疗的第1阶段需要在使用口外弓的同时，使用Ⅲ类颌间牵引远中第1斜下颌磨牙，移动下颌切牙。第2阶段需要口外弓加Ⅱ类牵引。

4. 低角和高角患者的支抗控制 对于低角和高角患者，考虑支抗和力的使用时也有很大的区别：①低角患者下颌平面角与FH平面或者SN平面之间的角度较小，下颌磨牙的近中移动和伸长均较困难，多使用最小或者中等强度的支抗，不一定要使用口外弓。这类患者如果下颌向前生长的潜力较大，牙列间拥挤度不大时，多使用非拔牙矫治。②高角患者下颌平面角较大，与低角患者相反，支抗磨牙近中移动和伸长的趋势较大，磨牙容易近中移动和伸长，导致下颌向后下方的旋转，加大下颌平面角，因此应该避免使用颌间牵引力，防止磨牙的伸长。对于Ⅱ类高角患者，应该慎重选择使用矫治力，大部分均使用高位口外弓，不使用颌内支抗。使用口外弓时，也应当特别注意力的方向，使用高位牵引以避免磨牙的伸长和下颌的向后下方向的旋转。

在治疗中，除了力量的使用外，还应该考虑患者生长的趋势，患者的配合情况，牙齿对力的反应等等，治疗过程中也应该进行再评价和及时修正矫治力。

第二十章 口腔修复

第一节 概述

牙体缺损是指牙体硬组织的生理解剖外形有不同程度的破损或结构发育异常而呈现牙体的不完整或畸形。临床上常表现为牙体形态、咬合和邻接关系的异常，影响牙髓、牙周组织和全身的健康，对咀嚼功能、发音和美观等也可产生不同程度的影响。

牙体缺损是口腔的常见病和多发病之一，一般情况下可以用充填术进行治疗。如果缺损程度严重，充填不易成功或美观修复要求高时，就要用修复的方法进行治疗。而用来恢复缺损牙的形态、功能和美观的修复体主要借助粘固剂固定在患牙上，患者不能自行摘戴。常用的修复体种类有嵌体、部分冠、贴面、全冠和桩核冠等。

一、牙体缺损的影响

1. 牙体和牙髓症状　牙体缺损初期，损伤表浅者无明显症状，容易被忽略；如果缺损发展到累及牙本质或牙髓，症状就较明显，甚至使牙髓组织发生充血、炎性病变甚至坏死，进而引起根尖周病变。

2. 牙周组织症状　当缺损累及邻面时，就会影响到正常的邻接关系，而引起食物嵌塞，进而发生牙周病变。邻接关系的破坏，还可使患牙发生倾斜移位，咬合关系也因此受到影响，产生不同程度的咬合创伤，进一步造成牙周组织的损伤。

3. 咬合症状　少量的牙体缺损，对咀嚼功能的影响可能较小，但如果缺损较大，则会直接影响咀嚼功能，甚至产生偏侧咀嚼习惯，不仅使一侧咀嚼功能逐渐丧失，日久还可出现面部畸形，左右不对称，这在青少年患者则更明显。全牙列重度磨损会造成垂直距离降低，影响咀嚼功能，甚至造成口颌系统的功能紊乱。

4. 对美观和发音的影响　前牙对美观与发音有明显的影响，即使一些轻微的变化，对某些患者也会产生较重的影响。后牙的严重磨损，可使垂直距离变短而影响面形。

二、基本原则和原理

（一）牙体缺损修复的基本原则

牙体缺损的修复，首要任务就是解除造成牙体缺损的病因，治疗病变，使缺损不再继续发展；还必须正确恢复患牙的生理形态和功能以及合乎患者要求的美观和发音；还要有预防病变发生的作用。而修复体能否发挥良好功能的关键就在于修复体与患牙之间是否有足够的固位力，以及修复体本身和经预备后的患牙，有无足以抵抗咬合力而不致破碎的强度，因此修复体既要符合生物学原则，还要达到机械力学的要求。

1. 正确地恢复形态与功能　人体复杂而和谐的口颌系统是由牙齿的正常解剖学外形、完整的牙列、准确的颌位关系、正常的颞下颌关节和神经肌肉系统共同形成的。其中在维持口颌系统的功能和保持牙周组织的健康方面有着重要作用的是牙冠的解剖生理形态。因此，修复时应根据患者的性别、年龄、职业、生活习惯、体质和性格特点等来决定修复体各个面的形态、大小、颜色、排列关系以及咬合关系等，而且均要适应个体口颌系统的生理特点。

（1）轴面形态：正常牙冠的轴面有一定突度，称为轴面形态，它具有重要的生理作用。

1）保护牙龈：牙颈 1/3 的突度能起到扩展牙龈、维持牙颈部龈组织的张力和正常龈隙的作用。

2）保证食物正常排溢和食物流对牙龈的生理按摩作用：突度过大时食物无法对牙龈起到按摩作用而造成牙龈萎缩，突度过小则食物直接冲压在龈沟内，引起牙龈附着的破坏。

3）利于口腔清洁：若修复体轴壁上颊舌向、颌龈向、近远中向的突度适宜，肌肉在其流畅光滑的表面活动时易于保持清洁，也便于洗刷和控制菌斑。前牙和前磨牙唇（颊）面的形态还应兼顾美观。

（2）外展隙和邻间隙：由牙冠轴面正常突度形成的环绕着邻接区向四周展开的空隙称为外展隙。在唇、颊侧者，称为唇外展隙或颊外展隙；在舌侧者，称为舌外展隙；在切缘或颌面者，称切外展隙或颌外展隙。在咀嚼时，外展隙有辅助食物溢出的作用。

邻间隙是位于邻接点龈方的龈外展隙，呈三角形，其底为牙槽骨，两边为邻牙的邻面，顶部则是邻接点。正常情况下，邻间隙会被龈乳头充满，对牙槽骨和邻牙有保护作用。但是随着邻面的磨耗，邻间隙逐渐变小，龈乳头也随年龄的增长逐渐退缩而出现临床症状。在进行修复时，应根据具体情况，尽可能恢复其原状。

（3）邻接关系：每相邻两牙邻接之处，在早期，接触处为点状，故称为邻接点；随着咀嚼运动中牙的生理运动，邻接点会因为磨耗而由点扩大为面的接触，此时则称为邻接面。正常的邻接面接触紧密，有防止食物嵌塞，使邻牙相互支持，维持牙位、牙弓形状的稳定和分散咀嚼压力的作用。因此，在恢复邻接区时，要注意恢复其正常的位置和良好的邻接关系，接触过紧可导致牙周膜的损伤，过松则可致食物嵌塞。

而且在牙弓的不同位置，牙与牙之间的邻面接触区的位置是有所不同的。前牙的接触区靠近切缘部位，接触区的切龈径大于唇舌径。后牙接触区的位置，在颊舌方向上：前磨牙和第一磨牙近中接触区多在邻面的颊 1/3 与中 1/3 交界处；第一磨牙远中与第二磨牙的近中接触区多在邻面的中 1/3 处。在颌龈方向上：后牙接触区靠近颌缘部位，近中靠近颌缘，远中则在颌缘稍下，往后则下降到冠的中 1/3 处。后牙接触区的颊舌径大于颌龈径。

（4）咬合关系：在牙萌出的早期，其尖、窝、沟、嵴都是由一定的曲线或曲面所构成的，咬合时，上下牙都是凸面的接触，呈点或线的接触，而不是面与面的接触。但随着咀嚼运动的进行，颌面与切嵴的表面则出现功能性磨耗，使点和线的接触逐渐变为面的接触，导致食物在颌面滞留，增加了牙齿所受到的颌力和牙周的负担。另外，上颌牙的切嵴和斜嵴还有引导下颌运动的作用，直接影响咬合关系。

因此，要修复咬合关系，须有良好的咬合基础。如发现咬合关系有不协调，在修复前应先作咬合调整。而良好的咬合应达到以下标准。

1）有稳定而协调的咬合关系。正中颌位时，上下颌尖窝相对，有广泛的接触而无早接触。上下颌牙列是正常的覆颌与覆盖关系。

2）非正中关系亦协调。上下颌牙列在前伸或侧向咬合时，不能有创伤性的个别牙早接触。

3）咬合力的方向应与牙周支持能力相协调，尽量接近牙体长轴方向。

4）咬合力大小应与牙周条件相适应，必要时可适当改变颌面形态，尽量争取轴向颌力，减小侧向颌力，加深沟槽，提高咀嚼效能。

2. 修复体应保证组织健康

（1）牙体预备过程中尽量保存、保护牙体组织：牙体组织不具有再生能力，一旦因各种因素造成缺损，就必须借助修复体来恢复和重建其正常的形态和功能。牙体缺损修复的第一步就是牙体预备，它直接影响着修复体制作的后续步骤如印模的制取、模型的制作以及蜡型的制作等。因此，牙体预备时要注意以下几个方面。

1）去净病变组织：牙体缺损是由各种因素引起的。如龋病，需要去除腐质、软化牙本质，直到硬化牙本质层，以免患牙继发龋坏。而外伤引起的牙折，也需要做一定的处理和预备。

2）消除轴面倒凹：为了使修复体能顺利就位，需要磨除轴面部分健康牙体组织，将轴面的最大周径降到修复体所设计的边缘区。

3）预备出必要的间隙：根据修复体所用的材料，需要磨除相当的牙体组织，来保证修复体达到强度所需的厚度，特别是咬合面，更为重要。

4）具有良好的抗力形与固位形：抗力形是指将牙体预备成一定的形状，使修复体和患牙均能承受咀嚼压力而不致被破坏。因此，必须去除无牙本质支持的悬空釉质即无基釉，使修复体落在健康的牙体组织上。固位形是指为了使修复体在行使功能时不致从患牙上脱落，须在患牙上磨除一定的牙体组织，形成箱状、钉洞、洞、沟等有利于固位的形状。

5)防止继发龋：修复体应覆盖住牙体的点隙裂沟，修复体的边缘应扩展至自洁区，以达到防龋的目的。

6）避免不必要的磨切：例如能使用部分冠修复时尽量不设计全冠修复，各轴面的聚合度不能过大，颌面牙体组织应按照其解剖外形均匀磨除，严重错位牙应先做正畸治疗，修复体边缘不可过度延伸，根据情况设计不同的修复体边缘形态等。

7）尽量避免对牙髓产生不良影响：①牙体预备用的机器转速要快，磨切器械要坚硬锐利，使用的力量要轻，并间断性地磨切；同时用冷水降温，防止产热和振动。这样可以防止产生过高的温度对牙髓造成刺激；②牙体预备时，不管采用何种措施，牙髓组织或多或少会受到一些刺激而处于受激惹状态，所以一般情况下，一个牙若在短期内做第二次牙体预备，会增加患者的痛苦，损伤也更大，应尽量避免；③应尽量争取活髓，如果深龋接近牙髓，应先做间接盖髓处理，如无不良反应，可在此基础上预备牙体。如果健康牙髓意外穿髓，应在清创消毒后，或经安抚治疗后做盖髓术。在局部麻醉下进行牙体预备时，由于患者不能感觉牙髓受到刺激的情况，更应注意防止损伤牙髓；④一些修复材料（垫底材料、树脂、粘接剂等）对牙髓的刺激性较大，在使用时应采取护髓措施；⑤牙体预备过程中，亦应采取有效的措施，防止对口腔软组织及邻牙的损伤；⑥患牙预备完成到戴用正式修复体前，应戴用暂时冠，保护牙髓，维持间隙。

（2）修复体设计应能保护牙周组织的健康：牙龈是覆盖在牙槽嵴和牙颈部的口腔粘膜，分为附着龈、游离龈和牙间乳头三部分，游离龈与牙之间的间隙称龈沟，正常龈沟的深度为 0.5 ～ 2.0mm。

正常情况下龈沟底至根尖方向有约 2.0mm 宽的结合上皮附着在釉牙骨质界处。这一特殊结构对于保护牙齿及其下面的牙周组织健康有着重要的作用。因此，修复过程中，设计患牙的预备形态时，冠修复体边缘的处理必须避免侵害或破坏这一特殊结构。另外，预备牙牙周组织修整时必须去除牙槽骨的情况下应充分理解这一部分的构造特点，防止破坏生物学宽度。

1）修复体龈边缘的位置与龈缘的关系。①修复体龈边缘止于龈沟内：可以防龋，增进美观，加强固位。尤其适合临床牙冠过短的冠修复。②修复体龈边缘止于龈上：可以既不损伤龈组织，也便于检查和修改修复体的边缘，使它们更密合，并能减少或消除对龈组织的刺激。③修复体龈边缘止于龈嵴顶：可以避免对龈组织的刺激，减少牙体磨切，也不影响美观。

修复体龈边缘的位置应根据患牙的形态、固位、美观要求及患者的年龄、牙位、牙周状况、龋坏易感性、口腔卫生状况等多种因素来决定，参照患者口腔条件合理设计修复体龈边缘的位置。

2）修复体龈边缘的密合性：大量临床患者证明修复体龈边缘的密合性比龈边缘的位置更重要。修复体的龈边缘与天然牙交接处，应形成连续一致的曲面，不应有任何微小的台阶，这样有利于牙表面的自洁并便于洗刷。否则，在修复体龈边缘与天然牙的交接处易聚集菌斑，而引起牙周炎和龋病。

（3）修复体龈边缘外形的牙体预备形式：修复体龈边缘牙体预备的形式，对修复体龈边缘的密合性和外形一致有着重要的影响。常用的边缘形态有：羽状或刃状，肩台，凹槽，深凹槽，带斜坡的肩台，斜面边缘等，它们各有优缺点。

根据临床观察，羽状或刃状边缘的效果不够理想。带斜面的边缘与修复体搭接的密合性优于平面对接，具有圆形内线角的肩台应力集中小于锐角肩台。因此，理想的修复体边缘应有一定的厚度，有圆形的内线角并带有斜面。但不一定都按此要求进行设计，还应根据修复体的类型、材料以及患牙部位、牙髓状况等选择使用。

3. 修复体应满足抗力形与固位形的要求

（1）抗力形：牙体缺损的患牙，在修复完成后，要求修复体和患牙都能抵抗颌力而不致被破坏或折裂。

1）增加患牙抗力的措施包括：①牙体预备时彻底清除病变组织和使修复体有一定的固位形，注意保护脆弱的牙体组织；②去除无基釉柱和薄壁弱尖，避免形成锐角和薄边缘，特别是无髓牙，牙体组织较脆，易于折裂，例如鸠尾峡部不可太宽，一般约占颊舌尖间距的1/3，不可超过两牙尖间距的1/2；③缺损范围过大时，应采用辅助增强措施，如在牙本质内植入牙本质钉或在根管内植入金属支架以增强患牙的抗力。

2）加强修复体抗力的措施包括：①保证修复体有一定的体积和厚度，来达到足够的机械强度；②根据患牙的条件和设计要求尽量选择合适的优质材料；③合理控制修复体外形，尽量避免尖、薄、锐的结构，防止应力集中；④保证修复体制作质量；⑤控制颌面形态和颌力方向，避免金瓷修复体和金塑修复体的衔接处直接承受力。

（2）固位形：修复体固定在患牙上，不会因为咀嚼外力而致移位、脱落，这种抵御脱落的力称为固位力。为了增强修复体的固位力，根据患牙余留牙体组织的具体情况，在患牙上合理设计并预备成箱状、洞、钉洞、沟等各种几何形状，这种具有增强固位力的几何形状，称为固位形。固位形是修复体赖以固位的重要因素。

（二）牙体缺损修复体的固位原理及其应用

牙体缺损修复体必须有足够的固位力，使其稳固地保持在患牙的位置上，才能有效地恢复咀嚼功能。使修复体获得固位的主要固位力有约束力、摩擦力和粘着力。

1. 约束和约束反力 在力学中通常把物体分为两类：一类称为自由体，其位移不受任何限制，如飞行中的飞机、炮弹和火箭等；另一类称为非自由体，其位移受到预先给定的条件的限制，如火车轨道上的火车受到车轨的限制，只能顺着车轨的方向行进。与此相同，Ⅱ类嵌体受到鸠尾的限制而不能近远中向脱位，3/4冠受到邻沟的限制不能舌向脱位。金属全冠只能沿颌龈方向就位与脱位。这些限制物体某些运动的条件称为约束，而约束加给被约束物体的力称为约束力或约束反力，亦可简称反力。

约束力是通过约束与被约束物体之间的相互接触而产生的，这种接触力的特征与接触面的物理性质和约束的结构形式有关。修复体与预备牙之间的约束力大小与接触面的几何形状和接触面的物理性质（例如光滑程度等）有关。

因此，为了使修复体获得大的固位力而不致从患牙上脱落，需将患牙预备成一定的几何形状，以限制修复体的运动方向，只允许其在某一方向上的就位与脱位。可设计合理的沟、洞、钉洞等以增大约束力。

2. 摩擦力

（1）摩擦力的定义：摩擦力是两个相互接触而又相对运动的物体间所产生的作用力。物体滑动过程中产生的摩擦力称为滑动摩擦力。当外力不大，两个相互接触的物体，有相对滑动的趋势时所产生的摩擦力称为静滑动摩擦力，简称静摩擦力。滑动摩擦力的大小对修复体无临床意义，而静摩擦力的大小对修复体的固位有重要临床意义。

当物体受的外力增大到一定值时，物体处于将要滑动而尚未滑动的临界状态，此时静摩擦力达到最大值，简称为最大静摩擦力，以 F_{max} 表示。最大静摩擦力的方向与相对滑动趋势相反，大小与两物体间的正压力 N 的大小成正比，即：$F_{max} = fN$。

此式即为静摩擦定律。其中 f 为静摩擦系数，它的大小与两接触物体的材料以及表面情况有关，一般与接触面积的大小无关。

（2）摩擦力的利用。

1）摩擦力的大小与两物体间所受的正压力成正比，正压力越大，摩擦力也越大。因此，两接触面接触越紧密，接触点间压强越大，摩擦力也越大。所以，要求修复体与预备后的患牙表面要紧密接触。

2）两接触物体表面适当的粗糙度有助于增加摩擦力，所以除了选用摩擦系数大的修复材料外，应适当增加牙体表面和修复粘接面的粗糙度。

3）影响摩擦力的因素：由于摩擦力是约束力在切线方向的分力，所以与形成约束力密切相关的患牙外形与洞的几何形状，也必然影响摩擦力的产生和大小。轴壁越接近平行，修复体与轴壁越密贴，则受到的约束就越大，脱位力的方向与轴壁间形成一定的角度，产生摩擦力的机会也越多；轴壁越向颌端内收，产生摩擦力的机会就越少。因此，利用面、沟、钉洞、洞、根管等固位时，应尽量使其轴壁互相平行，以达到良好的固位效果。

3. 粘着力 修复体的固位作用，主要是靠修复体与预备后的患牙之间产生的约束力和修复体与预备完成的患牙密切贴合而产生的摩擦力。粘固剂既是修复体与预备后的患牙之间的密封剂，进入修复体表面不规则的微小孔隙中及不规则的牙面或牙本质小管内，又能产生粘固作用，有阻止与戴入道相反方向脱位的作用。粘固剂在修复体的固位中，只是起到辅助固位的作用。而影响粘着力的因素如下。

（1）粘着面积：粘着力与粘着面积成正比，在同样的情况下，粘着面积越大，粘着力越强。

（2）粘着面状况：粘着面适当粗糙可增强粘着力，两粘着面不但要求紧密贴合，而且表面应有适当的粗糙度，以加强机械嵌合、扣锁作用。此外，粘着面应保持清洁，干燥，没有水分、油质、唾液等异物。

（3）粘接剂、粘固剂的厚度：粘着力与粘接剂、粘固剂的厚度成反比，粘接剂、粘固剂厚者粘着力反而小，因此两个粘着面应尽量密合。

（4）粘固剂的稠度：粘固剂的稠度应适当，粘固剂过稀或过稠都影响粘着力的大小。如常用的磷酸锌粘固剂，其稠度以调拌刀沾起粘固剂时呈长丝状为宜。过稀则粘着力与抗压碎力均差，而且游离磷酸会刺激牙髓；过稠则缺乏粘着力，粘固时产热也较大，且可能造成修复体不易就位。

（5）粘接剂、粘固剂的种类：不同的粘固剂产生的固位力大小也不同，树脂类粘接剂的粘着力明显比无机盐类粘固剂大。而且，随着新型粘固剂的出现和不断发展，粘固剂在修复体的固位方面所起的作用将逐渐提高。

（6）被粘接修复材料的种类和特性：被粘接修复材料的种类（金属、陶瓷）和特性（表面特征）也会影响粘着力的大小，如金属表面采用喷砂法、电解法、氧化法或酸蚀法处理之后，可以形成具有高表面能和高活性的氧化层，而得到理想的粘接表面；陶瓷表面经过喷砂、酸蚀或化学耦联剂的处理之后，可以获得适宜的表面粗糙度和孔隙率，之后可以根据不同的瓷材料选择树脂类粘接剂或玻璃离子类粘固剂。

4. 临床上常用的固位形

（1）环抱面固位形：环抱面固位形是冠修复最基本的固位形式，其特点是固位力强，牙体切磨较浅，对牙髓的影响较小，提供的粘接面积大。在环抱面固位形中，患牙的颌龈高度、轴壁的聚合度、修复体与牙面的密合度均可影响其固位力大小。

1）颌龈高度：颌龈高度越大，固位力越强。若颌龈高度过低，当修复体特别是全冠的一侧受力时，将产生以一侧冠边缘为支点的旋转，而对侧则因无牙体组织的阻挡而易脱位。所以在牙体预备时，应尽量保留适当的牙尖高度和牙尖斜坡的形态，这样既保持了颌龈高度，增加了接触面积，又可用牙尖的三角嵴抗衡各种相对方向的咬合力。必要时通过增设洞、沟、钉洞等来辅助固位，以增强抗旋转能力。

2）轴壁聚合度：轴壁相互平行可增加修复体对牙体的约束力和摩擦力，有利于增加固位力。但一般为了使修复体更容易就位，常常在轴壁上预备出 2° ~ 5° 的颌向聚合角。

3）修复体与牙面的密合度：修复体与牙体表面接触越紧密，说明产生静摩擦力的正压力越大，摩擦力也越大，固位越好。

（2）钉洞固位形：钉洞固位形是深入牙体内的一种较好固位形式。其特点是牙体磨除较少，固位力较强，应用灵活，常与其他固位形合用。固位钉的钉洞预备要求如下。

1）深度：钉固位力量的大小，主要取决于钉的长度，而钉的长度又取决于钉洞的深度。钉洞一般深 1.5mm，根据需要，可增加到 2.0mm，但不能伤及牙髓。如果钉短于 1.0mm，就会缺乏最低限度的固位力；如果是无髓牙，则可根据需要采取较大的深度，也可利用髓室和根管。

2）直径：约 1mm，钉太细容易折断，特别在与金属面的交界处。为了预备方便，可逐渐缩小呈锥形，但锥形则减小了钉的固位力。

3）分布：2 个以上的钉洞，其位置分布越分散，获得的固位力就越大。一般前牙做 1 ~ 3 个，后牙可做 2 ~ 4 个钉洞。

4）位置：钉洞一般预备在患牙颌面接近釉牙本质界的牙本质内。这样可以远离牙髓，也不易造成牙釉质折裂。前牙一般要置于舌面窝的深处和舌面切缘嵴与近远中边缘嵴交界处，后牙一般会置于牙尖之间的沟窝处。

5）方向：所有钉洞的方向均应与修复体的就位道相平行。为了保证钉的彼此平行，除了用肉眼观察外，最好采用器械控制。

6）钉的表面形态：钉的表面形态有光滑状、锯齿状和螺纹状，其中螺纹状者固位力最强。

（3）沟固位形：沟固位形是凹入牙体表面的半圆形固位形式，沟的一侧不被牙体组织包围，所以常用于患牙轴面的表面上，以取得较长的长度。对沟固位形的要求如下。

1）深度：沟固位力量的大小，首先取决于沟的深度，一般为 1.0mm 左右，过深则易损伤牙髓。

2）长度：沟越长，固位越好。虽受解剖条件的限制，不能任意延长，但加大长度是在牙体浅层切割，对牙髓的刺激也较小，应尽量争取，但止端必须在边缘内 0.5mm。

3）方向：如果在一个患牙上有 2 条以上的沟，那么它们必须彼此平行并与就位道平行，2 条沟之间的距离越大，则固位越好。

4）外形：沟可做成锥形，从起点到止点，逐渐变浅、变细，这样制作时较为方便，其止端有三种形式。最常用的形式是逐渐变浅，但有一定的止端，这种固位较好，对患牙损伤较小，便于预备；另一种是基本等深，止端形成明确的肩台，这种形式固位力最强，但牙体切割量较多，适用于牙体较厚而牙冠较短的后牙；另一种形式是逐渐变浅而无明显的止端，它对牙体的损伤较小，适用于切龈高度高的前牙。

（4）洞固位形：洞固位形又称箱状固位形，是陷入牙体表面、外形规则的洞。常见于龋洞的修复，将龋坏牙体组织清除后预备成一定形状的牙体缺损，特别是因龋病产生的缺损，可利用其作为固位之用，但必须满足下列要求。

1）深度：洞深应该在 2.0mm 以上，洞越深，固位越强，这也是影响洞固位形固位力的主要因素。但是，龋洞深者，一般缺损范围也较大，余留牙体组织的抗力形会较差，在遇到薄壁、弱尖，特别是死髓牙时，应该特别注意患牙的抗力形，必要时可采取措施加以保护。

2）底平：平底可以抗衡来自垂直方向的咬合压力，洞越浅，洞底则需要越平，否则在受到不同方向的颌力作用时就会出现修复体的松脱。而洞深者，修复体在受到不同方向的颌力作用时，较高的轴壁有抗衡作用而不会松脱，所以对深洞就不一定强调底平，否则容易损伤牙髓。

3）壁直：所有的轴壁都应与就位道方向一致，相互平行，不能有倒凹，甚至为了就位方便，还可微向洞口敞开，一般不超过 2° ~ 5°，否则会影响其固位力。点角、线角明确，也可增加固位。

4）鸠尾扣：邻颌洞应在颌面做成鸠尾扣，防止修复体在水平方向上的移位。鸠尾扣的形状、大小应根据颌面形态进行设计，这样不仅能起到扣锁的固位作用，也不会削弱余留牙体组织的抗力形；在颌面沟槽处可适当扩展，但尽量保留牙尖的三角嵴，自然形成鸠尾扣；在邻颌交界处的峡部，其宽度在磨牙上一般为颊舌尖宽度的 1/3 左右，在前磨牙上为 1/2，过窄修复体容易折断，过宽则牙尖容易折裂。如果是死髓牙或缺损较大者，应采用保护牙尖的铸造修复体。

5）洞缘斜面：在箱状洞形的洞面角处要做成斜面，其作用是去净无基釉，以保护薄弱的洞壁和脆弱牙尖，并使修复体边缘与洞形边缘更加密合，使粘固剂不易被唾液所溶解。斜面的长短、斜度可根据釉柱方向与材料的强度和性能设计，一般颌面的洞缘斜面与轴壁约呈 45° 角，如果斜面过深、过大，会削弱固位。近年来的修复体更多地采用了延伸斜面，以覆盖脆弱的牙尖，凡是 面有咬合的部分都包括在修复体之内，以此来确保修复体的抗力形与固位形。

第二节　嵌体与部分冠

一、嵌体

嵌体是一种嵌入牙体内部，用以恢复牙体缺损的形态和功能的冠内修复体。其中部分嵌入牙冠内、部分高于牙面的冠内修复体称为高嵌体。在牙体缺损的诸多修复方法中，在什么情况下要选择嵌体，在什么情况下要选择部分冠或全冠修复体，这与牙体缺损的大小、原因、位置等因素有关。

（一）嵌体的种类

1. 根据嵌体覆盖牙面的数目和位置分类

（1）单面嵌体：如颌面嵌体、颊面嵌体、邻面嵌体等。

（2）双面嵌体：如远中颌嵌体（OD 嵌体）、近中颌嵌体（MO 嵌体）、颊颌嵌体（BO 嵌体）、舌颌嵌体（LO 嵌体）等。

（3）多面嵌体：如近中颌远中嵌体（MOD 嵌体）、颊颌近中嵌体（BOM 嵌体）等。

2. 根据制作嵌体的材料不同分类

（1）金属嵌体：又可分为贵金属及非贵金属合金嵌体。金合金化学性能稳定，并有良好的延展性能和机械性能，是制作后牙嵌体理想的传统修复材料。

（2）树脂嵌体：由高强度复合树脂材料经过在模型上加工成形，抛光后再用树脂粘接材料粘接于牙体组织上。树脂嵌体制作简便，易修补，对对颌牙的磨耗小，色泽美观，是一种较好的美学嵌体修复材料。

（3）瓷嵌体：根据制作方法不同又可分为直接在耐火材料代型上制作的烤瓷嵌体、CAD/CAM 磨削出的瓷嵌体、在模型上做熔模包埋后铸造出的铸瓷嵌体、用金沉积法制作组织面衬底后做出的烤瓷嵌体等。不管制作方法是哪一种，瓷嵌体的美观性能都很好。

（二）嵌体的适应证与禁忌证

一般情况下能用充填法修复的牙体缺损都是嵌体的适应证，但嵌体只能修复缺损部位的牙体而不能保护剩余部分的牙体。剩余部分的牙体不仅要给嵌体提供足够的支持与固位，自身部分的抗力也只能由自身提供。因此，如果牙体预备后，剩余部分的牙体可以耐受功能状态下各个方向的 力而不折裂，并能为嵌体提供足够的固位形，则为嵌体修复的适应证。除此之外，皆为禁忌证。所以，做嵌体的牙冠必须有足够的高度和余留牙壁的厚度以使其获得固位与抗力。同时嵌体也是外形线最长的修复体，只能在龋坏率低、口腔卫生好的情况下应用。当冠低、龋坏率高、缺损大、外形线长、牙体薄弱时都不适合做嵌体。而与冠类修复体相比，嵌体固位力差，当颌力大、磨耗重或有磨牙症时也不适合做嵌体。

（三）嵌体的牙体预备

1. 嵌体牙体预备的基本要求

（1）修复前的准备：牙体预备之前应先检查患牙的牙体缺损情况，了解缺损对邻牙以及对颌牙有无影响，必要时可摄 X 线片判断缺损部位的大小和位置、髓角位置以及牙髓情况，确定嵌体修复的设计，之后再进行牙体预备。

（2）去尽腐质：这与充填治疗时的要求是一致的，目的是为了消除细菌感染，终止龋病的进一步发展。感染坏死的牙齿组织要去除彻底，抗力不足的脱矿层也要尽量去除干净，但为避免露髓可适量保留。而其他原因造成的牙体缺损，可直接制备固位形和抗力形。

（3）制备固位形和抗力形：根据缺损的深度与缺损边缘的位置形成颌面部分的洞形，同时去除无基釉，颊舌向扩展时要尽量保守以保证颊舌壁的抗力形。当颌面洞形最深处近髓时，应该垫底形成平面。取印模前再对外形轮廓进行修整，使各线角圆钝。如缺损波及邻面，则需预备 MO 或 OD 洞形。在进行邻面的缺损预备时，要注意不能伤及邻牙，根据邻面缺损的宽度形成箱形，箱形洞缘的龈阶和颊舌壁要在邻面接触区外，龈阶的宽度为 1.0mm。邻面洞缘与邻牙间应有间隙以便取印模时印模材料进入。金属嵌体洞形的设计要求如下。

1）洞形无倒凹：因嵌体是在口外制作好之后戴入患牙的，因此嵌体箱状洞形要求各轴壁之间彼此平行，任一壁上都不能有倒凹，否则嵌体将无法就位；外展度在 6° 以内时仍可保持较好的固位力。

2）洞缘有斜面：金属嵌体的洞形，要在洞缘处做宽度约 1.5mm 的 45° 洞缘斜面。目的：①去除无支持的牙釉质边缘，防止折裂；②以嵌体合金形成相应的斜面边缘，覆盖预备出的洞缘斜面。合金的强度较高，边缘虽薄但不会折裂，可增加边缘密合性与封闭作用，也可使边缘位置选择性地避开颌接触点 1.0mm；③邻面的洞缘斜面在去除无基釉的同时还可酌情使边缘位于自洁区。龈阶处也要做出 45° 洞缘斜面，有时为避免预备时伤及邻牙，可与邻牙的突度平行。但邻面的洞缘斜面在邻面突度较小时，45° 洞缘斜面无法使邻颊舌边缘位于自洁区，应在邻面预备出一个较大的片切面。

3）辅助固位形：按照以上预备要求的设计，洞形外展不超过 6°，预备出的洞形深度如在 2.0mm 以上，则嵌体的固位较好，但这是对颌面嵌体而言。而邻颌嵌体的邻面箱形增加了 3 ~ 4 个轴壁，对提高抵抗颌向脱位的固位力大有帮助，但颌龈向就位的嵌体，还需在功能状态下有抵抗邻向脱位的辅助固位形。为此，需要在预备颌面洞形时，制备鸠尾固位形。除此之外，还可采用针形、沟形等辅助固位形，来增加某一方向的固位力。

随着粘接技术的进步，近年来选择树脂和瓷类修复材料作嵌体的越来越多，此类修复体在牙体预备原则上与金属嵌体相同，但适应证有所扩大。颌面的磨除量应满足材料的强度所要求的厚度（2.0 ~ 2.5mm）。在近髓时要用氢氧化钙垫底，为保存牙体组织、保护牙髓，轴壁局部的倒凹可用玻璃离子填平，线角应更圆钝以减小应力；因为修复体的固位主要靠粘接而不靠固位形，所以各轴壁可外展至 15° ~ 20°，以方便就位；修复体的边缘不做洞缘斜面。

2. 邻颌嵌体的牙体预备

（1）颌面洞形的预备。

1）制作定位沟：为确定颌面的边缘设计位置能与正中接触点保持 1.0mm 的距离，牙体预备前应先用咬合纸仔细检查咬合接触关系。选用钨钢裂钻或金刚砂平头锥台形车针从颌面缺损或龋坏的最宽处入手制备出 2.0mm 深的定位沟。

2）扩大范围：根据缺损的深度，沿着缺损边缘扩大范围形成颌面部分的洞形。除应达到底平、壁直，点角、线角清楚的基本要求外，为防止嵌体的水平向移位，颌面应做鸠尾固位形，鸠尾峡部的宽度不超过颌面的 1/2。

（2）邻面洞形的预备。

1）箱（盒）状洞形：根据邻面缺损的宽度形成箱形，预备时注意不要伤及邻牙。箱形洞缘的龈壁和颊舌壁要扩展至自洁区，龈壁应底平，宽度为 1.0mm；髓壁与就位道一致；轴壁可外展 2° ~ 5°；各壁应相互垂直且无倒凹；洞缘预备短斜面。常用于邻面有较大缺损或邻面有较大突度的后牙。

2）片切洞形：一般用于邻面缺损范围大而浅，或邻面突度小、邻接不良的患牙。先用球钻或裂钻去除龋坏组织，再用细长的金刚砂车针贴紧患牙切割，防止伤及邻牙。颊舌侧要扩展至自洁区，颈部沿龈缘线预备，勿伤及牙龈。

牙体预备完成后，如龈阶位于龈沟内，取印模前要先排龈。然后根据需要做颌记录，进行暂封、灌模型和嵌体的制作。

（四）嵌体的制作

1. 金属嵌体的制作

（1）直接法：是在患者口内预备的牙体窝洞中，直接制取熔模，然后经过包埋、烘烤焙烧、铸造以及打磨抛光，完成修复体的制作。直接法一般只适用于单面嵌体。

（2）间接法：模型进入技工室进行嵌体的制作，谓之间接法，即在口外利用模型与代型制作熔模的方法。间接法要求模型与代型必须十分准确。因其节省了医师的椅旁时间，减少了患者的就诊时间，易于建立正确的邻接与颌关系，修复体边缘准确等优点，所以应用越来越广。

2．瓷嵌体的制作 常用热压铸瓷技术或 CAD/CAM 切削技术完成。

（五）嵌体的试戴与粘固

所有修复牙体缺损的修复体，在技工室完成后，都需要由医师在患者口内进行试戴，合适后才能粘固。相对于其他种类的修复体而言，嵌体体积最小，试戴时最不容易操作，尤其需要小心，以防患者误吞。步骤如下。

1．洞形准备 去除洞形内的暂封物，清洗干净。

2．修复体准备 检查嵌体的组织面有无金属瘤及附着物。

3．嵌体就位 将试戴喷剂喷在组织面上，在预备体上轻轻试戴，用力要轻柔，否则会引起牙体折裂；用较细的车针逐步磨除标记出的阻碍就位之处，直至能完全就位。

4．检查 观察嵌体就位后有无翘动、固位如何、边缘是否密合等，用牙线检查与邻牙的邻接关系，用咬合纸检查正中颌和非正中颌有无早接触，如有问题应做调整。

5．调颌 检查如有咬合早接触，应用低速打磨机调磨，橡胶轮抛光，备用。

6．嵌体的粘固或粘接 清洁消毒嵌体组织面与洞形，隔离唾液，根据牙髓情况选择合适的粘固剂，嵌体就位后待粘固剂凝固后用牙线、探针仔细去除多余的粘固剂。再检查咬合，确认无误后，嵌体修复过程完成。需注意使用树脂类粘接剂时不能使用丁香油类暂封材料，以免影响粘接效果。

（六）高嵌体

高嵌体是嵌体的变种。嵌体只能修复代替缺损部位的牙体组织，而不能保护剩余部分牙体组织。而所有的窝洞预备，又都会减弱剩余部分牙体组织的抗力。因此，当缺损范围大、洞壁有折裂的可能时，可设计高嵌体。高嵌体一般用合金制作，强度高的瓷和树脂材料也可用于制作高嵌体。

1．高嵌体的适应证

（1）后牙的多面嵌体。

（2）洞形颌面部分宽度较大时。

（3）颌面有较大范围缺损，需恢复牙尖但可保留完整的颊舌壁时。

2．高嵌体的优缺点

（1）优点：牙体硬组织是一种耐压不耐拉的材料，高嵌体可使牙壁的受力性质由嵌体时的拉应力改为压应力，从而大大降低牙折的风险。

（2）缺点：牙体预备较复杂，固位力较差，边缘线较长。

3．高嵌体的牙体预备

（1）去除腐质、原有修复体和充填体以及继发龋。

（2）颌面预备：根据牙冠原颌面外形，以及正常情况下对颌的情况，预备出与对颌颌面间较均匀的间隙。功能尖处磨除量应有 1.5mm，非功能尖处磨除量可少些，约 1.0mm，同时预备出功能尖外斜面。预备时可先做指示沟，预备后要检查预备出的间隙。

（3）预备功能尖外斜面肩台，建立边缘终止线：为使功能尖内外斜面与对颌牙间有均匀间隙，预备体牙尖位置应在原牙尖处，不偏颊侧及舌侧。原则上同嵌体一样，也要求将高嵌体的边缘远离颌接触 1.0mm，但在功能尖上无法做类似嵌体洞缘斜面的处理，为此，在外斜面下沿就位道做一轴壁，轴壁的高度根据 关系情况而设计，覆颌深则轴壁高，反之则轴壁低，轴壁下形成 1.0mm 宽的肩台。这样才能在高嵌体受力时形成良好的支持。

（4）形成颌面峡部轴壁与洞底：如果有旧充填体，去除后稍修整洞壁，去除倒凹即可。如果原为龋坏或缺损，则与嵌体相同，预备出颊舌侧相对平行的轴壁，外展不要超过 6°，对轴壁上不影响牙体组织固位与抗力的小龋洞，应用水门汀填平，并将洞底预备平整。

（5）预备邻面或颊舌面箱形：根据缺损范围，预备出轴面箱形，要求同嵌体，其颊舌壁线角不应超过轴线角，否则应做全冠修复。龈阶宽度不小于 1.0mm。箱形是高嵌体预备的关键所在，预备时车针应顺就位方向准确预备，若操作速度过快使箱形的轴壁预备角度过大，则很难再修改。

（6）修整边缘线：在所有边缘处做出连续光滑的斜面，斜面 0.5 ～ 0.7mm 宽即可。

4. 取印模、制作、试戴、粘固　同嵌体。

二、部分冠

部分冠是指覆盖了部分牙冠表面的固定修复体。例如前牙的部分冠不覆盖唇面，上后牙的部分冠暴露颊面的全部或一部分，下后牙的部分冠根据不同的情况可暴露舌面或不覆盖远中面。在金瓷修复体产生以前，部分冠曾被广泛地应用于修复牙体缺损及作为固定桥的固位体。当不影响固位形与抗力形时，部分冠比全冠更符合保存修复原则，但部分冠的牙体预备要比全冠的牙体预备更复杂一些。

（一）部分冠的适应证

（1）有牙体缺损需修复但又非嵌体的适应证时。

（2）患牙某一牙面是完整的（多为唇面或颊面），且保留该面不会影响修复体的固位与抗力。

（3）牙各部位的各个径均较大（尤其唇舌径），龋坏率较低时。

（4）当部分冠作为固定桥的固位体时，只用于间隙较小的三单位桥。

（二）部分冠的牙体预备

1. 前牙 3/4 冠的牙体预备　前牙 3/4 冠为了美观不能有金属边缘暴露，所以做前牙 3/4 冠的牙体预备时能否不暴露切缘与近远中的金属边缘是首先需要考虑的。牙体预备步骤如下。

（1）切缘预备：用轮状车针将切缘的舌侧部分均匀磨除 0.7mm，形成一小平面，尖牙做成近远中两个小平面。

（2）邻面预备：用针状细长车针从舌隆突下轴壁的邻舌线角处向唇面切割，去除倒凹，近远中两邻面要彼此平行或内聚 6°，不能破坏与邻牙接触点的唇侧部分，在靠近切缘处与切缘的预备面相连。

（3）舌面预备：舌面均匀磨除 0.7mm 的间隙，常用轮状车针，如为尖牙，则要预备出近远中两个面，根据对颌情况以及患牙在牙弓中的排列情况，可做适当调整。应注意检查前伸颌，牙尖交错位（ICP）与前伸颌位时的间隙保持均匀一致。

（4）舌隆突下轴壁预备：用圆头柱状车针从舌隆突至龈缘（根据设定的边缘位置，龈上或龈沟内）消除倒凹，做成与唇面切 2/3 平行的轴壁。

（5）邻面轴沟预备：预备两个邻面轴沟的目的是形成抵抗未来 3/4 冠舌向脱落的轴壁。用适当粗细的平头锥形车针，在预备好的邻面内尽可能靠近唇侧预备出两个互相平行的轴沟，深度约 1.0mm，沟可尽量长些，与唇面切 2/3 及舌隆突下轴壁平行，龈端要在边缘线 0.5mm 以上。

（6）切端沟预备：用倒锥形车针或火焰形车针，在切缘预备好的平面上做出一平行于切嵴的 0.5mm 深、1.0mm 宽的切嵴沟，沟的两端要与邻面轴沟的开口相连。

（7）精修：修整各轴壁使其光滑移行，使过锐的线角圆钝，预备面的边缘处在不会暴露金属的情况下可做出斜面以去除悬釉，轴沟的舌侧壁一定要完整清晰，颈部边缘的无角肩台要有一定宽度，可用圆头柱状车针修整使之连续等宽。

（8）前牙改良型 3/4 冠：当经典部分冠的牙体预备不能实现时，如某个邻面不能完全应用，某处不能设计轴沟时，可作相应的设计变动，只要可以抵抗舌侧脱位，并形成边缘增力环即可。如切端沟可以取消；一个长的邻面轴沟可由两个短的来代替；可以少预备一个邻面，将边缘移至邻舌处或舌侧；相应的轴沟可由两个针道代替，针道长 20 ～ 3.0mm，粗 0.6mm。小心不要波及牙髓，最好用高强度合金制作。

2. 后牙 3/4 冠的牙体预备　后牙尤其上后牙应用 3/4 冠修复效果最好，既能良好地修复缺损、恢复功能，固位形容易设计，又不影响美观。

（1）颌面预备：用圆头锥形车针按颌面原有外形磨出 1.0 ~ 1.5mm 的间隙，正常颌关系时，颊面被涉及量不应超过0.5mm。检查侧方颌，注意工作尖斜面的磨除量，预备后支持尖的位置应在原尖顶位置。

（2）舌面预备：用圆头柱状车针预备舌面，去除倒凹，形成与牙长轴一致的轴壁，边缘终止在预定的位置（龈上或龈沟内某处），形成 0.5mm 宽的无角肩台，并向邻面延伸。

（3）邻面预备：用针状车针从舌邻预备面处开始向颊面切割，不碰伤邻牙，不伤及龈乳头，去除倒凹，在邻颊线角前停止，后用圆头柱状车针修整邻面轴壁并将邻面与舌侧的无角肩台相连续，使 3 个轴壁形成共同就位道。

（4）邻面轴沟预备：用适当粗细的平头锥形车针，在预备好的 3 个邻面上尽量靠近颊侧的位置，与舌侧壁平行，在边缘肩台 0.5mm 以上做出 2 个深度不小于 1.0mm 互相平行的轴沟，前磨牙 3/4 冠要求抵抗舌侧脱位的力量比前牙大，所以其轴沟内舌侧壁必须十分明确，最好与邻面轴壁成直角或略小于 90° 角，轴沟内颊侧壁可形成斜面直达边缘。

（5）颌面沟预备：用平头锥形短车针，在（非工作尖）颊尖舌斜面上连接两侧轴沟形成一均匀深度的 V 形颌面沟，主要目的是为了形成边缘的增力环，所以 V 形沟的舌侧壁可短于颊侧壁。

（6）修整：使各轴壁光滑移行，圆钝过锐的线角，预备面的边缘处只要不暴露金属，便可做出斜面以去除悬釉。

3．后牙 7/8 冠的牙体预备　后牙 7/8 冠是 3/4 冠的变异设计，当后牙（尤其上磨牙）的远中颊尖需要被覆盖时，可做 7/8 冠。其固位力优于 3/4 冠，远中轴沟移位于颊面，轴沟的预备较 3/4 冠容易。

（1）颌面、舌面预备：与 3/4 冠相同。

（2）邻面预备：沿远中面向颊面继续预备。

（3）颊面预备：注意与其余 3 个轴壁保持平行，覆盖住缺损后近中应有 1.5 ~ 2.0mm 健康牙本质作为边缘。

（4）轴沟预备：近中轴沟同后牙 3/4 冠，颊侧轴沟在颊面的健康牙本质上靠近近中边缘处，宽度、深度与近中轴沟相同。

（5）颌面沟预备：后牙 7/8 冠颌面沟连接近中轴沟与颊面轴沟，因而相对较短，外形、深度、作用与后牙 3/4 冠颌面沟相同。

（6）修整：因远中轴沟移至颊侧，边缘修整更容易。

4．后牙近中半冠的牙体预备　近中半冠又称邻面半冠，是后牙 3/4 冠的又一变异形式，等于将 3/4 冠旋转 90° 放置，多用于近中倾斜的下磨牙，当远中无龋坏，正畸治疗无望，又需要修复近中缺失牙时可用此冠作固位体。

（1）颌面预备：根据颌接触情况，均匀预备出 1.5 ~ 2.0mm 的间隙，远中止于颌面远中边缘嵴近中。

（2）轴面预备：预备近中、颊侧、舌侧三轴壁，注意要与近中基牙形成共同就位道。

（3）轴沟预备：在颊、舌侧预备面的远中，靠近边缘处，预备出 2 个与共同就位道一致的轴沟，形成明确的沟内近中壁，深度、长度、外形同后牙 3/4 冠。

（4）颌面沟预备：颌面沟与远中面平行连接于两侧轴沟开口处，在远中颌面上形成明确的颌面沟，以形成增力环，为增加向近中脱位的抵抗，颌面沟中央的远中窝处通常预备出一圆形的洞形。如果原有 MO 充填体，则可去除旧充填体，略增大鸠尾，修整洞形，使鸠尾远中的扩大部分与两侧颌面沟相连。

（三）试戴与粘固

部分冠的试戴过程与要求同嵌体。因粘接剂容易排溢，部分冠的粘固是所有修复体中最容易的，其就位良好。

第三节 暂时性修复体

暂时性修复体是在固定修复的牙体预备后至最终修复体完成前患者不能自由取戴的临时性修复体，主要包括暂时冠和暂时桥。

一、暂时性修复的作用

1. 保护作用 活髓牙在牙体预备后因牙本质暴露，容易出现过敏症状或牙髓炎症，而暂时性修复体可以覆盖牙体预备后的牙冠，防止牙髓受到机械、温度以及化学刺激，如食物、菌斑积聚及气流的刺激。

2. 自洁作用 牙体预备改变了牙冠的形态，使其清洁和自洁作用变差，使用暂时性修复体可保持牙冠的自洁作用。暂时冠边缘要求密合无悬突，表面要高度抛光，以达到良好的自洁作用。粗糙的暂时冠边缘容易沉积菌斑，会对牙周支持组织造成更大的损伤。

3. 维持与稳定作用 暂时性修复体能保持颌面稳定性，防止患牙和对颌牙伸长而减小或丧失颌面的修复间隙。暂时性修复体可正确恢复邻接关系和牙冠轴面，防止患牙或邻牙移位，维持轴面的修复间隙。多个暂时性修复体还可保持牙弓的外形，维持唇、颊组织正常的丰满度，限制牙龈组织的不利生长。

4. 恢复功能作用 暂时性修复体具有一定的咀嚼功能，能暂时满足患者的咀嚼要求。同时还可为患者恢复完整的牙列，在形态与颜色等方面基本与整个口腔环境融为一体。

5. 诊断信息作用 暂时性修复体能提供一系列的信息，有利于最终修复体达到最佳的牙冠形态和排列位置。如根据暂时性修复体的颌龈高度和位置，评估颌重建患者的新建正中关系和垂直距离是否合理，使患者提前认识和适应修复体，从而更好地配合医师治疗。

二、暂时性修复体的种类

1. 根据是否在口腔内直接制作分类 可分为直接法制作和间接法制作。

2. 根据制作材料不同分类 可分为金属暂时性修复体和非金属暂时性修复体，其中非金属暂时性修复体又可分为自凝树脂或热凝树脂、成品树脂牙面与自凝或热凝树脂的混合、成品树脂预成冠与自凝树脂的混合等。

三、暂时性修复体的制作

（一）直接法

直接法是指在患者口腔内直接制作暂时性修复体。优点是快速、简便，能即刻恢复预备体的形态，减少患者就诊的次数。此法适用于单个牙或少数牙的暂时性修复体的制作。缺点是预备牙及邻牙有较大倒凹时，或多个预备牙之间没有共同就位道时暂时性修复体无法取出；用自凝树脂塑形难度较大。具体方法有以下几种。

1. 成品塑料牙面成形法 选配颜色、大小合适的树脂牙面调磨合适后，组织面加少量单体湿润，使其溶胀，单体不可过多，以免流至唇面影响美观。在小瓷杯中均匀调拌白色自凝树脂，然后加盖备用。清洁患牙的牙面及颈缘，待自凝树脂达到粘丝期或面团期时，将其置于预备牙唇（颊）面、舌面及邻面，将树脂牙面按正确位置压在预备牙唇（颊）侧，再让患者轻轻作正中咬合，调整塑料牙面位置，去除颈缘及邻间隙内多余的树脂。在自凝树脂达到橡胶期时，轻轻取下，放入温水中加速固化。待完全固化后，调磨修改边缘和形态，再戴入口内进行调颌，完全合适后抛光、粘固。在不影响美观的情况下，也可不使用树脂牙面，只用自凝树脂制作。

2. 印模成形法 在牙体预备前先取印模，如果基牙有缺损，可先用蜡暂时将牙冠形态恢复后再取印模。之后修去印模内任何影响重新就位的悬突、倒凹后备用。牙体预备完成后，选择所需颜色的专用于暂时冠制作的自凝树脂，将催化剂和基质按比例调拌均匀，放入专用针筒内，注入印模中需制作暂时性修复体的牙位，自颌面向龈缘部分缓慢注入，逐渐注满并保持注射头浸没于树脂材料中，避免出现气泡。冲洗预备牙面并吹干燥，然后将印模重新准确复位于口内，稍用压力。在口内保持 2.5 ~ 3 分钟，待树脂硬化后取下印模，并取下暂时性修复体，放入温水中。在其完全固化后对其进行修磨、试戴、调整、抛光，最后粘固。

3. 真空薄膜印模成形法　牙体预备前先取模，灌注研究模型，要求模型边缘无缺损、倒凹及尖锐区域，如果有缺牙间隙，可用成品塑料牙或自凝树脂（不可用蜡）在模型的缺牙区恢复牙的形态。将一片厚度为 0.2mm 的复制树脂薄膜固定在真空压缩成形机的机架上，并逐渐加热烘软，然后将石膏模型放在成形机圆盘中，再将烘软的薄膜移至模型上，抽真空压缩成形，制成薄膜印模。牙体预备完成后，将此印模戴入口腔内，检查是否合适，由于此薄膜是透明的，还可检查牙体预备是否足够。将调制好的自凝树脂注入薄膜印模所需牙位中，注意避免气泡。然后将印模置入口内就位，待树脂固化后取出。最后进行修整、调颌、抛光、粘固。

4. 成品预成冠成形法　牙体预备完成后，选择大小、形态、颜色均合适的成品预成冠，进行修改调磨直至合适，然后用自凝树脂在口内进行重衬处理，以增加其密合性。最后进行调磨、调颌、抛光和粘固。

（二）间接法

间接法是指在口外模型上制作暂时性修复体。该法操作方便，不受时间限制，制作质量较高，但较为费工、费料。

上述直接法制作均可在模型上进行间接法制作，须注意的是在模型上制作时，要在模型的预备牙、邻牙以及对颌牙上涂分离剂。而制作完成的暂时性修复体也要在口内进行试戴、调磨、调颌后抛光，最后进行粘固。

热凝树脂成形法：适用于多个暂时性修复体的同时制作，尤其是咬合重建修复体的制作。先在牙体预备后取印模灌制成模型，然后在模型上的预备牙上用蜡恢复其形态和咬合关系，经常规装盒、冲蜡、填胶（白色热凝树脂）、热处理、开盒和打磨抛光等工序后，再在口内试戴和调磨，抛光后进行粘固。

四、暂时性修复体的试戴和粘固

暂时性修复体在口内经过试戴、调磨、调颌和抛光后，需用暂时性粘接水门汀进行粘固。常用的暂时性粘接水门汀为氧化锌丁香油水门汀，它可安抚牙髓，还有镇痛和封闭的作用。但因丁香油有阻碍树脂聚合的作用，因此当永久修复体粘接采用树脂粘接剂时，暂时性修复体粘接剂要选用不含丁香油的暂时性粘接水门汀。

第二十一章 口腔颌面外疾病

第一节 口腔颌面部间隙感染

口腔颌面部间隙感染是颌面部和口咽区潜在间隙中化脓性炎症的总称，亦称颌周蜂窝织炎。在颌面部组织层次之间存在着“潜在”的筋膜间隙，其间充满疏松结缔组织，并且相互连通，当受到炎症侵袭时，化脓性炎症可在某个间隙内扩散形成弥散的蜂窝织炎，也可波及邻近的其他间隙或沿血管神经束向颅内、纵隔等处发展，引起海绵窦栓塞性静脉炎、脑脓肿、败血症及纵隔炎等严重并发症。

一、眶下间隙感染

眶下间隙位于眼眶下方，上颌骨前壁与面部表情肌之间，四边的周界分别为眶下缘、上颌骨牙槽突、鼻侧缘与颧骨，底是尖牙窝为中心的上颌骨前壁，表面为皮肤、皮下组织、浅筋膜与表情肌。此部包括尖牙凹间隙，间隙内的内眦静脉和面前静脉与海绵窦交通。眶下间隙蜂窝织炎的感染来源为上颌前牙、双尖牙根尖及上唇、鼻侧的化脓性感染。

临床表现为眶下区的弥漫性水肿，常波及眼睑、鼻侧、鼻唇沟、上唇与颧部，眶下神经受压而有剧烈疼痛，口腔内患侧上颌前部龈唇沟明显肿胀变浅，触痛，可触到波动。眶下间隙感染可向眶内、眶周扩散，也可沿内眦静脉等向颅内扩散，引起海绵窦栓塞性静脉炎。

眶下蜂窝织炎脓肿形成以后应及时切开引流，通常取上颌前牙或双尖牙区前庭沟肿胀最明显处做横行切口，直达骨膜下，用止血钳分离到脓腔。除非脓肿已达皮下非常表浅，一般不在侧面切开，眶下区皮肤上的切口，一般均沿眼轮匝肌纤维的方向或皮肤纹理做弧形切口。

二、颌下间隙感染

颌下间隙位于颌下三角内，间隙中包含有颌下腺，颌下淋巴结，并有颌外动脉、面前静脉、舌神经、舌下神经通过。该间隙向上经下颌舌骨肌后缘与舌下间隙相续；向后内毗邻翼下颌间隙、咽旁间隙；向前通颏下间隙；向下借疏松结缔组织与颈动脉三角和颈前间隙相连。颌下间隙感染多来自下颌磨牙根尖感染，幼儿上呼吸道感染继发颌下淋巴结的炎症，当口腔颌面的感染病灶引流到颌下淋巴结时，炎症亦可扩散形成蜂窝织炎。

临床表现为颌下区的肿胀、触痛，脓肿形成时可见凹陷性水肿，可触到波动感，有轻度的开口困难与吞咽疼痛，多伴有不同程度的全身症状。颌下间隙蜂窝织炎有时向邻近的舌下间隙、颏下间隙甚至对侧扩散。

颌下间隙感染应及时切开引流，通常取下颌骨下缘下 1.5 ~ 2.0cm 处做与下颌骨下缘相平行的皮肤切口，切开皮肤、皮下组织，钝性分离达到脓腔。

三、翼颌间隙感染

翼颌间隙位于下颌骨升支内侧骨壁与翼内肌之间，上界为翼外肌，下界为翼内肌所附着的下颌骨内侧面，前界为颞肌及其所附着的下颌骨升支前缘，后界为下颌骨升支后缘及腮腺，内界为翼内肌，外界为下颌骨升支内侧骨壁。在此间隙内有下颌神经、舌神经和下牙槽动静脉通过，间隙位置较深，遇有感染时不易被发觉。感染来源主要由智齿冠周炎和上下颌磨牙的根尖感染所引起。在下牙槽神经阻滞麻醉中，如果消毒不严格，注射针可将感染带入此间隙，此外，相邻的间隙感染如咽旁、颞下间隙等感染亦可波及此间隙。

翼颌间隙感染在早期即可有牙关紧闭，张口及咀嚼时疼痛。随着感染的急剧发展使疼痛增加，疼痛可向耳颞部放射。下牙槽神经受累时，可出现下唇及颏部的感觉异常及麻木。由于感染位置较深，面部无明显炎症症状，致使临床上容易延误诊断，须做穿刺才能发现脓肿的形成。如不及时引流，感染可向咽旁、舌下、颌下和颞下间隙扩散；甚至形成多间隙感染波及颅底，造成严重的并发症。

翼颌间隙有脓肿形成时，可从口内或面部做切开引流。口内切口沿翼下颌皱襞外侧做长约 2 ~ 2.5cm 的纵行切口，用血管钳分离，通过颊肌进入脓腔引流。若张口困难，可口外做皮肤切口，在下颌骨升支后缘及距下颌骨角下缘约 1.5cm 处做切口，切开皮肤，用止血钳逐层分离，经皮下、颈阔肌、翼内肌进入脓腔，排出脓液后放置引流条。

四、嚼肌间隙感染

嚼肌间隙位于嚼肌与下颌升支外侧壁之间，前界为嚼肌前缘，后界为下颌支后缘，在嚼肌上部通过下颌切迹与颞下间隙和翼颌间隙相连通，后方为腮腺深叶包绕。

嚼肌间隙感染主要来源于下颌智齿冠周炎、下颌磨牙的根尖周炎及下颌骨骨髓炎。临床表现为以下颌角为中心的腮腺嚼肌区弥漫性肿胀与压痛，有严重的开口困难，由于嚼肌十分坚实，嚼肌下形成的脓肿很难自行破溃，也不易触及波动，如脓肿得不到引流，久之容易并发下颌骨升支边缘性骨髓炎。

诊断嚼肌间隙感染应与化脓性腮腺炎相鉴别，证实有无脓肿形成常需先行穿刺，有脓后再切开。嚼肌间隙感染常用口外切口，从下颌支后缘绕下颌角，距下颌骨下缘下 1.5 ~ 2.0cm 处切开 5.0 ~ 7.0cm 长的切口，切开皮肤、皮下组织、颈阔肌，沿下颌骨外侧面分离嚼肌下端的附丽与骨膜，进入嚼肌间隙，引出脓液，切开与分离中应注意勿损伤颌外动脉与面神经下颌缘支，切开脓肿以后还需探查下颌升支骨面有无粗糙不平，以除外边缘性骨髓炎，如疑有骨髓炎情况存在，应刮除粗糙的骨壁。

五、口底蜂窝织炎

口底蜂窝织炎可由下颌牙齿感染、急性扁桃体炎、急性下颌骨骨髓炎或口底外伤继发感染而引起。本病虽较少见，却为口腔颌面部严重感染疾病之一。感染侵犯口底多个间隙。临床上分为化脓性和腐败坏死性两种，后者病情更为严重。

炎症一般开始发生于一侧舌下或颌下区，以后迅速扩展至颏下及对侧。当炎症波及口底各间隙时，双侧颌下及颏下区甚至上颈部广泛肿胀。头后仰，口半张。口内可见口底肿胀、舌上抬、舌运动受限。病员语言、吞咽困难。如肿胀向舌根部蔓延，可压迫咽部、会厌而引起呼吸困难甚至窒息。

口底腐败坏死性蜂窝织炎主要由厌气性、腐败坏死性细菌引起，病情发展迅速。全身中毒反应严重，脉搏频弱，呼吸短促，重者可出现体温不升、血压下降。局部明显肿、硬、皮色暗红，触诊可有捻发音。

治疗要点：本病的主要威胁为全身中毒及局部影响呼吸道通畅。如不及时正确治疗可危及病员生命，因此要积极采取综合治疗措施。全身联合应用大剂量抗菌素，保持水电解质平衡，增强病员抵抗力，局部要及时切开减压、引流，切口一般从一侧颌下到对侧颌下，必要时可作颏部辅助切口，逐层切开，切断部分口底肌肉打通脓腔，放置引流。口底腐败性蜂窝织炎还可以用放氧剂如过氧化氢液或 1：5000 高锰酸钾液冲洗及湿敷创面。如有严重的呼吸困难，应及时作气管切开以保证呼吸通畅。

第二节　口腔颌面部软组织损伤

一、损伤类型

口腔颌面部软组织伤可以单独发生，也可以与颌骨骨折同时发生。不同的致伤原因，可引起不同类型的损伤。

（一）擦伤

擦伤是颌面部皮肤或口腔黏膜与粗糙物摩擦致伤。其特点是皮肤表层破损，少量出血，创面较浅，边缘不齐，创面常附着泥沙或其他异物，疼痛明显。擦伤的处理主要是清洗创面，清除异物，防止感染。可用无菌凡士林纱布覆盖，或任其干燥结痂，自行愈合。

（二）挫伤

挫伤是皮下及深部组织遭受损伤而无开放创口。伤区的小血管和淋巴管破裂，导致组织内渗血形成瘀斑，甚至发生血肿。其特点是局部皮肤变色、肿胀、疼痛及功能障碍。挫伤的治疗主要是止血、止痛、预防感染、促进血肿吸收和恢复功能。

（三）刺、割伤

刺、割伤是被刺、割伤的皮肤和软组织有裂口。刺伤的创口小而伤道深，多为非贯通伤。刺入物可将沙土和细菌带至创口深处。切割伤的创缘整齐，伤及大血管时可大量出血。如切断面神经则发生面瘫。刺、割伤的治疗应早期行清创术。

（四）撕裂或撕脱伤

撕裂或撕脱伤为较大的机械力量将组织撕裂或撕脱。如长发辫被卷入机器中，可将大块的头皮撕裂或撕脱。撕脱伤伤情重，出血多，疼痛剧烈，易发生休克。其创缘多不整齐，皮下及肌组织均有挫伤，常有骨面裸露。撕裂伤应及时清创，复位缝合。如撕脱伤有血管可行血管吻合者，应及时行血管吻合组织再植术；如无血管可供吻合，在伤后6小时内，将撕脱的皮肤经清创后，切削成全厚或中厚皮片做再植术。如撕脱的组织瓣已坏死，清创后行皮片游离移植，消灭创面。

（五）咬伤

最常见的是动物咬伤，偶见被人咬伤。大动物咬伤可造成面颊或唇部、鼻部、耳部组织撕裂、撕脱或缺损，甚至骨面裸露。处理咬伤时，应根据伤情，清创后将卷缩、移位的组织复位缝合。如有组织缺损可用邻近皮瓣或游离皮片即刻或延期修复。对狗咬伤的病例，应预防狂犬病。

二、口腔颌面部损伤清创术

清创术是预防创口感染和促进组织愈合的基本方法。一般原则是伤后越早进行越好，总的原则是6～8小时内进行清创术。

（一）冲洗创口

细菌在进入创口6～12小时以内，多停留在损伤组织的表浅部位，尚未大量繁殖，易冲洗清除。先用消毒纱布盖住创口，再用肥皂水、外用盐水洗净创口四周皮肤；如有油垢，可用汽油或洗洁剂擦净。在麻醉下用大量生理盐水和1%～3%过氧化氢溶液交替冲洗创口，尽可能清除创口内的细菌、泥沙、组织碎片或异物。清创时可进一步检查组织损伤的范围和程度。

（二）清理创口

原则上尽可能保留颌面部组织。唇、舌、耳、鼻及眼睑等处的撕裂伤，即使大部分游离或完全离体，只要没有感染和坏死，也应尽量保留，争取缝回原位。清理创口时应尽可能去除异物，可用刮匙、刀尖或止血钳去除嵌入组织内的异物。口腔颌面部重要结构多，清创时应注意探查有无面神经损伤、腮腺导管损伤及有无骨折发生等。如有发生，应争取在清创后一期进行修复，以防漏诊。

（三）缝合

由于口腔颌面部血运丰富，组织再生能力强，即使在伤后24～48小时以内，均可在清创后严密缝合。甚至超过48小时，只要创口没有明显化脓感染或组织坏死，在充分清创后仍可做严密缝合。对估计有可能发生感染者，可在创口内放置引流物。已发生明显感染的创口不应做初期缝合，可采用局部湿敷，待感染控制后再行处理。如组织缺损、移位或因水肿、感染，不能做严密缝合时，可先做定向拉拢缝合如纽扣褥式减张缝合法，待控制感染或消肿后再做进一步缝合。

缝合创口时，先关闭与口、鼻和上颌窦相通的创口。对裸露的骨面应争取用软组织覆盖。创口较深者要分层缝合，消灭死腔。面部皮肤的缝合要用小针细线，尤其在唇、鼻、耳、眼睑等功能部位，更应细致缝合。

三、口腔颌面部各类软组织损伤的处理特点

（一）舌损伤

舌损伤的处理原则如下。

（1）舌组织缺损时应尽量保持舌的长度，将创口按前后纵向进行缝合。不要将舌尖向后折转缝合，以防止舌体缩短，影响舌功能。

（2）如舌的侧面与邻近牙龈或舌的腹面与口底黏膜都有创面时，应分别缝合各部的创口；如不能封闭所有的创面时，应先缝合舌的创口，以免日后发生粘连，影响舌活动。

（3）舌组织较脆，活动度大，缝合处易于撕裂，故应采用较粗的丝线进行缝合。进针距创缘要大（＞5mm），深度要深，最好加用褥式缝合。

（二）颊部贯通伤

颊部贯通伤的治疗原则是尽量关闭创口和消灭创面。

（1）无组织缺损或缺损较少者，可将口腔黏膜、肌层、皮肤分层缝合。

（2）口腔黏膜无缺损或缺损较少而皮肤缺损较大者，应先严密缝合口腔黏膜，关闭穿通创口，面颊部皮肤缺损应行皮瓣转移或游离植皮，或做定向拉拢缝合，遗留的缺损待后期修复。

（3）较大的洞穿性缺损，可直接将创缘的口腔黏膜与皮肤相对缝合，消灭创面。遗留的洞形缺损行二期整复治疗。

（三）腭损伤

硬腭软组织撕裂可直接缝合。软腭贯通伤应分层缝合鼻腔黏膜、肌层和口腔黏膜。如硬腭有组织缺损或与鼻腔、上颌窦相通者，可在邻近转移黏骨膜瓣，封闭瘘口和缺损，或在硬腭两侧做松弛切口，将贯通口处拉拢缝合。如腭部缺损过大，不能立即修复者，可暂做腭护板，使口鼻腔分开，以后行修复治疗。

（四）唇、舌、耳、鼻及眼睑断裂伤

唇、舌、耳、鼻及眼睑的断裂伤，如离体组织完好，伤后 6 小时内，应尽量设法缝回原处。缝合前，充分冲洗并浸泡于抗生素溶液中备用。伤区创面应彻底清创，并修剪成新鲜创面，用细针细线做细致的缝合。术后注意局部保温，全身应用抗生素。

（五）腮腺、腮腺导管损伤

对于单纯腮腺腺体损伤，清创后对暴露的腺体做严密缝扎，后分层缝合创口。术后伤区加压包扎 7 日，餐前 30 分钟口服抗唾液腺分泌药物，以防涎瘘发生。对腮腺导管损伤，如清创中发现导管断裂，可做端端吻合。

（六）面神经损伤

面神经损伤原则上应争取早期处理（3 个月以内），后期处理（1 年以上）疗效多不理想。

第三节 口腔颌面部囊肿

口腔颌面部囊肿较多见。根据其发生的部位分为软组织囊肿和颌骨囊肿两大类。

一、软组织囊肿

口腔颌面部常见的软组织囊肿有唾液腺囊肿、皮脂腺囊肿、皮样囊肿、甲状舌管囊肿及鳃裂囊肿等。

（一）皮脂腺囊肿

1. 病因　皮脂腺囊肿主要因皮脂腺排泄管阻塞，皮脂腺囊状上皮被逐渐增多的内容物膨胀而形成的潴留性囊肿。囊内为白色凝乳状皮脂腺分泌物。

2. 临床表现 常见于面部，小的如豆，大则可至小柑橘样。囊肿位于皮内，并向皮肤表面突出。囊壁与皮肤紧密粘连，中央可有一小色素点。临床上可以根据这个主要特征与表皮样囊肿作鉴别。皮脂腺囊肿发生缓慢，呈圆形，与周围组织界限明显，质地软，无压痛，可以活动。一般无自觉症状，如继发感染时可有疼痛、化脓。少数囊肿可能发生恶变，发展为皮脂腺癌。

3. 诊断 根据临床主要特征，诊断不困难。

4. 治疗 在局麻下手术切除。沿颜面部皮纹方向做梭形切口，应切除包括与囊壁粘连的皮肤。切开皮肤后锐性分离囊壁，将囊肿全部摘除，然后缝合。如囊肿并发感染时，应切开排出脓液和豆渣样物质，并用中药（七三丹）或苯酚等腐蚀剂烧灼囊腔，待囊壁腐蚀脱落后多可愈合。

（二）皮样或表皮样囊肿

1. 病因 皮样囊肿或表皮样囊肿为胚胎发育时期遗留于组织中的上皮细胞发展而形成囊肿；后者也可以由于损伤、手术使上皮细胞植入而形成。皮样囊肿囊壁较厚，由皮肤和皮肤附件所构成。囊腔内有脱落的上皮细胞、皮脂腺、汗腺和毛发等结构，中医称为“发瘤”。囊壁中无皮肤附件者，则为表皮样囊肿。

2. 临床表现 皮样或表皮样囊肿多见于儿童及青年。皮样囊肿好发于口底、颏下，表皮样囊肿好发于眼睑、额、鼻、眶外侧、耳下等部位。生长缓慢，呈圆形。皮样囊肿常位于黏膜或皮下较深的部位或口底诸肌之间。囊肿表面的黏膜或皮肤光滑，与周围组织、皮肤或黏膜均无粘连，触诊时囊肿坚韧而有弹性，似面团样。

皮样或表皮样囊肿一般无自觉症状，但位于口底正中，下颌舌骨肌、颏舌骨肌或颏舌肌以上的囊肿，则多向口内发展；囊肿体积增大时可以将舌推向的上方，使舌体抬高，影响语言，甚至发生吞咽和呼吸功能障碍；位于下颌舌骨肌或颏舌骨肌以下者，则主要向颏部发展。

3. 诊断 皮样囊肿的诊断除根据病史及临床表现外，穿刺检查可抽出乳白色豆渣样分泌物，有时大体标本可见毛发，在镜下可见有脱落的上皮细胞、毛囊和皮脂腺等结构。

4. 治疗 手术摘除。在口底下颌舌骨肌，特别是颏舌骨肌或颏舌肌以上的囊肿，应在口底黏膜上做弧形切口，切开黏膜，显露囊壁。因囊壁较厚故可用手指或钝器分离囊肿，完整摘除；如囊肿位下颌舌骨肌以下，则应在颏下部皮肤上做切口。囊肿摘除后，分层缝合创口。

颜面部表皮样囊肿，应沿皮纹在囊肿皮肤上做切口，切开皮肤及皮下组织，显露囊壁，然后将囊肿与周围组织分离，完整摘除，分层缝合。

（三）甲状舌管囊肿

1. 病因 由于胚胎时期甲状舌管退化不全，上皮残留而形成囊肿。在胚胎第 4 周时，甲状腺始基借甲状舌管和咽相连，甲状舌管在胚胎第 5 ~ 6 周时自行退化，仅在起始点处留下一浅窝，即舌盲孔。如甲状舌管退化不全时，残存的上皮分泌物积聚，即可形成囊肿，在颈前正中舌根至甲状腺的行程内均可形成囊肿。

2. 临床表现 甲状舌管囊肿多见于 1 ~ 10 岁的儿童，亦可见于成年人。囊肿可发生于颈正中线，自舌盲孔至胸骨切迹间的任何部位，但以舌骨上下部为最常见。囊肿生长缓慢，呈圆形，临床上常见者多如胡桃大，位于颈正中部位，有时微偏一侧。质软，周界清楚，与表面皮肤及周围组织无粘连。位于舌骨下方的囊肿，在舌骨体与囊肿之间，有时可扪及一坚韧的索条与舌骨体粘连，故可随吞咽及伸舌等动作而移动。患者多无自觉症状。若囊肿发生于舌盲孔下面或前后部，可使舌根部肿胀，发生吞咽、语言及呼吸功能障碍。囊肿可以经过舌盲孔与口腔相通而继发感染。囊肿感染自行破溃，或误诊为脓肿行切开引流，则形成甲状舌管瘘。甲状舌管瘘如长期不治，可以发生癌变。

3. 诊断 根据临床表现、发生部位以及随吞咽、伸舌上下移动等做出诊断。穿刺检查可抽出透明、微浑浊的黄色稀薄或黏稠性液体。甲状舌管瘘还可以行碘油造影以明确瘘管行径。注意舌根部的甲状舌管囊肿要与异位甲状腺进行鉴别，131 碘核素扫描有助于鉴别诊断。

4. 治疗　应手术切除囊肿或瘘管。手术的关键是，除囊肿或瘘管外一般应将舌骨中份一并切除。若仅切除囊肿或瘘管，由于舌骨中可能存在微细的副管，从而导致复发。

（四）鳃裂囊肿

1. 病因　鳃裂囊肿属于鳃裂畸形之一种。胚胎发育第3周时，头部两侧各有5对斜形突起、平行的鳃弓。鳃弓之间，外侧为凹进的沟形鳃裂所分离，内侧则为凸出的咽囊。鳃裂囊肿的起源有不同观点，多数认为系由胚胎鳃裂残余组织所形成。

2. 临床表现　鳃裂囊肿可发生于任何年龄，但常见于20 ~ 50岁；来自第一鳃裂者，年龄则常更小些。鳃裂囊肿位于面颈部侧方，临床上最多见的是第二鳃裂来源的鳃裂囊肿；其次为第一鳃裂来源；第三、四鳃裂来源比较少见。第二鳃裂囊肿常位于颈上部，大多在舌骨水平，胸锁乳突肌上1/3前缘附近。有时附着于颈动脉鞘的后部，或自颈内、外动脉分叉之间突向咽侧壁。囊肿表面光滑，但有时呈分叶状。肿块大小不定，生长缓慢，患者无自觉症状，如发生上呼吸道感染后可以骤然增大，则感觉不适。若有继发感染，可伴发疼痛，并放射至腮腺区。触诊时肿块质地软，有波动感，但无搏动。鳃裂囊肿穿破后，可以长期不愈，形成鳃裂瘘。鳃裂囊肿可以恶变，或在囊壁上查到原位癌。原发性鳃裂癌极为罕见，只有在排除任何转移癌的可能性后，才能诊断为鳃裂癌。

3. 诊断　鳃裂囊肿可根据病史、临床表现及穿刺检查做出诊断。做穿刺抽吸时，可见有黄色或棕色的、清亮的、含或不含胆固醇的液体。X线造影检查可以明确瘘道的位置及走行方向，以协助诊断。

4. 治疗　根治的方法是外科手术彻底切除，如遗留有残存组织，可导致复发。做第二鳃裂囊肿或瘘手术时应谨慎，勿损伤副神经；行第一鳃裂囊肿或瘘手术时应特别注意保护面神经。

二、颌骨囊肿

颌骨囊肿根据其组织来源、发生部位分为牙源性、非牙源性和血外渗性囊肿三大类。

（一）牙源性颌骨囊肿

1. 病因

（1）根端囊肿：是由于根尖肉芽肿、慢性炎症的刺激，引起牙周膜内的上皮残余增生。增生的上皮团中央发生变性与液化，周围组织液不断渗出，逐渐形成囊肿，故亦可称根尖周囊肿（图21–3–1）。如果根尖肉芽肿在拔牙后未做适当处理仍残留在颌骨内而发生的囊肿，则称为残余囊肿。

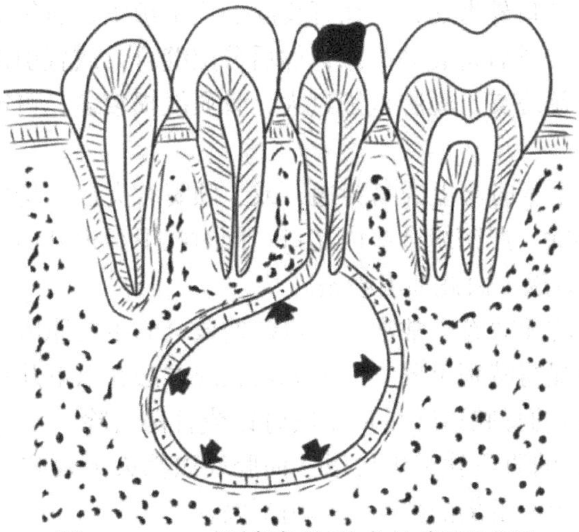

图21–3–1　根端囊肿形成的病理过程

（2）始基囊肿：发生于成釉器发育的早期阶段，即在牙釉质和牙本质形成之前，受炎症或损伤刺激后，成釉器的星形网状层发生变性，并有液体渗出，蓄积其中而形成囊肿。

（3）含牙囊肿：又称滤泡囊肿。发生于牙冠或牙根形成之后，在缩余釉上皮与牙冠面之间出现液体渗出而形成含牙囊肿。可来自一个牙胚，含一个牙，也可来自多个牙胚，含多个牙。

2. 临床表现 颌骨牙源性囊肿多发生于青壮年，可发生于颌骨任何部位。根端囊肿多发生于前牙；始基囊肿则好发于下颌第三磨牙区及下颌支部；含牙囊肿除下颌第三磨牙区外，上颌尖牙区也是好发部位。

牙源性颌骨囊肿生长缓慢，初期无自觉症状。若继续生长，骨质逐渐向周围膨胀，则形成面部畸形。如果囊肿发展到更大时，表面骨质变为极薄之骨板，扪诊时可有乒乓球样的感觉，并发出所谓羊皮纸样脆裂声，最后，此层极薄的骨板也被吸收时，则可发生波动感。

由于颌骨的颊侧骨板一般较舌侧为薄，所以囊肿大多向颊侧膨胀。当下颌囊肿发展过大，骨质损坏过多时，可能引起病理性骨折。上颌骨的囊肿可侵入鼻腔及上颌窦，将眶下缘上推，而使眼球受到压迫，影响视力，甚或产生复视。如邻近牙齿受压，根周骨质吸收，可使牙发生移位、松动与倾斜。

根端囊肿可在口腔内发现深龋、残根或死髓牙。始基囊肿、含牙囊肿则可伴缺牙或有多余牙。如因拔牙、损伤使囊肿破裂时，可以见到囊内有草黄色或草绿色液体流出。囊肿如有继发感染，则出现炎症现象，患者感觉胀痛、发热、全身不适等。

除根端囊肿外，其他牙源性囊肿均可转变为或同时伴有成釉细胞瘤存在。临床上牙源性颌骨囊肿可为单发，亦可为多发性。一般以单发性为多见。

3. 诊断 可根据病史、临床表现及 X 线检查进行诊断。穿刺是一种比较简单而可靠的诊断方法；穿刺可得草黄色囊液，在显微镜下可见到胆固醇晶体。

4. 治疗 应采用外科手术治疗。如伴有感染需先用抗生素或其他抗菌药物控制炎症后再行手术治疗。术前应摄 X 线片，以明确囊肿的范围，与邻近组织关系等。

囊肿较为局限时，手术一般可在局麻下进行。切口的大小，根据囊肿的部位及波及范围而定。切口以能充分显露手术野，便于彻底清除囊壁为原则。一般囊肿，可做弧形切口。黏骨膜瓣底部应较宽些，以保证有充分的血液供应，并注意缝合处要有骨壁的支持。口内切口在口腔前庭处切开黏膜及骨膜，翻转组织瓣，用骨凿在骨壁最薄处开一小洞；然后用骨钳去除囊肿表面的骨质。如骨壁已破坏，囊膜与骨膜粘连时，应仔细分离或将粘连的骨膜一并切除，以防止复发。用骨膜分离器或刮匙将囊膜自骨壁剥离，将囊肿全部摘除；冲洗切口，止血后缝合。如囊腔内有牙根尖暴露，但该牙仍能保留，则应行根管治疗及根尖切除，以尽量保存患牙。如果囊肿位于下颌骨体、下颌角或下颌支等，累及范围较广，口内入路无法完成时应在全身麻醉下从口外做切口。切开皮肤、皮下组织、肌组织，结扎面动脉、面前静脉、翻起骨膜；将波及的牙拔除，去骨后将囊肿摘除；然后分层缝合，放置引流，加压包扎。手术时勿伤及下牙槽神经血管及面神经的下颌缘支。囊肿范围过大，骨质缺损较多，可能发生骨折者，术后需做颌间结扎暂时固定。

上颌囊肿如范围较广，手术时与上颌窦穿通，或上颌窦有炎症，均应同时进行上颌窦根治术，将囊壁与上颌窦整个黏膜同时刮除，严密缝合口内切口，同时在下鼻道开窗，骨腔内填塞碘仿纱条，并从下鼻道开口处引出，3 ~ 5 日后逐步由此抽出纱条。

颌骨囊肿摘除后所遗留的无效腔，常常是创口延期愈合的主要原因，因此处理好无效腔，特别是上颌骨囊肿摘除后的无效腔就显得特别重要。消灭无效腔的方法有以下几种：

（1）碟形手术：将遗留的骨腔边缘尽量用咬骨钳或骨凿去除，使近圆形的骨腔变为似浅碟状的骨腔（图 21–3–2），这样外覆的肌或软组织可以压向腔底以消灭无效腔。这种方法特别适用于下颌囊肿摘除术后，但对上颌囊肿，由于解剖的关系，作用不大。

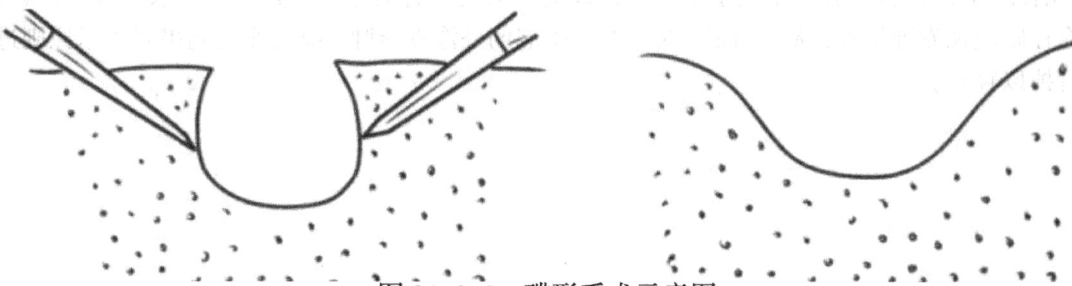

图 21-3-2 碟形手术示意图

（2）血块充填法：即任遗留的骨腔内充满血块待其自行机化。这种办法适用于小的囊肿术后。

（3）囊腔植骨术：在遗留的囊腔内植骨促使骨化。骨源有自体碎骨（多取自髂嵴）、异体脱矿骨（取自胎儿更好）、异体冷冻干燥骨等。此法特别适用于上颌大的囊腔的处理。

（4）生物材料置入：目前多选用羟基磷灰石颗粒，可取得消灭无效腔及促使与骨结合的效果。注意伤口的严密缝合，防止感染。

（5）囊肿减压成形术：目前，功能性外科及微创外科的概念被广为接受，各类下颌骨牙源性囊性病变，尤其巨大囊性病可以采用减压术。颌骨囊肿减压术是在囊性病变表面开窗，局部打开骨质及囊壁，引流出囊液，并制作塞制器保持引流口通畅，使囊腔内外压力保持平衡，在颌骨的功能活动状态下，囊肿外周骨新生，颌骨形态改建，囊腔逐渐减小，外形得以恢复。通常开窗术后的减压时间为 6 ~ 18 个月，减压后囊肿消失者不需Ⅱ期手术，未完全消失者可行Ⅱ期手术刮除缩小的囊肿。开窗减压术不是直接刮除囊肿，保护受累及的牙根及替牙期的牙胚，恢复颌骨外形，最大限度地保护颌骨的形态及功能。

（二）非牙源性囊肿

1. 病因 非牙源性囊肿是由胚胎发育过程中残留的上皮发展而来，故亦称非牙源性外胚叶上皮囊肿。

2. 临床表现 囊肿多见于青少年。可发生于面部不同部位。其症状与牙源性囊肿大致相似，即主要表现为颌骨骨质的膨胀，根据不同部位可出现相应的局部症状。

（1）球上颌囊肿：发生于上颌侧切牙与尖牙之间，牙常被排挤而移位。X 线片上显示囊肿阴影在牙根之间，而不在根尖部位。牙无龋坏变色，牙髓均有活力。

（2）鼻腭囊肿：位于切牙管内或附近（来自切牙管残余上皮）。X 线片上可见到切牙管扩大的囊肿阴影。

（3）正中囊肿：位于切牙孔之后，腭中缝的任何部位。X 线片上可见缝间有圆形囊肿阴影。亦可发生于下颌正中线处。

（4）鼻唇囊肿：位于上唇底和鼻前庭内。可能来自鼻泪管上皮残余。囊肿在骨质的表面，X 线片上骨质无破坏现象。在口腔前庭外侧可扪出囊肿的存在。

3. 诊断 非牙源性颌骨囊肿主要依据其特定的部位以及与牙的关系、X 线表现而做出诊断，并借以与牙源性囊肿相鉴别。

4. 治疗 一旦确诊后，应及时早期进行手术治疗，以免引起邻近牙的继续移位和造成咬合紊乱。手术方法与牙源性囊肿相同，但一般均从口内进行手术，无需口外切口。

（三）血外渗性囊肿

1. 病因 血外渗性囊肿主要为损伤后引起骨髓内出血、机化、渗出后而形成，与牙组织本身无关。

2. 临床表现 在颌骨囊肿中，血外渗性囊肿最为少见。多发生于青壮年，可有明显损伤史，不为患者所注意的咬合创伤也可引起。牙齿数目正常，无移位现象。由于囊肿无明显上皮衬里，仅为一层纤维组织，故 X 线片上边缘常不清楚。临床应注意的是，血友病也可引起颌面骨的血外渗性囊肿，称为血友病假瘤。

3. 诊断 根据病史、临床表现、X 线片及结合组织病理做出诊断。

4. 治疗　血外渗性囊肿宜采用手术治疗，以免日久波及有关牙根。其手术方法与牙源性囊肿相同；手术途径则应视囊肿位置、大小而定。对血友病引起的外渗性囊肿，应按血友病患者手术原则进行处理，切不可掉以轻心。

第二十二章 耳鼻喉护理

第一节 突发性耳聋的护理

一、定义

突发性耳聋，简称突聋，是一种突然发生的原因不明的感音神经性耳聋，可伴有耳鸣、眩晕，听力在数小时或数日内迅速丧失达到高峰。常常是单耳发病，以 40 ~ 60 岁发病率最高。

二、治疗原则

早期发现，早期诊断，早期治疗，争取恢复或部分恢复已丧失的听力。治疗原则有：①药物治疗；②高压氧治疗。

三、护理

1. 评估要点

（1）健康史及相关因素。

1）有无病毒感染、迷路水肿、血管病变。

2）有无长期佩戴耳机、过度疲劳、潜水、乘飞机等。

（2）症状体征：突发性听力损失、耳鸣、眩晕、恶心、呕吐等。

（3）辅助检查：了解纯音测听、声导抗测试、脑干听觉诱发电位检查等阳性结果。

（4）心理及社会支持状况。

2. 护理措施

（1）饮食管理：富含维生素、清淡饮食，避免辛辣刺激性食物，戒烟酒。

（2）眩晕护理。

1）观察意识、面色及眩晕发作的次数、持续时间，有无恶心、呕吐等情况。

2）静卧休息，避免光和噪声刺激。

3）遵医嘱使用镇静药及抗眩晕药，观察药物疗效及副作用。

4）体位疗法：指导患者闭眼，从坐位到侧位，当眩晕消失后坐起。

5）安全护理：床栏保护，发作时避免活动，缓解后下床活动时注意防止跌倒。

（3）用药护理：遵医嘱使用低分子右旋糖酐、血管扩张剂、糖皮质激素等药物，注意观察药物疗效与副作用。

（4）高压氧治疗护理。

1）加压期间护理。

①加压开始时，操舱人员应通知舱内人员“开始加压”，嘱其进行张口、吞咽、鼓气等动作，使耳咽管张开。

②加压阶段最常见的并发症是中耳气压伤，鼓膜内外压差达0.02M Pa时，便可产生耳痛；压差达0.06M Pa时，可使鼓膜破裂，因此必须按规定的升压速度操作。尤其在舱压为0 ~ 0.16M Pa时，加压速度应缓慢，并不断询问患者有无耳痛，嘱患者及时作调整耳咽管通气的动作。若出现剧烈耳痛时，必须立即停止加压，必要时应适当排气减压，等舱内人员耳咽管通气调整成功，疼痛消失后，再继续加压。如中耳调压失败，应减压让患者出舱。

③舱内危重患者的护理：对有高血压病史者应严密观察，必要时测血压。对昏迷者应严密观察有无

躁动、呻吟等症状，可给予少量水滴入口中，帮助做吞咽动作来缓解耳部不适症状。对重症昏迷患者应遵医嘱测血压、脉搏、呼吸，并记录。

④加压期间应暂时夹闭各种体腔引流管，待稳压后再予开放（胸腔引流管除外）。

2）稳压吸氧期间护理。

①舱内护理人员接到舱外通知“开始吸氧”后，应立即告知患者正确戴紧面罩，不要泄漏，保证有效吸氧。

②指导患者正确做呼吸动作，适当加深呼吸，不要加快呼吸频率。

③带有气囊的供氧装置，不要挤压、拍击气囊，以防发生肺气压伤。

④观察患者面部表情，有面部肌肉抽搐、出冷汗、流涎等氧中毒先驱症状发生时，应立即终止该患者的吸氧，并作相应处理。

⑤对带有气管插管或气切患者，应调整供氧流量在 10 ~ 15L/min，不宜太多，亦可以气囊膨胀程度作观察指示。

⑥对有四肢微循环障碍的断肢（指）再植术后患者应观察伤口情况，指（趾）甲压痕反应、皮肤温度、色泽、肢（指）体的感觉等病情变化。

⑦对危重患者应遵医嘱测量生命体征。

3）减压期间护理。

①舱内护理人员听到“开始减压”通知时，应及时告知舱内人员注意防寒、保暖。

②告知舱内人员严禁做屏气动作，不要用力咳嗽，以防止肺气压伤的发生。

③部分人员减压时会因胃肠道内气体膨胀，肠蠕动加快而出现阵发性轻度腹部不适、便意等症状，属正常现象。入舱前适当控制饮食及少吃产气和含有大量植物纤维食物，可减轻症状。

④输液患者减压时应调整液平面及速度，手术患者还应注意伤口渗血情况。

⑤加强对危重、昏迷抢救患者的病情观察，遵医嘱做好血压、脉搏、呼吸的测量和记录。及早发现颅内压升高、肺水肿等症状。

⑥对所有减压出舱者，应询问有无不适，及早发现减压病的症状。

四、出院指导

1. 自我监测 若出现听力下降、耳鸣、恶心等情况，应立即就诊。
2. 日常生活指导 少用手机，禁用耳机，避开噪声环境，去除诱因。保持情绪稳定，饮食清淡。
3. 用药指导 遵医嘱正确使用药物，避免使用耳毒性的药物。

第二节 梅尼埃病的护理

一、定义

梅尼埃病是一种原因不明的、以膜迷路积水为主要病理特征的内耳病，其病程多变，主要表现为发作性眩晕、波动性耳聋、耳鸣。

二、治疗原则

调节自主神经功能，改善内耳微循环，解除迷路积水。

（1）药物治疗。

（2）手术治疗：如前庭神经切断术、迷路切除术等。

三、护理

1. 评估要点

（1）健康史及相关因素。

1）有无精神紧张、过度疲劳。

2）有无免疫反应与自身免疫疾病史。

3）有无内分泌功能障碍、自主神经功能紊乱、病毒感染史。

4）有无家族史。

（2）症状体征。

1）发作性旋转性眩晕、单侧或双侧耳聋、间歇性或持续性耳鸣、耳闷胀感。

2）Tumarkin 耳石危象：患者突然倾倒，神志清楚，偶伴眩晕。

3）Lemoyez 发作：患者出现耳鸣及听力下降，在一次眩晕发作之后，耳鸣及眩晕自行缓解消失。

（3）辅助检查：了解纯音测听、前庭功能检查、甘油试验、影像学检查等阳性结果。

（4）心理及社会支持状况。

2. 护理措施

（1）饮食管理：高蛋白、高维生素、低脂低盐饮食，禁烟酒及浓茶、咖啡。

（2）体位与活动：发作期静卧位，以免活动加重眩晕，症状缓解后尽早下床活动。

（3）用药护理：遵医嘱使用脱水剂、抗组胺药、镇静剂、血管扩张剂，观察药物疗效，使用血管扩张剂时注意血压变化。

（4）眩晕的护理。

1）观察意识、面色及眩晕发作的次数、持续时间，有无恶心、呕吐等情况。

2）静卧休息，避免光和噪声刺激。

3）遵医嘱使用镇静药及抗眩晕药，观察药物疗效及副作用。

4）体位疗法：指导患者闭眼，从坐位到侧位，当眩晕消失后坐起。

5）安全护理：床栏保护，发作时避免活动，缓解后下床活动时注意防止跌倒。

（5）手术治疗患者护理：见慢性化脓性中耳炎手术护理。

四、出院指导

1. 自我监测　若出现眩晕、耳鸣等应及时就诊。

2. 日常生活指导

（1）不宜从事高空、潜水的工作。

（2）发作期就地休息，请求帮助。

（3）避免骑车、登高、水边作业等。

（4）清淡饮食。

（5）劳逸结合，坚持锻炼身体，保持良好心态。

3. 用药指导　遵医嘱正确用药，避免使用耳毒性药物。

第三节　鼻息肉的护理

鼻息肉是鼻腔及鼻窦由于慢性炎症、分泌物长期刺激或因变态反应性鼻炎引起鼻黏膜的静脉和淋巴管炎，使黏膜下组织间隙扩张、水肿，受重力影响逐渐下垂而形成，好发于中鼻甲游离缘和筛窦。

一、临床表现

1. 鼻塞 持续性、渐进性加重。鼻塞重者呈闭塞性鼻音，睡眠时打鼾。

2. 鼻溢液 鼻腔流黏液样或脓性涕，间或为清涕，可伴打喷嚏。

3. 嗅觉功能障碍 多为嗅觉减退或丧失。

4. 耳部症状 当鼻息肉或分泌物阻塞咽鼓管口，可引起耳鸣和听力减退。

5. 继发鼻窦症状 息肉常阻塞并妨碍鼻窦引流，继发鼻窦炎，患者出现鼻背、额部及面颊部胀痛不适。

6. 检查 可见一个或数个表面光滑、灰白或淡红色、半透明、可移动，触之柔软、不易出血、无痛、麻黄碱收缩无效之肿物。巨大的鼻息肉可致外鼻增宽、饱满、形似蛙腹，又称“蛙形鼻”。

二、评估要点

1. 一般情况 了解患者的健康状况、既往史，心理、社会状况，饮食、睡眠、生活习惯，询问患者有无哮喘发作史和过敏史，评估患者对疾病的认知程度等。

2. 专科情况

（1）评估鼻塞的严重程度，有无闭塞性鼻音、睡眠打鼾、头痛等。

（2）鼻溢液的性质（黏液样、脓性涕或为清涕）。

（3）嗅觉功能有无障碍。

（4）听力情况（有无耳鸣、听力减退）。

（5）是否继发鼻窦症状，出现鼻背、额部及面颊部胀痛不适，鼻外形有无改变（蛙形鼻）。

3. 实验室及其他检查 鼻息肉患者的 X 线片多显示筛窦呈均匀一致的云雾样浑浊。上颌窦黏膜增厚且有时可见小半圆形阴影，提示窦腔有黏膜息肉。X 线片上述特点是增生性鼻窦炎的表现，如继发感染，则显示为化脓性鼻窦炎的征象。查血常规、出凝血时间、肝功能、心电图、胸部透视等，了解有无异常。

三、护理诊断

1. 舒适的改变 与息肉引起鼻塞、流涕及术后鼻腔填塞有关。

2. 感知改变 与息肉引起嗅觉减退、听力下降有关。

3. 自我形象紊乱 与息肉引起蛙鼻有关。

4. 有感染的危险 与鼻部炎症、脓液引流不畅有关。

5. 潜在并发症 出血。

四、护理措施

1. 术前护理

（1）做好心理护理，减轻患者顾虑，使其积极配合治疗。

（2）对于伴有变应性病因的患者，术前遵医嘱给予类固醇类药物治疗，有鼻窦感染者手术前 1 周给予抗生素治疗。

（3）术前 1d 剪鼻毛，男患者应剃须。

（4）术日晨监测 T、P、R、Bp，并做记录。

（5）遵医嘱做药物过敏试验，应用术前药物。

2. 术后护理

（1）卧位：局麻术后患者取半卧位以减少出血，有利于患者呼吸。全麻术后患者平卧 6h，并注意保持呼吸道通畅。

（2）饮食：局麻术后可给予温凉半流食或普食，全麻术后禁食、水 6h 后可进温凉半流食或普食。

（3）给予局部冷敷，减少出血和疼痛。

（4）预防出血：术后 24h 内减少活动，注意观察有无异常出血现象。嘱患者勿用力打喷嚏，勿擤鼻涕防止出血，打喷嚏时用手捏住鼻翼防止纱条脱出。

（5）眼部检查：观察眼睑有无充血或水肿，眼部有无固定或外突，球结膜有无充血水肿。若仅有眼睑轻度充血水肿，常为全筛窦切除术后的反应，抽出鼻腔填塞物数日便会消退，也可用局部冷敷减轻水肿。

（6）保持口腔清洁，餐后漱口。

（7）24 ~ 48h 鼻腔填塞纱条逐步抽出后，可用复方麻黄碱、氯霉素、复方薄荷油每日 4 次滴鼻，每日进行 1 次或 2 次鼻腔冲洗。

五、健康教育

（1）改正不良卫生习惯，勿用手挖鼻，鼻腔干燥时用复方薄荷油滴鼻。

（2）向患者解释术后因鼻腔填塞纱条可致鼻背部、眼眶、前额部胀痛，属正常现象，撤纱条即可缓解，如疼痛剧烈可局部冷敷或遵医嘱给予止痛药。

（3）加强身体锻炼，预防感冒；手术恢复期禁食辛辣食物，禁烟酒。

（4）遵医嘱鼻腔点药及鼻腔冲洗。

（5）定期复查：一般情况下术后第 1 个月每周复查 1 次，第 2 个月 2 周复查 1 次，第 3 个月复查 1 次即可。特殊情况随时复诊。

第四节　鼻出血的护理

一、定义

鼻出血是临床常见症状之一，由于病因很多，以致临床表现不一，轻者仅涕中带血，重者大量出血，可引起休克。出血可发生在鼻腔的任何部位，但多见于鼻中隔前下方的利特尔动脉丛或克静脉丛。

二、治疗原则

（1）全身治疗：镇静剂、止血药应用，纠正贫血或抗休克治疗。

（2）局部治疗：填塞、烧灼、血管结扎、血管栓塞等。

三、护理

1. 评估要点

（1）健康史及相关因素。

1）有无鼻、鼻窦外伤。

2）有无鼻、鼻窦疾病。

3）有无鼻腔异物。

4）有无高血压、血管硬化、充血性心力衰竭等疾病。

5）有无凝血功能障碍。

6）有无急性发热性传染病。

7）有无营养障碍或维生素 C、维生素 K、磷、钙缺乏。

8）有无内分泌失调等。

（2）症状体征。

1）轻者：涕中带血、回吸血涕、少量血从鼻孔滴出。

2）重者：一侧或双侧鼻腔血流如注，同时经口涌出，可引起低血容量性休克。

（3）辅助检查：了解血常规、凝血酶原时间、鼻内镜、鼻窦 CT 检查等阳性结果。

（4）心理和社会支持状况。

2. 护理措施

（1）出血的处理。

1）监测生命体征，注意血压变化。

2）观察出血量、性状，指导患者将血液吐入杯中，以便统计血液量，避免将血咽下。

3）少量出血者，可行简易止血法。

①取坐位，头略向前倾，用手指捏紧两侧鼻翼 10 ~ 15 分钟，同时用冷水袋或湿毛巾敷前额，以促使血管收缩，使出血减少或停止。

②可用 1% 麻黄碱或 0.1% 肾上腺素棉片置入鼻腔暂时止血。

4）大量出血者。

①使用吸引器吸出血液，保持呼吸道通畅。

②快速建立两路静脉通道，备血。

③遵医嘱输血输液。

④立即准备填塞材料，协助医生做好鼻腔填塞。

⑤如出现休克：见失血性休克护理。

（2）体位与活动：卧位休息，取半卧位或坐位，出血量大有休克征象时取平卧位或休克体位。避免突然低头、弯腰、上举重物等动作。

（3）饮食管理：富含蛋白质、维生素、铁的温凉半流质或软食，出血较多或后鼻孔填塞者予温凉的流质。保持大便通畅。

（4）口腔护理：及时清除口腔内血性液体，口腔漱口剂漱口，4 次 / 日。

（5）鼻腔填塞的护理。

1）评估鼻腔填塞物有无松动、滑脱。

2）上颌窦根治术者评估四头带固定是否正确、系带有无松动、水囊有无漏水。

3）遵医嘱吸氧。

4）张口呼吸者，可用湿纱布盖住患者口部，或告知患者多饮温水，以减轻口腔干燥。

5）面颊部肿胀明显者，术后 24 小时内予冷敷，术后 24 小时后无出血情况可以热敷，以减轻肿胀。

6）告知患者避免打喷嚏的方法，以免填塞物松动。感觉要打喷嚏时，用舌尖抵住上颚轻轻呼气或迅速用食指按住人中穴。

（6）鼻内窥镜下止血术护理。

1）体位与活动：取半卧位，6 小时后可下床活动。

2）饮食管理。

①经鼻手术者，遵医嘱予温凉无刺激的半流质饮食。

②经口手术者，遵医嘱予温凉无刺激的流质饮食，逐渐过渡为软食。

（7）心理护理：予心理疏导，消除患者紧张情绪及恐惧感，以免加重出血或诱发出血。

四、出院指导

1. 自我监测 若出现涕中带血、回吸有血涕等，应及时就诊。

2. 鼻部护理

（1）避免用力擤鼻、挖鼻，避免鼻外伤。

（2）指导患者及家属掌握简易止血的方法。

3. 活动与休息 避免突然低头、弯腰、上举重物等动作。

4. 饮食指导 戒烟酒、避免刺激性强的饮食，保持大便通畅。

5. 用药指导 高血压患者，遵医嘱正确服用降血压药，定时监测血压。

6. 复诊 定期复诊。

参考文献

[1] 韩东一，肖水芳 . 耳鼻咽喉头颈外科学 [M]. 北京：人民卫生出版社，2015.
[2] 吴肇汉，秦新裕，丁强 . 实用外科学 · 4 版 [M]. 北京：人民卫生出版社，2017.
[3] 纪宏志 . 实用耳鼻咽喉疾病诊疗学 [M]. 北京：世界图书出版公司，2016.
[4] 刘宇飞 . 口腔颌面外科学 [M]. 南京：江苏凤凰科学技术出版社，2014.
[5] 张念武 . 五官科疾病诊断与治疗 [M]. 上海：上海交通大学出版社，2018.
[6] 刘蓬 . 中医耳鼻咽喉科学 [M].4 版 . 北京：中国中医药出版社，2016.
[7] 廖建宏 . 口腔正畸学 [M]. 南京：江苏凤凰科学技术出版社，2014.
[8] 许庚 . 耳鼻咽喉科疾病临床诊断与治疗方案 [M]. 北京：科学技术文献出版社，2015.
[9] 邵新香 . 五官科疾病综合诊疗学 [M]. 天津：天津科学技术出版社，2017.
[10] 李上 . 五官科常见病诊疗学 [M]. 北京：河北科学技术出版社，2015.
[11] 赵晓芳，吴振纲，陈明全 . 五官科护理学 [M]. 上海：同济大学出版社，2018.
[12] 彭玉英 . 口腔内科学 [M]. 南京：江苏凤凰科学技术出版社，2014.
[13] 刘庆华 . 五官科疾病中西医结合护理 [M]. 武汉：湖北科学技术出版社，2016.
[14] 白建民，邱四可 . 五官科护理 [M]. 北京：人民卫生出版社，2018.
[15] 宋红艳 . 口腔修复学 [M]. 南京：江苏凤凰科学技术出版社，2014.
[16] 秦裕辉 . 中医五官科名师指导手册 [M]. 北京：人民军医出版社，2016.